北京协和医院
超声疑难病例解析

主 编 李建初 姜玉新 朱庆莉

中国协和医科大学出版社
北 京

图书在版编目（CIP）数据

北京协和医院超声疑难病例解析 / 李建初, 姜玉新, 朱庆莉主编. -- 北京 : 中国协和医科大学出版社, 2025.1. -- ISBN 978-7-5679-2435-2

Ⅰ. R445.1

中国国家版本馆CIP数据核字第2024ES3111号

主　　编　李建初　姜玉新　朱庆莉
责任编辑　沈冰冰
装帧设计　锋尚设计
责任校对　张　麓
责任印制　黄艳霞
出版发行　**中国协和医科大学出版社**
　　　　　（北京市东城区东单三条9号　邮编100730　电话010-65260431）
网　　址　www.pumcp.com
印　　刷　北京天恒嘉业印刷有限公司
开　　本　889mm×1194mm　　1/16
印　　张　30
字　　数　800千字
版　　次　2025年1月第1版
印　　次　2025年1月第1次印刷
定　　价　280.00元

编者名单

主　编　李建初　姜玉新　朱庆莉

副主编　戴　晴　吕　珂　夏　宇　孟　华

编者（按姓氏笔画排序）

丁艳平　马　莉　王　欣　王　莹　王　铭　王亚文　王亚红　王红燕

王若蛟　王昭珏　王浣钰　韦　瑶　牛梓涵　方　嵩　付子婧　吕　珂

朱庆莉　刘　丹　刘　慧　刘华祯　刘雨佳　刘思锐　刘真真　刘倩倩

齐振红　纪　菲　纪佳琦　苏　娜　苏博航　李　娜　李田香　李京璘

李建初　李美莹　李雪兰　李婉莹　杨　亚　杨　欣　杨　萌　杨　筱

杨亚梅　何雨荻　张　青　张　莉　张　敏　张　睿　张一休　张怡璇

张晓燕　张培培　陈　程　陈天娇　陈雪琪　陈韵竹　邵禹铭　武玺宁

武燕翔　范炎炎　欧阳云淑　罗焱文　周梦园　孟　华　赵佳琳　赵瑞娜

荆　琬　姜玉新　晋思琦　桂　阳　贾琬莹　夏　宇　徐　雯　徐钟慧

高　照　高远菁　高璐滢　陶蕙茜　姬　姜　曹　贺　梁　华　葛志通

董一凡　赖兴建　路　会　蔡　胜　蔡思曼　谭　莉　颜晓一　潘傲楠

冀加美　戴　晴

编写秘书　秦　菁

前言

超声检查是一种实时、分辨力高、无创、安全无辐射的检查方式，广泛应用于临床诊疗。近年来，随着超声影像技术的飞速发展，超声图像质量不断改善，检查范围也不断拓宽。为了提高超声诊断的准确性，特别是对疑难病例的超声诊断，需要超声医学科医师缜密的临床思维和细致的图像分析能力。北京协和医院作为国家卫生健康委指定的全国疑难重症诊治指导中心，以特色专科突出、多学科综合优势强大享誉海内外，建立了疑难病例诊断体系。

2009年，北京协和医院超声医学科出版的第一部《超声疑难病例解析》受到广泛好评。本次组织编写第二部，对书籍内容和构架进行了改善和升级，撰写人员均为北京协和医院超声医学科一线工作的医师，内容均由专家进行审校。他们精选了近10年来在北京协和医院确诊的101例疑难病例，其中包括浅表器官疾病17例、腹部疾病17例、妇科疾病17例、产科疾病17例、血管系统疾病17例、肌骨疾病8例、多系统受累疾病3例及罕见病5例。每个病例均按"病历摘要""影像学表现""诊断思路""诊断与转归""病例点睛"5个板块进行描述；"诊断思路"从诊断依据、鉴别诊断及拓展知识点围绕疾病，层层递进，将超声表现结合临床，剥丝抽茧，综合诊断；"病例点睛"对章节进行总结，简单的几条文字，使疾病的诊断思路及重点一目了然。

本书具有以下特点：①最大限度地还原超声检查患者的真实场景。病例编写首先呈现病例的基本信息和图像信息，供读者思考，按照规范化的诊断思路，提供诊断依据和鉴别诊断，最后给出确诊结果，并进行知识点拓展。使读者身临其境，激发思考，更好地培养读者独立思考、分析问题的能力。②强调超声诊断须密切结合临床情况。临床工作中，分析超声图像固然能提供重要的信息，然而只有深入了解疾病的临床特征，结合临床、影像学检查和实验室检查等资料进行综合分析，才能不囿于图像作出更为精确的诊断。③"病例点睛"为本书精华所在。专家通过提示性说明和重要批注，对病例的诊断和鉴别诊断提出建议，或提示要点并引申至对疾病特征的介绍，言简意深，起到画龙点睛的作用。

本书内容丰富、通俗易懂、实用性强，不仅可作为超声影像学临床教学的教材，也可作为广大从事临床超声工作的医师的参考书。希望本书的内容能对拓展超声医师的临床思路、提高我国超声诊疗质量及诊断水平、促进超声事业的发展起到积极作用。由于编者水平有限，书中难免有疏漏和不妥之处，恳请读者和专家批评指正。

李建初

2023年8月

于北京协和医院

目录

第七章　多系统受累疾病

第八章　罕见病

第一章

浅表器官疾病

病例 **1**

病历摘要

患者，女性，53岁。

主诉：心悸、手抖伴颈前肿物3年余。

现病史：2018年患者出现心悸、手抖，与活动无明显关系，同时发现颈前部质硬包块，约2cm，活动度一般，无压痛，伴多汗、易疲乏、睡眠不佳，自觉怕冷。2019年患者无明显诱因出现憋气，伴咳嗽、咳少量白痰，夜间不能平卧。外院予左甲状腺素钠50μg qd治疗，症状略缓解。

实验室检查：2019年我院查TSH、T3、T4、FT3、FT4未见异常，TPOAb 118U/ml，TgAb 351U/ml，Tg、TRAb未见异常，ESR 34mm/h，IgG4 1320mg/L。

影像学表现（2019年）

甲状腺腺体回声弥漫不均（图1-1-1a），左叶中上部见中等回声结节样改变，3.9cm×2.5cm×2.2cm（图1-1-1b、图1-1-1c），CDFI：周边见少许血流信号（图1-1-2）。

双侧颈总动脉、颈内静脉管腔内未见异常回声（图1-1-2），CDFI：血流通畅，充盈良好。

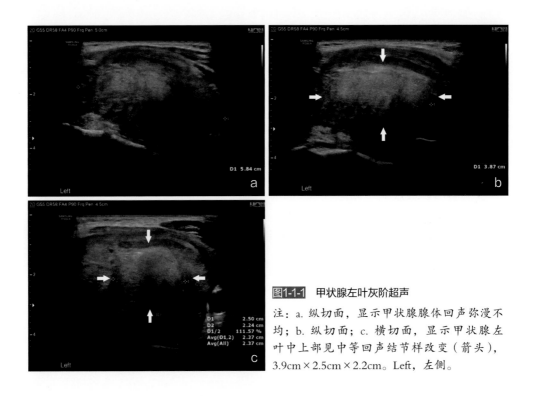

图1-1-1　甲状腺左叶灰阶超声

注：a. 纵切面，显示甲状腺腺体回声弥漫不均；b. 纵切面；c. 横切面，显示甲状腺左叶中上部见中等回声结节样改变（箭头），3.9cm×2.5cm×2.2cm。Left，左侧。

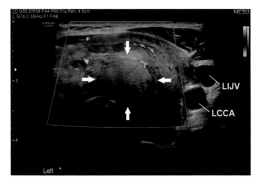

图1-1-2 甲状腺左叶横切面CDFI

注：显示结节样回声（箭头）周边见少许血流信号；
左侧颈总动脉、颈内静脉管腔内未见异常回声。
LIJV，左侧颈内静脉；LCCA，左侧颈总动脉。

诊治经过

2019年我院行甲状腺左叶结节样改变病灶穿刺，病理提示：慢性炎，伴玻璃样变性，可见少许淋巴细胞、浆细胞浸润。免疫组化：AE1/AE3（－），TTF-1（－），CD3（+），CD20（少许散在+），PAX-5（－），CD38（部分+），CD138（部分+），IgG（+），IgG4（－），CD68（+），S-100（－）；刚果红（灶性弱阳），醇化刚果红（灶性弱阳），高锰酸钾化刚果红（－）。

临床考虑硬化性甲状腺炎，建议予糖皮质激素治疗。此后患者长期于外院随诊。

因患者存在颈前压迫症状，于外院行颈前肌群及甲状腺部分切除、松解术，患者憋气症状明显好转，术后病理：CK19（－），Ki-67<25%，LCA（+），CD20（+），CD3（+），CD38（++）。

此后患者规律复查甲功，监测甲功在正常范围。

2022年我院实验室检查：IgG4 1700mg/L。

影像学表现（2022年）

（1）超声检查：甲状腺腺体回声弥漫不均，呈团块状改变，较大者位于左叶上极，范围3.1cm×2.3cm×2.0cm（图1-1-3），较前无明显变化，CDFI示其内见条状血流信号。

左侧颈内静脉近心段及中段周边见低回声包绕，局部与甲状腺分界欠清，累及范围长约4.6cm，较厚处约0.23cm（图1-1-4a），CDFI显示低回声内未探及明确血流信号。该段颈内静脉管腔被完全压闭，未探及明确血流信号（图1-1-4b）。

左侧颈内静脉远心段管腔内可见血流充盈（图1-1-4c，视频1-1-1）。

右侧颈内静脉及周边组织未见明显异常（图1-1-5）。

（2）腹盆部增强CT：显示腹主动脉周围肾门以下水平及双侧髂总动脉周围软组织影包裹，增强扫描无明显强化（图1-1-6a、图1-1-6b）。血管炎性病变？腹膜后纤维化？

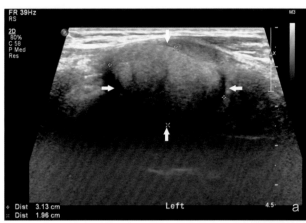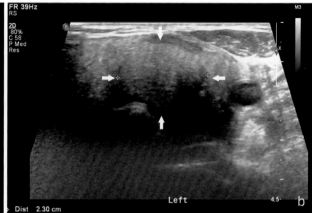

图1-1-3 甲状腺左叶扫查

注：a. 纵切面；b. 横切面，显示甲状腺左叶上极团块样改变中等回声（箭头），3.1cm×2.3cm×2.0cm。

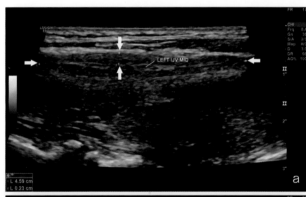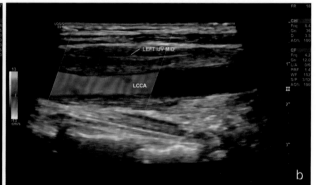

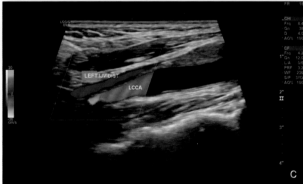

图1-1-4 左侧颈内静脉纵切面扫查

注：a. 灰阶超声显示左侧颈内静脉中段周边见低回声包绕，累及范围长约4.6cm，较厚处约0.23cm（箭头），该段颈内静脉管腔被完全压闭；b. 彩色多普勒超声显示左侧颈内静脉中段管腔被完全压闭，未探及明确血流信号，左侧颈总动脉管腔内血流充盈良好；c. 彩色多普勒超声显示左侧颈内静脉远段管腔内可见血流充盈。LEFT，左侧；IJV，颈内静脉；LCCA，左侧颈总动脉；MID，中段；DIST，远段。

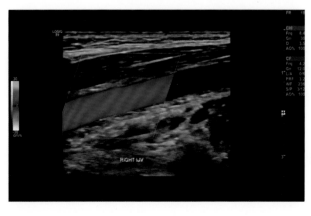

视频1-1-1

图1-1-5 右侧颈内静脉纵切面扫查

注：显示右侧颈内静脉管腔内血流充盈良好。RIGHT，右侧；IJV，颈内静脉。

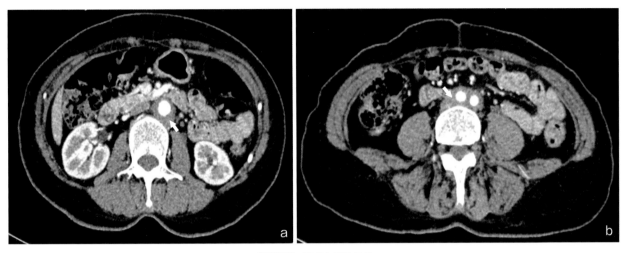

图1-1-6 腹盆部增强CT

注：a. 腹主动脉周围肾门以下水平周围软组织影包裹（箭头），增强扫描无明显强化；b. 双侧髂总动脉周围软组织影包裹（箭头），增强扫描无明显强化。

💓 诊断思路

1. 诊断依据

里德尔甲状腺炎（Riedel thyroiditis）是以侵袭性炎性纤维化过程为特征的慢性甲状腺炎，可从甲状腺蔓延至甲状腺周围的软组织。主要表现为甲状腺无痛性肿大，质地硬韧，甲状腺周围组织纤维化可累及甲状旁腺（造成甲状旁腺功能减退）、喉返神经（造成声音嘶哑）、气管（造成气管压迫）、纵隔和前胸壁。相比之下，甲状腺的其他浸润性和炎症性病变不会蔓延至甲状腺被膜外。患者甲状腺功能多正常，随着甲状腺组织纤维化程度的进展，部分会发展为甲减，甲状腺自身抗体效价一般无明显增高。体格检查发现甲状腺大小不一，甲状腺几乎不随吞咽而移动。纤维化病变可能会包裹食管和气管，邻近的淋巴结可能增大，易误诊为侵袭性甲状腺癌。疾病早期病灶的组织切片检查显示存在淋巴细胞、浆细胞、中性粒细胞及嗜酸性粒细胞大量浸润。检查病程后期的甲状腺样本可见：致密的透明纤维组织浸润，其中几乎不含淋巴细胞、浆细胞和嗜酸性粒细胞，纤维化通常可进入甲状腺外的脂肪组织、肌肉和神经，可包裹血管、甲状旁腺、气管和食管，因为组织之间的界限消失，几乎不可能手术切除。

本例患者2019年发现甲状腺肿大，临床以心悸、手抖起病，伴颈前区肿物，质硬、活动度差，病程进展较缓慢，此后患者出现甲减，予左甲状腺素钠替代治疗；其间颈部肿物进行性增大，2年前因憋气、压迫症状行甲状腺部分切除，术后患者症状好转，病理考虑硬化型甲状腺炎可能；2022年复查甲状腺超声提示甲状腺肿物包绕左侧颈动脉、左侧颈内静脉近段中段闭锁。结合患者临床表现和辅助检查结果，考虑诊断为里德尔甲状腺炎。

2. 鉴别诊断

（1）甲状腺炎：主要包括亚急性甲状腺炎和桥本甲状腺炎。亚急性甲状腺炎临床有自愈倾向，不会形成甲状腺包块或纤维化病变。桥本甲状腺炎甲状腺可呈弥漫性改变，可无明显临床表现，实验室检查

TPOAb、TgAb阳性。

（2）其他甲状腺浸润性疾病：包括淀粉样变、组织细胞病等，可有甲状腺肿大表现。可通过完善血清蛋白电泳、血清免疫固定电泳及胸腹盆CT、腹部超声等检查协助鉴别。

（3）肿瘤性疾病：①甲状腺原发肿瘤，如甲状腺分化癌、甲状腺未分化癌和甲状腺髓样癌。其中甲状腺分化癌多表现为孤立性甲状腺结节；甲状腺未分化癌可表现为快速增大的颈部包块，可压迫呼吸道和上消化道出现呼吸困难和吞咽困难，可破坏甲状腺组织出现甲减；甲状腺髓样癌常出现面部潮红及水样泻等类癌综合征表现，CEA水平多明显升高。②甲状腺淋巴瘤表现为无痛性甲状腺弥漫性肿大，可伴发热、盗汗、炎症指标水平升高。

3. 拓展知识点

（1）临床特点：里德尔甲状腺炎极为罕见，在门诊患者中的发病率为1/10万；在手术治疗甲状腺疾病的患者中，患病率最高为0.05%。女性患该病的可能性是男性的4倍，最常在30~50岁发病。

（2）组织病理特征：表现为甲状腺部分或全部的纤维化改变，且纤维组织侵入周围肌组织，甲状腺组织内可见滤泡结构破坏、闭塞性静脉炎及淋巴细胞、浆细胞、嗜酸性粒细胞的混合浸润等改变。闭塞性静脉炎与IgG4相关性疾病的病理学特征相似，可同时或先后合并全身其他器官的炎性纤维化疾病，如腹膜后纤维化、硬化性胆管炎等。因此，里德尔甲状腺炎被部分学者认为是IgG4相关性疾病甲状腺受累的表现。

（3）IgG4相关性疾病：一种慢性、进行性炎症伴纤维化的自身免疫性疾病，血清中IgG4水平异常升高，表现为多发性脏器肿大伴不同程度功能障碍，可累及各个器官组织，其中以胰腺、唾液腺、泪腺、胆管、肾及肺等最常见。典型组织病理学改变表现为：正常组织结构被破坏，镜下可见大量IgG4阳性浆细胞浸润、席纹状纤维化（漩涡状）、阻塞性静脉炎。IgG4相关性疾病临床谱广泛，可以同时或先后累及多个组织、器官。2005年有研究发现，25%的自身免疫性胰腺炎患者伴有甲减，并在这部分患者血清中检测到TgAb明显升高，因此IgG4与甲状腺的关系开始得到关注。

（4）里德尔甲状腺炎的常用治疗手段如下。①手术治疗：通常需要手术来减轻气管或食管受压，或排除恶性肿瘤。甲状腺肿物包绕颈部动脉可导致手术难度增加。②药物治疗：由于该病罕见，其药物治疗经验不足，根据既往文献报道，可能有效的治疗方案如下。a. 糖皮质激素，少数患者通过糖皮质激素治疗缩小了甲状腺并诱导颈部肿块软化，药物减量后病情可复发。b. 他莫昔芬，部分文献报道他莫昔芬对于接受糖皮质激素治疗和手术后仍有进行性症状的患者可能有效。c. 免疫抑制剂或单克隆抗体，少量文献报道利妥昔单抗或吗替麦考酚酯对部分患者可能有效。③放疗：小剂量放疗可用于对其他治疗手段无效的患者。

诊断与转归

（1）临床诊断：里德尔甲状腺炎。

（2）随诊：本例患者甲状腺包绕左侧颈总动脉及颈内静脉，手术难度大，风险高，使用糖皮质激素治疗，住院期间监测血压、血糖、电解质、甲功稳定，患者自觉症状好转后出院，门诊定期随访。

📝 病例点睛

（1）里德尔甲状腺炎又称侵袭性纤维性甲状腺炎、木样甲状腺炎，于1896年首次被报道，发病率低，约1/10万。

（2）里德尔甲状腺炎临床主要表现为甲状腺无痛性肿大，质地硬韧，甲状腺周围组织纤维化可累及甲状旁腺造成甲状旁腺功能减退，累及喉返神经造成声音嘶哑，累及气管造成气管压迫等。甲状腺自身抗体效价一般无明显增高。体格检查见甲状腺大小不一，甲状腺几乎不随吞咽而移动。

（3）里德尔甲状腺炎的超声表现为甲状腺体积增大，表面不光滑，腺体回声减低、不均，可见边界不清的局灶性病变，血流信号减少。随病情进展可能突破甲状腺被膜向外侵袭性生长，包绕压迫甲状腺外其他组织。里德尔甲状腺炎被部分学者认为是IgG4相关性疾病甲状腺受累的表现，患者可同时或先后合并全身其他器官的炎性纤维化疾病，如腹膜后纤维化、硬化性胆管炎等。

（4）里德尔甲状腺炎在未经治疗的情况下通常呈缓慢进展，也可能趋于稳定甚至自发消退，死亡通常是由支气管受压和呼吸困难引起的复发性肺炎所致，因此治疗要同时针对甲减（如果存在）和与纤维硬化有关的表现。

（韦　瑶　撰写　张　青　审校）

📑 参考文献

[1] SCHWAEGERLE S M, BAUER T W, ESSELSTYN C B. Riedel's thyroiditis[J]. Am J Clin Patho, 1988, 90(6): 715-722.

[2] HENNESSEY J V. Riedel's thyroiditis: a clinical review[J]. J Clin Endocrinol Metab, 2011, 96(10): 3031-3041.

[3] ZALA A, BERHANE T, JUHLIN C C, et al. Riedel thyroiditis[J]. J Clin Endocrinol Metab, 2020, 105(9): e3469-e3481.

[4] YU Y, LIU J, YU N, et al. IgG4 immunohistochemistry in Riedel's thyroiditis and the recommended criteria for diagnosis: a case series and literature review[J]. Clin Endocrinol (Oxf), 2021, 94(5): 851-857.

[5] 李文波，朱庆莉，张青，等. Riedel甲状腺炎的超声表现及病理特征[J]. 中华医学超声杂志（电子版），2021，18（4）：375-379.

[6] 邹秀平，隗佳. IgG4相关性疾病的新进展[J]. 临床内科杂志，2012，29（6）：429-431.

[7] 闵赛南，吴立玲，俞光岩，等. IgG4相关性疾病发病机制的研究进展[J]. 中国病理生理杂志，2019，35（12）：2290-2298.

[8] 明慧，陈援浩，吴振夫，等. IgG4相关性甲状腺疾病研究的最新进展[J]. 标记免疫分析与临床，2019，26（7）：1243-1247.

[9] 余洋，高莹. 与IgG4相关的甲状腺疾病的研究进展[J]. 临床内科杂志，2019，36（4）：228-231.

病例 **2**

病历摘要

患者，女性，24岁。

主诉：甲状腺右叶切除术后5年，自觉颈部增粗2个月。

诊治经过：患者5年前因体检发现甲状腺结节。超声提示甲状腺右叶见多个混合回声，较大者位于中下极，2.7cm×1.1cm，似为多个结节相互融合而成，以中等回声为主，内见少许无回声及多个粗大颗粒状强回声，CDFI：周边见环绕血流，内部见丰富紊乱血流。于5年前行手术治疗，手术方式为经右乳晕及右腋窝入路的腔镜下甲状腺右叶切除术，术后病理提示结节性甲状腺肿伴腺瘤样增生。患者恢复良好出院。2个月前患者自觉颈部增粗，无声音嘶哑、吞咽困难等。

既往史：无特殊。

影像学表现

右锁骨上窝处见数个混合回声，较大者约3.8cm×1.7cm，边界清，回声不均，以中等回声为主，内见少许无回声（图1-2-1a），CDFI：内见丰富血流信号（图1-2-1b）。

另于右侧颈部皮下软组织内见多个中等回声，较大者1.9cm×0.7cm，边界清，内见少许无回声（图1-2-2a），CDFI：血流较丰富（图1-2-2b）；另一较大者1.2cm×0.6cm，边界清（图1-2-3a），CDFI：血流丰富（图1-2-3b）。

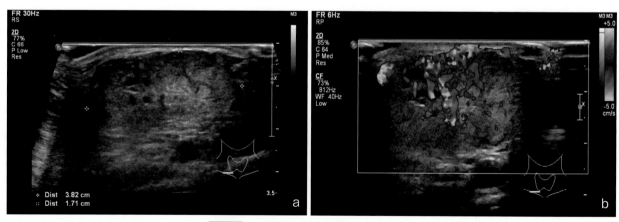

图1-2-1 右锁骨上窝横切面灰阶超声+CDFI

注：a. 右锁骨上窝处混合回声，大小约3.8cm×1.7cm，边界清，回声不均，以中等回声为主，内见少许无回声；b. 右锁骨上窝处混合回声内见丰富血流信号。

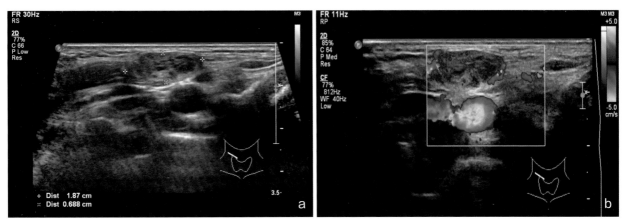

图1-2-2 右侧上颈部横切面灰阶超声+CDFI

注：a. 右侧上颈部皮下软组织内中等回声，大小约1.9cm×0.7cm，边界清，内见少许无回声；b. 右侧上颈部皮下软组织内中等回声内血流较丰富。

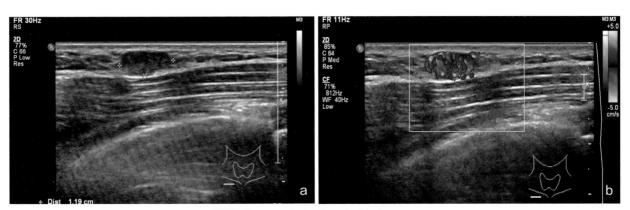

图1-2-3 右侧颈根部横切面灰阶超声+CDFI

注：a. 右侧颈根部皮下软组织内中等回声，大小约1.2cm×0.6cm，边界清；b. 右侧颈根部皮下软组织内中等回声内血流丰富。

诊断思路

1. 诊断依据

结节性甲状腺肿腺瘤样变是结节性甲状腺肿的一种特殊类型，作为一种良性病变，术后的软组织种植很罕见。超声是甲状腺结节术后主要的随访手段，在本例结节性甲状腺肿患者随访过程中，超声检查发现颈部软组织内种植病灶。主要表现为手术切口或皮下隧道附近软组织内的低回声或等回声实性结节，单发或多发，形态规则，边界清楚，血流较丰富。

2. 鉴别诊断

甲状腺术后种植结节需要与异位甲状腺和恶性转移灶或淋巴结鉴别。异位甲状腺较少发生于颈侧部，而且在首诊及以后的诊疗过程中并未提示相应部分存在异位甲状腺，异位甲状腺结节多为单发且位置较深，而种植病灶均位于皮下且多发；转移癌或淋巴结的原发灶常为头颈部、乳腺、肺、胃肠道等恶性病变，内部回声具有原发灶特点。

3. 拓展知识点

外科手术作为甲状腺疾病重要的治疗手段，广泛用于甲状腺良性结节、恶性结节或其他甲状腺疾病的处置。甲状腺术后手术区域软组织种植转移罕见，据文献报道，甲状腺乳头状癌细针穿刺术后种植的发生率为0.14%，良性结节开放性手术或腔镜术后术区软组织种植只有少数个案报道。腺体外种植是一种罕见的并发症，过去5年在我院因结节性甲状腺肿而行手术切除的患者共3680例，术后发生颈部软组织种植的发病率为0.05%。发病机制尚不清楚，可能与术式、术中病灶包膜破裂及病变本身细胞生长较活跃有关。治疗方法包括手术、放射碘治疗和给予激素抑制类药物，其中，手术治疗是最有效的方式。对于碘摄取量大的种植病灶，可采用放射碘治疗。如果种植灶是甲状腺释放激素依赖的病灶，可给予激素抑制类药物用于抑制种植灶的生长。

诊断与转归

（1）临床诊断：结节性甲状腺肿腺瘤样变术后病灶复发。

（2）随诊：行右叶全切、颈前肌肉结节切除，病理提示如下。（颈前肌旁结节、气管旁）符合结节性甲状腺肿伴腺瘤样增生，部分结节长入骨骼肌中，CK19（±），Galectin-2（−），Ki-67（index 3%）；（颈前肌表面结节）符合结节性甲状腺肿伴腺瘤样增生。

术后定期随访，术后2年超声提示：右侧锁骨上方、胸壁、锁骨外缘、手术切口水平胸锁乳突肌外侧及内侧皮下软组织内见低回声，较大者3.2cm×1.5cm，两结节相互融合，内见少许无回声，CDFI：血流信号极丰富。无其他伴随症状，考虑颈胸部病灶较多，采取密切观察随访至今。

病例点睛

（1）结节性甲状腺肿腺瘤样变是结节性甲状腺肿的一种特殊类型，作为良性病变，术后的软组织种植很罕见。

（2）种植灶超声声像图表现为皮下软组织内实性结节、多发、形态规则、边界清、血流较丰富。

（3）虽然结节性甲状腺肿术后的软组织种植很少见，但会导致患者需要再次甚至多次手术，所以甲状腺良性疾病术后仍需术后随访。

（高璐滢　撰写　夏　宇　审校）

参考文献

[1] XI C, XU X Q, HONG T, et al. Extrathyroidal implantation of thyroid hyperplastic/neoplastic cells after endoscopic thyroid surgery[J]. Chin Med Sci J, 2014, 29(3): 180-184.

[2] LEE Y S, YUN J S, JEONG J J, et al. Soft tissue implantation of thyroid adenomatous hyperplasia after endoscopic thyroid surgery[J]. Thyroid, 2008, 18(4): 483-484.

[3] GAO L, JIANG Y, LIANG Z, et al. Cervical soft tissue recurrence of differentiated thyroid carcinoma after thyroidectomy indicates a poor prognosis[J]. Int J Surg, 2017, 48: 254-259.

病例 **3**

病历摘要

患者，男性，12岁。

主诉：身材矮小6年，烦渴、多饮、多尿4个月。

症状与体征：无诱因烦渴、多饮，喜冷饮，每日饮水量5～6L，尿量与饮水量相当，尿色清亮，夜尿5～6次，最长可10小时不饮水，体型偏瘦、身高偏矮。

既往史：无。

影像学表现

（1）垂体平扫+动态增强MRI：垂体柄略增粗，横径约2.5mm，视交叉未见受压移位（图1-3-1）。

（2）胸部高分辨率CT：左肺上叶叶间裂旁见磨玻璃样结节，直径约3.5mm（图1-3-2）。

（3）甲状腺超声：甲状腺左叶中部见低回声，1.3cm×0.5cm×0.4cm，形态欠规则，边界部分欠清（图1-3-3a、图1-3-3b），CDFI内可探及血流信号（图1-3-4）。

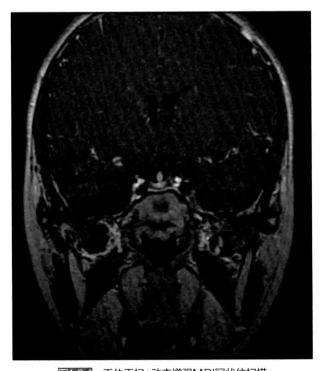

图1-3-1 垂体平扫+动态增强MRI冠状位扫描

注：垂体柄略增粗（横径2.5mm），视交叉未见受压移位。

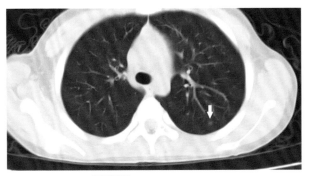

图1-3-2 胸部高分辨率CT

注：左肺上叶叶间裂旁见磨玻璃样结节，直径约3.5mm（箭头）。

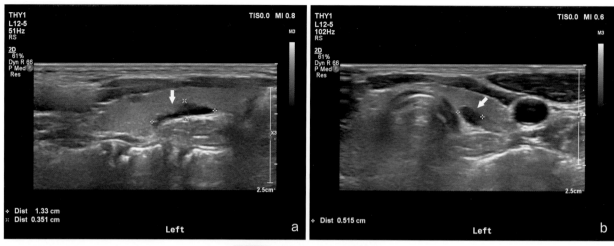

图1-3-3 甲状腺左叶纵切面扫查

注：a. 甲状腺左叶中部见低回声，1.3cm×0.5cm×0.4cm，形态欠规则，边界部分欠清；b. 甲状腺左叶中部见低回声，1.3cm×0.5cm×0.4cm，形态欠规则，边界部分欠清。

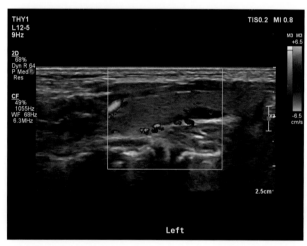

图1-3-4 甲状腺左叶纵切面CDFI

注：显示结节内可探及少许血流信号。

诊断思路

1. 诊断依据

朗格汉斯细胞组织细胞增生症（Langerhans cell histiocytosis，LCH）是一种罕见的抗原提呈细胞疾病，多见于儿童，发病率为（4.0～5.4）/100万。LCH可累及全身多个系统，最常见受累器官为骨，其次为皮肤、淋巴结、肝、脾、肺等。尿崩症是LCH最常见的内分泌异常，其他内分泌表现包括：性腺功能减退症、身材矮小、糖代谢异常等。LCH累及甲状腺较为罕见，甲状腺肿大是其最常见临床特征及首发症状，部分患者可出现吞咽困难或声音嘶哑等压迫症状，部分患者也可以尿崩症、皮肤病变、听力丧失、闭经等为首发症状。患者甲状腺激素水平可正常或减低，少数出现甲状腺功能亢进。7.8%病例可出现桥本甲状腺炎。LCH受累的甲状腺超声多表现为低回声结节，内部回声不均，少数病例可出现钙化，CDFI：多无明确血流信号。病理活检是确诊该病的主要手段。

本例患者有烦渴、多饮、多尿、身材矮小病史，伴垂体柄增粗、甲状腺结节、肺结节，高度怀疑

LCH，患者入院后行超声引导下甲状腺左叶结节穿刺检查，病理提示：朗格汉斯细胞组织细胞增生症。结合甲状腺结节穿刺病理及免疫组化结果：CD1α（＋）、Langerin（＋）、S-100（＋），提示LCH。此外，本例为儿童，符合LCH常见受累人群。

2. 鉴别诊断

（1）侵袭性甲状腺炎：又称里德尔甲状腺炎，是一种少见的甲状腺慢性炎性疾病。由于纤维化取代正常的甲状腺组织并侵袭甲状腺包膜及周围颈部组织，病变甲状腺坚硬如木，并与周围组织分界不清，故又称木样甲状腺炎。患者常以颈部逐渐增大包块为主诉就诊，可伴有声音嘶哑、呼吸及吞咽困难等压迫症状。该病具有自限性。与LCH除临床表现不同外，侵袭性甲状腺炎在声像图上表现为低回声结节，形态规则，边界欠清晰，可向周围侵犯，CDFI显示实质内血流信号稀少甚至没有血流。其治疗方案取决于病变进展，糖皮质激素为首选药物，多数患者治疗效果明显。

（2）慢性甲状腺炎：病程较长，若不合并甲减，绝大多数患者无明显症状。而甲状腺LCH受累患者多合并其他器官或系统异常，可出现甲状腺肿大、多饮、多尿等症状。此外，甲状腺LCH受累者较少出现甲状腺功能亢进。

（3）甲状腺淋巴瘤：占所有甲状腺癌的1%～3%，常见于老年女性。甲状腺淋巴瘤多发生于桥本甲状腺炎基础上，病灶占位感不强。患者常因短期内颈部迅速肿大就诊。超声声像图可分为弥漫型、结节型和混合型。前者表现为腺体弥漫性肿大、回声减低；结节型表现为腺体内低回声区，形态不规则，边界不清晰，呈假囊或网格样改变；混合型介于弥漫型和结节型之间。CDFI可表现为结节内部血流信号增加。淋巴瘤也可同时累及多器官、多系统，因此，甲状腺淋巴瘤与LCH鉴别诊断主要依靠病理结果。

3. 拓展知识点

（1）临床表现：LCH是一组以朗格汉斯细胞异常克隆性增生为病理特征的少见病，发病率为（4.0～5.4）/100万，多见于儿童。该病可累及全身各个器官、系统，以骨骼系统受累最为常见，患者一般无明显症状，可表现为局部骨痛、淋巴结肿大、尿崩症、乏力等症状。LCH累及甲状腺较为少见。甲状腺LCH可呈弥漫状或单灶结节，前者声像图表现为甲状腺明显增大，回声弥漫性减低、不均，CDFI可见腺体内丰富的血流信号，后者表现为腺体内有结节样、片状和条状低回声共存。LCH累及甲状腺的治疗方法尚未统一，可采用手术治疗（甲状腺腺叶切除术、甲状腺次全切除术或甲状腺全切术）或化疗，部分成年患者可辅助放疗。

（2）组织病理学表现：电镜下特征性的Birbeck颗粒，免疫组化CD1α和/或S-100（＋）。

诊断与转归

（1）临床诊断：中枢性尿崩症（朗格汉斯细胞组织细胞增生症可能性大）。
（2）转归：患者入院后持续醋酸去氨加压素片（弥凝）治疗，实时根据出入量及电解质情况调整用药剂量。住院期间患者症状及体征逐渐好转。

病例点睛

（1）朗格汉斯细胞组织细胞增生症（LCH）是一种以朗格汉斯细胞异常克隆性增生为病理特征的少见疾病，主要见于儿童，发病高峰年龄为1～3岁。

（2）LCH可累及全身各个器官或系统，以骨骼系统受累最常见，累及甲状腺者较为罕见。甲状腺LCH受累者可出现颈部肿大、声音嘶哑、吞咽困难等临床症状。甲状腺功能情况不一，可表现为甲减，少数为甲状腺功能亢进。甲状腺LCH受累主要依赖病理结果确诊。

（3）LCH累及甲状腺的超声表现：甲状腺多弥漫性肿大，腺体回声减低、不均匀，CDFI显示腺体内血流信号丰富；腺体内可见多发或单发的低回声，内部回声不均匀，少数可出现钙化灶，CDFI显示多无明确血流信号。

（4）LCH累及甲状腺的组织病理学表现：电镜下特征性的Birbeck颗粒，免疫组化显示组织细胞CD1α和/或S-100蛋白（+）。

（纪　菲　撰写　戴　晴　夏　宇　审校）

参考文献

[1] 刘海红，马琳，宋旭东，等. 朗格汉斯细胞组织细胞增生症累及甲状腺1例[J]. 医学影像学杂志，2012，22（9）：1485，1489.

[2] 李文波，朱庆莉，张青，等. Riedel甲状腺炎的超声表现及病理特征[J]. 中华医学超声杂志（电子版），2021，18（4）：375-380.

[3] 齐振红，戴晴，李建初，等. 甲状腺Langerhans细胞组织细胞增生症的超声声像图表现[J]. 中华医学超声杂志（电子版），2014，11（8）：42-45.

[4] 许霞，聂秀，熊文，等. 160例成人朗格汉斯细胞组织细胞增生症患者临床特征分析[J]. 中华血液学杂志，2015，36（2）：135-139.

[5] 马宏浩，王天有，张莉，等. 儿童甲状腺受累的朗格罕细胞组织细胞增生症8例临床分析[J]. 中华实用儿科临床杂志，2017，32（20）：1552-1555.

[6] 姜玉新，冉海涛. 医学超声影像学[M]. 2版. 北京：人民卫生出版社，2021.

[7] PATTEN D K, WANI Z, TOLLEY N. Solitary Langerhans histiocytosis of the thyroid gland: a case report and literature review[J]. Head Neck Pathol, 2012, 6(2): 279-289.

[8] CHEN E D, CHENG P, CAI Y F, et al. Ultrasonographic features of Langerhans cell histiocytosis of the thyroid[J]. Int J Clin Exp Pathol, 2014, 7(3): 1229-1235.

病历摘要

患者，男性，52岁。

主诉：发现甲状腺结节7年。

症状与体征：发现甲状腺结节7年，无心悸、多汗，无声音嘶哑、饮水呛咳，无多食、消瘦等。期间定期复查甲状腺超声，结节大小无明显改变。颈部触诊甲状腺无肿大，质软，右侧甲状腺触及直径约2.5cm结节，边界欠清，质地偏硬，颈部未触及明显肿大淋巴结。

家族史：否认肿瘤家族史。

辅助检查：患者既往定期复查CEA水平升高（稳定于35～36ng/ml），降钙素未查，甲功正常。半年前复查CEA 39.2ng/ml，降钙素229.65pg/ml，甲功正常。本次入院实验室检查结果如表1-4-1。FNA涂片：未见有形细胞成分；TCT：未见甲状腺滤泡上皮细胞及瘤细胞。

表1-4-1 患者入院实验室检查结果

名称	结果	正常范围
降钙素	1232pg/ml	≤9.52pg/ml
CEA	35ng/ml	≤5ng/ml
TSH3	1.26μU/ml	0.38～4.34μU/ml
FT3	3.56pg/ml	1.80～4.10pg/ml
FT4	1.34ng/dl	0.81～1.89ng/dl

影像学表现

（1）超声检查：甲状腺右叶中部低回声，大小2.8cm×1.7cm×1.6cm，形态不规则，呈分叶状，边界尚清，内见数个强回声光点（图1-4-1）。CDFI：周边及内部见较丰富血流信号（图1-4-2）。

（2）PET/CT躯干+头断层显像（示踪剂 ^{18}F-FDG）：甲状腺右叶中上部见放射性摄取增高的低密度结节，大小1.7cm×1.2cm×2.5cm，SUV$_{max}$ 3.7，延迟显像SUV$_{max}$ 3.8（图1-4-3）。甲状腺右叶周围散在小淋巴结，放射性摄取未见明确增高。

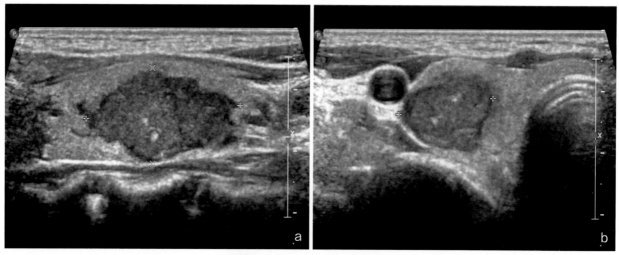

图1-4-1 甲状腺右叶中部低回声扫查

注：a.纵切面；b.横切面。

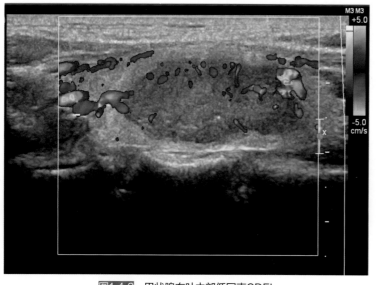

图1-4-2 甲状腺右叶中部低回声CDFI

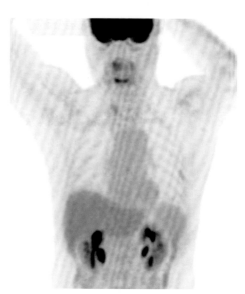

图1-4-3 PET/CT躯干+头断层显像（示踪剂 ^{18}F-FDG）

诊断思路

1. 诊断依据

甲状腺髓样癌临床分型包括散发型和遗传型。散发型多见于40～60岁的中年患者，临床多表现为偶然发现孤立的甲状腺结节，可无症状或伴轻度压痛。遗传型发病年龄一般较小，见于多发性内分泌肿瘤综合征2型（MEN2）患者，除甲状腺结节外，还可伴有嗜铬细胞瘤、甲状旁腺功能亢进、皮肤苔藓淀粉样变、先天性巨结肠及黏膜多发性神经瘤中的一种或多种表现。甲状腺结节的恶性超声征象包括实性、低回声或极低回声、微钙化、边界模糊、微分叶、纵横比大于1等。恶性结节通常具有以上几个或全部特征，这也是甲状腺结节风险分级的重要依据。甲状腺髓样癌的超声表现多为低回声实性结节，形态不规则，内可见微钙化或高回声斑块，纵横比大于1的发生率较低；在彩色多普勒模式下可见结节内部丰富血流信号伴不连续的周边血流信号。甲状腺髓样癌的转移性淋巴结超声可表现为淋巴门消失、回声增高、微钙化及内部丰富血流。血清降钙素与癌胚抗原（CEA）水平升高是甲状腺髓样癌较特征的表现。

本例患者为中年男性，因发现甲状腺结节7年入院，无疼痛，无心悸、多汗，无声音嘶哑等不适，符合甲状腺髓样癌临床表现及病程特点。超声检查可见甲状腺右叶中部低回声结节，形态不规则，呈分叶状，边界尚清，内见数个强回声光点，CDFI显示周边及内部见较丰富血流信号。从灰阶超声表现来看，该结节具有多项甲状腺结节的恶性征象，有较高风险。患者的实验室检查结果中，降钙素为1232pg/ml（↑），CEA为35ng/ml（↑），均明显升高，符合甲状腺髓样癌的实验室检查特征。

2. 鉴别诊断

（1）其他类型的甲状腺癌：甲状腺癌包括分化型甲状腺癌、髓样癌及未分化癌。分化型甲状腺癌占成人甲状腺癌的90%以上，主要包括乳头状癌及滤泡状腺癌，其中乳头状癌是甲状腺癌最常见的一种类型，临床常表现为偶然发现孤立的甲状腺结节，较早转移至颈部淋巴结，总体预后较好。与髓样癌不同的是，在甲状腺结节超声检查的恶性征象中，纵横比大于1在乳头状癌中的发生率较高。滤泡状腺癌生长速度较快，有向远处部位血行转移的趋势，预后较差。未分化癌较为罕见，常表现为快速生长的颈部肿块，患者出现声音嘶哑、吞咽困难和呼吸困难等症状，早期出现远处转移。本例患者病程较长，未发生远处部位的转移，与滤泡状腺癌及未分化癌的临床特点不符。

（2）甲状腺腺瘤：是最常见的甲状腺良性肿瘤，起源于甲状腺滤泡细胞。生长较慢，多表现为甲状腺孤立结节，结节较大时查体可触及质地较软、表面光滑、可随吞咽上下活动的结节。当结节发生出血时可在短期内迅速增大，局部出现胀痛。腺瘤可表现为无功能性或自主功能性，后者进行甲状腺功能检查可见促甲状腺激素被抑制，进行甲状腺静态显像可见"热结节"。超声检查多表现为囊性、混合性或实性结节，圆形或类圆形，边界清晰，包膜完整，可见晕征，内可见粗钙化。本例患者甲状腺触及右叶结节，边界欠清，质地偏硬，甲状腺功能检查结果正常，与甲状腺腺瘤临床特征不符。患者超声检查所示结节特征与上述不符。

（3）亚急性甲状腺炎：常继发于病毒性上呼吸道感染，起病较急，临床表现为发热、咽痛及颈前区疼痛等，疼痛常波及患侧耳颞枕。急性期出现分离现象有助于诊断，即甲状腺摄^{131}I率降低，但血清T_3和T_4升高，基础代谢率略增高。甲状腺静态显像多呈"冷结节"。超声检查表现为甲状腺一侧叶或双侧叶局限性或多发性边界不清的低回声区。本例患者因发现甲状腺结节7年入院，无上呼吸道感染史，无发热、颈部疼痛等不适，血清T_3和T_4水平均正常，与亚急性甲状腺炎临床表现不符。患者超声检查所见低回声结节与上述超声表现不符。

3. 拓展知识点

（1）临床特点：甲状腺髓样癌（medullary thyroid cancer，MTC）是一种少见的甲状腺恶性肿瘤，占所有甲状腺癌的1%～2%。临床分型包括散发型MTC和遗传型MTC，散发型MTC约占3/4，多见于40～60岁的中年患者；遗传型MTC约占1/4，发病年龄一般较小，见于多发性内分泌肿瘤综合征2型（MEN2）患者。几乎所有的遗传型MTC和50%的散发型MTC有 *RET* 基因的突变。MEN2可分为MEN2A

及MEN2B。其中MEN2A约占所有MEN2的95%，根据*RET*基因突变位点及临床特点不同可进一步分为4个亚型：经典型MEN2A，最常见，可并发嗜铬细胞瘤和/或甲状旁腺功能亢进；MEN2A伴皮肤苔藓淀粉样变；MEN2A伴先天性巨结肠；家族非多发性内分泌肿瘤性MTC。MEN2B则以MTC并发黏膜多发性神经瘤为特点。

　　MTC患者临床多表现为偶然发现孤立的甲状腺结节，可伴轻压痛。超过半数MTC可发生颈部淋巴结转移，有时颈部淋巴结肿大、疼痛可为患者首诊原因。肿瘤细胞分泌活性物质可使部分患者出现顽固性腹泻、面色潮红等表现。

　　（2）影像学检查：超声是目前评估甲状腺疾病和颈部淋巴结转移的首选影像学检查，颈部增强CT、MRI及核医学检查对于MTC的诊断准确率虽然不及超声，但这些检查有助于判断肿瘤是否侵犯周围组织器官及其他部位的转移情况。对于遗传型MTC患者，常合并嗜铬细胞瘤、胰岛细胞瘤等不同部位的内分泌肿瘤，进行增强CT、MRI或核医学检查有助于及时发现这些病灶，为临床分型及治疗决策提供重要信息。

　　（3）实验室检查：血清降钙素和CEA是目前常用的MTC诊断、复发标志物，其血清学水平与甲状腺滤泡旁细胞的量相关。降钙素与CEA水平升高有助于识别在超声检查呈良性特征的MTC病灶，并提示可能存在远处转移，应积极进行穿刺细胞学检查。

　　（4）病理特点：MTC是一种神经内分泌肿瘤，起源于甲状腺滤泡旁内分泌细胞，其恶性程度介于分化型甲状腺癌与未分化甲状腺癌之间，表现为中度恶性。组织病理学表现为圆形或梭形细胞间以数量不等的纤维血管间质分开，呈巢状或小梁状排列。细胞穿刺学检测对MTC的诊断价值有限，穿刺洗脱液的降钙素检测及免疫组化染色有助于提高MTC的确诊率。

　　（5）治疗及预后：手术是MTC的首选治疗方法。对于散发型MTC患者，无论肿瘤大小、单侧或双侧发病、是否存在远处转移，对于髓样癌病灶可手术的患者均建议行全甲状腺切除术，对于术前评估无颈部淋巴结转移的患者进行预防性中央区淋巴结清扫可改善患者预后。对于遗传型MTC患者，建议儿童期起定期行颈部超声及血清降钙素检查，根据肿瘤是否形成及降钙素水平决策预防性甲状腺切除术时间及范围。所有MTC患者应终身随访降钙素及CEA水平，根据其结果确定随访时间间隔及随访内容。手术完整切除肿瘤且降钙素降至正常水平的患者10年生存率为95%～97%。

诊断与转归

　　（1）临床诊断：甲状腺结节。

　　（2）随诊：患者术中冰冻病理及免疫组化结果提示符合甲状腺髓样癌。术后1个月复查结果见表1-4-2。

表1-4-2 患者术后1个月实验室检查结果

名称	结果	正常范围
降钙素	0.85pg/ml	≤9.52pg/ml
CEA	4.6ng/ml	≤5ng/ml
TSH	3.912μU/ml	0.380～4.340μU/ml
FT3	3.07pg/ml	1.80～4.10pg/ml
FT4	1.30ng/dl	0.81～1.89ng/dl

病例点睛

（1）甲状腺髓样癌是一种少见的甲状腺恶性肿瘤，占所有甲状腺癌的1%～2%，包括散发型MTC和遗传型MTC，后者见于多发性内分泌肿瘤综合征2型（MEN2）患者。

（2）临床表现多为偶然发现孤立的甲状腺结节，可伴轻度压痛，部分患者有顽固性腹泻、面色潮红等表现。降钙素与CEA水平升高是甲状腺髓样癌较特征的表现。

（3）超声表现多为低回声实性结节，形态不规则，内可见微钙化或高回声斑块，纵横比大于1在髓样癌中的发生率较低。超声引导下穿刺细胞学检测对MTC的诊断价值有限，穿刺洗脱液降钙素检测及免疫组化染色有助于提高MTC的确诊率。

（4）手术是MTC的首选治疗方法。手术完整切除肿瘤且降钙素降至正常水平的患者10年生存率为95%～97%。

（李田香 撰写 夏 宇 审校）

参考文献

[1] 王宇，田文，嵇庆海，等. 甲状腺髓样癌诊断与治疗中国专家共识（2020版）[J]. 中国实用外科杂志，2020，40（9）：1012-1020.

[2] 张勇跃，梅放，崔立刚，等. 超声联合血清CEA在甲状腺髓样癌中的诊断价值[J]. 中国超声医学杂志，2022，38（4）：374-377.

[3] CABANILLAS M E, MCFADDEN D G, DURANTE C. Thyroid cancer[J]. Lancet, 2016, 388(10061): 2783-2795.

[4] MATRONE A, GAMBALE C, BIAGINI M, et al. Ultrasound features and risk stratification systems to identify medullary thyroid carcinoma[J]. Eur J Endocrinol, 2021, 185(2): 193-200.

病例 **5**

🗝 病历摘要

患者，女性，51岁。

主诉：发现甲状腺肿物5月余。

症状与体征：患者5月余前自行发现甲状腺肿物，随吞咽上下活动，无胀痛，伴心悸、声音嘶哑。自述平时怕热，脾气暴躁、易怒。于当地医院行超声检查发现甲状腺多发结节，未给予相关治疗。甲状腺Ⅱ度肿大，质硬，无压痛，与气管关系密切，右侧颈后区可触及淋巴结，活动度可，无压痛。

既往史：16年前诊断为左侧乳腺癌（病理不详），行改良根治术并进行规律放疗，未行内分泌治疗及化疗，6年前诊断为右侧乳腺浸润性导管癌（低分化），行改良根治术。

实验室检查：FT$_3$ 3.42pg/ml，TgAb 69.47IU/ml，TPOAb 7.42IU/ml。

🔊 影像学表现

甲状腺左叶及峡部见低回声区，4.0cm×1.6cm×1.9cm，形态欠规则，边界欠清，内部回声不均，局部可见少许强回声，CDFI：内见数个条状血流（图1-5-1）。

甲状腺右叶腺体内见数个小片状低回声，边界模糊，形态欠规则，CDFI：低回声区内均未探及血流信号（图1-5-2a、图1-5-2b）。

双侧颈部及气管旁可见多个低回声淋巴结，右侧最大位于下颈部颈内静脉旁，1.6cm×0.9cm，左侧最大位于气管旁，1.5cm×0.8cm，上述淋巴结皮质增厚，结构不清，CDFI：血流分布未见明显异常（图1-5-3a、图1-5-3b）。

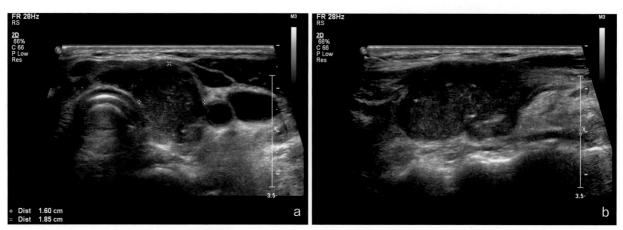

图1-5-1 甲状腺左叶及峡部实性占位灰阶及CDFI

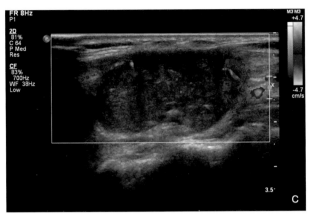

图1-5-1 甲状腺左叶及峡部实性占位灰阶及CDFI（续）

注：a. 左叶及峡部横切面可见低回声，形态欠规则，边界欠清，内见数个短条状强回声；b. 甲状腺左叶纵切面显示左叶大部分区域被低回声占据，形态不规则，可见分叶，边界不清，内见数个短条状强回声；c. 甲状腺左叶纵切面彩色多普勒血流图显示结节内见数个条状血流。

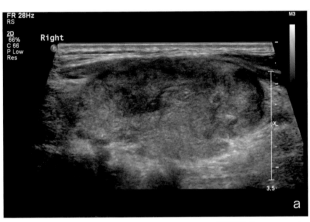
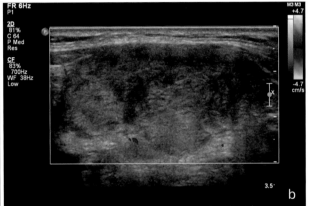

图1-5-2 甲状腺右叶纵切面灰阶及CDFI

注：a. 甲状腺右叶纵切面灰阶图像显示数个小片状低回声，边界模糊，形态欠规则；b. 甲状腺右叶纵切面彩色多普勒血流图显示低回声区内均未探及血流信号。

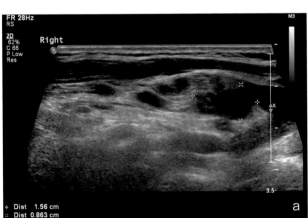
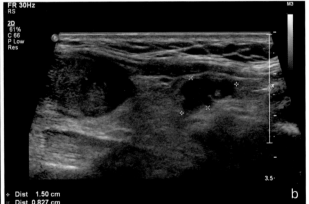

图1-5-3 双侧颈部淋巴结纵切面扫查

注：a. 右侧颈部较大淋巴结，皮质增厚，结构不清；b. 左侧颈部较大淋巴结，皮质增厚，结构不清，内见点状强回声。

诊断思路

1. 诊断依据

甲状腺转移癌的超声表现多种多样，分为结节型和弥漫型。结节型超声表现常为多发、体积较大、边界不清、形态不规则的低回声实性结节，可伴钙化，CDFI显示血流通常丰富。弥漫型的超声表现为甲状腺增大，呈不均匀的等回声或低回声，内部可以观察到网状的高回声，CDFI显示血流无明显增加。甲状腺转移癌与原发病灶具有相似的超声特征，因此可参考原发肿瘤的超声特征。

对于有恶性肿瘤病史的患者，即使原发肿瘤已治愈或控制多年，当近期出现甲状腺迅速增大或新出现的甲状腺结节，也应警惕甲状腺转移癌的可能。本例患者既往有两次乳腺癌手术治疗史，甲状腺内新发多发的低回声，部分低回声的体积较大，形态不规则，边界不清，内伴钙化灶，符合甲状腺转移癌的特点。

2. 鉴别诊断

（1）慢性淋巴细胞性甲状腺炎：又称桥本甲状腺炎，是一种自身免疫病。好发于30～50岁的青中年女性。超声表现为两侧叶弥漫性肿大，腺体回声减低，可见片状低回声及网状高回声，有时也可以表现为局灶性低回声，形态不规则，边界不清，与甲状腺转移癌超声表现具有相似性，不易鉴别。但该病多数为慢性病程，同时伴有实验室检查甲状腺过氧化物酶抗体和甲状腺球蛋白抗体的效价明显升高。本例甲状腺过氧化物酶抗体和甲状腺球蛋白抗体并无明显增高，右叶结节与局灶性慢性淋巴细胞性甲状腺炎不易鉴别，但左叶结节占位感强，同时有乳腺癌的病史，因此不支持慢性淋巴细胞性甲状腺炎的诊断。

（2）甲状腺淋巴瘤：常见临床表现是短时间内快速增大的无痛性颈部包块或甲状腺肿大。超声表现为甲状腺内的短时间出现/增大的极低回声病灶，并且伴有病灶后方回声增强，内部常可见高回声线样分隔，可分为弥漫型、结节型与混合型3种类型。因此在临床及超声上与甲状腺转移癌均不易鉴别。是否有恶性肿瘤病史可以作为鉴别的参考依据，最终鉴别需要病理学检查。

（3）甲状腺原发性肿瘤：甲状腺常见的原发肿瘤包括甲状腺乳头状癌、滤泡癌、髓样癌及未分化/低分化癌。乳头状癌超声表现为形态不规则、边界不清晰的低回声结节，可伴有微钙化，纵横比大于1，大多数乳头状癌生长缓慢，可以作为与甲状腺转移癌鉴别的要点。髓样癌、滤泡癌、未分化/低分化癌超声表现可能与甲状腺转移癌具有相似性，鉴别困难。髓样癌伴有降钙素的升高可为鉴别要点之一，是否有恶性肿瘤病史可以作为鉴别的参考依据，最终鉴别需要病理学检查。

3. 拓展知识点

（1）定义：非甲状腺来源的肿瘤细胞从原发部位侵入淋巴管、血管或其他途经被带到甲状腺继续生长，形成与原发部位肿瘤相同类型的肿瘤，称为甲状腺转移癌。

（2）发病率：甲状腺是血管和淋巴管极为丰富的器官，容易出现恶性肿瘤转移，尸检发现其发生率可达0.5%～24.0%，但是甲状腺转移癌临床上少见。有恶性肿瘤病史的患者如发现甲状腺癌，患甲状腺转移癌的概率高于原发性甲状腺癌。

（3）原发肿瘤：原发肿瘤部位包括乳腺、肾、肺、气管、胰腺等。肾为最常见原发部位，乳腺、肺紧随其后。同时，原发于肾或乳腺的肿瘤，自原发病灶诊断至发生甲状腺转移的间隔时间较长，文献报道间隔时间最长达26年，原发病灶为肾。因此对于有恶性肿瘤病史的患者，即使原发肿瘤已治愈或控制多年，当近期出现颈部受压症状，甲状腺迅速增大或新出现的甲状腺结节，也应警惕甲状腺转移癌的可能。

（4）临床表现：甲状腺转移癌早期无临床症状，因此部分患者为体检偶然发现。当病灶逐渐变大，可能会发现甲状腺肿大或扪及肿块，或因呼吸困难、吞咽困难等就医。还可能会表现为咳嗽、声音嘶哑、饮水呛咳等。

（5）甲状腺功能：甲状腺转移癌患者的甲状腺功能可能正常，也可能会出现甲状腺功能亢进，考虑可能与肿瘤细胞快速增长，破坏甲状腺滤泡，引起甲状腺激素大量释放入血有关。也有报道出现甲减，考虑其原因为甲状腺腺体的大量破坏导致甲状腺激素分泌不足。

（6）治疗：多数研究支持早期发现甲状腺转移癌并行外科处理，尤其当甲状腺是唯一的转移部位时，手术可以延长患者的无病生存期，甚至偶尔达到治愈的效果，改变部分患者的预后。同时手术可以缓解气管和食管压迫症状。

（7）诊断：超声确诊甲状腺转移癌具有一定的难度，但能够初步提示结节为恶性，了解甲状腺转移癌的超声表现有助于筛查可疑病例，进一步干预或进行超声引导下细针抽吸（fine-needle aspiration，FNA）活检，多数能得出正确诊断。超声引导下FNA诊断甲状腺转移癌的敏感性为58.6%～87.0%，与甲状腺原发肿瘤诊断敏感性（平均为83%，65%～98%）相近。当FNA诊断困难时，可以使用超声引导下粗针组织活检（core-needle biopsy，CNB）。

诊断与转归

临床诊断：行双侧甲状腺部分及峡部切除、气管前淋巴结活检术，病理结果为甲状腺左、右侧腺体及气管前淋巴结转移性乳腺癌。

病例点睛

（1）甲状腺转移癌临床少见，常见的原发灶为肾脏、乳腺、肺脏。

（2）超声表现多种多样，分为结节型和弥漫型：结节型超声表现多为多发、体积较大、边界不清、形态不规则的低回声实性结节，有时伴钙化，血流通常丰富；弥漫型超声表现为甲状腺增大，呈不均匀的等回声或低回声，内部可以观察到网状的高回声，CDFI显示血流无明显增加。

（3）单纯依靠超声确诊甲状腺转移癌困难，了解甲状腺转移癌超声表现的意义在于筛查疑似病例。

（4）超声引导下细针抽吸活检及粗针组织活检是准确、安全的诊断方法。

（赵瑞娜 撰写 张 青 王亚红 审校）

参考文献

[1] ONORATI M, UBOLDI P, BIANCHI C L, et al. Solitary thyroid metastasis from colon cancer: fine-needle aspiration cytology and molecular biology approach[J]. Pathologica, 2015, 107(3-4): 192-196.

[2] SMITH S A, GHARIB H, GOELLNER J R. Fine-needle aspiration. Usefulness for diagnosis and management of metastatic carcinoma to the thyroid[J]. Arch Intern Med, 1987, 147(2): 311-312.

[3] CAN A S, KOKSAL G. Thyroid metastasis from small cell lung carcinoma: a case report and review of the literature[J]. J Med Case Rep, 2015, 9: 231.

[4] CHOI S H, BAEK J H, HA E J, et al. Diagnosis of metastasis to the thyroid gland: comparison of core-needle biopsy and fine-needle aspiration[J]. Otolaryngol Head Neck Surg, 2016, 154(4): 618-625.

病例 **6**

病历摘要

患者，女性，54岁。

主诉：甲状腺结节多年复查。

症状与体征：甲状腺结节多年，无咳嗽、咽痛、吞咽困难，颈部未触及包块。

辅助检查：甲状腺多发实性及囊实性结节。右叶较大者位于下极近峡部，大小为1.5cm×0.9cm，左叶较大者位于上极，大小为0.3cm×0.2cm，较大者均为低回声，形态规则，边界清。

影像学表现

甲状腺右叶下极后方可见低回声，范围约1.4cm×1.1cm×0.9cm，内见气体样强回声（图1-6-1a）。低回声与气管相通（图1-6-1b），吞咽动作时未见明显变化。CDFI：低回声内未见明确血流信号（图1-6-2）。

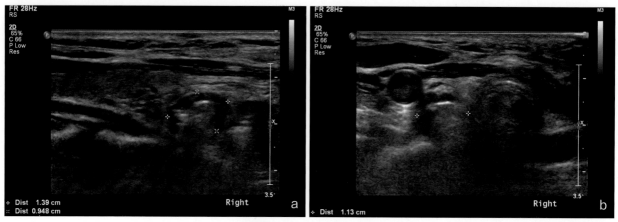

图1-6-1　甲状腺右叶灰阶超声

注：a.纵切面，甲状腺右叶下极后方低回声，内见气体样强回声；b.横切面，低回声与气管相通，吞咽动作无明显变化。

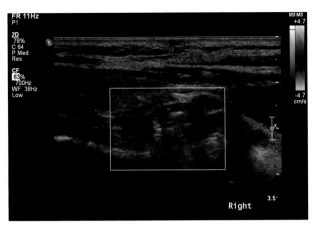

图1-6-2　甲状腺右叶CDFI

注：低回声内未见明确血流信号。

诊断思路

1. 诊断依据

气管憩室是一种气管旁囊肿，通常无临床症状，多由CT检查偶然发现。其典型超声表现描述较少，根据文献及临床经验，气管憩室的超声表现为甲状腺背侧后方的异常回声，通常内部以气体样强回声为主，该强回声可因憩室内气体流动而移动。强回声周边可见呈低回声的气管壁结构，后方或侧方与气管相通。

本例患者无明显临床表现，因复查甲状腺结节来院就诊，偶然发现气管憩室，符合气管憩室常见表现。

2. 鉴别诊断

（1）甲状旁腺占位：通常位于甲状腺与颈长肌、颈总动脉与气管之间，与甲状腺之间可见双层中强回声带，前缘常有明显的血管绕行。占位可为低回声，少数伴有钙化或囊性变。可血供丰富。本例超声表现为甲状腺下极后方的低回声，内部呈气体样强回声，未探及明确血流信号，且与气管相通，与甲状旁腺占位的表现不符。

（2）甲状腺占位：通常位于甲状腺轮廓包膜内。本例病变位置定位于甲状腺轮廓包膜外，处于甲状腺下极后方，因此不符合甲状腺占位表现。

（3）颈部气管旁淋巴结：通常倾向于多发并排列成链状，同时可观察到淋巴结门和门型血流。当颈部气管旁淋巴结出现由于口腔、鼻咽、甲状腺等原发癌转移征象时，可见淋巴结不同程度肿大及形态、回声、血流分布异常。本例病变影像学表现为气管壁低回声包绕气体样强回声，且周边未见其他肿大淋巴结，CDFI亦未探及明确血流信号，因此不符合颈部气管旁淋巴结表现。

3. 拓展知识点

（1）临床表现：气管憩室是一种气管旁含气囊肿，大多平第7颈椎至第2胸椎椎体气管的右后外侧。通常无明显症状，由影像学检查偶然发现。少数患者可出现吞咽困难、吞咽痛、颈部疼痛、声音嘶哑、咯血、窒息以及反复发作的呃逆和嗳气等非特异性临床症状。有少数研究表明，气管憩室与肺气肿、慢性阻塞性肺疾病或支气管扩张等肺部疾病有关。气管憩室可分为先天及后天两个亚组。

（2）诊断：薄层多排螺旋CT可用于诊断气管憩室。轴位、冠状位和矢状位重建多平面图像可显示气管憩室与气管腔之间的关系。支气管镜检查也可用于诊断气管憩室，但支气管镜不易显示气管憩室与气管腔的连接。

（3）治疗：气管憩室无症状患者首选保守治疗。对于有症状的患者，可根据年龄和身体状况选择手术或保守治疗。气管憩室偶尔可发生破裂，导致皮下气肿、呼吸困难或气胸等症状。因此，在患者存在气管憩室时，切记要避免甲状腺无意义且危险的穿刺活检等操作，以免引发气管憩室破裂。

病例点睛

（1）气管憩室是由于气管壁先天或后天局部薄弱，向气管外呈规则或不规则膨出而形成的与气管腔相通的含气囊肿。

（2）气管憩室大多无临床症状，少数可出现吞咽困难、吞咽痛、颈部疼痛、声音嘶哑、咯血、窒息以及反复发作的呃逆和嗳气等非特异性临床症状，常于影像学检查中偶然发现。

（3）气管憩室的超声表现：主要表现为甲状腺背侧后方的异常回声，内部以气体样强回声为主，可因憩室内气体流动而观察到相应气体样强回声移动。强回声周边可见呈低回声的气管壁结构，后方或侧方与气管相通。

（4）气管憩室偶尔可发生破裂，导致皮下气肿、呼吸困难或气胸等症状。因此对存在气管憩室的患者，要尽量避免甲状腺无意义且危险的穿刺活检等操作。

（刘思锐　撰写　夏　宇　张晓燕　审校）

参考文献

[1] LIU R, CHEN C, HUANG X, et al. Ultrasonography of extrathyroidal diseases mimicking intrinsic thyroid lesions[J]. Ultrasound Q, 2019, 35(3): 301-307.

[2] TANRIVERMIS S A, ELMALI M, SAGLAM D, et al. The diseases of airway-tracheal diverticulum: a review of the literature[J]. J Thorac Dis, 2016, 8(10): E1163-E1167.

病例 7

病历摘要

患者，女性，64岁。

主诉：发现右腋窝肿物2年余。

症状与体征：偶然触及右腋窝肿物，约鹌鹑蛋大小，无触痛，未触及双侧乳腺包块，无乳头溢液，无乳房及腋窝皮肤改变等，未予重视。后患者自觉肿块渐进性增大。查体右腋窝区前方触及大小约3.0cm×3.0cm肿物，质硬，无触痛、活动度可。肿物表面皮肤淤青。双侧腺体触诊腺体增厚，未触及明确肿物。挤压两侧乳头未见乳头溢液。双侧腋窝及锁骨上窝未及肿大淋巴结。

婚育史：G2P1A1，育有1子，顺产。

月经史：初潮14岁，行经天数7天，月经周期20～40天，53岁自然绝经。

家族史：妹妹患有乳腺癌，行"乳腺癌保乳术"及术后放疗。

影像学表现

右腋窝皮下可见混合回声，大小约3.6cm×3.2cm×3.0cm（图1-7-1a、图1-7-1b），形态规则，边界清，以无回声为主，内充满漂浮点状回声，囊壁光滑，局部壁增厚，壁上另见乳头状中等回声，基底较宽，大小约1.1cm×0.5cm（图1-7-1c），CDFI：局部增厚的囊壁可见血流信号，中等回声内可见"轴心样"血流信号（图1-7-2a、图1-7-2b）。

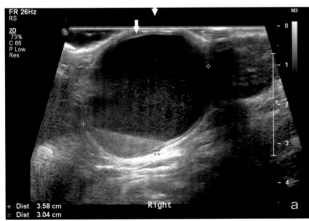 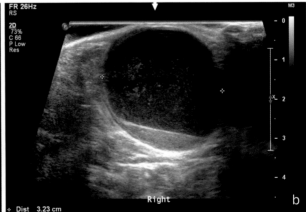

图1-7-1 右腋窝扫查

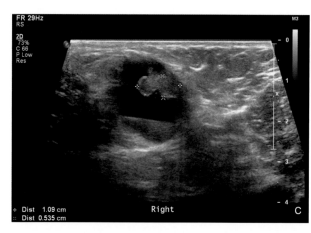

图1-7-1 右腋窝扫查（续）

注：a. 纵切面扫查示右腋窝皮下可见混合回声，大小约 3.6cm×3.2cm×3.0cm（横切）；b. 横切面扫查示皮下可见混合回声，大小约3.6cm×3.2cm×3.0cm（纵切）；c. 纵切面扫查示局部壁增厚，壁上见乳头状中等回声，基底较宽，大小约1.1cm×0.5cm。

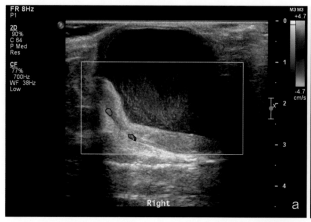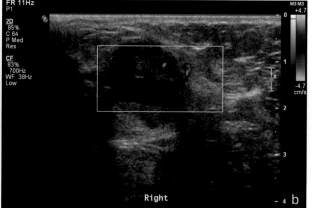

图1-7-2 右腋窝CDFI

注：a. 纵切面扫查示周边可见条状血流信号；b. 横切面扫查示中等回声内可见"轴心样"血流信号。

💗 诊断思路

1. 诊断依据

本例患者处于高发年龄，右腋下缓慢渐进性增大无痛性肿块，查体质硬，无触痛、活动度可。超声可见囊实性肿块，应首先考虑乳腺恶性病变。而肿物超声表现形态规则，边界清，囊内为无回声，有细密点状回声漂浮，呈出血表现，囊壁有带"轴心样"血流的宽基底乳头状突起，应首先考虑包裹性乳头状癌、特殊类型的浸润癌。同时，本例不典型处是位置位于腋下，仍需鉴别诊断。

包裹性乳头状癌常见于年龄较大女性，多发于绝经后，平均发病年龄为64岁，病灶一般位于乳腺中央区，多位于乳头和乳晕下方；临床表现缺乏浸润性癌的表现，往往仅表现为局部包块，进展较慢，无皮肤红肿或橘皮样改变，乳头血性溢液少见。包裹性乳头状癌的超声表现多为囊实性肿物，最常见于乳头深方，囊壁常较厚且界限清楚，实性部分则呈乳头状或分叶状等不规则形态突出于一侧囊壁，回声欠均，钙化相对少见；此外，该病容易出现囊内出血，以致囊性部分透声差伴密集点状回声漂浮，部分还可出现囊内分隔，彩超可探及囊内实性部分内稍丰富或丰富"轴心样"血流信号。

2. 鉴别诊断

（1）导管内乳头状瘤：两者都可呈囊实性，囊内见乳头，应与导管内乳头状瘤鉴别，但鉴别诊断有一定困难。一般包裹性乳头状癌患者年龄较大，肿块较大，囊内实性成分形态不规则，血流较导管内乳头状瘤更丰富，囊内多见出血形成的点状低回声漂浮。而导管内乳头状瘤多见于青中年患者。本例患者年龄较大、肿块体积较大，更符合包裹性乳头状癌的表现，但仍需要手术病理检查确认。

（2）分叶状肿瘤：肿块呈较大的实性为主的囊实性团块时，需与分叶状肿瘤鉴别。但一般分叶状肿瘤有较明显的肿块增长史，分叶状肿瘤通常体积大，尤其是恶性分叶状肿瘤通常大于5cm，与本例不符。

（3）特殊类型乳腺癌：①黏液癌，与包裹性乳头状癌一样，好发于老年女性，病程较长，缓慢膨胀性生长，浸润性不强，预后比较好。黏液癌包括单纯型和混合型两种，单纯型主要成分是黏液，混合型指肿瘤成分中存在另一种癌成分，单纯型多形态规则，边界清楚，可见不规则无回声区，多数不具有明显的恶性征象，实性成分内也可有较丰富的血流信号；混合型则多形态不规则，有明显的恶性征象。本例为形态规则的囊实性肿物，不符合混合型的表现，囊壁有明显的伴"轴心样"血流的乳头状突起，且囊腔内有出血表现，也不符合单纯型的超声表现，故本例排除黏液癌的诊断。②髓样癌，也是形态规则、边界清晰的低回声，呈膨胀性生长，易坏死而囊变，彩超可见内部丰富血流信号，走行杂乱扭曲，中央性血流为主。本例肿块以囊性部分为主，不符合坏死囊变表现，且血流呈"轴心样"分布于乳头状中等回声内，不符合髓样癌表现。

（4）纤维腺瘤：肿块呈实性或实性为主囊实性时，需与其他类型乳腺癌或纤维腺瘤鉴别，血流丰富是主要的恶性指标，纤维腺瘤与该病相比边界更清晰，发病年龄也较为年轻，而本例患者年龄较大，可以排除纤维腺瘤。

（5）血肿：外伤或手术史。当肿块出血较多，乳腺皮肤出现紫斑时，需与血肿鉴别。由于出血的存在，囊内可见细密点状回声，应仔细检查囊内有无实性团块或乳头，实性团块有无血流。若囊内见实性回声，但未测及血流信号，考虑血肿可能，占位待排。本例囊内确有明显出血样点状回声，但实性团块内有明显血流，且患者无外伤或手术史，因此排除血肿的可能。

3. 拓展知识点

（1）临床特征：包裹性乳头状癌发病率非常低，仅占乳腺癌0.5%～2.0%，常见于年龄较大女性，多发于绝经后，平均发病年龄为64岁，而在男性乳腺癌中发病率7.5%，明显高于浸润性导管癌。病灶一般位于乳腺中央区，多位于乳头和乳晕下方；临床表现不典型，往往仅表现为局部包快，进展较慢，无皮肤红肿或橘皮样改变，乳头血性溢液少见，通常预后较好，通过临床随访和大量群体调查发现，包裹性乳头状癌在不伴有传统浸润癌的情况下，发生淋巴结转移及远处转移的概率非常低，这种肿瘤死亡的病例几乎没有报道。

（2）病理特征：包裹性乳头状癌又称囊内乳头状癌、包被型乳头状癌、囊内乳头状癌非特殊型等，位于大的囊性导管内，是一种较大的乳头状病变，通常在乳腺中央部位较为多见，平均2cm，囊内可见不同程度的出血，壁上见乳头状结构，周围见纤维包膜。组织学特点为具有纤细的纤维血管茎、缺乏肌上皮层。囊壁上乳头状突起内的纤维血管茎于超声上常可探及"轴心样"血流信号。

（3）乳腺X线表现：圆形、卵圆形或不规则形病灶，高或中等密度，病灶内出现多形性微钙化的征象可增加恶性概率。

（4）MRI表现：与超声相似，主要表现为囊性为主、囊实性、实性为主的3种类型，以囊实性肿块伴囊壁结节为其特征性MRI表现。肿块周围扩张的导管有助于判断为导管来源病变。实性为主肿块的表现类型容易误诊。

诊断与转归

（1）手术病理诊断：包裹性乳头状癌。

（2）随诊：行右腋下肿物局部扩大切除术，术中所见右腋下囊实性肿物，边界清楚，周边血运丰富，病理提示为包裹性乳头状癌，考虑副乳来源，未见淋巴结转移。手术后随访，患者规律放疗2月余，一般情况良好，术后2年无复发。

病例点睛

（1）包裹性乳头状癌又称囊内乳头状癌、包被型乳头状癌、囊内乳头状癌非特殊型等，是一种少见的乳头状肿瘤，好发于老年女性，预后良好，病灶多位于乳腺中央区，乳头和乳晕下方，临床表现常仅表现为局部肿块。

（2）包裹性乳头状癌超声表现多为囊实性肿物，形态规则，边界清晰，壁上有乳头状实性成分突起，内可探及"轴心样"丰富血流信号，囊内多有出血形成的细密点状回声。

（高远菁　撰写　吕　珂　朱庆莉　审校）

参考文献

[1] 刘利民，张韵华，夏罕生，等. 乳腺包裹性乳头状癌的超声诊断[J]. 肿瘤影像学，2019，28（5）：339-343.
[2] 高侃，何淑蓉，戴维德，等. 乳腺包裹性乳头状癌超声及X线摄影影像学特点分析[J]. 中国超声医学杂志，2020，36（8）：755-757.

病例 **8**

📝 病历摘要

患者，女性，38岁。

主诉：左乳肿胀6周余。

症状与体征：孕30周无明显诱因自觉左乳肿胀，逐渐加重，无皮温升高，无乳汁流出，3周后于外院行超声检查，提示左乳内上象限低回声区，范围约6.3cm×5.9cm×3.7cm，左腋下淋巴结肿大，炎性改变可能；遂予以光波理疗2周，治疗期间无明显缓解；左乳外上象限肿物逐渐变大，肿胀明显，伴针刺样疼痛，现孕36周，为求进一步诊治于我院就诊。查体发现左乳左侧乳腺体积明显大于右侧，全乳腺表面皮肤红肿，质地硬，触痛（-），左乳头可见凹陷，未见皮肤静脉曲张，未见橘皮样改变及酒窝征，未见乳头溢液。左侧腋窝可触及多发肿大淋巴结，质硬、粘连，无活动。

婚育史：适龄婚育，G3P0，目前孕36周，5年前孕9周因胎停育行清宫术，3年前孕13周因胎停育行引产术，胚胎病理提示21三体综合征。

月经史：初潮13岁，行经天数4天，月经周期25天。

家族史：外公肝癌史，否认家族中类似病史。

实验室检查：CEA 30.92ng/ml（正常值0～5ng/ml），CA15-3 326.7U/ml（正常值0～25U/ml）。

🔘 影像学表现

左乳腺体弥漫性增厚，约4.7cm，回声弥漫性减低不均，后方回声衰减（图1-8-1），腺体内血流信号增多（图1-8-2），左腋下多发淋巴结肿大，皮质不均匀增厚，较大者2.6cm×2.0cm（图1-8-3），血流丰富，内可探及高阻频谱（图1-8-4）。右乳呈现正常妊娠期表现（图1-8-5）。

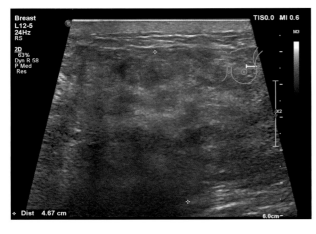

图1-8-1　左乳横切面扫查

注：腺体弥漫性增厚，约4.7cm，回声弥漫性减低不均，后方回声衰减。

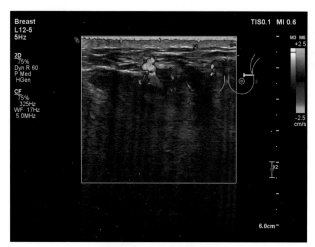

图1-8-2 左乳横切面CDFI

注：腺体内血流信号增多。

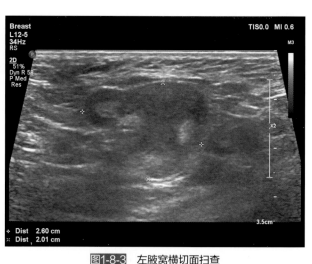

图1-8-3 左腋窝横切面扫查

注：左腋下多发淋巴结肿大，皮质不均匀增厚，较大者2.6cm×2.0cm。

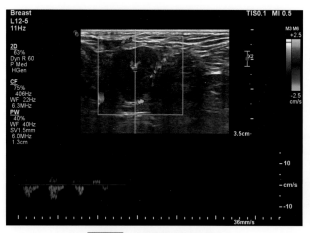

图1-8-4 左腋窝纵切面CDFI

注：淋巴结内血流丰富，可探及高阻频谱。

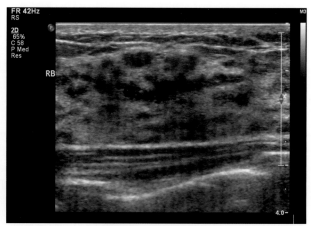

图1-8-5 右乳横切面扫查

注：右乳呈现正常妊娠期表现。

💗 诊断思路

1. 诊断依据

本例患者妊娠期出现一侧乳腺肿胀，肿胀乳腺无触痛，病变进展迅速；超声检查显示乳腺腺体显著增厚（厚度4.7cm），回声弥漫性减低、不均，正常导管小叶结构消失，血流显著增多，和对侧正常乳腺有显著差异，伴腋窝多发淋巴结肿大、粘连，予以物理治疗后症状无明显缓解，伴有CEA和CA15-3显著升高，应首先考虑妊娠相关乳腺癌。

妊娠相关乳腺癌指妊娠期间及分娩后1年内确诊的乳腺癌，包括妊娠期和哺乳期。尽管妊娠相关乳腺癌仅占所有乳腺癌的0.2%～2.5%，但其在妊娠期恶性肿瘤的发病率居全球第二，仅次于妊娠期宫颈癌的发病率，占妊娠总次数的1/10 000～1/3000。高发年龄为32～38岁，40岁以下的乳腺癌患者中，大约有10%为妊娠相关乳腺癌。临床主要表现为乳房无痛性肿块，部分患者可能伴有皮肤增厚和发红，妊娠期受激素水平变化导致乳腺体积增大，硬度及腺体密度增大，患者和医师都更易漏诊，发现时通常肿块体积大，淋巴结转移率高，肿瘤分期较晚。本例患者妊娠期发现左乳异常快速肿大，为无痛性肿块，有皮肤增厚、局部发红，相关血清肿瘤标志物水平增高，超声显示乳腺弥漫性增厚，正常导管小叶结构消失，血流显著增多，和对侧正常乳腺的结构有显著差异，同时伴有同侧腋下多发淋巴结肿大、形态异常，符合妊娠相关乳腺癌的表现。

2. 鉴别诊断

（1）急性乳腺炎：多由乳管堵塞、乳汁淤积和细菌感染所致。多发生于产后哺乳期的妇女。发病初期常有高热、寒战等全身症状，乳房出现疼痛、硬块、局部红肿，伴明显触痛，脓肿形成后触诊可有波动感。超声表现为腺体层明显增厚，回声减低，乳晕区主导管不同程度扩张，扩张导管内隐约可见乳汁潴留的低回声，形成脓肿时可见腺体层内的无回声，壁厚，内壁凹凸不平，囊内有沉积物回声，壁上血流为低阻型。本例患者为孕晚期出现症状，不是急性乳腺炎的好发时间；肿块虽有红肿、变硬，但局部无明显触痛，无发热等全身症状，不能排除发红、变硬是光波理疗的反应；声像图表现为弥漫性增厚，正常导管小叶结构消失，血流显著增多，与对侧正常乳腺的结构有显著差异，同时伴有同侧腋下多发淋巴结肿大、形态异常，均不支持急性乳腺炎的诊断。

（2）炎性乳癌：一种临床少见的乳腺癌，进展迅速，症状类似于乳腺炎，可以表现为乳腺的红、肿、热、痛，疼痛范围比较广，但一般无发热等全身性症状。查体触诊时有触压痛，该处皮肤增厚变韧，皮肤肿胀呈紫红色或暗红色，部分可扪及质硬肿块，部分或可累及整个乳房，伴皮肤水肿者外观呈橘皮样改变，腋下或锁骨上可触及肿大淋巴结。声像图表现为病变区域皮肤及皮下组织增厚水肿，因淋巴管内癌栓形成，淋巴管因阻塞而扩张，呈鹅卵石样改变，即皮下脂肪层中扩张的淋巴管低回声环绕乳腺皮下组织。该征象是其他乳腺癌或急性乳腺炎所不具备的，另可见不规则肿块，伴或不伴钙化，引流区淋巴结肿大。本例患者临床表现有左乳局部红肿，查体显示病变范围广，质硬，无明显压痛，应考虑炎性乳癌。声像图病灶区域呈现弥漫性增厚，正常导管小叶结构消失等表现，虽然声像图上不具有"鹅卵石"征的特异表现，但仍不能完全排除炎性乳腺癌的诊断。

（3）乳腺纤维腺瘤：常见于年轻女性，通常无明显临床症状，查体可触及质韧肿块，通常未怀孕时即发现有结节，在妊娠期及哺乳期因雌激素水平上升，瘤体可增大，超声上表现为低回声包块，边界清晰，血流信号增多。但本例主要表现是左乳弥漫性增厚，回声减低不均，未见明显的包块边界，且肿瘤标志物增高，淋巴结也有肿大、皮质增厚的可疑转移表现，以上均不支持乳腺纤维腺瘤的诊断。

（4）积乳脓肿/囊肿：常因乳管阻塞形成囊肿，其内包含蛋白质、脂肪及乳糖，可并发感染及坏死，为哺乳期最常见乳腺疾病，该病也可在妊娠晚期或断奶后数周或数月后才得以诊断。临床表现为乳腺可触及质软包块，无痛，因囊肿所含成分不同，可有多种超声表现，典型表现为后伴声影的囊性病灶，内有细小或粗糙光点，为囊内脂肪颗粒导致。但本例患者为孕30周而非哺乳期，此时尚无大量乳汁形成，形成积乳的可能性低；触诊时肿物质硬，活动性差，超声检查未见囊性病灶，故不考虑该诊断。

3. 拓展知识点

（1）妊娠期乳腺检查适用的影像学检查：乳腺超声具有准确、无电离辐射的特点，是妊娠、哺乳期乳腺影像检查的首选影像方法。孕早期应避免乳腺X线摄片，孕中晚期可作为超声补充，在对腹部有保护的情况下，乳腺X线摄片是安全的。通常不建议妊娠期MRI检查，因为理论上胎儿暴露于强磁场中有危险性，并且MRI对比剂中的金属钆可通过血-胎盘屏障，具有潜在致畸作用。妊娠期CT检查及PET/CT检查因放射剂量显著高于胸片及乳腺钼靶检查而被禁止使用。空芯针穿刺有助于判断肿瘤特性，检查敏感性高达90%，更可协助患者下定决心进行手术等治疗。

（2）美国国立综合癌症网络对妊娠期乳腺癌的分期评估：应以最大限度减少胎儿放射暴露为原则，对于临床淋巴结阴性的$T_1 \sim T_2$肿瘤，需要进行胸部X线摄片（带屏蔽）和肝肾功能评估、血常规、血细胞分类；对于临床淋巴结阳性或T_3乳房病灶的患者，可以加做肝超声，考虑胸、腰椎MRI平扫筛查。还需要综合评估孕妇的治疗风险，如高血压、糖尿病及既往妊娠并发症，辅助确定治疗方案。

（3）治疗原则：对于妊娠早期发现乳腺癌的患者，应考虑是否终止妊娠，综合评估肿瘤负荷、孕周及推迟治疗时间对患者的影响，慎重考虑保留胎儿继续妊娠的风险。如果决定继续妊娠，需要在妊娠中期进行全切手术，应根据孕周、手术类型等因素，在对患者胎心监护下提供多学科、个体化管理。另外，根据腋窝淋巴结分期，需要在中期对患者开始辅助化疗，产后进行放疗和内分泌治疗。对于妊娠中期或晚期前段发现的患者，需要考虑全切或保乳手术，必要时考虑术前化疗，产后进行放疗和内分泌治疗。对于孕晚期后段发现的患者，行全切或保乳手术，产后进行化疗、放疗及内分泌治疗。需注意，妊娠期间不建议异硫蓝或亚甲蓝用于前哨淋巴结活检，这会引起孕妇过敏反应或胎儿畸形。妊娠早期和妊娠晚期后段（35周后或计划分娩的3周内）不应行化疗，FAC方案化疗在妊娠中期和晚期相对安全，每个化疗周期前需行胎儿检测，尚无足够安全性证据支持妊娠期常规使用紫杉类药物。任何妊娠期均不应行放疗及内分泌治疗，禁止使用抗HER-2治疗，曲妥珠单抗可能导致胎儿羊水过少和胎肺发育不全。

（4）预后：对妊娠相关乳腺癌预后的讨论未达成共识，由于诊断延迟、治疗延迟、激素刺激等原因，妊娠相关乳腺癌预后较非妊娠相关乳腺癌患者差，而妊娠和哺乳是预后差的独立因素。2021年中国一项关于妊娠相关乳腺癌患者的多中心回顾性临床研究中位随访3年后发现，11%的患者局部复发或远处转移，3%的患者死亡。另有研究报道，当年龄、肿瘤分期、激素受体表达等因素匹配时，妊娠相关乳腺癌与非相关者预后无显著差异。生殖因素与乳腺癌之间关系复杂，仍需要进一步探索最佳的治疗方式。

诊断与转归

（1）进一步检查：胸部CT提示左侧乳腺弥漫性肿大。PET/CT提示左乳恶性病变，左侧腋窝、胸肌多发淋巴结转移。

（2）临床诊断：妊娠期乳腺癌伴淋巴结转移。

（3）转归：腋窝淋巴结穿刺活检证实为淋巴结转移性腺癌。为积极治疗乳腺癌，终止妊娠入院，8程化疗+2程靶向治疗后实行左乳改良根治术后，诊断左乳浸润性微乳头状癌（低分化），大小13.5cm×12cm×3.8cm，分子分型Luminal A型，淋巴结三站转移。术后患者行8程化疗后，11程曲妥珠单抗、内分泌治疗。治疗中（术后2个月）自行发现左胸壁1cm实性肿物，粘连明显，超声显示左侧胸壁切口中部皮内见低回声，大小约1.9cm×0.9cm×0.3cm，边界清，CDFI：内见短条状血流信号（图1-8-6a）。手术切除后病理提示转移性乳腺癌。继续放、化疗治疗。术后1年半复查，PET/CT及颅脑和胸、腰椎MRI均未提示异常。超声提示左乳手术切口中部皮内片状低回声，大小约0.3cm×0.6cm×0.2cm，形态欠规则，边界欠清，CDFI：未见明确血流信号（图1-8-6b）。再次行手术切除，病理提示浸润性癌，呈微乳头结构。术后2年左胸壁见1cm结节，超声检查提示左侧胸壁内侧切口皮肤层低回声，大小约0.6cm×0.3cm，CDFI：未见明确血流信号（图1-8-6c）。手术切除诊断为浸润性乳腺癌（微乳头型，低分化）。目前继续内分泌治疗，随访至术后4年6个月，无复发及转移。

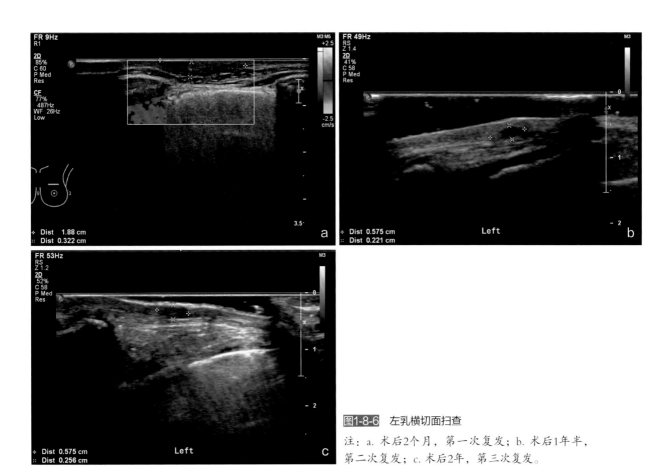

图1-8-6 左乳横切面扫查

注：a. 术后2个月，第一次复发；b. 术后1年半，第二次复发；c. 术后2年，第三次复发。

📝 病例点睛

（1）妊娠相关乳腺癌指妊娠期间及分娩后1年内确诊的乳腺癌，包括妊娠期和哺乳期，是全球第二大常见的妊娠期癌症。高发年龄为32～38岁，40岁以下的乳腺癌患者中，大约有10%为妊娠相关乳腺癌。

（2）妊娠期受激素水平变化导致乳腺体积增大，硬度及腺体密度增大，患者和医师都更易漏诊该病或将其与炎性疾病混淆，导致延迟就诊或延迟治疗，导致肿块体积较大、临床分期晚，预后较差。

（3）妊娠相关乳腺癌的临床表现无特异性，主要表现为乳房无痛性肿块，部分患者可能伴有皮肤增厚和发红，肿块体积更大，肿块最长径平均4.5cm，淋巴结转移率更高。这类患者术后易复发，对于复查时可探及的新生低回声，即使无明显不规则形态且体积非常小，也应当予以重视，进行干预，及时切除复发灶。

（高远菁 撰写 吕 珂 朱庆莉 审校）

参考文献

[1] 高晓艳，张秉宜，张郁林，等. 高频彩超对炎性乳癌诊断价值的分析[J]. 中国临床医学影像杂志，2016，27（11）：781-783.

[2] YANG W T, DRYDEN M J, GWYN K, et al. Imaging of breast cancer diagnosed and treated with chemotherapy during pregnancy[J]. Radiology, 2006, 239(1): 52-60.

[3] LOIBL S, SCHMIDT A, GENTILINI O, et al. Breast cancer diagnosed during pregnancy: adapting recent advances in breast cancer care for pregnant patients[J]. JAMA Oncol, 2015, 1(8): 1145-1153.

[4] SHAH N M, SCOTT D M, KANDAGATLA P, et al. Young women with breast cancer: fertility preservation options and management of pregnancy-associated breast cancer[J]. Ann Surg Oncol, 2019, 26(5): 1214-1224.

[5] AMANT F, VON MINCKWITZ G, HAN S N, et al. Prognosis of women with primary breast cancer diagnosed during pregnancy: results from an international collaborative study[J]. J Clin Oncol, 2013, 31(20): 2532-2539.

[6] JIN Y C, DU J X, FU S M, et al. A retrospective clinical study of patients with pregnancy-associated breast cancer among multiple centers in China (CSBrS-008)[J]. Chin Med J (Engl), 2021, 134(18): 2186-2195.

病例 9

病历摘要

患者，男性，31岁。

主诉：发现左乳头内陷伴左乳肿物3月余。

症状与体征：隐匿起病，查体可见左乳头轻度凹陷，其内上方乳晕区可触及大小约2cm×2cm结节，质地稍硬，边缘欠清晰，活动度不佳，局部腺体似有增厚。查血常规、炎性指标等未见明显异常。

影像学表现

左乳上象限12点方向乳头旁见低回声，范围约1.8cm×1.5cm×1.1cm，形态欠规则，边界欠清，中心可见片状无回声（图1-9-1a、图1-9-1b），CDFI：内见丰富血流信号（图1-9-2）。

右乳腺体厚0.2cm，内未见明确囊实性结节，CDFI：未见异常血流。

双腋下未见明确肿大淋巴结。

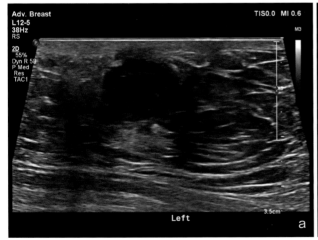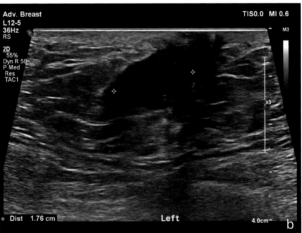

图1-9-1　左乳横、纵切面扫查

注：左乳12点方向乳头旁低回声。

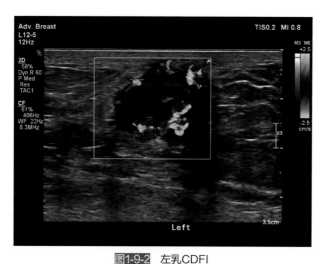

图1-9-2 左乳CDFI

注：左乳低回声病灶内血流信号丰富。

诊断思路

1. 诊断依据

本例患者为青年男性，超声显示左乳12点方向乳头旁低回声病变，形态欠规则，边界欠清，中心可见片状无回声，内部血流信号丰富。根据BI-RADS分类标准，该低回声病变可分至BI-RADS 4b类，提示中度恶性可能，临床上具备活检指征。考虑到男性乳腺癌常见于老年男性，且该病变内部血流信号异常丰富，本例患者的诊断亦应考虑男性浆细胞性乳腺炎。浆细胞性乳腺炎是一种乳腺的慢性非细菌性炎性疾病，可表现为乳晕区扪及质韧或质硬肿物，可有皮肤色红，常可伴乳头凹陷。超声检查可见回声不均的低回声病变，部分可呈无回声，边界不清，无包膜，部分探头加压后可见液体流动。本例患者临床症状及实验室检查无特异性表现，因此最终诊断应依靠活检病理。

2. 鉴别诊断

（1）男性乳腺癌：平均诊断年龄约为63岁，在美国和英国每年诊断的所有乳腺癌中，男性乳腺癌占0.5%～1.0%。在美国，男性乳腺癌在所有男性癌症诊断中占比不到0.5%。与女性乳腺癌一样，有一级亲属患乳腺癌的家族史也会增加男性患乳腺癌的风险。大多数男性乳腺癌患者表现为无痛的质硬结节，常位于乳晕下，40%～50%的病例有乳头受累。在病理方面，有85%～90%的男性乳腺癌是浸润性导管癌。本例患者为青年男性，发现左侧乳腺12点方向乳头旁无痛性肿物，超声提示肿物形态不规则，边界欠清，内有丰富血流。从发病年龄上讲，不符合男性乳腺癌的常见年龄，但从超声表现上不能完全排除恶性病变可能，故应考虑手术切除送病理检查，以明确诊断。

（2）乳腺分叶状肿瘤或良性肿瘤如纤维腺瘤：肿瘤一般质地中等，活动度好，超声表现可以为分叶状，边界一般清楚。本例患者左乳病灶边界不清，触诊活动度不佳，考虑乳腺良性肿瘤可能性较小。

（3）乳腺腺病或增生结节：多伴有乳腺增生，有周期性疼痛及局部胀痛等症状，但少有明确肿物；少数患者临床可触及肿块，手术病理可能提示为硬化性腺病等特殊病理类型。本例患者为男性，乳腺腺体量少，且无相关典型临床表现，暂不考虑该诊断。

3. 拓展知识点

（1）临床表现：浆细胞性乳腺炎是一种主要以导管扩张伴浆细胞浸润为表现的慢性非细菌性炎症，是临床较少见的一种特殊类型乳腺炎性病变。主要发生于非哺乳期和非妊娠期的女性，但也有极少数病例发生于男性。男性青春期后任何年龄均可能发生该病，多好发于20～60岁男性，与女性浆细胞性乳腺炎相比，男性浆细胞性乳腺炎发病平均年龄更高。男性浆细胞性乳腺炎的起病通常是非特异性的，通常表现为乳晕区后方的疼痛性肿块，乳头内陷，乳头分泌物，部分病例可能出现瘘管。

（2）发病机制：针对该病的发病机制有很多不同的假说。部分学者认为与吸烟密切相关，香烟烟雾产生的燃烧产物和其他有毒代谢物（如尼古丁和可替宁）可能会破坏乳腺导管，释放活性氧中间体，并激活一系列酶（如环加氧酶和过氧化物酶），导致炎症发生。据推测，在大多数情况下，促炎机制可能源于乳头内翻，由此导致的分泌障碍、慢性炎症和伴有大量浆细胞浸润的自身免疫反应激活，进一步造成了乳腺主导管的阻塞和随后的扩张。目前推测自身免疫因素可能在两性的浆细胞性乳腺炎发病机制中都处于核心地位，但是女性由于生理构造的因素，病因可能更为复杂。

（3）影像学表现：男性浆细胞性乳腺炎在超声上通常表现为乳晕区的低回声病变，边界通常欠清晰，可伴有病变内的液化区，单纯从影像上很难与男性乳腺癌进行鉴别。

（4）治疗：目前国内外对于男性浆细胞性乳腺炎尚无统一的治疗方案，大多数学者认为该病可采用非手术治疗与手术治疗相结合的方式。在手术方面，选择恰当的时机及手术方式尤为重要，特别是对于乳头内陷的患者，可以显著降低复发率。由于该病为非细菌性炎症，故一般不需要应用抗生素，对于急性期红、肿、热、痛表现严重，血常规异常的患者，可考虑给予抗生素或激素治疗。

诊断与转归

（1）病理诊断：（左乳肿物）乳腺组织显急性及慢性炎，可见较多淋巴细胞、浆细胞及泡沫细胞聚集。免疫组化结果：ER（局灶+），PR（局灶+），AR（+），Her-2（0），Ki-67（index<1%），P53（-），CD10（+），CK14（+），CK5/6（+），EGFR（-），P63（+），CgA（-），Syn（-）。

（2）转归：患者行左乳肿物切除术后恢复良好。

病例点睛

（1）男性浆细胞性乳腺炎是一种罕见的主要以导管扩张伴浆细胞浸润为表现的慢性非细菌性炎症。

（2）男性浆细胞性乳腺炎临床常表现为乳晕区扪及质韧或质硬肿物，可有皮肤色红，常可伴乳头凹陷，部分病例可有乳头分泌物、瘘管形成。

（3）男性浆细胞性乳腺炎超声表现为回声不均的低回声病变，部分可呈无回声，边界不清，无包膜，部分探头加压后可见液体流动，通常难以与男性乳腺癌进行鉴别，因此超声引导下的穿刺活检或病灶切除活检通常十分有必要。

（晋思琦　撰写　王红燕　赵瑞娜　审校　苏　娜　提供超声图像）

参考文献

[1] PALMIERI A, D'ORAZI V, MARTINO G, et al. Plasma cell mastitis in men: a single-center experience and review of the literature[J]. In Vivo, 2016, 30(6): 727-732.

[2] 谢芳，张董晓，孙宇建，等．男性浆细胞性乳腺炎临床特征及其预后[J]. 武警医学，2017，28（7）：716-718.

[3] 杨璐，郭华峰，李令民，等．男性乳腺癌患者的高频彩色多普勒超声特征分析[J]. 临床医学研究与实践，2022，7（11）：97-100.

病例 10

病历摘要

患者，女性，45岁。

主诉：发现左乳头乳晕区渗出结痂伴脱屑3年余。

症状与体征：3年前无意间发现左乳头乳晕区呈湿疹样改变，表现为局部皮肤色红，并有渗出结痂伴脱屑，结痂脱落后乳头变平。专科查体可见左乳头轻度凹陷，左乳头乳晕区破溃。

既往史：既往体健。

家族史：无乳腺癌家族史。

影像学表现

左乳头深方局限性低回声，范围约0.9cm×0.8cm×0.8cm（图1-10-1a），形态不规则，边界不清，内部见多个点状强回声（图1-10-1b），CDFI：左乳头见丰富血流信号（图1-10-2）。

左腋下淋巴结皮质稍增厚。

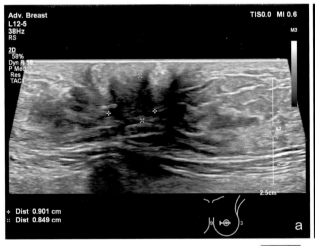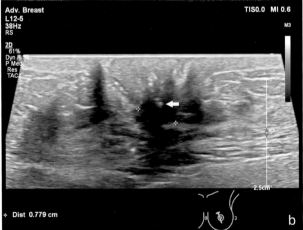

图1-10-1　左乳头扫查

注：a. 左乳头深方局限性低回声，形态不规则，边界不清（标记）；b. 左乳头深方局限性低回声，内部见多个点状强回声（箭头）。

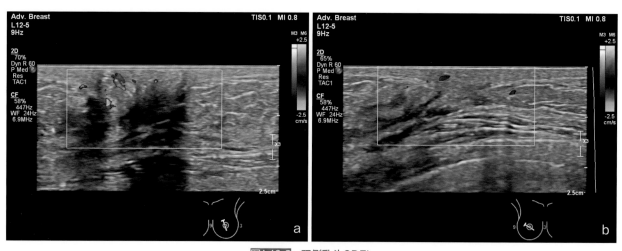

图1-10-2 双侧乳头CDFI

注：左乳头见丰富血流信号。

💗 诊断思路

1. 诊断依据

乳房Paget病多见于40～60岁女性，通常发生于单侧乳头乳晕区，呈湿疹样外观，主要表现为红斑、渗出、结痂、脱屑，可伴瘙痒、灼烧感或疼痛，乳头可能出现回缩或变形。乳房Paget病超声表现为乳头回声减低、不均，局部血流增多（图1-10-3a），可伴乳头乳晕区皮肤增厚、回声减低（图1-10-3b），微钙化（图1-10-3c），导管扩张（图1-10-3d）；深方肿物多为低回声，形态不规则，边界不清。

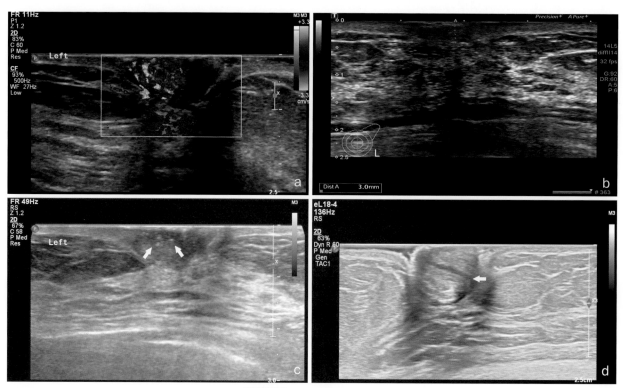

图1-10-3 乳头和乳晕CDFI

注：a.乳头局部血流信号增多；b.乳晕区皮肤增厚、回声减低；c.乳头内部多发点状钙化（箭头）；d.乳头内部导管扩张（箭头）。

本例中年女性，慢性病程，临床表现为单侧乳头乳晕区渗出、结痂、脱屑等典型湿疹样改变；超声表现为患侧乳头深方局限性低回声，形态不规则，边界不清，伴多发微钙化，CDFI显示患侧乳头血流信号增多；符合乳房Paget病的临床及影像学表现。

2. 鉴别诊断

该病需与乳头乳晕区其他炎性改变及肿瘤性病变相鉴别，包括湿疹、乳头糜烂性腺瘤病、Bowen病等，最终需要通过病理活检明确诊断。

（1）湿疹：可急性发作或反复发作迁延成亚急性或慢性，多见于哺乳期妇女。临床表现与乳房Paget病类似，但通常累及双侧乳头，局部应用类固醇激素治疗有效。湿疹由乳晕向乳头发展，但不会导致乳头变形。超声显示乳晕区域皮肤增厚，血流信号增多。本例单侧受累，晚期出现乳头扁平、轻度凹陷，超声显示乳头深部局限性低回声，与湿疹的临床及影像学特征不符。

（2）乳头糜烂性腺瘤病：一种较少见的乳头良性病变，多见于中年女性。临床表现为乳头炎症、红斑、血性或浆液性渗出，晚期乳头呈结节状增大。病灶常位于乳头或乳晕深方，超声表现为形态规则、边界清晰的低回声结节，内部少量血流或边缘血流。本例乳头深部病灶形态不规则、边界不清、血流丰富，与乳头糜烂性腺瘤病超声表现不符。

（3）Bowen病：一种常见的原位皮肤鳞状细胞癌，可发生于全身各个部位，但发生于乳房尤其是乳头乳晕区的极其罕见。临床表现为边界清晰的红褐色斑块，可伴少量鳞屑，与乳房Paget病难以通过临床表现鉴别，需要通过组织病理活检明确诊断。

（4）炎性乳腺癌：病程进展快，临床表现为乳房肿大，皮肤发红，可伴皮温增高及触痛。与本例的临床表现不符。

3. 拓展知识点

（1）临床表现：乳房Paget病，又称湿疹样癌，是一种少见的发生于乳头乳晕复合体的恶性病变，占乳腺癌的1%～4.3%。通常发生于中年以上女性，平均40～60岁，男性乳房Paget病少见。该病一般发生于单侧乳头、乳晕及其周围，典型临床表现为脱屑、糜烂、渗液、瘙痒、结痂等湿疹样改变（图1-10-4）。初期症状隐匿，可能出现乳头乳晕区的感觉异常，多为乳头乳晕区瘙痒或灼痛感。随着病情进展，乳头表面粗糙、糜烂、结痂，可伴浆液性或血性渗出，乳头的持续破坏可能导致乳头变形甚至消失，乳头深部肿物牵拉可引起乳头变平或回缩。皮损从乳头向周围呈离心性发展，最终导致整个乳头乳晕区湿疹样改变，甚至累及周围的皮肤。晚期乳房Paget病可能发生局部淋巴结转移。乳房Paget病有3种不同的临床模式：①乳头乳晕区湿疹样改变合并可触及的乳腺肿块。②仅有乳头乳晕区湿疹样改变。③在乳腺肿块病理标本中偶然发现的亚临床乳房Paget病。文献报道约50%的病例可触及乳房肿块。90%以上病例合并导管原位癌和/或浸润性导管癌。

对于疑诊乳房Paget病的患者，应进行受累皮肤全层活检以明确诊断。乳房Paget病的治疗以外科手术为主，对伴有乳腺浸润性癌的患者，还需依据分期和生物学特征进行系统辅助治疗。该病预后与是否有可触及的乳房肿块、是否伴有浸润性癌、是否存在腋窝淋巴结转移等因素密切相关。

（2）影像学表现：该病乳腺X线常见表现为乳头乳晕区皮肤增厚，结构紊乱，钙化及肿块影，其中钙化为乳头乳晕内部及后方沿导管分布的针尖样、杆状钙化，具有特征性。但既往报道乳腺X线存在较

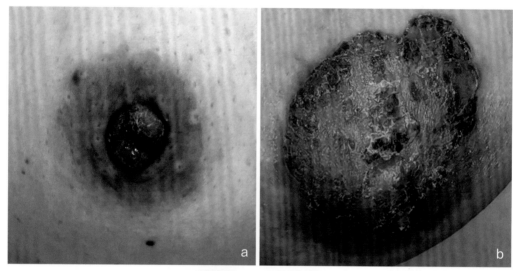

图1-10-4 乳头乳晕区外观

注：湿疹样改变。

高的假阴性率，25%～50%的病例可无异常发现。超声能清晰显示乳头乳晕区的层次及结构，有助于乳房Paget病的早期发现，同时能评估腋窝淋巴结的形态结构。许多研究表明MRI检出乳腺癌的敏感性较高，对于发现乳房深部病灶及判断是否存在多中心性病灶具有重要价值。对于临床症状明显，但乳腺X线和超声检查结果阴性的乳房Paget病疑诊患者，MRI能提供重要的影像学信息。

（3）病理改变：特点是在表皮内，特别是棘层下部出现单个散在或成小簇分布的上皮内恶性腺癌细胞（Paget细胞）。免疫组化染色Paget细胞通常高表达CK7。

诊断与转归

（1）临床诊断：乳房Paget病。

（2）随诊：患者行左乳头皮肤病理学检查结果示局部表皮全层可见较多Paget样细胞增生，免疫组化显示CK7（+），符合乳房Paget病。遂进一步行左乳单纯切除术，病理提示：（左乳头及乳头后肿物）乳腺浸润性癌（非特殊型，低分化，直径1.1cm），乳头下大导管内可见高级别导管内癌，累及表皮层（乳房Paget病），局灶侵及真皮层。

病例点睛

（1）乳房Paget病是一种少见的发生于乳头乳晕复合体的恶性病变，典型临床表现为乳头脱屑、糜烂、渗液、瘙痒、结痂等湿疹样改变。疑诊乳房Paget病患者应通过病理活检明确诊断。

（2）乳房Paget病多数伴有导管原位癌和/或浸润性导管癌。影像学检查有助于评估乳头乳晕区深部病灶。

（3）乳腺超声检查应对乳头乳晕区进行全面细致的扫查，注意识别乳头回声减低、血流增多，微钙化，乳头后方肿物等异常声像图表现，尽量避免漏诊乳房Paget病。

（王若蛟 撰写 王红燕 王 铭 审校）

参考文献

[1] 韦瑶，朱庆莉，李建初，等. 乳腺Paget病临床及超声影像学特征[J]. 中国医学科学院学报，2017，39（3）：396-400.

[2] 邵志敏，沈镇宙，徐兵河. 乳腺肿瘤学[M]. 2版. 上海：复旦大学出版社，2018.

[3] CHIOREAN A, PINTICAN R M, SZEP M, et al. Nipple ultrasound: a pictorial essay[J]. Korean J Radiol, 2020, 21(8): 955-966.

[4] LIM H S, JEONG S J, LEE J S, et al. Paget disease of the breast: mammographic, US, and MR imaging findings with pathologic correlation[J]. Radiographics, 2011, 31(7): 1973-1987.

[5] LIU X, XU Y, LIU J, et al. Pathological and imaging features of Paget's disease and nipple adenoma: a comparative study[J]. Gland Surg, 2022, 11(1): 207-215.

[6] GEFFROY D, DOUTRIAUX-DUMOULINS I. Clinical abnormalities of the nipple-areola complex: the role of imaging[J]. Diagn Interv Imaging, 2015, 96(10): 1033-1044.

[7] MARKARIAN S, HOLMES D R. Mammary Paget's disease: an update[J]. Cancers(Basel), 2022, 14(10): 2422.

病例 **11**

📝 病历摘要

患者，女性，37岁。

主诉：发现右乳肿物且逐渐增大1年。

症状与体征：无乳腺疼痛、乳头溢液等，右乳外上象限可触及一包块，大小约3cm，质韧，活动度尚可。

影像学检查：乳腺MRI示双乳胸大肌前方乳后间隙脂肪内可见类圆形假体植入后改变，假体周围包膜完整。平扫右乳外侧象限T1可见沿乳管分布高信号，增强右乳外上象限深部腺体大片长T2等T1信号，T2信号不均，DWI为高信号，ADC为等-稍高信号，增强后动脉早期呈中等强化，延迟期为上升型，延迟期可见占位呈分叶状。提示双乳硅胶假体植入后改变，包膜完整；右乳外上象限深部腺体异常强化（图1-11-1），首先考虑炎性病变可能，必要时活检，BI-RADS为4a类。

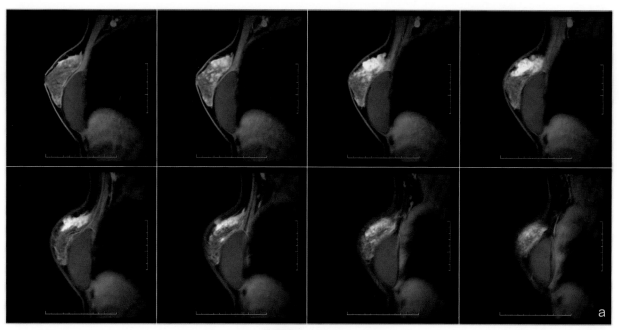

图1-11-1 乳腺MRI

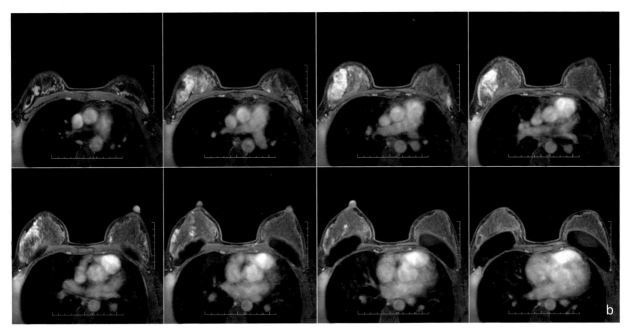

图1-11-1 乳腺MRI（续）

注：a. MRI增强矢状面，可见右乳上象限异常强化，并可见腺体后间隙假体；b. MRI增强横切面，可见右乳外侧象限异常强化，并可见腺体后间隙假体。

影像学表现

双乳假体置入术后，腺体后方可见假体回声，形态规则，包膜完整。

右乳10点方向距乳头4.5cm见低回声，4.5cm×2.5cm×1.6cm，呈大分叶状，边界清，内可见多处小片状无回声（图1-11-2a、图1-11-2b），CDFI：内见较丰富条状血流信号（图1-11-3）。

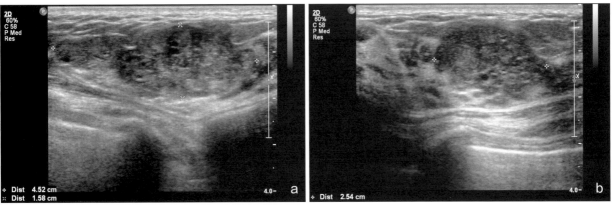

图1-11-2 右乳肿物扫查

注：a. 纵切面，右乳低回声，纵切面4.5cm×1.6cm，呈大分叶状，边界清，内可见多处小片状无回声；b. 横切面，右乳低回声，横切面最大径2.5cm，可见多处小片状无回声。

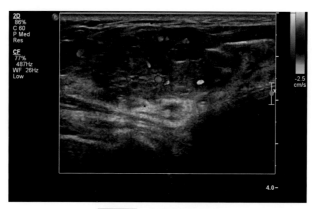

图1-11-3 右乳肿物CDFI

注：右乳低回声内较丰富血流信号。

 诊断思路

1. 诊断依据

乳腺黏液腺癌声像图表现多为不规则的低回声或混合回声，大多边界清晰，后方回声常增强，术前常被误诊为良性增生灶或乳腺纤维瘤；MRI常表现为不规则形或分叶状，轮廓清晰，周围浸润少，平扫信号不均，增强扫描多以不均匀或环形强化为主。

本例患者为中年女性，临床表现为无痛性乳腺肿物，MRI显示乳腺肿物局部腺体异常强化，超声表现为大分叶状、边界相对清晰的低回声包块，边缘无明显小分叶，提示为右乳实性为主包块，BI-RADS为4a类，即低度恶性风险，与良性病变较难鉴别。本例瘤体相对较大，超声可见其中多处小片状无回声，与组织学上肿瘤细胞外黏液相对应，为该病相对特异的超声表现，对黏液腺癌的诊断有一定的提示作用；CDFI显示病灶内部的血流信号相对丰富，也对其恶性风险有所提示。

2. 鉴别诊断

（1）乳腺纤维腺瘤：超声多表现为圆形或卵圆形结节或肿块，边界多较清晰，MRI多呈现均匀强化，内可伴特征性低信号且不强化的分隔样改变。本例乳腺黏液腺癌的血流相对丰富，可与纤维腺瘤区分；但部分形态规则、边界清晰、后方回声增强且血供不丰富的乳腺黏液腺癌与纤维腺瘤难以区分，需要对肿块边缘回声及内部回声综合判断，必要时可借助超声引导下穿刺活检明确诊断。

（2）乳腺浸润性导管癌：超声通常表现为形态不规则，边界模糊不清，内部有时可见微钙化，瘤体较大时可出现液化坏死区，且腋下淋巴结转移更为常见。根据病理类型，乳腺黏液腺癌可分为单纯型和混合型两种。单纯型黏液腺癌的声像图多表现为边界清晰的椭圆形或分叶状团块；混合型黏液腺癌多表现为形态不规则，部分病灶内部可见簇状微小钙化。

（3）正常脂肪、脂肪瘤等：通常更易受压变形。

3. 拓展知识点

（1）临床表现：乳腺黏液腺癌，又称胶样癌，是一种少见特殊类型的乳腺癌，生长缓慢，病程较长，预后相对较好，10年生存率超过90%。临床表现缺乏特征性，多表现为无痛性乳腺包块，与其他病理类型乳腺癌相比，该病腋下淋巴结转移相对少见，仅12%～14%的患者存在腋下淋巴结转移。我国乳腺黏液腺癌的发病年龄相对较低，90%以上发病年龄大于36岁，平均年龄约54岁。

（2）MRI表现：①单纯型乳腺黏液腺癌，类圆形或浅分叶的肿块，边缘清晰，ADC值较高，早期强化率低。②混合型乳腺黏液腺癌，肿块呈不规则生长，边缘模糊，呈浸润性改变，ADC值明显低于单纯型乳腺黏液腺癌，肿块呈早期明显强化，且淋巴结转移明显高于单纯型。

（3）病理表现：乳腺黏液腺癌含有50%以上的黏液成分，根据病灶中是否含有浸润性导管癌的成分，可分为单纯型和混合型两种。乳腺黏液癌的大体标本切面多呈带光泽或胶冻样灰白色，质地较软。单纯型乳腺黏液腺癌镜下显示细胞外含有大量黏液蛋白，黏液湖中漂浮少许细胞簇，而混合型乳腺黏液腺癌除含有单纯型的镜下表现外，尚可见浸润性导管癌组分。

诊断与转归

（1）病理诊断：乳腺黏液腺癌，未见明确脉管内癌栓及神经侵犯。
（2）随诊：患者行右侧乳癌根治术，目前已规律随访3年余，无复发。

病例点睛

（1）乳腺黏液腺癌是一种少见的特殊亚型浸润性乳腺癌，其特征是有细胞外黏液。通常生长缓慢，预后相对较好。

（2）乳腺黏液腺癌要与纤维腺瘤、乳腺浸润性导管癌、正常脂肪组织、脂肪瘤等鉴别。鉴别时需要对肿块边缘回声及内部回声综合判断，必要时可借助超声引导下穿刺活检明确诊断。

（3）部分瘤体内可见液性无回声区，对黏液腺癌的诊断有一定提示作用。尤其在病灶较小时即可出现黏液聚集，这一点与乳腺浸润性导管癌坏死不同，后者多数在病灶较大时才出现液化坏死区。

（徐　雯　撰写　王红燕　王亚红　审校）

参考文献

[1] WOO K M. 乳腺影像学[M]. 宋宏萍, 译. 西安: 世界图书出版西安有限公司, 2022: 351-370.
[2] 李舟跃, 黄海涛, 邬久燕, 等. 乳腺黏液腺癌的超声误诊分析[J]. 医学影像学杂志, 2017, 27（8）: 1487-1489.
[3] 叶琼玉, 林小影, 罗振东, 等. 乳腺黏液癌的超声、钼靶X线及MR表现[J]. 现代医用影像学, 2019, 28（10）: 2147-2151.
[4] 冯杰, 钟炳安, 刘俊卿, 等. 乳腺黏液癌的超声诊断与误诊防范[J]. 中外医疗, 2015, 34（35）: 183-185.
[5] 车艳玲. 乳腺黏液腺癌的声像图表现[C]//.中华医学会第十次全国超声医学学术会议论文汇编, 2009: 806.
[6] DI SAVERIO S, GUTIERREZ J, AVISAR E. A retrospective review with long term follow up of 11, 400 cases of pure mucinous breast carcinoma[J]. Breast Cancer Res Treat, 2008, 111(3): 541-7.
[7] 冯桂英, 景香香, 钟婷婷. 不同病理亚型乳腺黏液癌的超声表现特征[J]. 医学影像学杂志, 2021, 31（3）: 431-434,444.
[8] 芮春朵, 袁戴海, 沈海林. MRI在鉴别乳腺黏液腺癌单纯型与混合型的诊断价值[J]. 现代医用影像学, 2020, 29（6）: 1012-1016.

病例 12

病历摘要

患者，女性，27岁。

主诉：发现右乳皮肤肿痛、破溃3个月。

症状：患者3个月前出现右乳内上方乳晕区红肿及疼痛，并有皮肤破溃，无畏寒、发热等全身症状，外院考虑诊断为"浆细胞性乳腺炎"，中药治疗后乳晕区红肿及破溃逐渐缓解。

体征：双乳头内陷；右乳头内上乳晕区可见皮肤红肿，伴窦道形成；右乳外上象限可及直径约2.5cm的质硬肿物，边界不清；双侧腋窝未及肿大淋巴结。

既往史：因"双乳自发溢液"确诊为垂体催乳素瘤8年，口服溴隐亭治疗后催乳素正常，之后双乳无自发溢乳。

月经史、婚育史及家族史：初潮14岁，月经周期不规律，未婚未育；否认家族中有类似疾病史，否认家族性精神病、肿瘤病、遗传病病史。

影像学表现

右乳内上象限可见多处低回声，较大者位于1～2点方向乳头旁，范围约4.2cm×3.9cm×1.2cm，形态不规则，与乳头及皮下红肿区相连，内可见细密点状低回声（图1-12-1），CDFI：低回声内未见明确血流信号（图1-12-2）。

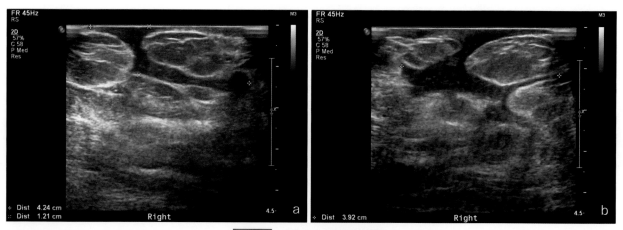

图1-12-1 右乳内上象限灰阶超声

注：a. 右乳1～2点方向低回声区，范围约4.2cm×1.2cm（纵切）；b. 右乳1～2点方向低回声区，横径约3.9cm（横切）。

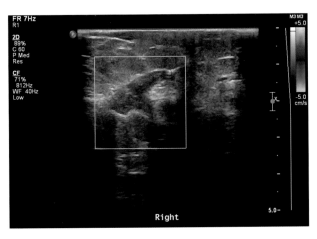

图1-12-2 右乳内上象限CDFI

注：示低回声内未见明确血流信号。

进一步扫查，于右乳10点方向腺体边缘处见低回声，范围约2.0cm×1.2cm×1.2cm，形态不规则，边界不清，内部可见多处点状强回声（图1-12-3a、图1-12-3b），CDFI：可见丰富粗大的穿入血流信号（图1-12-3c、图1-12-3d）。

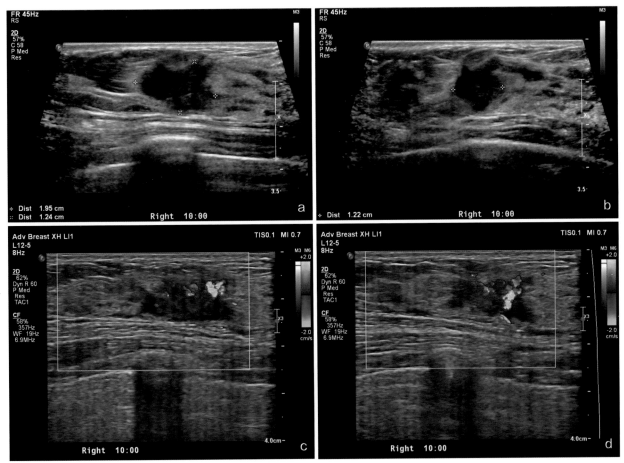

图1-12-3 右乳10点方向灰阶超声+CDFI

注：a. 右乳10点方向低回声区，范围约2.0cm×1.2cm（纵切）；b. 右乳10点方向低回声区，横径约1.2cm（横切）；c. CDFI显示低回声内见丰富粗大血流信号；d. CDFI可见条形血流穿入低回声内部。

💗 诊断思路

1. 诊断依据

因患者右乳外上象限病灶与内上象限病灶的超声表现存在明显差异，追问病史得知，患者2年前体检时发现右乳外上肿物，自述当时肿物直径约1cm，偶有经期前乳腺胀痛不适，可自行缓解，未进一步诊治。1年前复查乳腺超声示"右乳外上象限可见片状低回声，约1.2cm×1.2cm，边界不清"。3个月前复查乳腺超声示"右乳多发结节，其中右乳10点方向结节大小约1.6cm×1.1cm×1.3cm，边界欠清"。本次就诊时右乳病灶如图1-12-4所示，具体诊断思路如下。

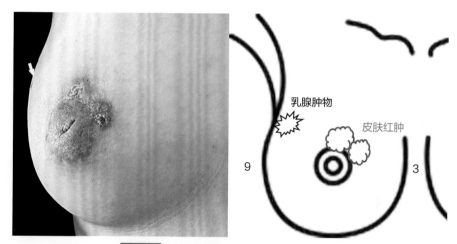

图1-12-4 右乳不同象限病灶的大体图及示意图

注：左图白色箭头指示外上象限病灶位置，右图中数字3表示3点方向，数字9表示9点方向。

（1）乳腺癌：目前对年轻乳腺癌的年龄分界多以35岁或40岁为界，与中老年乳腺癌相比，年轻乳腺癌多表现为侵袭性更强、预后更差，因此早期诊断及治疗至关重要。既往研究表明，年轻乳腺癌多表现为可触及的乳腺肿物，病理类型以浸润性导管癌为主。肿块型病变的超声表现多为低回声或混合回声，形状不规则，呈分叶状或毛刺状等；非肿块型病变超声多表现为腺体增厚、结构紊乱，伴低回声和/或簇状微钙化。年轻乳腺癌的多模态超声影像可表现为富血供及高弹性评分，非肿块型病灶内的微钙化则对诊断有提示意义。

本例患者在随诊过程中，右乳外上象限病灶逐渐增大，且超声表现为形态不规则、边界不清及穿入血流等征象，需警惕乳腺癌可能。虽然典型乳腺癌可形成"酒窝征"或形成"橘皮样"改变，但年轻乳腺癌的超声表现多以不规则低回声肿块为主要征象。对此类具有恶性征象的病变，超声医师不应基于患者既往病史而轻易判断为炎性病灶，穿刺活检将有助于后续诊断。

（2）浆细胞性乳腺炎：病因尚不明确，导管阻塞、吸烟、高催乳素血症及自身免疫性疾病均被认为是危险因素。浆细胞性乳腺炎发病的高峰年龄为30～40岁，多见于非哺乳期经产女性，多位于乳头乳晕区，易复发致迁延不愈。临床病程分为急性期、亚急性期、慢性期，急性期可出现红、肿、热、痛及乳晕区硬结，症状重者可有腋窝淋巴结肿大；亚急性期症状减轻，肿块缩小；慢性期症状消失，仅留下硬结或形成瘘管和/或窦道。其超声表现有3型，导管扩张型、炎性肿块型及脓肿形成型。导管扩张型可见近端乳腺导管扩张，伴导管内分泌物形成，部分导管内可见多发点状回声漂浮。炎症加重致浆细胞等聚集，可形成形态不规则的囊实性肿块，内部回声不均，实性成分位于导管内或导管周边，内部血流可丰富或不丰富；部分肿块呈无明显包膜的低回声或混合回声，形态不规则，边界不清。在脓肿形成后，液化部分在检查时超声探头加压可见脓液流动，该征象对于浆细胞性乳腺炎合并脓肿形成有很高的诊断特异性。

本例患者有先天性双乳头内陷，既往有垂体催乳素瘤病史；短期出现右乳内上方乳晕区皮肤红肿、疼痛及破溃，中药治疗后皮肤红肿逐渐缓解，符合乳腺炎性病变的表现，与乳腺恶性肿瘤的症状及体征有明显区别，因此患者右乳内上乳晕旁病灶为浆细胞性乳腺炎的诊断基本明确。

2. 鉴别诊断

（1）导管内乳头状瘤：发生于乳腺导管上皮的肿瘤，临床症状多为单侧乳头的血性溢液，缺乏红、肿、热、痛等临床症状；轻压乳晕区或挤压乳头时，可见浆液性或血性液体排出，部分中央型导管内乳头状瘤可在乳晕区触及结节状或条索状肿块，轻压肿块时可引出溢液。导管内乳头状瘤的典型超声表现为乳腺导管扩张及扩张导管内见局灶低回声，低回声内可见树枝样血流信号，但扩张导管的管壁无明显增厚，有助于与本例患者鉴别。

（2）急性化脓性乳腺炎：多发生于哺乳期，有发热等全身症状，且乳房红、肿、热、痛表现明显，实验室检查可有白细胞增多，病程一般较短，使用抗生素治疗效果显著。虽然急性化脓性乳腺炎的超声表现与化脓期浆细胞性乳腺炎较相似，但浆细胞性乳腺炎多见于非哺乳期，本例患者为非哺乳期女性，且无发热等全身症状，考虑急性化脓性乳腺炎可能性较小。

3. 浆细胞性乳腺炎拓展知识点

（1）乳腺X线：浆细胞性乳腺炎患者的乳腺X线常表现为乳房肿块，病灶多位于乳晕后方，可表现为边界不清、形态不规则等特征，其他征象包括腺体结构紊乱、结构扭曲及可疑钙化等，少数患者乳腺X线无明显异常。

（2）其他超声技术：①弹性成像，浆细胞性乳腺炎不同病理时期的弹性超声声像图存在差异，脓肿形成时脓肿部分质地软，弹性成像有助于识别包块中的脓肿成分，为诊断提供更多信息。②微血流成像技术（superb microvascular imaging，SMI），SMI作为新的超声技术，有助于显示乳腺病变中的微血管。文献表明在血流参数方面，二维超声与SMI的联合诊断模式有助于提高在浆细胞性乳腺炎和乳腺癌鉴别诊断方面的准确性。

（3）治疗：非手术治疗主要是外用或口服皮质类固醇药物。在炎性病灶范围较大时，手术前使用皮质类固醇药物有助于缩小病灶，从而获得更好的美容效果。对合并皮肤炎症或不耐受口服皮质类固醇药物副作用的患者，可考虑外用或局部注射治疗皮质类固醇药物。对皮肤开放性炎症的患者，可根据病原学检测和药敏试验结果应用抗生素。手术治疗方式包括脓肿切开引流术、病灶扩大切除术、瘘管切除术和皮瓣成形术，部分病变范围广泛、反复复发致迁延不愈的患者可能需行乳房切除术。在病灶局限、不合并窦道或脓肿形成等复杂病变的患者中，手术治疗效果最佳。

诊断与转归

（1）临床诊断：浸润性乳腺癌，浆细胞性乳腺炎。

（2）治疗与转归：患者右乳外上象限病灶穿刺病理为"乳腺浸润性癌（非特殊性，中分化），周边见导管内癌"，因患者右乳内上象限病灶仍为活动性炎症，予丁酸氢化可的松乳膏外用，同时予卡培他滨口服治疗，待局部炎症控制后行"右乳腺癌局部扩大切除+右腋窝前哨淋巴结活检术"，病理分期为$T_1N_0M_0$。患者术后行乳腺癌标准辅助治疗，目前定期规律随访2年，未出现乳腺癌及浆细胞性乳腺炎相关复发征象。

病例点睛

（1）年轻乳腺癌的超声表现以不规则低回声肿块为主要特点，多为富血供及高弹性评分，非肿块型病变超声则多表现为腺体增厚、结构紊乱，伴低回声和/或簇状微钙化。年轻乳腺癌与乳腺炎性病变在超声声像图上存在一定的交叉性，注重上述超声征象的观察和分析，有助于提高年轻乳腺癌的诊断准确性。

（2）浆细胞性乳腺炎好发于30～40岁非哺乳期经产女性，是一种无菌性炎症，多位于乳头乳晕区，具有病程长、易复发及迁延不愈等特点。急性期可出现红、肿、热、痛及乳晕区硬结，症状重者可有腋窝淋巴结肿大；亚急性期症状减轻，肿块缩小；慢性期症状消失，仅留下硬结或形成瘘管。

（3）浆细胞性乳腺炎的超声表现有3型：导管扩张型、炎性肿块型、脓肿形成型，部分患者缺乏明确的红、肿、热、痛等临床表现，难以与乳腺癌鉴别，应结合临床病史及多模态影像学检查辅助诊断。

（4）在浆细胞性乳腺炎患者的随诊过程中，超声医师对乳腺内可疑病灶需提高警惕，不应轻易判断为炎性病变，与乳腺癌鉴别诊断困难时，应积极穿刺活检明确诊断。

（赵佳琳　高远菁　撰写　朱庆莉　张晓燕　审校）

参考文献

[1] LANGMAN E L, KUZMIAK C M, BRADER R, et al. Breast cancer in young women: imaging and clinical course[J]. Breast J, 2021, 27(8): 657-663.

[2] 杨晶，黄安茜，谭艳娟，等. 超声多模态在年轻乳腺癌中的诊断价值[J]. 浙江中西医结合杂志，2021，31（12）：1144-1146，1182.

[3] 庄华，彭玉兰，罗燕，等. 乳腺导管扩张症的高频超声表现[J]. 华西医学，2007，22（3）：501-502.

[4] CHEN K, ZHU L, HU T, et al. Ductal lavage for patients with nonlactational mastitis: a single-arm, proof-of-concept trial[J]. J Surg Res, 2019, 235: 440-446.

[5] 徐子杭，姜珏，王理蓉，等. 高频超声诊断浆细胞性乳腺炎的价值[J]. 中华实用诊断与治疗杂志，2019，33（1）：69-71.

[6] LI C, YAO M, LI X, et al. Ultrasonic multimodality imaging features and the classification value of nonpuerperal mastitis[J]. J Clin Ultrasound, 2022, 50(5): 675-684.

[7] HU J, HUANG X. Combining ultrasonography and mammography to improve diagnostic accuracy of plasma cell mastitis[J]. J Xray Sci Technol, 2020, 28(3): 555-561.

[8] 井茹芳，郑天娇，梁莉，等. 常规超声联合实时组织弹性成像对浆细胞性乳腺炎的诊断价值[J]. 中国超声医学杂志，

2021，37（3）：260-263.

[9] 唐岩，徐甜甜，宋樟伟. 超声联合实时组织弹性成像在浆细胞性乳腺炎诊断中的应用价值[J]. 医学影像学杂志，2022，32（1）：51-53，80.

[10] ZHU Y C, ZHANG Y, DENG S H, et al. Evaluation of plasma cell mastitis with superb microvascular imaging[J]. Clin Hemorheol Microcirc. 2019, 72(2): 129-138.

[11] ZHANG X, LIN Y, SUN Q, et al. Dermo-glandular flap for treatment of recurrent periductal mastitis[J]. J Surg Res, 2015, 193(2): 738-744.

[12] ZHANG Y, ZHOU Y, MAO F, et al. Clinical characteristics, classification and surgical treatment of periductal mastitis[J]. J Thorac Dis, 2018, 10(4): 2420-2427.

病例 **13**

📑 病历摘要

患者，男性，20岁。

主诉：肾上腺皮质增生症（21-羟化酶缺乏）20年，行睾丸、附睾超声检查。

查体：患者双手掌指关节、牙龈色素沉着，腹部可见陈旧紫色条纹，阴毛接近成人特征，睾丸15ml（大小正常）。

既往史：肾上腺皮质增生症20年，服用糖皮质激素20年。

🔊 影像学表现

灰阶超声：双侧睾丸大小未见明显异常，包膜完整，内回声不均，可见结节状低回声，与正常睾丸组织分界尚清，右侧3.7cm×2.3cm×1.8cm（图1-13-1a、图1-13-1b），左侧4.0cm×2.1cm×1.8cm（图1-13-1c、图1-13-1d）。

CDFI：低回声内血流信号较正常睾丸组织增多（图1-13-2）。

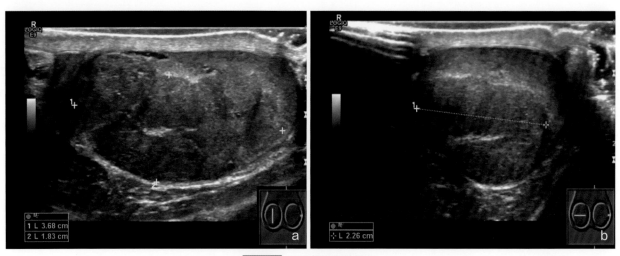

图1-13-1　双侧睾丸灰阶超声

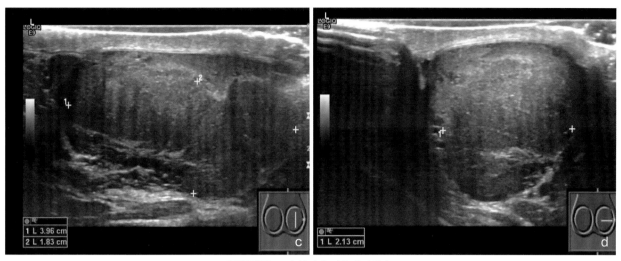

图1-13-1 双侧睾丸灰阶超声（续）

注：a. 右侧睾丸纵切面，右侧睾丸内见结节状低回声，与正常睾丸分界清晰；b. 右侧睾丸横切面，右侧睾丸内见结节状低回声，与正常睾丸分界清晰；c. 左侧睾丸横切面，左侧睾丸内见结节状低回声，与正常睾丸分界清晰；d. 左侧睾丸纵切面，左侧睾丸内见结节状低回声，与正常睾丸分界清晰。

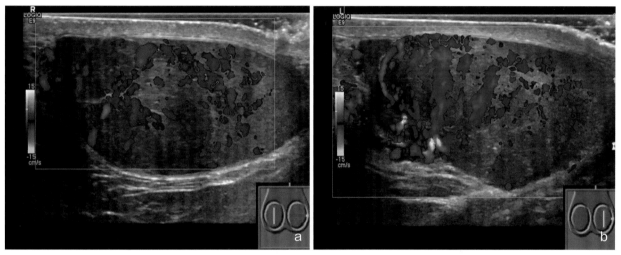

图1-13-2 双侧睾丸CDFI

注：a. 右侧睾丸纵切面彩色多普勒超声，低回声内血流信号较正常睾丸组织增多；b. 左侧睾丸纵切面彩色多普勒超声，低回声内血流信号较正常睾丸组织增多。

诊断思路

1. 诊断依据

年轻男性，长期肾上腺皮质增生症病史，表现为双侧睾丸内低回声，呈结节状，与睾丸分界清晰，CDFI提示内血流信号较正常睾丸组织增多。综上考虑为与肾上腺皮质增生症相关的睾丸肾上腺残基瘤（testicular adrenal rests tumor，TART）可能。该病主要见于肾上腺皮质增生症，也可见于Addison病和Cushing综合征。先天性肾上腺增生症最常见于*CYP21A2*基因突变患者，该突变导致21-羟化酶活性下降，引起糖皮质激素和/或盐皮质激素合成不足，进而刺激肾上腺组织增生，使部分患者并发睾丸肾上腺残基瘤，该病需要多学科的联合诊治。

TART的特点：常于10～20岁时发现；大多为双侧睾丸同时受累；约25%病例为单侧发病。声像图表现：双侧、分叶状、无包膜、低回声；病变位于睾丸纵隔处，可见条索状纤维高回声；血流增多，但保持原有的走行和管径。

TART是一种并非少见的睾丸良性病变，因增生组织可压迫精曲小管并致管周透明样变和纤维化，可以导致远期梗阻性无精和睾丸间质细胞功能不可逆性损害，进而导致男性睾丸生精功能降低。

2. 鉴别诊断

（1）原发性睾丸肿瘤：分为生殖性和非生殖性，其中以精原细胞瘤最常见。大多数精原细胞瘤呈椭圆形，内部为均质低回声，边界清楚。部分肿瘤也可呈分叶状，局部边界不清，内部回声不均匀，有的可见少量液性区或钙化斑。肿瘤内部血供丰富，血管走行杂乱，血流速度加快。肿瘤标志物AFP、hCG的检查有助于睾丸肿瘤性质的判断，90%以上精原细胞瘤阴性，90%以上非精原细胞瘤阳性。

（2）继发性睾丸肿瘤：主要见于白血病、恶性淋巴瘤浸润，罕见其他脏器原发癌转移至睾丸。以双侧性多见，睾丸体积不同程度肿大，转移灶呈多发、低回声结节，边界清楚；也可呈散在斑片状，回声不均匀，边界不清楚；睾丸内血供增多。本例患者为年轻男性，无淋巴瘤、白血病、其他部位肿瘤等基础疾病。

（3）其他非肿瘤性疾病累及睾丸：如睾丸结核、局灶性炎症或坏死等。睾丸结核可有结核病史及低热、乏力和病程较长等特点，在不同时期的声像图多样，即使在同一患者，双侧病变发展存在差异，同侧睾丸不同时期，声像图表现存在差异。根据声像图表现分为5型，肿块型、脓肿液化型、弥漫结节型、窦道型、混合型。确诊常需进行睾丸穿刺活检术。

诊断与转归

（1）临床诊断：睾丸肾上腺残基瘤。

（2）随诊：患者继续糖皮质激素治疗，3年后复查双侧睾丸内结节均减小，其形态发生改变（图1-13-3）。

病例点睛

（1）睾丸肾上腺残基瘤（TART）常发生于肾上腺皮质增生症患者，是先天性肾上腺皮质增生症存在于睾丸的良性病变，并非真正意义上的肿瘤。

（2）患者临床表现：性激素水平异常并控制不佳，性早熟，早期发育加快、青春期出现早并提前结束等。

（3）TART超声表现具有特征性：双侧、分叶状、低回声、以纵隔为中心、对睾丸正常组织和形状破坏较少、血供丰富。患者AFP和hCG一般正常。

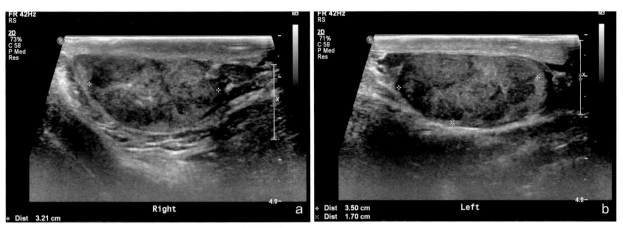

图1-13-3　双侧睾丸灰阶超声

注：a. 右侧睾丸纵切面，右侧睾丸内见结节状低回声，与正常睾丸分界清晰；b. 左侧睾丸纵切面，左侧睾丸内见结节状低回声，与正常睾丸分界清晰。

（4）TART受肾上腺皮质激素影响，一般临床可通过药物调节激素水平使TART缩小并消失，随着时间的发展和对治疗的反应，肿瘤的大小和形态会发生变化。

（陈　程　撰写　赖兴建　审校）

参考文献

[1] 李泉水. 浅表器官超声医学[M]. 北京：人民军医出版社，2013.

[2] MA L, XIA Y, WANG L, et al. Sonographic features of the testicular adrenal rests tumors in patients with congenital adrenal hyperplasia: a single-center experience and literature review[J]. Orphanet J Rare Dis, 2019, 14(1): 242.

病例 **14**

病历摘要

患者，男性，35岁。

主诉：发现右侧睾丸肿大4月余。

症状与体征：4个月前发现右侧睾丸出现质硬肿物，直径约3cm，不伴疼痛、发热、坠胀感等，未就诊，近期肿物逐渐增大。查体：右侧睾丸明显肿大，直径约10cm，形态失常，质硬、结节状，无压痛。

既往史及个人史：高血压5年。11岁时曾患心肌炎，后治愈。吸烟十余年，2～3支/日。

实验室检查：β-hCG 101.1U/L，LDH 910U/L，AFP 1.06ng/ml。

影像学表现

右侧睾丸体积明显增大，大小约12.1cm×10.5cm×9.1cm，形态失常，其内回声杂乱不均，局部呈结节样，无正常睾丸组织回声（图1-14-1a、图1-14-1b），CDFI显示其内血流杂乱增多（图1-14-1c）。

左侧睾丸形态及回声、血流信号未见明显异常（图1-14-2a、图1-14-2b）。

CT提示右侧阴囊内软组织密度肿块影，密度欠均，最大截面约11.6cm×10.3cm（图1-14-3）。双侧腹股沟多发淋巴结饱满，较大者短径约0.8cm。

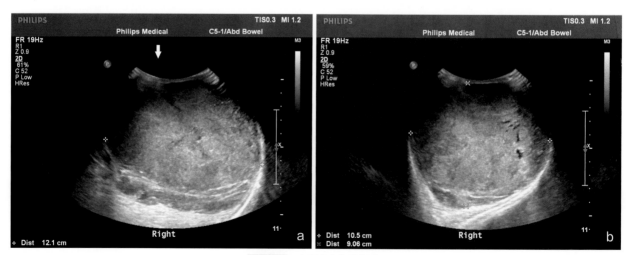

图1-14-1 右侧睾丸灰阶超声

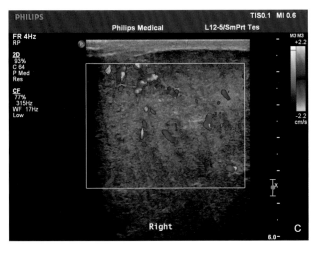

图1-14-1　右侧睾丸灰阶超声（续）

注：a. 右侧睾丸纵切面扫查；b. 右侧睾丸横切面扫查，右侧睾丸体积明显增大、形态失常，内部回声杂乱不均；c. 右侧睾丸CDFI，右侧睾丸血流信号杂乱增多。

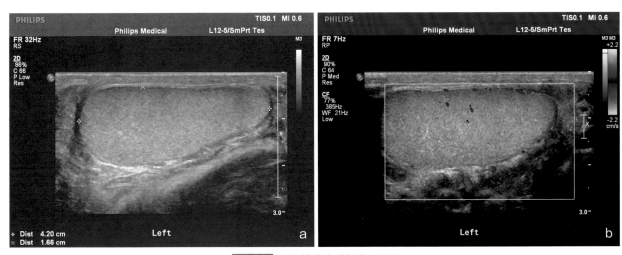

图1-14-2　左侧睾丸灰阶超声+CDFI

注：a. 左侧睾丸纵切面扫查，左侧睾丸形态回声未见异常；b. 左侧睾丸CDFI，左侧睾丸血流信号未见异常。

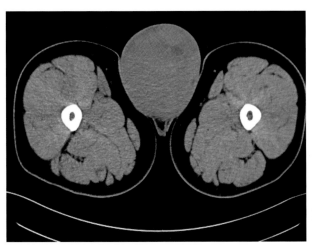

图1-14-3　右侧阴囊CT图像

注：右侧阴囊内可见软组织密度肿块影，密度欠均。

诊断思路

1. 诊断依据

精原细胞瘤的超声表现可分为局限型或弥漫型。肿瘤较小时可呈局限的低回声，边界多较为清晰，内部可见点状或条索状高回声，典型者可呈分叶状，血流信号增多、杂乱。肿瘤较大时可呈弥漫型，患侧睾丸形态失常，内部回声杂乱、不均，可见高回声及低回声，正常睾丸组织减少或消失，血流信号增多、杂乱。有研究认为精原细胞瘤的纤维分隔富含血管，因而可见高回声分隔上存在明显的血流信号。

本例患者为青年男性，隐匿起病，慢性病程。主要症状为无痛性质硬睾丸肿物进行性肿大，不伴疼痛，超声提示右侧睾丸体积明显增大，形态失常，其内回声杂乱不均，局部呈结节样，无正常睾丸组织回声，彩超显示血流杂乱增多。CT提示腹股沟淋巴结饱满。实验室检查提示LDH、β-hCG升高。血清β-hCG、AFP和LDH是可靠的睾丸生殖细胞肿瘤标志物。结合本例患者病史，符合睾丸生殖细胞肿瘤特点，精原细胞瘤可能性大。

2. 鉴别诊断

（1）睾丸胚胎癌：多发生在20~30岁，占睾丸生殖细胞肿瘤的15%~25%，预后较差。超声表现为边界不清的混合回声团块，以低回声为主，根据病理组织结构的不同可混杂不规则无回声区和斑片状高回声区，可破坏睾丸白膜向周围浸润，正常睾丸组织回声受侵犯，甚至消失。

（2）恶性畸胎瘤：畸胎瘤由内、中、外胚层成分构成，是一组分化形成具有成人或胚胎发育典型特征的体细胞组织的肿瘤。睾丸畸胎瘤可见于青春期前或成年男性，青春期前通常为单纯性畸胎瘤，预后良好。成人男性的畸胎瘤通常是混合性生殖细胞肿瘤的一部分，且有可能发生转移。恶性畸胎瘤超声表现为呈混合回声团块，边界不清，内部回声不均，内部血流较丰富。

（3）内胚窦瘤：好发于儿童，少见，除患侧睾丸肿大常无其他症状。病程进展迅速，肿瘤内部可发生出血、坏死，可出现类似炎症症状。超声表现为不均有低回声伴无回声。AFP及hCG均可升高。

（4）淋巴瘤：好发于老年男性，可为弥漫性或局灶性改变。超声表现可为均匀低回声，内部血流较丰富，常出现双侧受累。需结合临床症状加以鉴别。

（5）睾丸炎：当精原细胞瘤呈弥漫性病变时，需与睾丸炎鉴别。睾丸炎患者睾丸亦肿大，血供亦增多，但睾丸炎呈片状低回声区，且局部肿痛症状多较明显，可进行鉴别。

3. 拓展知识点

睾丸肿瘤通常表现为一侧睾丸出现结节或无痛性肿胀，可能由患者或其伴侣偶然发现。其他相对少见的症状包括局部症状，如下腹部、肛周区或阴囊钝痛或沉重感，以及男性乳腺发育或由疾病转移引发的症状。发生睾丸肿瘤的危险因素包括隐睾、睾丸癌的个人史或家族史、不育或生育力低下及HIV感染。

睾丸肿瘤按来源分为生殖细胞肿瘤、性索-间质细胞肿瘤、混合性肿瘤、淋巴和造血系统肿瘤、转移性肿瘤。大部分为恶性。生殖细胞肿瘤最常见，占90%~95%。常见的卵黄囊瘤、畸胎瘤、精原细胞瘤均为生殖细胞肿瘤。生殖细胞肿瘤可分为单纯精原细胞瘤（不存在非精原细胞瘤成分）及总称为非精原细胞瘤型生殖细胞肿瘤（nonseminomatous germ cell tumor，NSGCT）的所有其他肿瘤，约各占50%。

NSGCT可能只包含单一成分，也可能由两种或两种以上组织学亚型的异质性混合构成，后一种情况更常见。

单纯精原细胞瘤的平均发病年龄约为40岁，比睾丸NSGCT的平均发病年龄晚10岁左右。精原细胞瘤成分在青春期前男性的GCT中并不常见。除年龄外，尚无其他可靠的临床相关因素。卵巢中与精原细胞瘤几乎相同的肿瘤被称为无性细胞瘤。

睾丸生殖细胞肿瘤的血清肿瘤标志物包括β-hCG、AFP和LDH，肿瘤标志物的升高程度是生殖细胞肿瘤患者重要的预后指标及治疗监测指标。β-hCG由胚胎性癌和绒癌产生，是NSGCT患者中最常升高的肿瘤标志物。15%~25%的精原细胞瘤也会出现β-hCG升高。AFP可在NSGCT和肝细胞癌患者中检出，而正常成人的血清中没有。单纯精原细胞瘤患者的AFP水平不高。LDH对NSGCT患者的敏感性和特异性不如β-hCG和AFP，但在40%~60%的睾丸生殖细胞肿瘤患者中升高。

诊断与转归

（1）病理诊断：睾丸精原细胞瘤，累及附睾。

（2）随诊：患者行右侧睾丸肿瘤根治性切除术，术后病理提示右侧睾丸精原细胞瘤，累及附睾。术后3个月随诊，一般情况良好，但因患者有生育要求，暂未行放化疗治疗。

病例点睛

（1）睾丸肿瘤的两个主要类型为生殖细胞肿瘤和性索-间质肿瘤，前者占95%，而单纯精原细胞瘤约占所有睾丸生殖细胞肿瘤的50%。

（2）单纯精原细胞瘤的平均发病年龄约为40岁，比睾丸NSGCT的平均发病年龄晚10岁左右，多为无痛性肿块。

（3）精原细胞瘤的超声表现：肿瘤较小时多呈局限的低回声，边界清晰。肿瘤较大时可呈弥漫型，患侧睾丸形态失常，内部回声杂乱、不均，血流信号增多、杂乱。

（陶蕙茜 撰写 赖兴建 王 铭 审校）

参考文献

[1] ALBERS P, ALBRECHT W, ALGABA F, et al. Guidelines on testicular cancer: 2015 update[J]. Eur Urol, 2015, 68(6): 1054-1068.

[2] 林满霞，徐辉雄，谢晓燕，等. 睾丸卵黄囊瘤、畸胎瘤、精原细胞瘤的超声诊断标准再探讨及应用价值[J]. 中国超声医学杂志，2019，35（3）：308-311.

[3] 王永丽，杨帆，文智. 影像联合血清肿瘤标记物对睾丸肿瘤的诊断价值[J]. 实用放射学杂志，2021，37（3）：431-434.

病例 **15**

病历摘要

患者，男性，31岁。

主诉：发现左侧阴囊肿物7年余。

症状与体征：患者7年前发现左侧阴囊肿物，无尿频、尿急、尿痛、血尿、腰痛等不适，无压痛。查体于左侧睾丸上部触及一肿物，大小约2cm，质硬，无压痛，双侧腹股沟未触及肿大淋巴结。

诊治经过：外院行超声考虑附睾炎，予抗生素治疗后肿物未缩小，后规律复查，无明显增大。5年前超声示左侧附睾头稍低回声结节，考虑炎性肉芽肿可能。1个月前复查超声及MRI提示左侧睾丸上极占位，考虑白膜及附睾来源恶性病变不除外，血AFP、β-hCG无异常。

既往史：2016年因甲状腺乳头状癌行右侧甲状腺+峡部切除术，术后口服左甲状腺素钠至今，定期复查，无特殊。

影像学表现

左侧睾丸上极见低回声，2.1cm×2.2cm×2.1cm（图1-15-1a、图1-15-1b），形态尚规则，内部回声不均匀，与睾丸及附睾分界欠清，CDFI：边缘内部条状血流信号（图1-15-1c）。

右侧睾丸包膜光滑完整，内部回声均匀，未见占位（图1-15-2），CDFI：血流信号未见明显异常。右侧附睾未见明显异常。

双侧睾丸鞘膜腔未见异常积液。

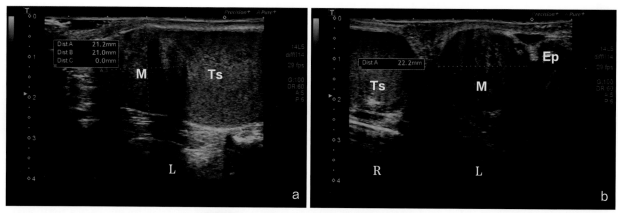

图1-15-1 左侧睾丸上极低回声灰阶超声+CDFI

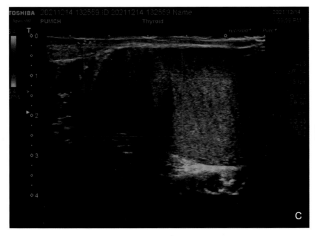

图1-15-1 左侧睾丸上极低回声灰阶超声+CDFI（续）

注：纵切面（a）及横切面（b），大小2.1cm×2.2cm×2.1cm，形态尚规则，内部回声不均匀，与睾丸及附睾分界欠清（M，低回声肿物；Ts，睾丸；Ep，附睾；L，左侧；R，右侧）。c.左侧睾丸上极低回声横切面CDFI，边缘内部条状血流信号。

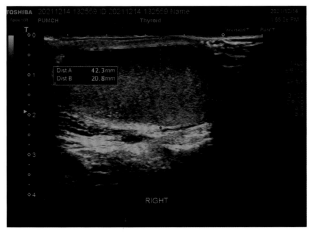

图1-15-2 右侧睾丸灰阶超声

注：右侧（健侧）睾丸纵切面，包膜光滑完整，内部回声均匀，未见占位。

💙 诊断思路

1. 诊断依据

附睾腺瘤样瘤超声表现为附睾内实性占位，与周围组织相比可为低、中或高回声，形态规则，通常边界清晰，内部回声分布均匀或不均匀，瘤体血供不丰富，可见少量血流信号。

本例患者慢性病程，既往诊断附睾炎、附睾炎性肉芽肿，抗生素治疗后及规律复查过程中肿物大小变化不明显，未见侵袭性生长，血清肿瘤标志物水平无异常。超声检查见左侧睾丸上极体积较大的低回声，与睾丸及附睾分界欠清，考虑睾丸或附睾来源的实性肿物，性质待定。外院MRI提示左侧睾丸上极占位，白膜或附睾头来源，性质待定，左附睾结构欠清。入院后查PET/CT未见代谢异常增高病灶。综合术前影像学检查，肿物良性可能性大，待手术病理明确诊断。

2. 鉴别诊断

（1）附睾结核：多见于附睾尾部，急性期以不均质低回声为主，边界不清，血供较丰富；脓肿形成病灶内可见含有点状回声的液性区；慢性期呈等回声至高回声，回声不均，边界不清，内见少许血流，可见钙化灶。附睾结核常继发于泌尿系统结核，可累及阴囊壁，伴鞘膜腔脓肿。本例患者病程较长，病史中未见明确结核相关症状及实验室阳性指征，复查声像图肿物均以低回声为主，与睾丸及附睾结核表现不符。

（2）慢性附睾炎：多由急性附睾炎迁延而成，附睾呈轻度弥漫性或局限性增大，可呈团块状，内回声不均，边界欠清晰，常合并白膜不规则增厚、睾丸鞘膜腔积液。本例患者曾诊断附睾炎，但病程中无压痛，无尿频、尿急、尿痛、血尿、腰痛等症状，抗生素治疗肿物变化不明显，肿物声像图为与附睾分界欠清但相对独立，未见明显白膜增厚及睾丸鞘膜腔积液，基本除外慢性附睾炎。

（3）附睾恶性肿瘤：肿瘤生长迅速，或伴胀痛，声像图表现为形态不规则，边界不清，内回声不均，以低回声及等回声为主，占位效应明显，内部血供丰富。血清AFP、β-hCG升高常提示胚胎源性及生殖细胞源性恶性肿瘤。本例患者呈慢性病程，多次影像学检查示肿物大小变化不明显，声像图表现为形态尚规则，内回声均匀，边缘内部可见少许条状血流，但因其与睾丸及附睾边界欠清，尽管临床肿瘤标志物阴性，仍不能完全排除恶性来源。

（4）附睾其他良性肿瘤：附睾乳头状囊腺瘤为常染色体遗传病，声像图可见附睾头增大，内见多囊样结构及实性分隔，分隔上可见较丰富血流信号。附睾平滑肌瘤常合并睾丸鞘膜腔积液，声像图表现为附睾头部及尾部局限性增大的类圆形肿物，边界清晰，切面回声显示特征性旋涡状。上述疾病均为慢性病程，可通过特征性声像图与本例患者区分。

3. 拓展知识点

（1）临床表现：附睾腺瘤样瘤（adenomatoid tumor of epididymis，EAT）是附睾内最常见的良性肿瘤，目前认为其起源于生殖道间皮细胞，为错构瘤性质。EAT多见于20～50岁男性，临床表现缺乏特异性，多为患者偶然或体检时发现，表现为无痛性、质偏硬的阴囊内肿物。少部分患者病程中曾出现急性炎症发作症状，有附睾炎表现。另有15%～20%病例伴睾丸鞘膜腔积液。肿物常为单发，左侧多见，以附睾尾部受累者最常见，部分病例受累部位近白膜处呈现睾丸内生长形式，表现侵袭性，超声上较难与睾丸内恶性肿瘤辨别，需结合MRI、CT等影像学检查及血清肿瘤标志物进行评估。EAT较难术前诊断，手术探查情况及标本病理学检查对诊断和治疗具有重要意义。

（2）MRI表现：MRI在确定EAT起源及受累部位中具有重要作用，病灶在T2WI上较周围睾丸实质呈低信号强度，注射对比剂后，病灶与正常睾丸实质相比缓慢或低强化也是良性指征。

（3）PET/CT表现：PET/CT在可疑恶性肿瘤的早期诊断及肿瘤转移的筛查具有较高的敏感性。本例患者术前PET/CT：双侧睾丸放射性分布尚均匀，未见明确放射性摄取增高灶，考虑肿物为良性（图1-15-3）。

（4）病理改变：局部肿物充分切除是睾丸外肿物治疗的主要方法，手术标本病理检查对肿物的诊断和后续治疗方式的选择具有极其重要的意义。典型的EAT组织学表现（图1-15-4）可见肿瘤细胞成小腔隙样或腺样结构，内衬细胞形成具有上皮表现的实性条索，免疫组化可见上皮源性AE1/AE3及CK7、间皮源性Calretinin、Vimentin及WT-1等分子阳性比例高于90%。本例患者术中冷冻病理结果显示附睾肿物致密纤维组织中间条索样结构，免疫组化结果显示AE1/AE3（＋），Calretinin（＋），WT-1（＋），CK7（＋），符合附睾腺瘤样瘤。

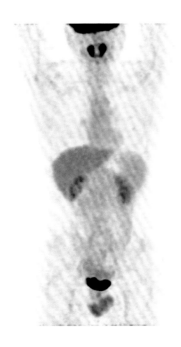

图1-15-3　双侧睾丸PET/CT

注：双侧睾丸代谢均匀。

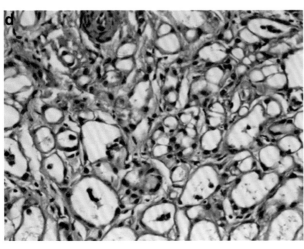

图1-15-4　术中病理

注：腺瘤样瘤细胞呈特征性腔隙样或腺样结构，内衬上皮样细胞形成实性条索。（引自Eur Radiol, 2011, 21: 2226-2234. Fig.8d）

诊断与转归

（1）临床诊断：附睾腺瘤样瘤。

（2）随诊：患者术后半年，术后切口愈合良好，无特殊。术后超声：双侧睾丸包膜光滑完整，双侧附睾大小、形态未见明显异常，内部回声均匀，未见占位（图1-15-5），CDFI：血流信号未见明显异常。

病例点睛

（1）附睾腺瘤样瘤（EAT）是起源于生殖道间皮细胞的附睾内最常见的良性肿瘤。

（2）EAT为慢性病程，临床表现缺乏特异性，多为患者偶然或体检时发现，常为单侧无痛性阴囊肿物。超声是诊断包括该病在内阴囊肿物的首选辅助检查，部分肿物靠近白膜可呈睾丸内生长，与周围组

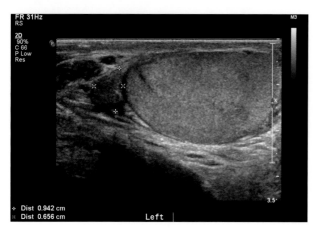

图1-15-5 术后双侧睾丸灰阶超声

注：术后左侧睾丸及附睾纵切面，睾丸包膜完整，附睾大小、形态未见异常，内部回声均匀，未见占位。

织分界不清，是超声诊断的难点，需在客观描述声像图的前提下结合MRI及CT对肿物来源及恶性风险进行评估。

（3）EAT超声表现：附睾内实性占位，与周围组织相比可为低、中或高回声，形态规则，边界清晰，内部回声分布均匀或不均匀，瘤体血供不丰富。肿物起源、位置与白膜关系密切者可与睾丸分界欠清。

（4）局部肿物充分切除结合标本病理学检查是性质可疑的睾丸外肿物的主要诊断及治疗方法。EAT病理学特征：肿瘤细胞成小腔隙样或腺样结构，内衬细胞成实性条索样，AE1/AE3、CK7、Calretinin、Vimentin及WT-1阳性比例高。

（武燕翔　撰写　朱庆莉　赖兴建　审校）

参考文献

[1] 方建军，蔡雅富，任胜强，等. 原发性附睾肿瘤的诊断和治疗（附16例报告）[J]. 现代泌尿生殖肿瘤杂志，2010, 2（3），151-154.

[2] 刘芳，陈红艳，罗燕，等. 附睾腺瘤样瘤的超声表现[J]. 中华超声影像学杂志，2013, 22（10）：917-918.

[3] AKBAR S A, SAYYED T A, JAFRI S Z, et al. Multimodality imaging of paratesticular neoplasms and their rare mimics[J]. Radiographics, 2003, 23(6): 1461-1476.

[4] DELL' ATTI, L. Ultrasound diagnosis of unusual extratesticular mass: case report and review of the literature[J]. Arch Ital Urol Androl, 2013, 85(1): 41-43.

[5] DIGHE S P, SHINDE R K, SHINDE S J, et al. The dilemma in the diagnosis of paratesticular lesions[J]. Cureus, 2022, 14(3): e22783.

[6] PARK S B, LEE W C, KIM J K, et al. Imaging features of benign solid testicular and paratesticular lesions[J]. Eur Radiol, 2011, 21(10): 2226-2234.

[7] RAFAILIDIS V, HUANG, D Y, SIDHU P S. Paratesticular lesions: aetiology and appearances on ultrasound[J]. Andrology, 2021, 9(5): 1383-1394.

[8] VICK C W, 3RD, KLEIN F A, SCHNEIDER V. Adenomatoid tumor of epididymis simulating benign cyst on scrotal ultrasound[J]. Urology, 1991, 38(4): 369-371.

病例 **16**

病历摘要

患者，女性，30岁。

主诉：发现枕部肿物26年。

症状与体征：平时无自觉症状，长时间平卧后枕部膨隆，站立位时消失。

辅助检查史：外院MRI提示左侧颈后部血管瘤，大小约4.8cm×2.7cm。

影像学表现

左侧颈后部皮肤隆起处肌肉回声杂乱不均，内见数个管状无回声及片状高回声，边界欠清，范围4.6cm×4.2cm×1.1cm，探头加压后可产生明显形变，CDFI：加压前未探及明确血流，加压后血流信号增加（图1-16-1）。

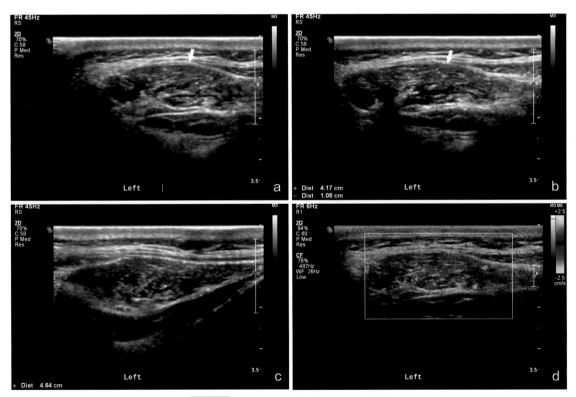

图1-16-1 左侧颈后部肌肉灰阶超声及CDFI

注：a～c. 左侧颈后部肌肉（箭头）回声杂乱不均，内见数个管状回声及片状高回声，边界欠清；d. 左侧颈后部肌肉加压后可见形变、血流信号增加。

右侧对称部位扫查，肌肉厚约0.7cm，结构清晰（图1-16-2）。

全景图像显示颈部左侧肌肉厚约1.1cm，右侧对称部位肌肉厚约0.7cm（图1-16-3）。

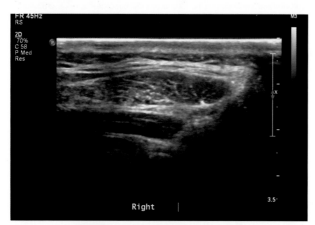

图1-16-2　右侧对称部位肌肉灰阶超声

注：右侧对称部位肌肉结构清晰。

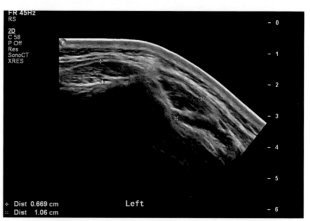

图1-16-3　左侧颈后部肌肉及右侧对称部位超声对比

注：全景图像显示左侧颈后部肌肉厚约1.1cm，右侧对称部位肌肉厚约0.7cm。

💟 诊断思路

1. 诊断依据

肌肉内血管瘤，属于软组织血管瘤（parenchyma hemangioma，PH）多见于儿童，女性多发，其超声特点为皮下软组织内形态多样的窦状扩张管样结构，形态不规则，边界不清晰，具有可压缩性，部分内可见强回声静脉石。CDFI多数可见丰富的红蓝相间血流信号，呈缓慢持续样，局部加压后血流信号增加，血流频谱以静脉血流频谱为主。

本例患者为青年女性，儿童时期发现左颈后部肿物，肿物发现时间长，生长缓慢，多次影像学检查及临床诊断均倾向于血管瘤。肿物位置较深在，位于肌肉内，与部分肌肉内脂肪相混合，边界不清晰，使超声扫查及诊断具有一定难度，通过双侧对比和加压试验发现左颈部肌肉回声杂乱不均、具有可压缩性及加压后血流信号增多等血管瘤的超声特点，结合病史，考虑血管瘤。

2. 鉴别诊断

（1）脂肪瘤：最常见的良性软组织肿瘤，通常表现为缓慢增大的软组织肿块，大多可在皮下触及无痛性肿块，少数可伴有疼痛。脂肪瘤可发生在身体的任何部位，大多发生在皮下，少数可出现在肌肉内或肌肉间。典型脂肪瘤的超声表现为椭圆形、可压缩的软组织肿块，可呈高、等或低回声，回声均匀，CDFI多表现为未见明显血流信号，少数可在间隔内发现细小血流。本例皮下肿物位置较深在、回声偏低与肌肉组织回声分辨不清，加压后可见较多血流，与脂肪瘤表现不符。

（2）周围神经鞘肿瘤（peripheral nerve sheath tumor，PNST）：分为神经鞘瘤、神经纤维瘤和恶性周围神经鞘瘤，神经鞘瘤和神经纤维瘤是两种最常见的良性PNST。加压时通常会引起疼痛或其他神经相关症状。神经鞘瘤的超声表现大多为单发的、包膜完整的低回声肿块，与周围神经相连续，可见鼠尾征，CDFI表现为少量或稍多血流信号。神经纤维瘤无包膜，与神经相连续，边界清晰，可见靶环征

（中心高回声、外围低回声）。本例患者无神经相关症状，肿物无典型鼠尾征及靶环征的征象，不应考虑为周围神经鞘瘤。

（3）淋巴管瘤：淋巴系统发育异常形成的一种先天性良性病变。好发于儿童，常发生于颈部及腋窝，淋巴管瘤在病理学上可分为囊性淋巴管瘤、海绵状淋巴管瘤，超声表现多为多房囊状无回声结构，分隔上可见血流信号，探头加压后无明显缩小。血管瘤和淋巴管瘤有时可合并存在，称为脉管瘤。本例肿物以肌肉样中低回声为主，无回声内可见静脉血流，加压时形变，与淋巴管瘤超声表现不相符。

3. 拓展知识点

（1）临床特征：PH是皮下软组织常见的良性肿瘤，以血管内皮细胞增殖为特征，有学者认为PH是胚胎发育异常形成的静脉扩张畸形，其生长方式呈侵袭性，边界不清，质地柔软而有压缩性，可发生在全身任何部位，以颈部、躯干、四肢较常见，病理可分为毛细血管瘤、海绵状血管瘤、蔓状血管瘤，其中以海绵状血管瘤较多见。PH多见于婴儿、儿童及青少年，女性发病率高于男性，一般无明显自觉症状，可有间接性疼痛、局部肿胀，局部可触及肿物。

（2）超声造影：文献报道相较于传统的CT与MRI，超声造影能够动态观察血流灌注的整个过程，可有效地反映患者皮下软组织肿物的血供及灌注特点，清晰显示病变部位与周围组织的关系及侵袭范围，有利于临床手术方式的选择和预后评估。PH在超声造影上表现为"慢进慢出"的特征，先周边强化，后向心性增强，呈均匀或不均匀富血供的表现。

（3）治疗：包括手术及非手术治疗，对于浅表部位的血管瘤，如超声明确局限于浅筋膜或肌肉间隙者可采用手术治疗。而侵及范围较深，尤其是整个肢体者手术效果不佳，术后均易复发。

诊断与转归

（1）临床诊断：结合患者病史及影像检查结果，临床倾向血管瘤可能性大。

（2）转归：定期随访，肿物大小无明显变化。

病例点睛

（1）软组织血管瘤（PH）是一种常见的以内皮细胞增殖为特征的，由大量新生血管构成的性质不一的良性肿瘤。

（2）PH通常生长缓慢，大多无自觉症状。

（3）PH的超声表现：皮下软组织内形态多样的窦状扩张管样结构，形态不规则，边界不清晰，具有可压缩性，部分内可见强回声静脉石。CDFI多数内可见丰富的红蓝相间血流信号，呈缓慢持续样，局部加压后血流信号增加，血流频谱以静脉血流频谱为主。

（4）PH虽属良性肿瘤，但术后易复发。

（刘雨佳　赵瑞娜　撰写　吕　珂　张　青　审校）

参考文献

[1] 李硕，梁晓宁，孙宏，等. 高频超声联合弹性成像及超声造影在软组织血管瘤诊断及治疗中的临床应用[J]. 中华医学超声杂志（电子版），2015，12（1）：25-29.

[2] JACOBSON J A, MIDDLETON W D, ALLISON S J, et al. Ultrasonography of superficial soft-tissue masses: Society of Radiologists in Ultrasound Consensus Conference Statement[J]. Radiology, 2022, 304(1): 18-30.

[3] 罗丽，黄向红. 超声诊断巨大淋巴管瘤病累及多器官[J]. 中国超声医学杂志，2022，38（4）：429.

[4] 姜玉新，李建初，夏宇. 浅表器官及超声组织学[M]. 3版. 北京：科学技术文献出版社，2020.

病例 **17**

病历摘要

患者，女性，76岁。

主诉：发现脐部肿物1个月。

症状与体征：无特殊不适。脐部可见一圆形红色肿物突出，质硬，无压痛（图1-17-1）。

既往史：2015年因"腹膜后占位"行肿瘤切除术，术后病理提示平滑肌肉瘤。

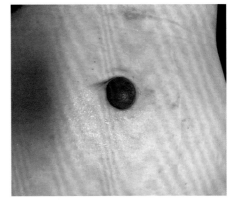

图1-17-1　脐部肿物外观

影像学表现

灰阶超声可见脐部隆起处呈一实性低回声，2.5cm×2.5cm×2.3cm，形态欠规则，边界尚清，内回声明显不均（图1-17-2）。增加腹压后大小未见明显改变。CDFI：可见丰富条状血流信号，可探及动脉频谱（图1-17-3）。

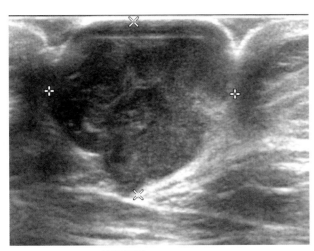

图1-17-2　脐部灰阶超声

注：显示脐部低回声结节。

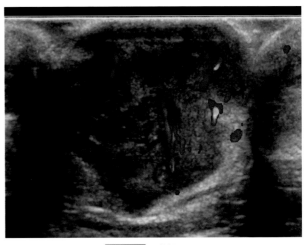

图1-17-3　脐部CDFI

注：显示较丰富条形血流信号。

腹盆增强CT：脐部结节不均匀强化，并可见腹膜后、盆腔内多发软组织密度影（图1-17-4）。

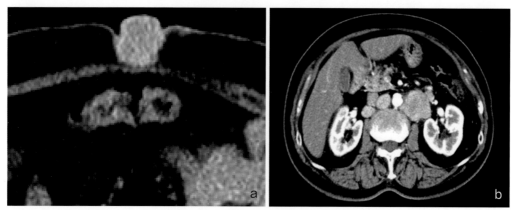

图1-17-4 脐部增强CT

注：显示脐部结节不均匀强化，并可见腹膜后、盆腔内多发软组织密度影。

💗 诊断思路

1. 诊断依据

本例患者为老年女性，有恶性肿瘤病史，脐部出现一红色赘生物，超声表现为实性、低回声结节，形态不规则，边界较为清晰，血流信号丰富。这些特征均高度提示脐部的恶性占位。脐部原发恶性肿瘤极为罕见，首先考虑转移性肿瘤，即玛丽约瑟夫结节。

2. 鉴别诊断（表1-17-1）

表1-17-1 脐部肿物的鉴别诊断

鉴别要点	脐疝	玛丽约瑟夫结节	良性肿瘤样病变	脐部子宫内膜异位
发病年龄	婴儿多见，成人多见于肥胖中年经产妇女	中老年	—	育龄期女性
相关病史	—	腹腔肿瘤病史	外伤手术史等	多有子宫手术史
病因	婴儿两侧腹肌未合拢，腹压升高后腹腔内容物从脐部顶出	腹腔恶性肿瘤转移至脐部	炎症、异物、瘢痕、囊肿等	手术时子宫内膜碎片散落在脐部切口中并种植
临床表现	脐部膨出包块，多可复原	脐部肿块，可无症状，或出血疼痛、溃疡、流脓等	炎症可有红、肿、热、痛，异物会有异物感或疼痛感，瘢痕、囊肿通常无症状	脐部肿块随月经周期疼痛或出血
超声表现	脐部肌层缺失，增加腹压后可见腹腔内容物从该处膨出	脐部低回声结节，形态不规则，边界较清晰，血流信号丰富	炎症通常为片状低回声，血流丰富；异物为异物的形状，一般回声较强；瘢痕为条形低回声；囊肿为无回声	脐部皮下低回声，形态不规则，边界欠清晰，可见少量血流信号

3. 拓展知识点

玛丽约瑟夫结节是指恶性肿瘤转移到脐部形成的结节样病变。其命名来源于玛丽·约瑟夫修女（1856—1939年），是梅奥诊所的创始人之一的威廉姆·梅奥的外科助理医师。玛丽·约瑟夫修女发现，在晚期恶性肿瘤患者的脐部经常出现结节，并将这一发现告诉了威廉姆·梅奥，威廉姆·梅奥随后发表了一篇关于这个话题的论文，为了纪念玛丽·约瑟夫修女的贡献，他以玛丽·约瑟夫修女的名字命名了这一征象。玛丽约瑟夫结节发病率低，据报道占腹腔内和/或盆腔恶性肿瘤患者的1%～3%。常伴有广泛腹腔转移。从解剖学角度来看，脐周区域有丰富的血管和淋巴管吻合，同时也是多个腹膜皱襞（如圆韧带、内侧脐韧带、脐中韧带）的汇合点，因此肿瘤直接扩散、血行播散或淋巴途径播散都可能是形成脐转移的途径。

诊断与转归

临床诊断：腹膜后平滑肌肉瘤术后复发转移，脐部肿物考虑玛丽约瑟夫结节，建议必要时手术治疗。

病例点睛

（1）玛丽约瑟夫结节是指恶性肿瘤转移到脐部形成的结节样病变。

（2）如患者有肿瘤病史，同时在脐部发现结节，超声提示血供丰富的实性结节时，应考虑玛丽约瑟夫结节的诊断。

（3）脐部肿物的鉴别诊断主要有玛丽约瑟夫结节、脐疝、良性肿瘤样病变、脐部子宫内膜异位症等，根据病史不难作出鉴别。

（马　莉　撰写　张　青　审校）

参考文献

[1] HELLER D S. Lesions of the umbilicus: what the minimally invasive gynecologic surgeon needs to know about the belly button[J]. J Minim Invasive Gynecol, 2012, 19(6): 680-683.

第二章

腹部疾病

病例 **1**

病历摘要

患者，女性，39岁。

主诉：检查发现右肝囊性肿物1年余。

现病史：曾于外院行2次腹腔镜肝囊肿开窗引流术，外院影像学检查提示右肝低密度影，大小约11cm×10cm×7cm，内见分隔轻度强化，囊性部分未见强化，考虑良性病变。患者术后反复出现腰背部疼痛，为手术收入我院。

实验室检查：AFP 2.2ng/ml（正常值<25ng/ml）。

影像学表现

（1）超声检查：肝右前叶上段、紧邻门静脉左支后方见无回声，大小约7.8cm×6.7cm×5.8cm，形态不规则，边界尚清，部分向肝外突出，内见较多分隔，部分分隔内透声欠佳，可见点状回声，囊壁及分隔光整，未见明确乳头结构。CDFI：壁及隔上可见条状血流信号（图2-1-1、图2-1-2）。肝内胆管未见扩张；胆总管内径0.4cm。

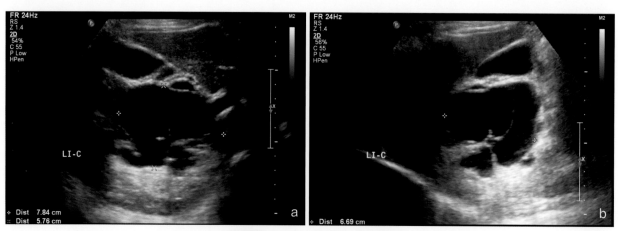

图2-1-1　肝右叶病灶的超声声像图

注：a.病灶纵切面；b.病灶横切面，右肝多房囊性包块，囊壁及分隔光整，部分分隔内可见点状回声。

（2）肝区动态MRI：肝右叶下端见不规则长T1长T2信号，大小约4.6cm×6.3cm×7.1cm，内见多发分隔，DWI呈高信号，ADC值不低，增强扫描未见强化，门静脉受压变细，右肝内胆管受压略扩张（图2-1-3、图2-1-4）。

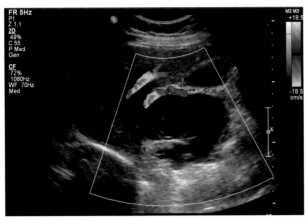

图2-1-2 病灶CDFI图像

注：肿物壁及隔上可见条状血流信号。

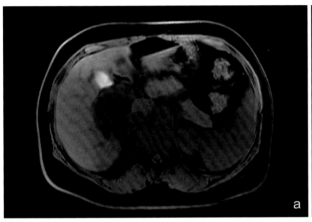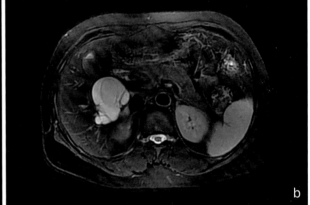

图2-1-3 肝MRI

注：a.肝MRI T1图像；b.肝MRI T2图像，肝右叶下端不规则长T1长T2信号，内见多发分隔。

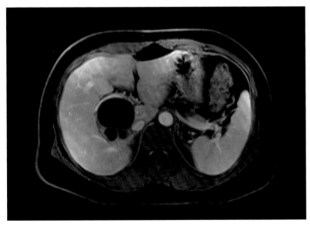

图2-1-4 肝增强MRI

注：未见强化。

💗 诊断思路

1. 诊断依据

本例患者所有影像学检查及临床诊断均倾向于肝囊肿，最后病理结果提示为肝脏黏液性囊性肿瘤（mucinous cystic neoplasm of the liver，MCN-L）。由于MCN-L属于罕见病的范畴，缺乏特征性影像学表现，故对其术前诊断较为困难。本例患者肝脏囊性病灶体积较大，且多次腹腔镜下囊肿开窗引流术后病灶依然存在，体积仍然比较大，以上信息均提示超声医师不应单纯考虑肝囊肿的可能。

2. 鉴别诊断

（1）肝囊肿：一种生长缓慢的良性病变，单发或多发，可为单房囊肿，也可为多房囊肿。一般无症状，较大的肝囊肿可引起肝区不适。典型肝囊肿的声像图表现为圆形或卵圆形的无回声区，边界清晰，囊壁光整菲薄，内透声好，后方回声增强，多房囊肿内可见分隔。肝囊肿合并感染或出血时，声像图可见囊腔内出现漂浮的点状低回声。本例虽与肝囊肿的声像图很像，但该囊肿体积较大，在经过多次引流后仍然体积较大，且内部有较多分隔，壁及隔上可见条状血流信号，均不应单纯考虑为肝囊肿。

（2）肝包虫病：患者主要有频繁的疫犬接触史或牧区居住史。病灶较大时临床表现为肝区不适、腹胀、恶心、黄疸、门静脉高压等压迫症状。实验室检查：嗜酸性粒细胞增多，包虫囊液皮内试验和补体结合试验多为阳性。声像图表现：单囊型为单个圆形或椭圆形无回声，囊壁为双层，较厚，外层光滑，侧壁回声明显失落，后方回声增强；多囊型由较小的无回声组合而成，单个无回声呈圆形或卵圆形，部分无回声内透声欠佳。本例流行病学史及实验室检查均不支持。

（3）肝脓肿：常伴明显临床症状，以发热、右上腹痛、肝大、肝区压痛为主。分为阿米巴肝脓肿及细菌性肝脓肿。实验室检查：白细胞增多，细菌性肝脓肿血培养可能为阳性。病程早期声像图表现为肝内低回声区，随脓肿液化，液化区呈无回声，内见点状回声，后方回声增强，通常壁厚而不光滑，产气细菌感染时腔内可见气体样强回声。阿米巴肝脓肿多发生于阿米巴痢疾后，起病相对缓和，多为单个位于肝右叶，较细菌性肝脓肿壁薄，腔内无气体回声。本例患者临床表现、病程、实验室检查及开窗引流结果均与肝脓肿表现不相符。

（4）胆管内乳头状肿瘤：一类罕见、特殊的病理类型，可发生在肝内、外胆管的任何部分，是一种癌前病变。可分为黏液高分泌型和非黏液型。最常发生于肝左叶（80%）。声像图表现：胆管壁上可见肿块突向胆管腔内，呈乳头状或息肉样；患侧胆管可见明显扩张，健侧胆管无明显扩张或仅轻度扩张；典型者可见胆管内黏液沿胆管分布，不伴声影，不可移动。本例肿物未见与胆管明显相关，肿物内未见乳头状突起，肝内胆管未见扩张，与胆管内乳头状肿瘤表现不符。

（5）肝恶性肿瘤伴液化坏死：肝恶性肿瘤多见于中老年人，有肝区疼痛、体重减轻等症状，AFP一般增高。声像图表现为形态不规则，边界不清的强回声、低回声或中等回声，内回声不均，当内部液化坏死时表现为混合回声。可有肝内胆管扩张。本例患者为青年女性，AFP在正常范围内，与肝恶性肿瘤的表现不符。

3. 拓展知识点

（1）肝脏黏液性囊性肿瘤（MCN-L）是一种罕见的囊性肿瘤，发生在肝实质内，或较少发生在肝外胆管内，占所有肝囊肿的<5%。主要发生在女性，分为侵袭性MCN与非侵袭性MCN，肝脏MCN的起源尚不清楚，有学者认为该病可能起源于肝脏异位卵巢样基质。

（2）目前文献报道，MCN-L患者典型临床表现为胃痛或腹部不适，多发于中年女性，影像表现与胰腺黏液性囊性肿瘤（mucinous cystic neoplasm of the pancreas，MCN-P）相似，MCN-L多表现为多房囊性肿物，不与周边胆管相通，当囊壁出现结节或乳头状突起时应考虑恶变的可能。MCN-L与多房性肝囊肿在影像上不易区分，仍需依赖病理学检查。

（3）文献报道当肝囊肿直径>10cm，随访发现肿物体积增大或患者出现临床症状时应考虑手术切除。MCN-L预后相对较好，没有因肿瘤死亡的记录。即使在恶性MCN中，据报道手术切除后的5年生存率为68.9%～100%。

诊断与转归

（1）临床诊断：结合患者病史及影像检查结果，临床倾向诊断肝囊肿可能性大。

（2）病理大体标本：右肝囊性肿物7cm×5cm×3cm，切面呈多房状，囊直径0.5～3.0cm，壁厚0.1～0.4cm，内侧壁光滑，部分呈暗褐色。

（3）病理结果：右肝囊性肿物，肝脏低级别黏液性囊性肿瘤。

病例点睛

（1）肝脏黏液性囊性肿瘤（MCN-L）是一种罕见的囊性肿瘤，一般为交界性肿物。

（2）MCN-L患者典型临床表现为胃痛或腹部不适，多发于中年女性。

（3）影像学表现与其他囊性病变无特异性，与MCN-P相似，MCN-L多表现为体积较大的多房囊性肿物，不与周边胆管相通。在术前通过影像学方法诊断该病较为困难，只有病理学检查才能确诊。

（4）临床治疗以手术治疗为主，预后良好。

（苏博航　王　铭　撰写　吕　珂　审校）

参考文献

[1] KATSURA H, HORI T, HARADA H, et al. Mucinous cystic adenoma of the liver: a thought-provoking case of an uncommon hepatic neoplasm[J]. Am J Case Rep, 2021, 22: e931368.

[2] 肖静珍，肖莹，廖锦堂. 胆管乳头状黏液性肿瘤的超声图像特征[J]. 中华超声影像学杂志，2017，26（12）：1039-1042.

[3] 姜玉新，戴晴. 北京协和医院超声诊断科诊疗常规[M]. 2版. 北京：人民卫生出版社，2012.

[4] 刘真真，吕珂. 肝胆管囊腺瘤和囊腺癌临床及声像图特点[J]. 中国医学影像技术，2011 27（5）：982-986.

病例 2

病历摘要

患者，女性，19岁。

主诉：无明显诱因出现活动耐力减低2个月，下肢水肿半月余。

症状与体征：2个月前无明显诱因出现活动耐量减低，休息后可缓解。1个半月前气短加重，同时出现双下肢对称性水肿。当地医院利尿治疗后症状有所缓解。影像学检查：肝内巨大占位，考虑良性病变。起病来，体重减轻5kg，月经不规律。

实验室检查：CA19-9 43.5U/ml，AFP、CEA（－），叶酸2.6ng/ml（↓）、维生素B$_{12}$ 1273pg/ml（↓）、NT-proBNP 13 129pg/ml。

既往史：无特殊。

影像学表现

（1）二维超声：肝内见巨大占位性病变（图2-2-1），范围约20cm×19cm，占据肝右叶及左肝内叶，边界清，内回声不均，呈结节状改变，CDFI：内见条形血流信号（图2-2-2）。

（2）超声造影：病灶全程呈同步增强及减退（图2-2-3a动脉期、图2-2-3b静脉期、图2-2-3c延迟期），中心可见瘢痕样结构。

（3）肝区动态MRI：肝右叶巨大占位，最大横截面约20cm×12.5cm，可见中央瘢痕影（图2-2-4）。

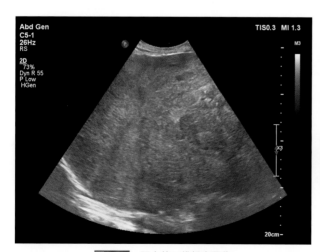

图2-2-1 肝占位二维超声图像

注：肝内巨大占位，呈结节样改变。

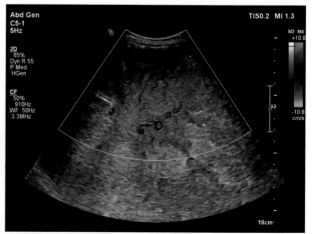

图2-2-2 肝占位彩色多普勒图像

注：CDFI可见占位内条形血流信号。

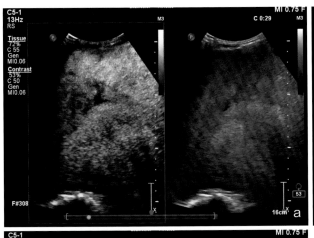
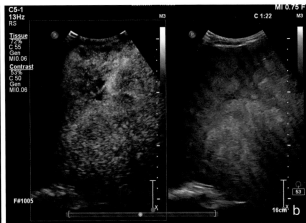
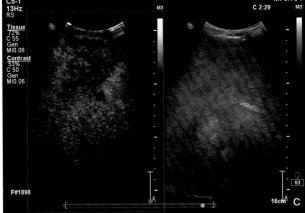

图2-2-3 肝超声造影

注：a. 超声造影动脉期图像，病灶与正常肝实质同步增强，中心可见瘢痕样低–无增强区；b. 超声造影静脉期图像，病灶与正常肝实质同步廓清；c. 超声造影延迟期图像，病灶与正常肝实质内造影剂逐渐廓清，中心瘢痕样结构更加明显。

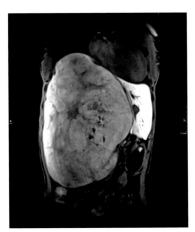

图2-2-4 肝MRI冠状面图像

注：肝右叶巨大占位，最大横截面约20cm×12.5cm，可见中央瘢痕影。

💗 诊断思路

1. 诊断依据

肝脏巨大占位，体重短期明显下降，伴代谢异常，提示肿瘤性病变可能性大。结合超声造影表现，肝细胞腺瘤待除外，但占位巨大内局部不除外恶变/未来恶变风险。

2. 鉴别诊断

（1）纤维板层样肝癌（fibrolamellar carcinoma of liver，FLC）：肝细胞癌（hepatocellular carcinoma，HCC）的一种特殊类型，多见于儿童及青少年，多无肝炎及肝硬化病史，AFP、HBsAg常为阴性，肿瘤发现时直径常超过10cm，影像学常能发现瘤灶中心瘢痕和钙化灶。肿瘤大多为单个实性结节，以癌细胞巢间出现大量平行排列的板层状纤维组织及强嗜酸性颗粒状的癌细胞胞质为其主要病理特点。FLC超声造影动脉期病灶整体均匀增强；门脉期中央见未增强区，延迟期病灶廓清呈低增强，与此病例表现不符。

（2）肝局灶性结节性增生（focal nodular hyperplasia，FNH）：一种良性肝脏病变，通常为孤立性病变，多见于青年女性。病灶直径大多<5cm，但有报道直径可达19cm。由增生的肝细胞组成，主要病理特征为病灶中央有星形瘢痕伴放射状纤维分隔，为边界清晰、坚硬、无包膜、黄褐色的实质性肿块。FNH超声造影表现为肝动脉期离心性轮辐状增强模式，可见滋养血管，与本例患者表现不符。

3. 拓展知识点

（1）临床表现：肝细胞腺瘤（hepatocellular adenoma，HCA）又称肝腺瘤，是一种罕见的肝实性良性病变，发生于表现正常的肝，但存在4%～5%的恶性转化风险。HCA通常呈孤立性，见于年轻女性。发病原因常与口服避孕药、糖原贮积症、性激素紊乱、肥胖、其他代谢因素等相关。大小一般在1～20cm。病理表现为肿瘤细胞比正常肝细胞体积稍大，可有空泡形成，间质为毛细血管及结缔组织。

（2）基因突变：本例患者存在ATM基因的配对突变。ATM基因属于同源重组修复基因，双等位基因失活容易导致毛细血管扩张-共济失调症状，而杂合性致病突变，则使罹患肿瘤风险升高，已在乳腺癌、胃癌等得到验证，而其与肝癌的相关性仍处于探索之中。目前，全球仅报道了一例携带该致病突变的青年女性在肝细胞腺瘤背景上进展为肝癌并发生广泛转移。

诊断与转归

（1）病理诊断：肝细胞腺瘤伴部分癌变。

（2）随诊：患者在全麻下行开腹探查术，术中见右肝可及巨大肿物，大小约20cm×30cm，下至脐下约5cm。游离肝组织，将胆囊、肝右三叶及肿物完整切除，检查无活动性出血后逐层关腹。患者因术前心功能不全，带气管插管返回ICU。术后患者转入病房行高级生命支持，现患者病情稳定，恢复良好，日常生活完全自理，已出院。

病例点睛

（1）肝细胞腺瘤又称肝腺瘤，是一种罕见的肝实性良性病变。

（2）超声造影表现：病灶动脉期匀质、快速、高增强。门脉期和延迟期多为等增强、高增强。部分可见局部廓清。较大的病灶内，由于坏死或纤维化的存在可以出现无至低增强区域。

（3）中央瘢痕：本例瘢痕为病灶中央纤维化所致，是鉴别难点。FNH和FLC出现中央瘢痕的比例较大，但是后者瘢痕一般宽大且伴钙化，前者细薄。三者瘢痕在超声造影均可表现为低至无增强。FNH和HCA的瘢痕为血管性瘢痕，T2加权表现高信号，FLC属于胶原瘢痕T2加权表现为低信号。

（4）易漏诊点：本例根据影像学表现不难作出肝细胞腺瘤的诊断，但容易忽略肿瘤短期快速增大的病史，造成对部分癌变的漏诊。

（贾琬莹　撰写　吕　珂　审校）

参考文献

[1] DONG Y, WANG W P, MAO F, et al. Imaging features of fibrolamellar hepatocellular carcinoma with contrast-enhanced ultrasound[J]. Ultraschall Med, 2021, 42(3): 306-313.

[2] DENIS DE SENNEVILLE B, FRULIO N, LAUMONIER H, et al. Liver contrast-enhanced sonography: computer-assisted differentiation between focal nodular hyperplasia and inflammatory hepatocellular adenoma by reference to microbubble transport patterns[J]. Eur Radiol, 2020, 30(5): 2995-3003.

[3] DIETRICH C F, NOLSØE C P, BARR R G, et al. Guidelines and good clinical practice recommendations for contrast enhanced ultrasound (CEUS) in the liver - Update 2020 - WFUMB in cooperation with EFSUMB, AFSUMB, AIUM, and FLAUS[J]. Ultraschall Med, 2020, 41(5): 562-585.

[4] GANESHAN D, SZKLARUK J, KUNDRA V, et al. Imaging features of fibrolamellar hepatocellular carcinoma[J]. AJR Am J Roentgenol, 2014, 202(3): 544-552.

[5] 单艳, 徐晨, 林曦, 等. 肝细胞癌中心瘢痕MRI特征与病理的对照分析[J]. 中华放射学杂志, 2018, 52（4）: 313-315.

[6] VILARINHO S, ERSON-OMAY E Z, MITCHELL-RICHARDS K, et al. Exome analysis of the evolutionary path of hepatocellular adenoma-carcinoma transition, vascular invasion and brain dissemination[J]. J Hepatol, 2017, 67(1): 186-191.

病例 **3**

病历摘要

患者，女性，61岁。

主诉：反复发热2个月，发现肝占位1个月。

现病史：2个月前受凉后出现发热，就诊外院，腹部增强CT检查发现肝多发占位，最大位于右肝，直径11cm。

实验室检查：乙肝5项（－），AFP、CA19-9、CEA均（－）。

既往史：无特殊。

影像学表现

（1）常规超声：肝内见数个中低回声，部分相互融合，较大者位于右肝，大小约11.4cm×10.3cm×9.1cm，形态欠规则，边界欠清，内回声欠均，可见少许无回声（图2-3-1-a）。CDFI：病灶边缘较丰富血流信号，内部少许血流信号（图2-3-1b）。

（2）超声造影：动脉期病灶呈快速不均匀增强，周边可见欠清晰环状增强，内部可见不规则低-无增强区（图2-3-2a、图2-3-2b），门脉期快速减退（图2-3-2c），延迟期呈边界尚清的低增强（图2-3-2d）。

（3）MRI：肝右叶可见巨大类圆形混杂信号（图2-3-3）。

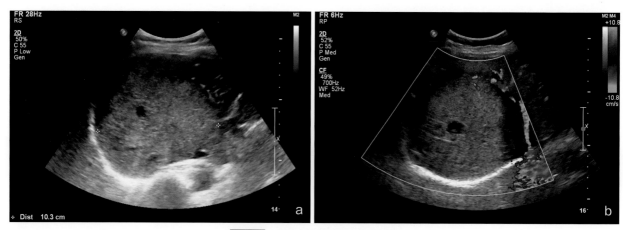

图2-3-1 右肝占位灰阶超声及CDFI

注：a. 右肝见低回声，大小约11.4×10.3×9.1cm，形态欠规则，边界欠清，内见少许无回声；b. CDFI显示病灶边缘较丰富血流信号，内部少许血流信号。

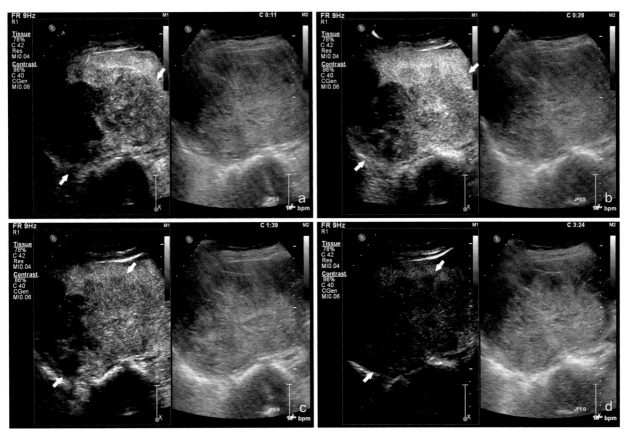

图2-3-2 右肝占位超声造影

注：病灶（白色箭头）动脉期（a、b）表现为快速不均匀增强，周边可见半环状增强（红色箭头），但无明显向心性，内部可见持续低–无增强区，门脉期快速减退（c），延迟期呈边界尚清的低增强（d）。

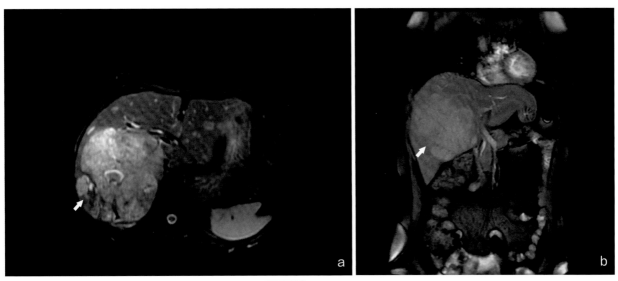

图2-3-3 病灶MRI

注：横断面（a）及冠状面（b）肝右叶可见巨大类圆形混杂信号（白色箭头）。

💗 诊断思路

1. 诊断依据

患者偶然发现肝多发占位，AFP、CA19-9、CEA均（－），既往无肝炎或其他肿瘤病史，且超声造影表现为"快进快出"，首先考虑恶性可能。

2. 鉴别诊断

（1）肝细胞癌：多数有肝炎和肝硬化病史，AFP升高；超声造影常表现为"快进快出"，动脉相常呈快速弥漫性增强；而肝血管肉瘤（primary hepatic angiosarcoma，PHA）多无肝炎病史，AFP阴性，超声造影动脉期可表现为周边不规则环状增强。

（2）转移性肝癌：多发PHA需要与肝转移癌相鉴别。转移性肝癌有原发肿瘤病史，可呈典型的"牛眼征"；超声造影动脉期常呈快速环状增强或整体增强，门脉期及延迟期病灶快速廓清，与周边肝实质对比鲜明。

（3）肝血管瘤：属于良性肿瘤，多无不适症状，可长期存在，超声造影典型表现为动脉期呈周边结节样增强并逐渐向内部填充，整体表现为慢进慢退，一般不伴有出血、坏死；而PHA恶性程度极高，进展迅速，常伴出血、坏死。

3. 拓展知识点

（1）流行病学：PHA是一种罕见的来源于肝窦血管内皮细胞的恶性肿瘤，又称肝血管内皮肉瘤、Kupffer细胞肉瘤，发生率约占肝原发恶性肿瘤的2%，是肝肉瘤中最常见的类型，病程发展较快，预后较差。

（2）病因及发病机制：PHA具体病因尚不明确，可能与长期接触氯乙烯、二氧化钍、无机砷、合成激素等有关，与病毒感染关系不大，但与既往是否行放疗或是否合并激素分泌紊乱等有关。

（3）临床表现：PHA好发于50～70岁的中老年男性，早期多无特异症状，中晚期可因肿瘤生长过快而感右上腹胀痛不适、食欲减退、体重下降、乏力、发热、腹水或于腹部可触及包块，部分患者因肿瘤破裂出血发生腹痛就诊，另有少数患者因转移病灶症状就诊。

（4）实验室检查：血管内皮标志物CD31、CD34、ERG（成红细胞转化特异性相关基因）及凝血因子Ⅷ相关抗原对PHA的诊断和鉴别诊断有意义。肝功能可有不同程度损害，但肿瘤标志物包括AFP、CA19-9和CEA，通常不升高。

（5）病理：PHA最终确诊依靠肝病灶活检组织病理学检查，镜下可见肿瘤组织主要由肿瘤性血管构成，肿瘤细胞呈梭形、卵圆形或不规则形，瘤细胞体积大，染色质深，可见核仁，有时可见多核瘤巨细胞，核分裂常见。我中心将超声造影表现与病理对比研究发现，超声造影表现为无增强区并非为出血坏死，而是均一的肿瘤组织，这是由于PHA起源于血管内皮细胞，瘤体内存在大量不规则扩张的血窦成分，而PHA细胞呈结节状生长，挤压周围血窦，造成其内血流阻力增高，血流速度过低，在超声造影检查期内不能聚集足够显影的造影剂因此表现为低-无增强区。

（6）治疗：分期较早的PHA实施手术切除仍是首选方法，因PHA进展较快，可能早期就可发生肺、腹膜、脾、结肠等远处转移，经动脉化疗栓塞可作为不可切除的原发性和转移性肝肉瘤的替代手术治疗方法。

（7）预后：PHA是一种临床症状不典型、术前诊断率低、进展非常迅速的恶性肿瘤。大多数患者就诊时已经处于进展期，只有20%的患者能够接受手术治疗，且放化疗敏感性差，因此PHA患者的整体预后较差，大多数中位生存期为6个月。

诊断与转归

（1）穿刺活检病理诊断：肝组织中见异型细胞浸润，结合免疫组化，符合血管源性肿瘤，至少为低度恶性。免疫组化：CD31（＋），CD34（＋），Arg-1（－），ERG（＋），CK19（－），CK20（－），CK7（－），Ki-67（index约40%），P53（－）。结合形态、免疫组化及分子检测结果，考虑血管肉瘤。

（2）随诊：患者西罗莫司治疗7个月，食欲、乏力改善，体重较前略有增加。复查MRI：提示肝内病灶较前缩小（图2-3-4）。

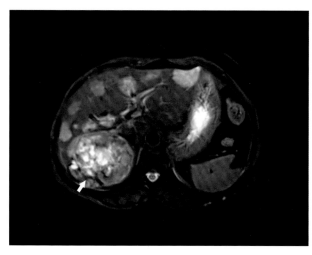

图2-3-4　病灶复查MRI

注：肝右叶病灶（箭头）较前明显缩小。

病例点睛

（1）肝血管肉瘤（PHA）是一种罕见的来源于肝窦血管内皮细胞的恶性肿瘤，好发于中老年男性，与长期接触氯乙烯、二氧化钍、无机砷、合成激素等有关，病程发展较快，预后较差。根据肿瘤形态将其分为弥漫微小结节型、弥漫多结节型、巨块型及混合型。

（2）PHA的超声表现：二维超声对于PHA诊断缺乏特异性依据。往往表现为单发或多发的形态不规则、囊实性的病变，回声多样，较小病灶内部回声均匀，病灶较大时其内回声不均匀，病灶内部可探及少许血流信号。超声造影可有助于PHA的诊断，可表现为动脉期周边不规则环状增强，但门脉期无明显向心性填充，体积相对较小的PHA，中心亦可能出现无增强区。

（3）PHA的CT表现：CT平扫时大部分呈不均匀低密度，当有新鲜出血时其内可见高密度区。增强CT对诊断PHA具有重要作用，增强后多发结节型PHA病灶内多呈地图状或不规则形的局限性强化，而巨块型PHA表现为不均匀渐进性强化。

（4）PHA的MRI表现：PHA在MRI的T1WI上多表现为多发结节或肿块样低信号影，而T2WI呈低-高混合样的信号影。增强表现为动脉期周边斑片状不均匀强化，门脉期持续强化程度高于肝实质，呈渐进性填充式强化，可呈由外向内的"向心状"或由内向外的"离心状"，多数病灶两者兼有，部分可伴有迂曲肿瘤血管显影。

（5）临床上若发现肝内富血供肝肿瘤，需要考虑PHA的可能，尤其是有长时间化学物质接触史、肝炎病毒指标阴性、AFP正常的患者，更应引起重视。

（梁　华　陈天娇　撰写　吕　珂　审校）

参考文献

[1] COULIER B, PIERARD F, GIELEN I, et al. Hepatic angiosarcoma occurring 65 years after thorium dioxide (Thorotrast) exposure: imaging, surgical and histo-pathologic findings of a historical case[J]. JBR-BTR, 2014, 97(4): 254-258.

[2] JIANG L, XIE L, LI G, et al. Clinical characteristics and surgical treatments of primary hepatic angiosarcoma[J]. BMC Gastroenterol, 2021, 21(1): 156.

[3] WANG L, LV K, CHANG X Y, et al. Contrast-enhanced ultrasound study of primary hepatic angiosarcoma: a pitfall of non-enhancement[J]. Eur J Radiol, 2012, 81(9): 2054-2059.

病例 4

病历摘要

患者，女性，33岁。

主诉：常规超声检查提示左上腹肿物。

症状与体征：腹部无压痛、反跳痛、肌紧张。

既往史：无特殊。

实验室检查：感染4项（－），肝功能正常，肿瘤标志物（CA19-9、CA125）正常。

影像学表现

（1）灰阶超声：提示肝左叶左侧等回声包块（图2-4-1a），大小8.3cm×5.9cm×5.6cm，边界清晰；与脾紧邻，呼吸时与脾之间可见相对移动（图2-4-1b）。

（2）CDFI：提示该包块内可见丰富血流信号，并见一粗大血管蒂与肝左叶粗大迂曲动脉相连（图2-4-2）。

（3）超声造影：提示与正常肝组织对比，该包块在动脉期呈明显高增强（图2-4-3a），并表现为离心性增强模式，包块内血供来源于粗大血管蒂；门脉期和延迟期该包块表现为持续高增强，中央见瘢痕样低增强区（图2-4-3b），并可见血流通过血管蒂汇入粗大的肝左静脉。

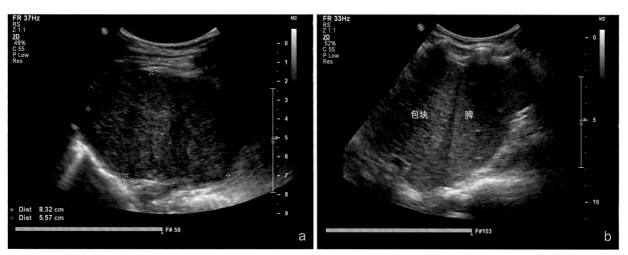

图2-4-1　病灶灰阶超声

注：a.肝左叶左侧等回声包块，边界清晰；b.包块与脾紧邻，呼吸时与之间可见相对移动。

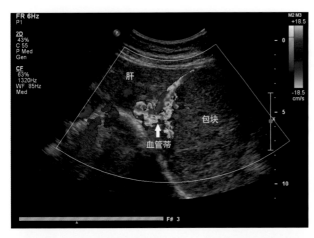

图2-4-2 病灶CDFI

注：包块内可见丰富血流信号，通过一粗大血管蒂（白箭头）与肝左叶粗大迂曲动脉相连。

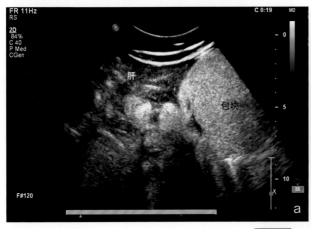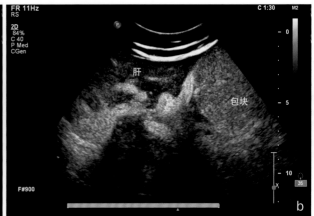

图2-4-3 病灶超声造影

注：a. 动脉期图像示，与正常肝组织对比，该包块在动脉期呈明显高增强；b. 门脉期图像示，与正常肝组织对比，该包块在门脉期和延迟期表现为持续高增强，合并中央瘢痕样低增强。

诊断思路

1. 诊断依据

本例患者在常规体检时发现腹腔占位，位于肝左叶、脾和膈之间，彩超示其通过血管蒂连接到肝左叶，但未能确定性质；进一步行超声造影显示该病灶动脉期离心性增强，门脉期及延迟期持续增强，没有典型肝脏恶性肿瘤"快进快出"的特点，倾向于肝良性肿瘤，并高度提示为肝局灶性结节性增生。同时，鉴于该病变与肝左叶有蒂相连，因此怀疑是副肝伴局灶性结节性增生（focal nodular hyperplasia，FNH）。

2. 拓展知识点

副肝是指正常肝组织外的肝组织，包括副肝叶和异位肝，统称为副肝。副肝叶与肝组织间通过系膜或蒂相连，而异位肝与母肝之间无直接相连。副肝与正常肝组织一样可并发良性或恶性病变，这可能是与副肝的血管异常或者胆道引流异常有关，但是病因仍然不清。副肝可发生在胆囊、肝周韧带、脾、门静脉、脐带、肾上腺、胰腺、食管、横膈、胸腔等区域。

文献报道在副肝基础上伴发的良性病变较恶性病变少，主要包括血管瘤、FNH和腺瘤。另有相关异位肝文献表明，其相比于母肝更容易发生恶性肿瘤，可能是由于动脉供应、静脉引流和淋巴管通道的异常导致代谢功能障碍，细胞应激或长期暴露于致癌物质。

除本例患者外，既往报道数个案例为副肝合并FNH，患者就诊时临床表现各异，2例表现为急性腹痛，1例仅有GGT升高，而本例患者无明显临床症状。这些临床表现可能取决于副肝的位置，是否压迫邻近器官及血管蒂是否出现扭转。这些病变位于腹部和骨盆的任何位置，可在脾和膈之间、肾脏和肝脏之间及骨盆之间，取决于血管蒂的长度。这些肿物影像学检查均发现与肝有血管蒂相连，血供丰富，引流静脉汇入下腔静脉或肝静脉。在超声造影或增强CT中均表现比较典型的FNH影像学特征：动脉期快速离心性增强，门脉期或静脉期等增强，伴部分病灶内显示低增强的瘢痕结构。由于该病变的血供来源及引流与正常肝组织类似，因此副肝伴FNH的影像学表现也与正常肝组织中的FNH类似，表明副肝合并局灶性结节增生在术前也是可以通过影像学检查而诊断。因此，在发现腹盆腔肿物时，如发现其与肝组织之间存在血管蒂，可判断副肝的可能，同时还应重点观察其内可能伴发的肿物的影像学特点。

总而言之，当发现腹盆腔肿块时与肝脏有血管蒂相连，高度提示为副肝，同时观察是否伴有良性或恶性病变。副肝合并局灶性结节性增生与正常肝组织病变的影像学表现基本一致，在术前可以通过影像学检查而诊断。

诊断与转归

（1）手术：本例患者行腹腔镜检查，左肝外侧叶肿物切除术。术中提示该包块位于肝左三角韧带处，通过粗大血管蒂与肝左叶相连。该包块表面覆盖纤维膜及大量血管。

（2）病理：本例包块切面灰黄，实性，质中，切面呈粗颗粒状，中央见纤维条索分隔，似呈放射状，考虑该包块为局灶性结节性增生，未发现癌细胞。

病例点睛

（1）副肝是指正常肝组织外的肝组织，包括副肝叶和异位肝。
（2）副肝与正常肝组织一样可并发良性或恶性病变。

（陈 程 苏 娜 撰写 吕 珂 审校）

参考文献

[1] KOSTOV D V, KOBAKOV G L. Accessory hepatic lobe[J]. Surg Radiol Anat, 2011, 33(9): 819-822.

[2] DREIZIN D, INFANTE J, TIRADA N, et al. Focal nodular hyperplasia within accessory liver: imaging findings at computed tomography and magnetic resonance imaging[J]. J Comput Assist Tomogr, 2014, 38(3): 424-426.

[3] LEONE N, SAETTONE S, DE PAOLIS P, et al. Ectopic livers and related pathology: report of three cases of benign lesions[J]. Dig Dis Sci, 2005, 50(10): 1818-1822.

病例 **5**

📝 病历摘要

患者，女性，45岁。

主诉：诊断胰腺神经内分泌肿瘤4年，发现肝占位2年。

症状与体征：4年前因"胰腺占位"行全胰切除术，病理示"神经内分泌肿瘤，G2"。术后规律随访，未诉不适。查体无特殊。

既往史：起病初表现为轻度脂肪泻、数次黑便。余无特殊。

🔊 影像学表现

术后18个月随访，行肝区动态增强MRI，肝内首次出现多发异常小片状信号影（图2-5-1）。

术后2年随访，肝区动态增强MRI示肝内多发片状信号较前增多、增大（图2-5-2）。

本次就诊时，灰阶超声示肝内多发混合回声区，较大者位于肝右叶，范围6.7cm×3.9cm，形态不规则，边界尚清，外周呈中高回声，内见低回声区，直径2.2cm，形态尚规则，CDFI：未见明确血流信号（图2-5-3）。

超声造影：内部低回声区表现为动脉期快速增强，门脉期快速减退，延迟期呈现为边界清晰的低增强区。外周中高回声区表现为持续性等增强（图2-5-4）。

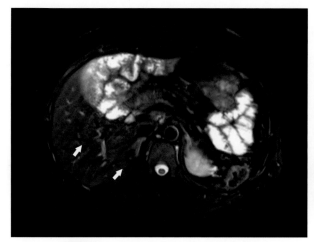

图2-5-1 术后18个月轴位MRI T2序列图像

注：肝内片状异常信号（箭头）。

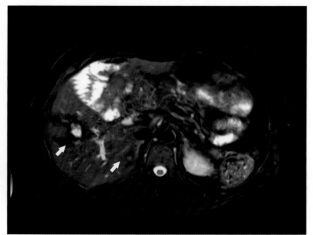

图2-5-2 术后2年肝区动态MRI T2序列图像

注：片状异常信号体积较前增大（箭头）。

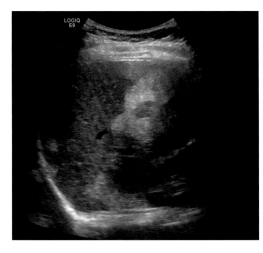

图2-5-3　肝内病灶灰阶超声
注：肝内混合回声区，外周呈中高回声，内部呈低回声。

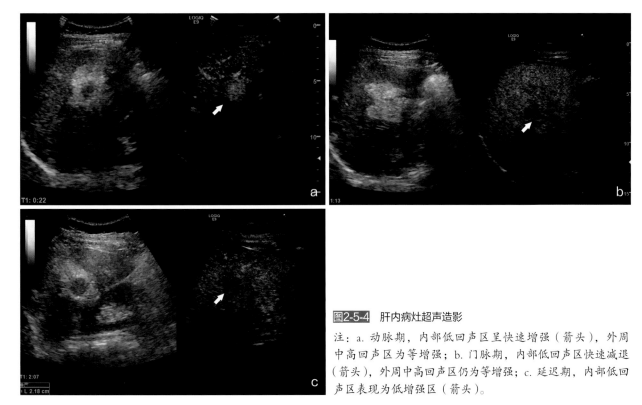

图2-5-4　肝内病灶超声造影
注：a. 动脉期，内部低回声区呈快速增强（箭头），外周中高回声区为等增强；b. 门脉期，内部低回声区快速减退（箭头），外周中高回声区仍为等增强；c. 延迟期，内部低回声区表现为低增强区（箭头）。

💗 诊断思路

1. 诊断依据

神经内分泌肿瘤肝转移伴周围肝组织脂肪变性：本例患者既往明确诊断胰腺神经内分泌肿瘤，术后规律行MRI检查随访。术后18个月首次于肝内见多发异常信号，半年后上述异常信号区体积较前增大。由于肝脏是胰腺肿瘤常见的转移部位且肝内病灶短时间内增多增大，首先考虑转移瘤可能性大。灰阶超声所示肝内混合回声区表现为内部低回声区和外周高回声区，二者分界较清晰，初步考虑可能为具有不同病理特征的两种病变。进一步完善超声造影，内部低回声区表现为动脉期快速增强，门脉期快速减退，延迟期呈现为边界清晰的低增强区。上述超声造影表现符合富血供型肝转移瘤表现。而外周区域在造影过程中表现为持续性等增强，则倾向于非肿瘤性肝组织。回顾灰阶超声表现，由于外周区域呈明显中高回声，呈片状，与其旁肝组织分界尚清，综合考虑为肝脂肪变性可能性大。因此，结合病史、灰阶超声和超声造影表现，最终诊断为神经内分泌肿瘤肝转移伴周围肝组织脂肪变性。

2. 鉴别诊断

（1）肝转移瘤伴内部坏死：肝转移性肿瘤在灰阶超声上表现各异，形态不一，部分转移瘤可表现为高回声。由于内部出血、坏死，可表现为局部无回声或极低回声。因此本例灰阶超声表现亦符合部分肝转移瘤。神经内分泌肿瘤属于富血供肿瘤，其肝转移灶的超声造影表现多为动脉期高增强，门脉期延迟期为低增强，内部坏死区域则表现为无增强。而本例病灶外周高回声区的超声造影表现与转移瘤特征明显不符，内部低回声区的表现也非坏死区域表现，而呈转移瘤表现。因此，考虑周边高回声区域不是肿瘤病灶，仅内部低回声区是真正转移瘤，而非液化坏死。

（2）肝血管瘤：肝脏常见的良性肿瘤，灰阶超声可表现为4种类型。①高回声型：最常见，内部回声均匀、细密。②低回声型：相对少见，内部常以低回声为主，外周有高回声条状结构环绕。③混合回声型：多见于较大的血管瘤，内有低回声、无回声、高回声，互相混合，分布不均，可表现为粗网格状。④无回声型：极少见，内部表现为无回声，透声稍差。本例最大病灶体积较大，灰阶超声表现符合混合回声型血管瘤。但肝血管瘤的超声造影表现多为动脉期周边环状或结节状增强，向中心填充；门脉期呈团状高回声或等回声；造影剂消退速度偏慢，延迟期亦可呈等回声。本例病灶超声造影表现与上述特征明显不符。

（3）肝脓肿：常见的肝内炎症性疾病，通常急性起病，临床表现为发热、寒战、腹痛等，可有白细胞水平升高等。灰阶超声表现随脓肿病程发生改变，可呈高回声及内部坏死所致的局部无回声区。超声造影中，脓肿内实性成分可见增强，坏死区无增强，病灶可呈蜂窝样改变。本例患者临床症状与肝脓肿不符，病灶的灰阶超声及超声造影表现也均不符合。

3. 拓展知识点

（1）胰腺神经内分泌肿瘤：一组起源于神经内分泌细胞的相对罕见的肿瘤。根据是否产生特征性的激素，分为无功能性神经内分泌肿瘤和功能性神经内分泌肿瘤，如胰岛素瘤、胃泌素瘤、生长抑素瘤、胰高血糖素瘤等。无功能性神经内分泌肿瘤不产生或仅产生少量的激素，患者无特征性临床表现。功能性神经内分泌肿瘤根据产生激素的不同，可有多样且复杂的临床症状。本例患者起病初期存在轻度脂肪泻，因此考虑诊断为少功能性产生生长抑素的神经内分泌肿瘤。神经内分泌肿瘤根据细胞的分化程度及Ki-67指数等病理学指标，可分为G1、G2、G3、神经内分泌癌。神经内分泌肿瘤为富血供肿瘤，其转移灶影像亦多表现为富血供病灶的特点。

（2）肝转移性肿瘤：肝是多种肿瘤的常见转移器官，超声造影是评估肝转移瘤的重要影像手段。根据一项纳入828例病灶的荟萃分析，超声造影对肝转移瘤的诊断敏感性达91%。其诊断的准确率堪比增强CT、增强MRI等检查。肝转移瘤的超声造影表现取决于肿瘤的血供。富血供病变，如神经内分泌肿瘤、黑色素瘤、肉瘤以及肾、乳腺、甲状腺来源肿瘤，通常表现为动脉期高增强、门脉期及延迟期低或无增强。乏血供病变，包括鳞癌或腺癌等，如结直肠癌、胃癌、胰腺癌、卵巢癌，可表现为动脉期环状增强、门脉期及延迟期低或无增强。

（3）神经内分泌肿瘤肝转移周围脂肪变性：在Pubmed、Embass等数据库进行文献检索后，共9例患者与本例有类似影像表现。因此考虑肝转移瘤周围肝细胞脂肪变性可能是此类肿瘤肝转移灶的特征性病理及影像表现之一。既往报道9例肿瘤含7例胰岛素瘤和2例无功能瘤，产生周围肝细胞脂肪变性的原因可能是肿瘤产生的激素对局部肝细胞糖代谢产生的效应。但由于病例数较少，该现象的产生原因尚有待进一步探索。

诊断与转归

（1）诊断：对右肝最大病灶进行了超声引导下肝内病灶穿刺活检，其间注意同时覆盖灰阶超声中的内部低回声区及外部高回声区。穿刺病理提示神经内分泌肿瘤伴周围肝细胞明显脂肪变性。

（2）随诊：明确肝内病灶诊断后，患者参加一项索凡替尼临床试验，该药物为一种针对神经内分泌肿瘤的新型的口服酪氨酸激酶抑制剂。患者按月规律随访，至2022年6月，病灶被临床评估为疾病稳定（SD）。

病例点睛

（1）神经内分泌肿瘤是一种起源于神经内分泌细胞的相对罕见的肿瘤。

（2）肝脏是胰腺神经内分泌肿瘤的常见转移部位，肝转移灶周围可有肝细胞脂肪变性。

（3）超声造影对疾病诊断、评估病灶边界、指导介入活检有重要作用。

（邵禹铭 撰写 吕 珂 审校）

参考文献

[1] 姜玉新，冉海涛. 医学超声影像学[M]. 2版. 北京：人民卫生出版社，2016：1180-1189.

[2] FRIEDRICH-RUST M, KLOPFFLEISCH T, NIERHOFF J, et al. Contrast-Enhanced Ultrasound for the differentiation of benign and malignant focal liver lesions: a meta-analysis[J]. Liver Int, 2013, 33(5): 739-55.

[3] LARSEN L P. Role of contrast enhanced ultrasonography in the assessment of hepatic metastases: a review[J]. World J Hepatol, 2010, 2(1): 8-15.

病例 6

病历摘要

患者，男性，24岁。

主诉：体检发现胰腺占位1个月。

症状与体征：无明显不适。

既往史：平素体健，无肿瘤或胰腺疾病病史。

实验室检查：血常规、肝肾功能（-），胰淀粉酶、脂肪酶（-），CA242、CA19-9、CA724（-）。

影像学表现

（1）灰阶超声：胰颈部见2.3cm×2.6cm×1.9cm低回声，形态欠规则，边界清晰，内回声欠均，似见中等回声分隔，胰管未见扩张（图2-6-1）。

（2）CDFI：边缘少许血流信号（图2-6-2）。

（3）超声造影：胰腺病灶动脉期可见欠均质稍低-等增强，周边可见"包膜样"强化，静脉早期较快速廓清，静脉中晚期进一步减退，呈边界清晰的低增强，范围约2.3cm×1.8cm（图2-6-3）。

（4）动态增强MRI：胰头颈交界区见一结节状等T1略长T2信号影，边缘光整，大小约21mm×17mm×17mm，内信号均匀，增强动脉期呈低强化，门脉期及延迟期呈渐进性延迟强化，门脉期强化程度稍低于周围胰腺实质，延迟期稍高于周围胰腺实质。胰管未见明显扩张。

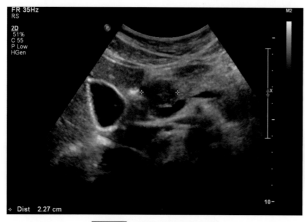

图2-6-1 胰腺肿物灰阶超声

注：光标所指处可见低回声，形态欠规则，边界清晰，内回声欠均，内可见中等回声分隔。

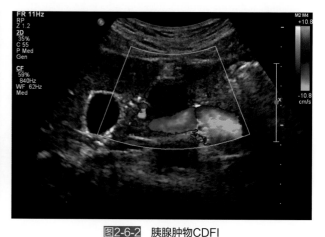

图2-6-2 胰腺肿物CDFI

注：肿物边缘见少许血流信号。

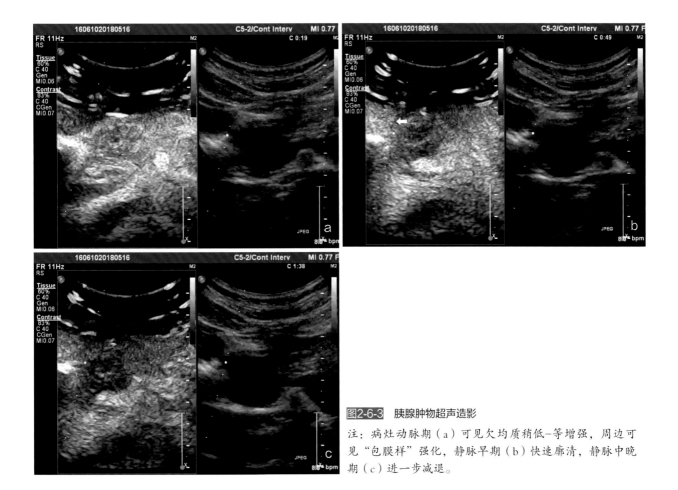

图2-6-3 胰腺肿物超声造影

注：病灶动脉期（a）可见欠均质稍低–等增强，周边可见"包膜样"强化，静脉早期（b）快速廓清，静脉中晚期（c）进一步减退。

 诊断思路

1. 诊断依据

本例的超声特点与胰腺实性假乳头状肿瘤（solid pseudopapillary neoplasm，SPN）常见超声表现有差别。90%的SPN发生在女性，少见于男性，多位于胰头部，一般不伴胰管扩张。由于早期症状不明显，发现时一般病灶体积较大，最大径4～10cm。典型超声表现为内壁不规则的厚壁囊实性包块，部分实性为主者一般边界清晰，内部含有小的囊性区域。

本例发生于年轻男性，病灶小，影像学表现无囊性区，以上特点在SPN中较少见，给术前诊断带来困难，但超声尤其是超声造影表现仍有一些重要特征。笔者研究发现，在动脉期呈等增强和高增强的胰腺实性病灶中，静脉期快速减退征象诊断恶性病变敏感性81.0%，特异性86.7%，且该研究发现具有该征象的2例非恶性病变分别为SPN和伴胰腺上皮内瘤变的炎性病变，均具有恶性潜能。该研究提示在动脉期呈等增强和高增强的胰腺实性病灶中，静脉期快速减退征象高度提示病灶为恶性或具有恶性潜能。因此，本例出现静脉期快速减退，应首先考虑这类病变。再结合边界清晰、中等回声分隔、周边包膜样强化，提示SPN诊断。

本例的动态增强MRI与超声造影中的增强表现不完全相同，可能是由于增强MRI所使用的对比剂钆喷酸葡胺为细胞外间隙造影剂，在动脉期后仍不断从血管腔内进入组织间隙，且假乳头区域中，围绕着血管紧密排列的肿瘤细胞与稍远处退变脱落的肿瘤细胞交替出现的组织病理特点导致造影剂清除速度慢，出现延迟强化；而超声造影所使用的微气泡造影剂为血管内造影剂，仅呈现微血管内的血供情况。

2. 鉴别诊断（表2-6-1）

表2-6-1　灰阶超声表现为低回声的常见胰腺局灶性病变鉴别要点

鉴别要点	胰腺导管腺癌	无功能的胰腺神经内分泌肿瘤	胰腺内异位脾	胰腺实性假乳头状肿瘤（本例）
临床表现	疼痛、黄疸、体重减轻	早期无，晚期出现局部压迫或转移性肿瘤	一般，体积较大时出现压迫	早期无，体积较大时出现压迫
实验室检查	血清胆红素和碱性磷酸酶水平升高，CA19-9水平升高	—	—	多无，少数见CA242、CA19-9水平升高
发病年龄、性别	45岁以上，男性略高于女性	30～60岁	—	90%见于女性，青年多见（本例青年男性）
好发部位	胰头	依病理类型分布有差异	胰尾	各部位无明显差异
灰阶超声表现-边界特点	边界不清，向周围组织呈蟹足样浸润	边界清晰	边界清晰	边界清晰、光滑
胰管扩张	中远端胰管常扩张	少见	少见	无
超声造影特点	多为低增强，但静脉期廓清较快，增强明显低于周围胰腺实质	动脉期均匀高增强，静脉期无明显消退	强化程度较高，与脾一致，且持续增强	动脉期不均质稍低增强，静脉期廓清快速或稍缓慢

3. 拓展知识点

（1）病理学：SPN为少血供肿瘤，实性成分表现为大小一致的肿瘤细胞呈片状排列，血管丰富。邻近血管的肿瘤细胞生长良好，远离血管的肿瘤细胞则出现变性坏死，形成囊性区域。在囊性和实性成分间存在过渡区，组织以纤维血管为轴心形成分支状假乳头。

（2）影像学：SPN的囊性区无强化，实性区增强模式常表现为早期出现不均匀的外周强化，动脉期可呈渐进性强化，静脉期实性区域不均匀增强，与正常胰腺实质相比，病灶在全周期强化程度都较低。

（3）超声造影：对胰腺实性病变穿刺活检的准确定位有较为重要的临床意义，不仅可以避开明显坏死区，还可通过鉴别炎性及肿瘤区域以提高穿刺诊断的成功率。

（4）临床表现：SPN起病隐匿，多数由体检发现，无特异性临床表现，部分患者可出现腹部不适、恶心、呕吐、乏力或腹痛等症状。无特异性肿瘤标志物。10%～15%出现远处转移。

（5）CT及MRI表现：实性、囊性或囊实性混合，典型表现为包膜完整的异质性肿物伴有出血及钙化，多伴边缘钙化，呈点状、斑片状或蛋壳状分布。

（6）预后：SPN具有恶性潜能，但目前其风险缺乏充分研究。手术治疗为主，预后较好，即使已呈恶性，在完全切除后，恶性SPN也经常可被治愈。影响预后的因素尚不明确。

诊断与转归

超声引导下经皮穿刺，取20G针自肿物内吸取出少许血性物，涂片细胞学及液基薄层细胞学检查均可见肿瘤细胞，离心所得细胞块行免疫组化染色，结果为：AE1/AE3（－），CgA（－），Ki-67（index 1%），Syn（弱+），Vimentin（+），β-Catenin（核+），符合实性假乳头状瘤。

病例点睛

（1）实性假乳头状瘤（SPN）是一种发病率低的低度恶性胰腺肿瘤，起病隐匿，手术治疗为主。

（2）实性成分为主的SPN典型超声表现为边界清晰的低回声，回声可不均匀，边界清晰，包裹良好，超声造影动脉期不均质稍低增强，静脉期廓清快速或稍缓慢均可能出现。

（3）在动脉期呈等增强和高增强的胰腺实性病灶中，静脉期快速减退征象高度提示病灶为恶性或具有恶性潜能。

（陈雪琪 撰写 吕 珂 审校）

参考文献

[1] 马驰，谭广. 胰腺实性假乳头状瘤的外科诊治进展[J]. 肝胆外科杂志，2022，30（1）：9-12.

[2] CHEN X, HAO F, GUI Y, et al. Enhancement patterns in the venous phase of contrast-enhanced ultrasounds: diagnostic value for patients with solid pancreatic lesions[J]. Quant Imaging Med Surg, 2021, 11(10): 4321-4333.

📑 病历摘要

患者，男性，42岁。

现病史：自觉腹痛、后背酸胀半月余，行CT检查发现胰腺巨大肿物。近期体重下降4kg。

辅助检查：AFP 143ng/ml，CEA（－），CA19-9（－）。CT提示胰腺明显肿胀，伴实质强化并多发坏死，考虑恶性可能。病灶包绕门静脉汇合处、脾静脉，并受累狭窄。肝左外叶病灶，转移不除外。PET/CT提示胰腺肿胀，代谢不均匀增高，不除外恶性病变。肝左叶低密度灶，代谢增高，考虑恶性病变可能。

📑 影像学表现

（1）超声声像图：胰腺体尾部见低回声，15.2cm×6.2cm×8.3cm，分叶状，边界尚清，CDFI示其内见较丰富血流信号（图2-7-1）。上述低回声与肠系膜上静脉关系密切。脾静脉血流未显示。肝左叶见低回声，3.5cm×4.3cm×3.6cm，邻近被膜，边界尚清，内见不规则无回声区，CDFI示其内见少许血流信号（图2-7-2）。

（2）超声造影：胰腺体尾部低回声病灶动脉期可见弥漫性高增强，局部呈无增强，静脉期缓慢减退，呈边界欠清晰的低增强（图2-7-3）。肝左叶低回声病灶实性部分动脉期可见快速增强，门脉期逐步减退，延迟期呈边界清晰的低增强（图2-7-4）。诊断意见：胰腺实性占位，癌可能性大；肝内囊实性占位，结合病史，转移性癌可能性大。

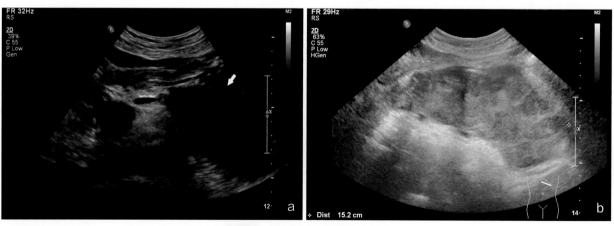

图2-7-1 胰腺病灶灰阶超声+CDFI

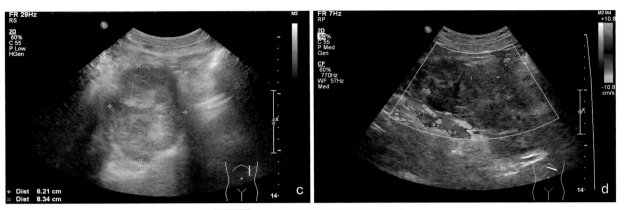

图2-7-1 胰腺病灶灰阶超声+CDFI（续）

注：a. 胰腺横切面，体尾部低回声（箭头）；b. 病灶横切面，体尾部低回声（标记）；c. 病灶纵切面，体尾部低回声（标记），分叶状，边界尚清；d. 病灶CDFI图像，病灶内见较丰富血流信号。

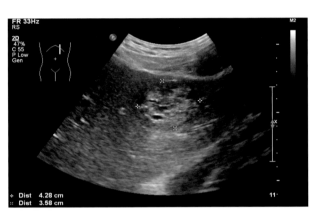

图2-7-2 肝左叶灰阶超声

注：纵切面扫查示肝左叶见低回声，邻近被膜，边界尚清，内见不规则无回声区（标记）。

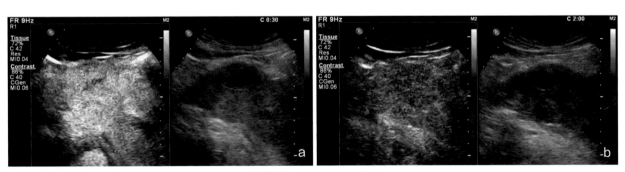

图2-7-3 胰腺病灶超声造影

注：a. 动脉期，胰腺病灶大部分呈弥漫性高增强，局部呈无增强；b. 静脉期，胰腺病灶增强缓慢减退，呈边界欠清晰的低增强。

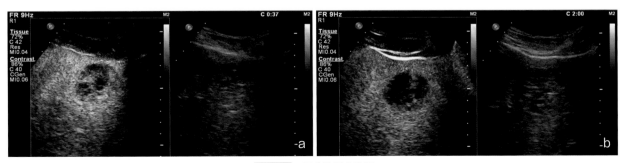

图2-7-4 肝病灶超声造影

注：a. 动脉期，肝左叶中实性部分呈快速增强；b. 静脉期，肝左叶病灶呈边界清晰的低增强。

💙 诊断思路

1. 诊断依据

胰腺腺泡细胞癌（pancreatic acinar cell carcinoma，PACC）好发于50岁左右的中年男性，可发生在胰腺各个部位，多为单发，罕见发生于胰腺导管内。早期临床症状不明显，通常发现时肿瘤平均直径较大，部分患者肿瘤明显外凸，甚至完全位于胰腺轮廓外。超声常表现为以实性成分为主的占位，边界清晰，内部坏死及囊性变多见，坏死界面多不规则毛糙，有恶性肿瘤坏死的特征，可伴有钙化。同时多数病灶内可探及丰富程度不等的彩色血流信号。由于肿瘤表现为外向性生长，较少沿胰管浸润，故胰胆管扩张者少见。虽然PACC肿瘤有包膜，但侵袭性仍很高，50%患者诊断时已有区域淋巴结甚至肝转移，也可侵犯静脉发生瘤栓。目前超声造影对于该病的认识较少，有研究表明病灶多为渐进式增强，有别于导管腺癌的低增强。

本例患者为42岁男性，自觉腹痛、后背酸胀，半个月体重下降4kg，临床表现不具有特异性。超声可见胰腺体尾部巨大实性占位及肝左叶以实性成分为主的占位，均边界尚清，内见血流信号。超声造影显示胰腺体尾部及肝内病灶均动脉期快速增强，静脉期缓慢减退，结合AFP升高及CT、PET/CT检查，提示胰腺癌及肝内转移癌可能。患者造影后于超声引导下穿刺，病理结果证实为PACC。

2. 鉴别诊断

（1）胰腺导管腺癌：临床上多有上腹痛、黄疸症状，多位于胰头，易侵犯胰、胆管并引起扩张，形成"双管征"。体积多小于PACC，呈浸润性生长，无包膜，边界不清，内部血供少，超声造影强化程度明显低于正常胰腺组织。

（2）胰腺无功能神经内分泌肿瘤：多见于中青年，属于富血供肿瘤，内部血流丰富。即使伴较大范围囊性变或坏死区，超声造影动脉期仍呈明显强化，可与PACC鉴别。容易出现血行转移，淋巴结转移较少见。

（3）胰腺实性假乳头状瘤：好发于年轻女性，肿块多有包膜、边界清，一般不出现胰胆管扩张。增强多表现为渐进性延迟强化，即动脉期轻度强化，静脉期明显强化。有强化包膜，囊变、出血多见，囊变区与实性区分界较清晰，恶性度低，较少出现转移。发病年龄及性别有一定鉴别意义。

（4）胰腺黏液性囊腺瘤：常见于中年女性，随肿瘤体积增大恶性程度增高，直径>8cm可考虑为恶性。通常为大囊（>2cm）或多囊状结构，边界清，包膜较厚，可有分隔及壁结节，增强扫描后分隔及壁结节可见强化，囊壁可见钙化，易与PACC鉴别。

3. 拓展知识点

（1）临床表现：PACC是一种罕见的胰腺上皮恶性肿瘤，主要来源于胰腺腺泡细胞和胰管末端分支。虽然胰腺中82%的组织由腺泡细胞构成，仅4%的组织由导管上皮构成，但该病的发病率远低于胰腺导管腺癌，仅占所有胰腺肿瘤的1%。不同于胰腺导管腺癌的发病高峰年龄在60～70岁，该病平均发病年龄较年轻，50岁左右男性多见，罕见于儿童及青少年。PACC的标志性病理特征是其外分泌功能及强大的侵袭和转移能力，使PACC的治疗比其他胰腺肿瘤更困难，预后较差。

PACC肿瘤以膨胀性生长为主，形状多不规则，沿着胰腺的长轴生长，对周围脏器表现为压迫性改变，无明显"嗜神经生长"与"围管性浸润"的特点，故早期症状不具有特异性，可表现为体重减轻（52%）、腹痛（32%）、恶心呕吐（20%）、黑便（12%）、虚弱、食欲减退或腹泻（8%）等，发现时瘤体可生长到7~10cm甚至更大。10%~15%的患者出现脂肪酶分泌过多综合征，并发胰源性脂膜炎，这是一种副肿瘤综合征，伴有多个皮下脂肪坏死和多关节痛性结节病灶。目前尚未发现PACC的特异性肿瘤标志物，常被误诊为胰腺导管腺癌或胰腺神经内分泌肿瘤。该病预后较差，易早期转移至局部淋巴结和肝，中位生存期约为18个月，5年病死率超过50%，因此早期确诊并积极手术治疗可以改善预后。

（2）CT表现：多为以实性为主的囊实性占位，增强可分为富血供和乏血供两种模式，后者居多。因肿瘤间质为血窦样结构，内部常伴坏死，因此常呈渐进性强化，但强化程度低于周围正常的胰腺组织。其中富血供者坏死范围小，表现多为均质，乏血供者则更倾向于不均质（图2-7-5）。

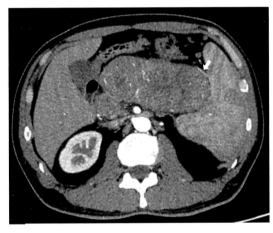

图2-7-5 胰腺腺泡细胞癌增强CT
注：以实性为主的囊实性占位，呈不均质低增强。

诊断与转归

（1）临床诊断：胰腺腺泡细胞癌。
（2）随诊：建议AG方案或mFOLFIRINOX方案化疗，2程评价疗效。

病例点睛

（1）胰腺腺泡细胞癌（PACC）是一种来源于腺泡的胰腺高侵袭性罕见恶性肿瘤。
（2）PACC好发于50岁左右的男性，临床症状出现较晚且缺乏特异性，肿瘤标志物缺乏特异性，早期可发生淋巴结及肝转移，预后差。
（3）PACC的超声表现：多为体积较大、边界清、外凸、血供较导管腺癌略丰富的胰腺囊实性肿物，出血及囊性变多见，超声造影可显示其血供特点，可与胰腺最常见的导管腺癌进行鉴别。
（4）PACC的CT表现：有包膜，增强多为不均匀渐进性强化，但是低于胰腺正常组织，易侵犯邻近器官，具有一定特征性。

（纪佳琦 桂 阳 撰写 谭 莉 审校）

参考文献

[1] 朱璐珑，肖泽彬，郑贤应，等. 胰腺腺泡细胞癌的CT和MRI特征[J]. 中国医学影像学杂志，2018，26（6）：422-426.

[2] ZHANG X M, ZHANG H J, LI Q, et al. Pancreatic acinar cell carcinoma-case report and literature review[J]. BMC Cancer, 2018, 18(1): 1083.

病例 8

病历摘要

患者，男，56岁。

主诉：上腹痛多年，加重1个月伴巩膜黄染。

症状与体征：上腹痛多年，1个月前无明显诱因加重，出现上腹痛，较剧烈，向背部放射。巩膜黄染，尿色加深呈茶色。无嗳气、反酸、烧心、恶心、呕吐、呕血、黑便、便血等症状。

既往史：否认胃肠道肿瘤家族史。否认腹盆腔手术史。不嗜烟酒。

实验室检查：ALT 325U/L，TBil 40.4μmol/L，DBil 22.5μmol/L；Glu 9.3mmol/L；淀粉酶（AMY）157U/L，脂肪酶（LIP）207U/L；CA19-9 43.4U/ml；血清IgG4 15 100mg/L；总IgE 158.0KU/L。

影像学表现

胰腺超声：胰腺形态饱满，呈"腊肠样"改变，胰头厚2.6cm，胰体厚1.9cm，胰尾厚2.3cm，胰腺回声弥漫减低，内散在斑点样高回声，主胰管宽0.22cm（图2-8-1）。

胆系超声：胆囊形态饱满，大小8.2cm×4.0cm×4.0cm，内透声差，充满细密光点（图2-8-2）。肝内外胆管增宽：胆总管1.0cm，左肝管宽约0.7cm，右肝管宽约0.6cm，肝内三级胆管宽约0.4cm。

肝脾超声：未见明显异常。

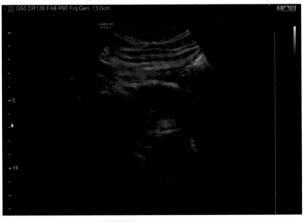

图2-8-1 胰腺灰阶超声

注：横切面胰腺形态饱满、呈"腊肠样"改变，回声弥漫减低，内散在斑点样高回声，主胰管稍增宽。

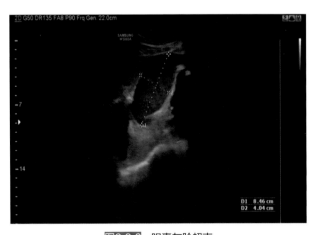

图2-8-2 胆囊灰阶超声

注：纵切面胆囊形态饱满、胆汁淤积。

💗 诊断思路

1. 诊断依据

IgG4相关自身免疫性胰腺炎（autoimmune pancreatitis，AIP）超声表现为胰腺弥漫性或者局灶性肿大，局灶性肿大多位于胰头，弥漫性肿大者典型表现为"腊肠样"改变。胰腺回声减低、增粗，内部可见纤维化样高回声斑点；主胰管弥漫性或局限性狭窄，远端扩张，伴或不伴胆总管上段及肝内胆管扩张、胆囊内胆汁淤积。

进一步检查：双侧腮腺回声轻度不均（图2-8-3a）；双侧颌下腺腺体回声显著不均，内见数个低回声（图2-8-3b）；双侧泪腺肿大，腺体回声显著不均，内弥漫分布低回声（图2-8-3c），CDFI显示腺体内血流信号明显增多（图2-8-3d）。

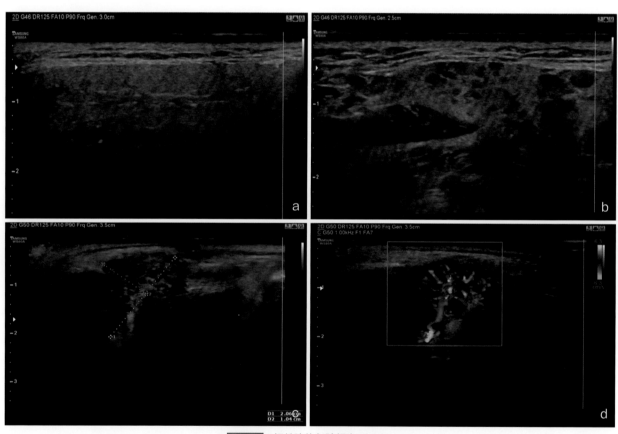

图2-8-3 相关腺体灰阶超声+CDFI

注：a.腮腺回声轻度不均；b.颌下腺弥漫性病变；c.泪腺肿大伴弥漫性病变；d.泪腺内血流信号明显增多。

CT表现：胰腺形态饱满，实质密度均匀，边缘稍模糊，胰周少许絮片影，胰管未见明显扩张（图2-8-4）；肝内外胆管轻度扩张；胆囊增大，胆囊胆汁淤积可能。

本例患者有反复腹痛、梗阻性黄疸，血清IgG4 15 100mg/L，明显升高，影像学检查见多器官系统受累，包括胰腺、泪腺、颌下腺，符合2019年IgG4相关性疾病分类标准。患者症状主要为反复腹痛，每次发作均伴有AMY升高，原发病累及胰腺以急性胰腺炎为主要表现，符合AIP。患者CA19-9始终不高，进一步完善EUS-FNA除外恶性肿瘤。

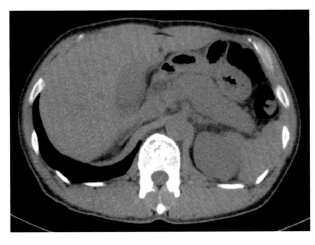

图2-8-4 胰腺CT
注：胰腺形态饱满，胰周少许渗出。

病理结果：超声内镜引导下胰腺穿刺，液基细胞学检查未见恶性肿瘤细胞；组织条可见炎性渗出物及少许胰腺组织，伴纤维组织增生及多量淋巴细胞、浆细胞浸润，免疫组化可见较多IgG4阳性细胞，IgG（部分+），IgG4（部分+，IgG4/IgG>40%），倾向于IgG4相关性疾病。

2. 鉴别诊断

患者胰腺弥漫性腊肠样肿大、回声弥漫性减低，符合AIP诊断，但主胰管扩张、黄疸，应除外胰腺癌。胰腺癌多为蟹足样浸润生长，胰管突然截断、狭窄远端明显扩张，远端胰腺萎缩，可伴肝转移灶、淋巴结转移等。有文献报道AIP胰腺内的高回声斑点有助于鉴别AIP及胰腺癌，AIP的实验室检查、其他器官相应改变及激素治疗效果良好均对鉴别二者有重要帮助。

3. 拓展知识点

IgG4相关AIP是由自身免疫介导，以胰腺肿大和胰管不规则狭窄为特征的一种特殊类型的慢性胰腺炎。2010年，国际胰腺病学会国际共识诊断标准将AIP分为两种亚型。其中1型即IgG4相关AIP，2型为粒细胞上皮病变（特发性导管中心性慢性胰腺炎）。IgG4相关AIP主要临床表现为黄疸、腹痛，少数以反复发作胰腺炎为主要表现。患者可有除胰腺外其他器官的症状，如唾液腺或泪腺受累症状、胆管炎、胆囊炎、腹膜后纤维化、肺间质性纤维化等。实验室检查血清IgG4常明显升高，血清淀粉酶、脂肪酶轻度升高，ESR及CRP被认为与病情活动相关，CA19-9可有轻度升高，当AIP累及胆总管或合并胆管炎时，胆红素及转氨酶可相应升高。常见并发症包括糖尿病、胰源性门静脉高压、胰腺结石和胰腺萎缩等。病理表现征为淋巴细胞和浆细胞浸润、条状纤维化、闭塞性静脉炎和明显的IgG4阳性浆细胞浸润。

诊断与转归

（1）临床诊断：IgG4相关性疾病（AIP，梗阻性黄疸，泪腺、颌下腺受累）。
（2）随诊：患者行糖皮质激素规律治疗3个月后临床症状体征好转，实验室检查结果如下。ALT 16U/L，TBil 16.3μmol/L，DBil 4.3μmol/L；Glu 4.8mmol/L；AMY 93U/L，LIP 26U/L；CA19-9 8.2U/ml；血清IgG4 2268mg/L；IgE 21.5KU/L。

　　复查超声：提示胰腺大小未见明显异常，回声增粗，主胰管未见增宽（图2-8-5）；胆囊大小未见异常，内未见结石及占位；肝内外胆管未见增宽；双侧腮腺未见明显异常；双侧颌下腺回声轻度不均，泪腺回声轻度不均，均较前好转（图2-8-6）。

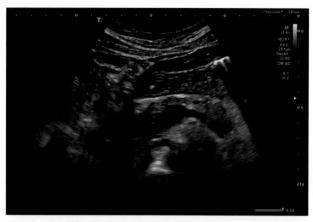

图2-8-5　胰腺灰阶超声复查
注：胰腺横切面胰腺大小未见明显异常，回声增粗。

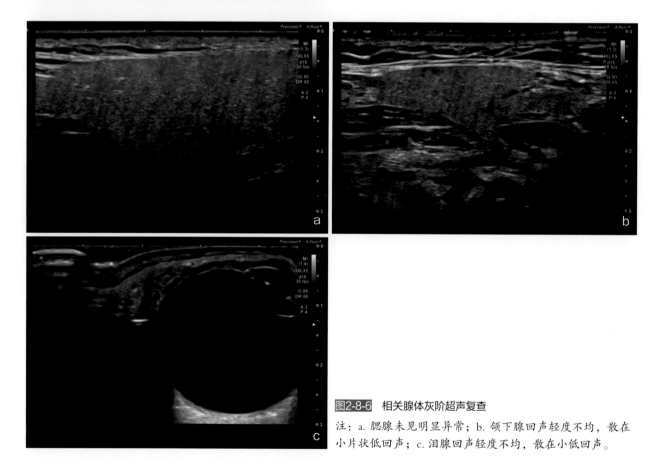

图2-8-6　相关腺体灰阶超声复查
注：a. 腮腺未见明显异常；b. 颌下腺回声轻度不均，散在小片状低回声；c. 泪腺回声轻度不均，散在小低回声。

📝 病例点睛

　　（1）IgG4相关AIP是由自身免疫介导，以胰腺肿大和胰管不规则狭窄为特征的一种特殊类型的慢性胰腺炎。

（2）IgG4相关AIP主要临床表现为黄疸、腹痛，少数以反复发作胰腺炎为临床表现。可有胰腺外其他器官的症状，如唾液腺或泪腺受累症状、胆管炎、胆囊炎、腹膜后纤维化、肺间质性纤维化等。

（3）IgG4相关AIP实验室检查：血清IgG4常明显升高，血清淀粉酶、脂肪酶轻度升高，ESR及CRP被认为与病情活动相关，CA19-9可有轻度升高，当AIP累及胆总管或合并胆管炎时，胆红素及转氨酶可相应升高。常见并发症包括糖尿病、胰源性门静脉高压、胰腺结石和胰腺萎缩等。

（4）IgG4相关AIP的超声表现：胰腺弥漫性或者局灶性肿大，局灶性肿大多位于胰头；弥漫性肿大者典型表现为"腊肠样"改变；胰腺回声减低、增粗，内部可见纤维化样高回声斑点；主胰管弥漫性或局限性狭窄，远端扩张。

（冀加美 撰写 杨 筱 审校）

参考文献

[1] WALLACE Z S, NADEN R P, CHARI S, et al. The 2019 American College of Rheumatology/European League Against Rheumatism Classification Criteria for IgG4-Related Disease[J]. Arthritis Rheumatol, 2020, 72(1): 7-19.

[2] 赖雅敏，吴东，杨红，等. 1型自身免疫性胰腺炎的流行病学及临床特点[J]. 基础医学与临床，2017，37（11）：1607-1610.

病例 **9**

🦋 病历摘要

患者，男性，51岁。

主诉：上腹胀痛3年，加重4天。

症状与体征：上腹部胀痛，无放射，禁食后可缓解，饱食、饮酒后加剧。4天前饱食后出现上腹及右中腹剧烈针刺样疼痛，伴恶心。近3～4个月体重下降约10kg。

既往史：无特殊。

辅助检查：AMY 234U/L，LIP 3842U/L；肿瘤标志物（－）；IgG亚类测定4项（－）。

🔘 影像学表现

（1）超声：胰头区见混合回声，范围约8.7cm×7.9cm×5.3cm，形态欠规则，边界尚清，以中低回声为主，内见多个点状及短条状强回声，另可见少许无回声区（图2-9-1），CDFI内见少许点条状血流信号。主胰管宽约0.3cm（图2-9-2）。

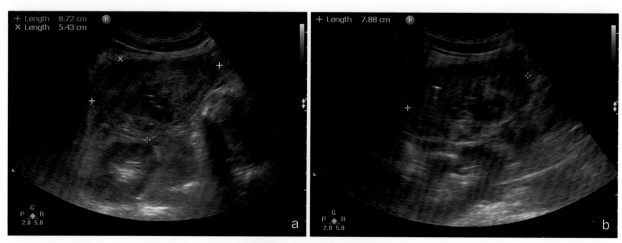

图2-9-1 胰头部病灶灰阶超声

注：a.纵切面；b.横切面。

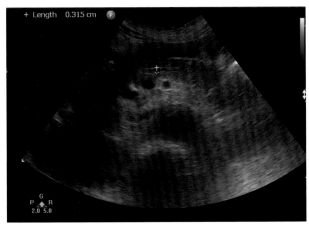

图2-9-2 胰腺体部灰阶超声

注：胰腺长轴切面示主胰管增宽。

（2）增强CT+三维重建：十二指肠降段至水平段下方团块影，最大截面约8.7cm×5.7cm（图2-9-3a），密度不均，未见明显强化，与十二指肠关系密切。胰头十二指肠间不规则低强化影伴多发点片状高密度影及小囊状无强化低密度影，范围约4.0cm×3.2cm（图2-9-3b）。主胰管略扩张，胰腺实质肿胀。

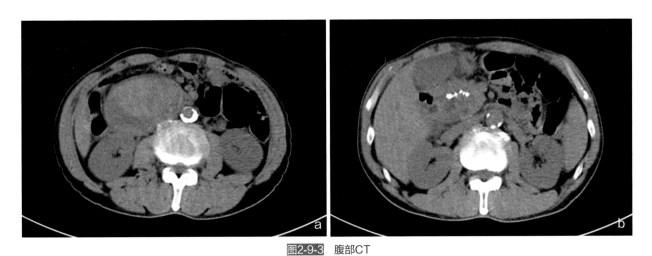

图2-9-3 腹部CT

注：a.十二指肠降段至水平段下方团块影最大截面；b.胰头十二指肠间不规则低强化影伴多发点片状高密度影及小囊状无强化低密度影。

（3）超声内镜：胰头部回声不均，未见明确实性占位，胰头可见多发强回声结节，直径0.4～0.7cm，后方伴声影，胰管无明显扩张，胰头部胰管直径约0.32cm，胰头旁见一囊性占位，内部有分隔，回声尚均匀，边界清楚，钩突部回声不均，局灶性减低，约4.8cm×3.7cm，其内可见一约1.11cm×0.97cm的无回声囊性改变。

诊断思路

1. 诊断依据

沟槽性胰腺炎是少见的慢性胰腺炎，多见于有酗酒和吸烟史的40～50岁男性，其临床症状和影像学表现类似于胰腺癌，或掩盖胰腺癌症状，或与胰腺癌并发，累及胰十二指肠沟。胰十二指肠沟是由胰头、十二指肠、胆总管包围的一个潜在间隙，内可有淋巴结。单纯型沟槽性胰腺炎仅局限沟槽部位，若累及胰头则为节段型。多数沟槽性胰腺炎患者主诉有严重的上腹痛、恶心和反复发生的餐后呕吐，持续数周至数年，可伴有体重减轻。一些患者出现白细胞增多，淀粉酶和脂肪酶可轻微或显著升高，而肿瘤标志物（CEA和CA19-9）水平通常是正常的。超声通常可见胰腺头部混杂回声包块；十二指肠壁增厚，可引起十二指肠降段的狭窄、胆管梗阻。超声内镜可以较准确指示病变的位置及程度。

本例患者有持续数年的上腹部胀痛的病史，近3~4个月体重下降10kg，肿瘤标志物水平未见异常，伴有淀粉酶和脂肪酶显著升高。超声可见胰头部的混合回声区和主胰管的增宽，可符合沟槽性胰腺炎的表现。

2. 鉴别诊断

（1）胰腺癌：早期无明显症状，胰头多发，影像学可见胰头部的肿块。本例外院腹部CT提示胰头占位，且既往有吸烟、饮酒史，近期出现体重下降等消耗症状，需考虑胰头部恶性肿瘤可能。沟槽性胰腺炎的胰头区肿块内可见点状强回声，内可见管腔样结构，是贯穿于肿块中的扩张胰管；而胰腺癌引起的胰管扩张在肿块处中断。此外，胰腺癌患者常伴有CA19-9升高，细针穿刺细胞学检查可见异型细胞。

（2）IgG4相关自身免疫性胰腺炎：也可以表现为胰腺占位，由自身免疫系统攻击胰腺导致，伴有血液中IgG4水平升高。本例患者血清IgG亚类测定4项均为阴性。

（3）其他慢性胰腺炎：肿块型慢性胰腺炎也可表现为胰腺占位，患者有长期饮酒史，可导致胰腺的长期损害，出现部分或广泛的纤维化和钙化。但本例患者没有明显的胰腺内外分泌功能障碍的表现，如进食油腻食物后腹泻，空腹血糖水平及糖耐量异常等。

3. 拓展知识点

（1）病因和发病机制：各种原因所致的十二指肠小乳头解剖学异常或功能性障碍，使胰液经副胰管排出不畅是沟槽性胰腺炎的主要发病机制。可能的原因包括十二指肠壁增厚或瘢痕形成，解剖学结构异常（如小乳头阻塞及功能不全）；胰腺分裂、十二指肠壁的胰腺异位伴随局部炎症、瘢痕形成和导管扩张等；由于胃切除术，十二指肠溃疡和胆道疾病导致的局部解剖结构异常等。

（2）病理学特点：其关键的组织学特征如下。十二指肠壁扩张的导管和假性囊肿改变；十二指肠黏膜下纤维化，可延伸到胰腺沟槽区相邻的软组织；可能存在Brunner腺增生，周围平滑肌和肌纤维母细胞增生。

细胞学表现：其中最常见的是梭形基质细胞、泡沫细胞和颗粒碎片。也可见炎症细胞和十二指肠上皮细胞。存在丰富梭形细胞或Brunner腺增生的细胞也可以呈现肿瘤样改变。

（3）消化内镜检查：可见十二指肠管腔狭窄，伴有水肿和黏膜炎症改变。

（4）CT和MRI检查：CT可见十二指肠壁增厚，胰腺和十二指肠壁之间可见低密度肿块，强化程度较低，可见胰头的肿胀和点状钙化。MRI可显示胆管和胰管的扩张，通常不累及主胰管。

诊断与转归

（1）临床诊断：沟槽性胰腺炎可能性大，假性囊肿形成，十二指肠球后、降段外压性狭窄。

（2）随诊：EUS引导下穿刺病理结果显示胰腺钩突见纤维素性渗出物、炎症细胞及少许胰腺导管细胞，未见恶性肿瘤细胞。

患者后续治疗：保守治疗，低脂饮食，门诊随诊。

病例点睛

（1）沟槽性胰腺炎是一种累及胰头、十二指肠和胆总管之间的区域的局灶性慢性胰腺炎。

（2）沟槽性胰腺炎的临床表现不具有特异性，主要表现为长期持续的上腹痛、腹胀及餐后呕吐，可伴有体重减轻。其特征性表现为十二指肠狭窄，可能导致梗阻性症状。

（3）沟槽性胰腺炎的超声表现：胰头区混合回声，与周围组织分界不清晰，内可见点状或条状强回声，可见十二指肠壁增厚。

（4）肿瘤标志物阴性，可见淀粉酶和脂肪酶升高。

（王浣钰 陶蕙茜 撰写 吕 珂 审校）

参考文献

[1] DESOUZA K, NODIT L. Groove pancreatitis: a brief review of a diagnostic challenge[J]. Arch Pathol Lab Med, 2015, 139(3): 417-421.

病例 10

病历摘要

患者，男性，60岁。

临床表现：腹泻7月余，加重伴脐周痛1月余。病程中无发热、黏液脓血便，体重下降10kg。调节肠道菌群治疗无效，应用美沙拉秦、地衣芽胞杆菌活菌胶囊并行半流食后症状可部分缓解。

既往史：慢性胃炎1年余，四联抗Hp治疗有效。

体格检查：BMI 20.1，浅表淋巴结未及明显肿大，心肺无特殊，左下腹可及直径约3cm包块，质偏硬，活动度可，无明显压痛。

实验室检查：血常规（−）；便OB（＋）；hs-CRP 14.08mg/L；LDH 156U/L；CEA、CA242、CA19-9（−）；抗肠杯状细胞抗体IgG（＋）1：20；血结核T细胞斑点试验IFN（A）76FC/10S6MC，IFN（B）140FC/10S6MC；PPD试验（＋＋）。

结肠镜：乙状结肠局部肠腔明显狭窄，见一处环腔溃疡改变，局部僵硬，远端黏膜纠结、充血水肿，局部呈结节样隆起；另见瘘管。末段回肠黏膜充血水肿，散在糜烂。活检病理示（乙状结肠）少许破碎的结肠黏膜及肉芽组织。（回肠末段）小肠黏膜显慢性炎。

影像学表现

（1）超声表现：盆腔小肠间可见粘连，范围约7.7cm×7.5cm×5.4cm（图2-10-1a），该节段小肠肠壁显著增厚，较厚处约1.9cm，肠壁呈均匀低回声，分层结构消失（图2-10-1b），浆膜层尚完整，肠腔变窄，动态观察可见肠蠕动（图2-10-1c）。CDFI：肠壁可见条状血流信号。

病变节段小肠的肠系膜动脉显著增粗（图2-10-1d）。乙状结肠与病变小肠关系密切，分界不清（图2-10-1e）。回盲部结构清晰（图2-10-1f），阑尾可见，余结肠及小肠肠壁未见明显增厚。

腹腔内未见异常肿大淋巴结。左下腹病变肠管旁见游离液性暗区，深约1.9cm。

（2）腹盆增强CT+小肠重建：第6组小肠局部肠管走行紊乱、粘连，局部可见多发包裹性混杂密度影，其内可见气体密度，边界不清，增强后肠壁可见强化（图2-10-2），考虑肿瘤不除外，多发内瘘形成可能；乙状结肠与之关系密切、分界不清，受累可能；回盲部肠壁稍厚伴强化，炎症改变可能。

（3）胸部CT：纵隔小淋巴结。

（4）钡灌肠造影：乙状结肠结构紊乱伴肠腔狭窄，肠壁僵硬伴黏膜破坏，恶性病变可能。

（5）PET/CT：盆腔内回肠^{18}F-FDG及^{68}Ga-pentixafor摄取均明显增高，相应肠壁明显增厚、管腔扩张，考虑小肠淋巴瘤可能。

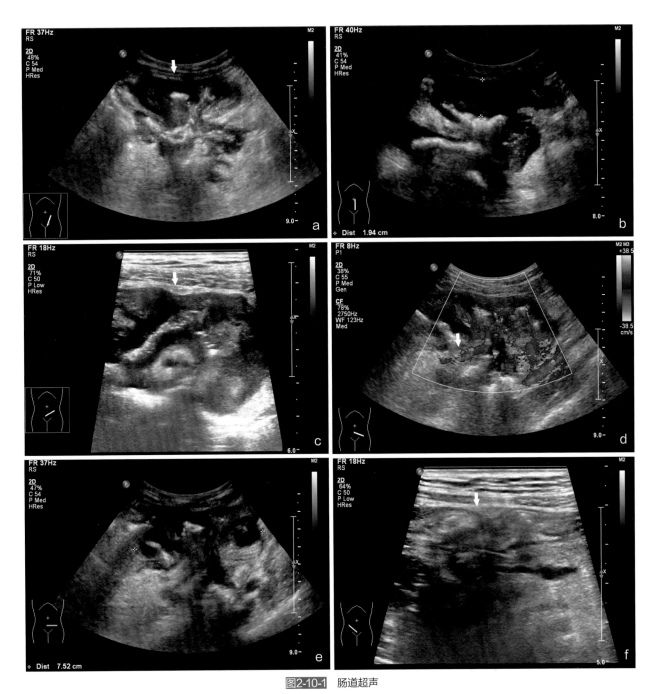

图2-10-1　肠道超声

注：a. 左下腹纵切面扫查盆腔小肠间粘连（箭头）；b. 下腹部纵切面扫查小肠肠壁增厚，分层结构消失（标记）；c. 盆腔小肠横切面扫查小肠肠壁增厚，浆膜面完整（箭头）；d. 左下腹横切面CDFI示肠系膜下动脉增粗，并被病变小肠包绕（箭头）；e. 左下腹横切面扫查回肠与乙状结肠分界不清；f. 右下腹扫查回盲部结构清晰（箭头）。

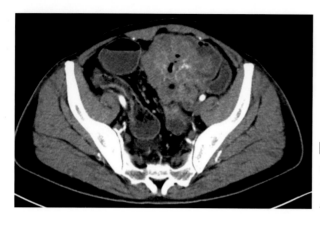

图2-10-2 腹盆增强CT+小肠重建

注：盆腔内小肠局部肠管走行紊乱、粘连，局部可见多发包裹性混杂密度影，其内可见气体密度，边界不清，增强后肠壁可见强化。

💗 诊断思路

1. 诊断依据

小肠淋巴瘤的典型超声表现为弥漫浸润型示受累肠壁节段显著增厚，肠壁分层结构消失，呈极低回声，浆膜面较光滑，伴或不伴肠腔狭窄，肠腔黏膜面光滑；肿块型示不规则肿块，边界不清，呈极低回声的"假肾征"；可进一步引起肠梗阻（近端肠管扩张）、肠穿孔（肠壁连续性中断，肠周气体及肠内容物强回声、游离液性暗区）等并发症；肠周可伴淋巴结肿大，肠系膜肿大的淋巴结可包绕肠系膜血管。

本例患者为老年男性，病程仅7月余，以持续腹泻起病，伴脐周疼痛、腹部包块，无发热、黏液脓血便，病程中体重下降明显，结肠镜提示乙状结肠环腔溃疡伴黏膜充血水肿、乙状结肠瘘，影像学显示盆腔小肠肠壁显著增厚，回肠-乙状结肠粘连，应首先考虑小肠淋巴瘤伴回肠-乙状结肠肠瘘。患者查血常规白细胞计数正常，无明确外周、纵隔淋巴结受累证据，腹部CT未见肝、脾受累，以腹泻、腹痛起病，PET/CT提示回肠^{18}F-FDG及^{68}Ga-pentixafor异常摄取，需考虑原发性肠道淋巴瘤可能。

2. 鉴别诊断

（1）克罗恩病：全消化道均可能受累，肠道病变具有节段性、跳跃性的特点，肠壁全层受累，可出现肠瘘，应与之鉴别。但克罗恩病多为青少年起病，好发部位为回盲部，肠道超声表现为节段性肠壁增厚，回声减低，分层结构可不清，肠腔面凹凸不平，呈铺路石样改变，伴肠腔狭窄，受累节段之间的肠壁表现正常。此外，超声可能观察到肠瘘及脓肿。内镜可观察到鹅卵石样外观，阿弗他溃疡或透壁性溃疡。典型病理特征为非干酪样肉芽肿。本例患者为老年男性，非克罗恩病好发人群，超声示回盲部结构清晰，无受累表现，内镜下未见典型的透壁性溃疡，活检病理无典型非干酪样肉芽肿证据。

（2）肠结核：好发于回盲部，超声表现为肠壁增厚和充血，回盲瓣受累时见正常结构被破坏，常伴有管腔狭窄，可见肠周淋巴结肿大，并发症常见为肠梗阻，部分伴肠瘘，合并腹膜炎时另可显示腹水、腹膜增厚。结合患者全身症状（发热、盗汗、体重下降）、PPD试验、病原学检查可帮助诊断，病理特征为干酪样肉芽肿。本例患者T-SPOT.TB、PPD试验阳性，但无典型午后低热、盗汗等全身表现，影像学未见回盲部受累，缺乏病原学与病理证据，不能明确肠结核诊断。

（3）小肠腺癌：本例患者为老年男性，病程相对较短，临床症状有明显消耗表现，需考虑肿瘤性病因。然而腺癌发病率低，腺癌的超声表现可见局限性肠壁不规则增厚，肠壁分层结构消失呈低回声，肠腔狭窄发生早，故常出现近端肠管扩张，不完全性肠梗阻表现；当肿瘤突破浆膜层累及周围肠管时可见外突不规则肿块与周围肠壁分界不清，可出现内瘘。本例患者筛查肿瘤标志物阴性、内镜及活检未提供肿瘤诊断证据，超声、CT及PET/CT所见受累肠段肠壁回声较均匀减低，浆膜面较光滑表现，均不支持腺癌的诊断。

3. 拓展知识点

（1）临床特点：胃肠道为淋巴瘤结外受累的好发部位之一，原发性胃肠道淋巴瘤较继发性少见。原发性胃肠道淋巴瘤定义为胃肠道受累为主，发病时无外周淋巴结受累，无纵隔淋巴结肿大，无肝、脾受累，血白细胞计数与分类计数正常，常见病理类型包括黏膜相关淋巴组织淋巴瘤、弥漫性大B细胞淋巴瘤、套细胞淋巴瘤、伯基特淋巴瘤等。在原发于胃肠道的患者中，小肠受累占20%～35%，可为单一或多部位受累，其中回肠为相对好发部位，可能与淋巴组织聚集有关。好发人群为老年男性，易感因素包括免疫缺陷、免疫抑制状态、自身免疫性疾病、炎症性肠病等，临床表现可能不具备特异性，包括腹痛、腹泻、腹部包块等，以及全身症状如发热、盗汗、体重下降等，患者可并发肠梗阻、肠套叠、肠穿孔等。胃肠道淋巴瘤确诊依赖于病理证据，治疗方案及预后与组织学因素密切相关。

（2）CT表现：弥漫型可见节段肠壁规则或不规则环形增厚，增强后中等较均匀强化，黏膜面较光滑，伴或不伴肠腔狭窄，部分患者表现为肿块型，肿块内可见"漂浮血管征"（血管不受侵犯）。可见肿大肠系膜淋巴结，若形成肠系膜淋巴结包块包绕肠系膜血管即"三明治征"。

（3）内镜表现：小肠淋巴瘤可表现为弥漫浸润型、淋巴瘤样息肉病、肿块型、溃疡型、混合型等，可见肠壁增厚，黏膜不规则隆起或呈结节样，表面糜烂坏死，或表现为单发或大小不等的多发溃疡，溃疡周边隆起，有浸润感，部分患者可见肿块形成，表面可伴溃疡。小肠镜活检取材受限，可能需要多次活检提高病理诊断率。

诊断与转归

（1）临床诊断：因考虑该患者为恶性病变可能性大，然而多次内镜活检病理无特异性提示，故行外科手术治疗并明确诊断，术中所见末段回肠与乙状结肠粘连成团，堆积在肠系膜下血管表面，术后病理证实非霍奇金淋巴瘤诊断，结合免疫组化，符合弥漫性大B细胞淋巴瘤。

（2）随诊：患者外科手术治疗后，行8程R-CHOP方案化疗，临床评估为完全缓解，后随访4年余情况稳定，无再发相关临床症状，复查胸腹盆CT未见新发病灶证据。

病例点睛

（1）本例为老年患者，病程短，有明显的消耗症状，临床表现缺乏特异性，包括腹痛、腹泻、腹部包块，实验室检查特异性不高，影像学检查为明确诊断提供了重要信息。

（2）胃肠道为淋巴瘤结外受累的好发部位之一，原发性胃肠道淋巴瘤较继发性罕见，小肠淋巴瘤中回肠为好发部位。熟悉胃肠道淋巴瘤的临床病理特征对于影像医师的诊断有重要意义。

　　（3）小肠淋巴瘤超声表现为肠壁显著增厚，肠壁回声明显减低、分层结构消失，或见不规则肿块；病变肠道蠕动正常，因此肠梗阻少见；病变邻近的肠系膜血管增粗、不受侵犯是其突出特征；可合并邻近的肠系膜淋巴结肿大；可出现肠穿孔等并发症。

　　（4）小肠淋巴瘤诊断依赖病理证据，内镜活检病理诊断难度较高，必要时多次取病理或手术治疗。

（何雨荻　撰写　朱庆莉　审校）

参考文献

[1] 平凌燕，宋玉琴，郑文，等. 99例原发肠道恶性淋巴瘤患者的临床特征，诊治及预后分析[J]. 中华血液学杂志，2017，38（3）：231-236.

[2] 马升高，钟谷平，董磊，等. 原发性胃肠道恶性淋巴瘤内镜表现与病理分析[J]. 中华消化内镜杂志，2009，26（6）：314-316.

[3] VETRO C, ROMANO A, AMICO I, et al. Endoscopic features of gastro-intestinal lymphomas: from diagnosis to follow-up[J]. World J Gastroenterol, 2014, 20(36): 12993-3005.

病例 **11**

病历摘要

患者，女性，63岁。

主诉：上腹胀痛2年半，加重伴恶心、排气排便减少1天。

症状与体征：患者2年半前开始出现上腹胀、胀痛，间断反酸、烧心。间断腹泻，排便前腹痛，排便后腹痛缓解。1天前患者无明显诱因腹痛加剧，伴恶心，排气排便减少。查体：脐周有压痛，无反跳痛，肠鸣音5次/分。

既往史：1年前因急性肠系膜上动脉栓塞于外院行剖腹探查、部分小肠切除术治疗。冠心病病史，口服阿司匹林、瑞舒伐他汀等药物治疗。

影像学表现

脐周偏下方腹腔内局部小肠肠系膜及肠系膜血管呈"漩涡征"（图2-11-1）。呈顺时针方向旋转，范围约4.8cm×4.1cm（图2-11-2），CDFI显示该处肠系膜血管呈螺旋分布（图2-11-3）。

扭转点周边肠系膜回声明显增强（图2-11-4）。

左上腹近端小肠可见肠腔扩张，较宽处宽约3.0cm，动态观察可见肠蠕动增强，肠内容物呈往复运动（图2-11-5）。

腹腔内可见少许游离液性暗区，深约0.9cm（图2-11-6）。

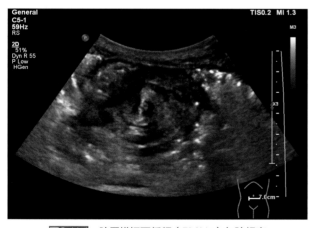

图2-11-1 脐周横切面低频（5MHz）灰阶超声

注：脐周腹腔内局部可见小肠肠系膜及其内血管呈"漩涡征"，即灰阶超声下可见一类圆形不均质回声，内可见呈中高回声的肠系膜和低回声的肠系膜血管沿一轴心呈"漩涡"状分布。

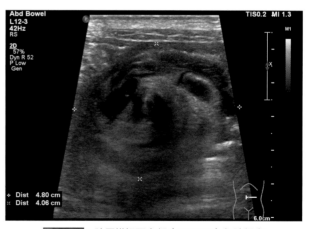

图2-11-2 脐周横切面高频（12MHz）灰阶超声

注：扭转的肠系膜及肠系膜血管，范围约4.8cm×4.1cm。

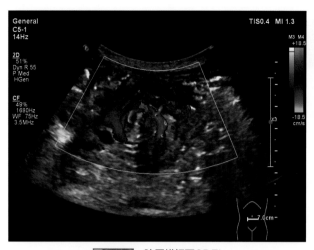

图2-11-3　脐周横切面CDFI

注：CDFI可见动、静脉血管围绕轴心旋转。

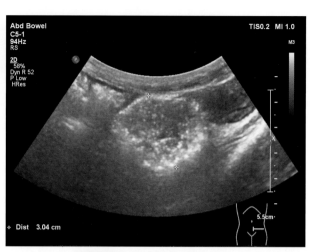

图2-11-4　左下腹横切面灰阶超声

注：扭转部位近端、左下腹可见小肠扩张，较宽处宽约3.0cm。

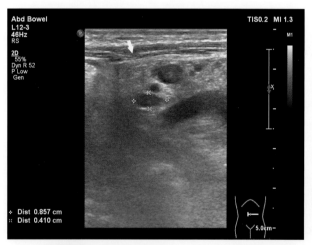

图2-11-5　脐周横切面高频（12MHz）灰阶超声

注：扭转点附近肠系膜回声明显增强，其间可见低回声淋巴结。

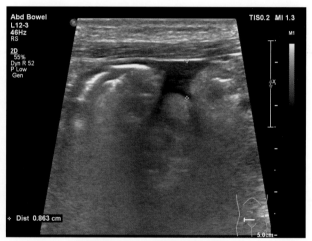

图2-11-6　右下腹横切面灰阶超声

注：腹腔内可见少许游离液性暗区，深约0.9cm，内透声尚可。

💙 诊断思路

1. 诊断依据

小肠扭转（small bowel volvulus，SBV）的典型超声表现为"漩涡征"，即肠系膜及其内的肠系膜血管呈螺旋走行。动态扫查呈"漩涡征"，彩色多普勒显示系膜血管以扭转处为轴心呈环状分布。可伴有扭转近端肠管扩张，甚至出现肠梗阻（肠腔扩张>3cm）。此外，在病程早期，患者可发生静脉回流障碍，出现腹水，此时积液以黄色和透明的较为常见，超声下多表现为透声良好的无回声游离液性暗区。当小肠坏死时，出现血性腹水，范围通常较大，在超声下显示透声较差。此外，坏死肠管超声下可表现为肠壁增厚（肠壁>3mm）。

本例患者此次为急性病程，出现急性腹部胀痛，伴恶心、排气排便减少等肠梗阻症状。查体有脐周压痛。患者1年前因急性肠系膜上动脉栓塞行剖腹探查及部分小肠切除术，故存在术后粘连导致SBV的可能性。超声显示SBV的直接征象及扭转点梗阻所导致近端肠管扩张的表现；腹部立位X线片示中下腹多发肠腔积气，符合肠梗阻表现；增强CT显示小肠扩张伴气液平，中下腹小肠局部见"漩涡征"，考虑小肠局部扭转伴肠梗阻。综上SBV诊断明确。

2. 鉴别诊断

（1）肠套叠：多见于儿童，成人中极少见。成人肠套叠多由肠内占位性病变导致。间歇性腹痛是最常见的表现，此外可表现为与间歇性部分性肠梗阻相符的症状，即恶心、呕吐、黑便、体重减轻、发热和便秘。查体可触及腹部肿块，沿结肠区分布，表面光滑可活动，形状为腊肠、香蕉状、中等硬、无压痛。肠套叠的典型超声表现为短轴上呈"靶征/同心圆征"，即为高低回声平行相间的类圆形结构，长轴呈"袖套征"，即多层低、中回声相间的对称平行结构；腹部CT矢状位可能观察到"靶征"，在轴位或冠状位表现为腊肠样肿块。本例超声未见典型肠套叠影像表现，与肠套叠表现不相符。

（2）急性肠系膜动脉闭塞：多见于老年人，通常有瓣膜性心脏病、房颤等心律失常、外周动脉疾病等病史。早期最常见的临床症状为严重的局限性腹痛，无明显腹部体征，腹痛症状与腹部体征分离，可伴有恶心、呕吐、腹胀等非特异性症状；加之本例患者既往有肠系膜上动脉栓塞病史，本次急性腹痛发作应考虑有无再次血管闭塞。栓塞最常见于肠系膜上动脉。超声检查可发现肠系膜动脉主干管腔内低回声及等回声的栓子，CDFI显示闭塞处未见血流信号，肠系膜血管急性闭塞可导致相应区域的肠道缺血，表现为肠壁增厚，回声减低且分层结构消失，CDFI显示肠壁血流信号较少或消失。本例患者的超声、CT表现可予鉴别。

3. 拓展知识点

（1）SBV是全部或部分小肠绕肠系膜顺时针或逆时针旋转而出现的急腹症。在成人中较为少见。根据病因，SBV可分为原发性和继发性。原发性通常病因不明，而继发性多见于先天性旋转不良、解剖异常、既往腹部手术或肿瘤相关。

（2）临床表现：缺乏特异性，通常起病急，患者多表现为突发、剧烈的腹部绞痛，多位于脐周，呈阵发性加重，常伴有腹胀、呕吐、排气排便停止，严重者可出现中毒性休克或死亡。

（3）治疗：手术治疗是肠扭转治愈的唯一方法。手术方式包括小肠扭转复位术及肠切除吻合术。小肠扭转复位术是将发生扭转的肠袢按顺行或逆行的方位进行回转复位。而当发生小肠血运障碍，出现肠管缺血坏死时，需及时行小肠切除吻合术。对于全身情况好，且无腹膜刺激征，未出现绞窄症状的患者可给予非手术治疗，包括胃肠解压、补液治疗等。

（4）CT表现：可显示SBV特异性的影像表现如下。"漩涡征"即肠袢以系膜根部作为轴心，发生同心轴漩涡状排列；"鸟喙征"指漩涡边缘的肠管与未被卷入漩涡的扩张肠管之间有截然分界，呈鸟嘴样变尖（图2-11-7）；"靶征"多出现在绞窄性肠梗阻发生后，肠壁水肿增厚，以黏膜下层为著，在增强扫描中明显强化的黏膜和浆膜产生对比，呈多层环状改变（图2-11-7）。此外，CT还可显示间接征象包括肠管扩张、腹水等。

（5）术中表现：术中可见小肠肠系膜扭转（图2-11-8），肠管及肠系膜水肿，严重者可见肠壁坏死及穿孔。

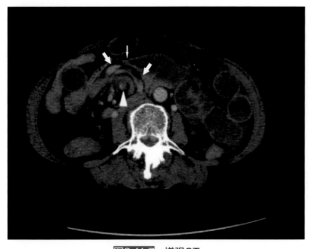

图2-11-7 增强CT

注：小肠系膜及肠系膜血管沿扭转轴心（白色三角）呈"漩涡征"走行（白色粗箭头）；扩张肠管邻近扭转边缘呈"鸟喙征"（白色细箭头）。

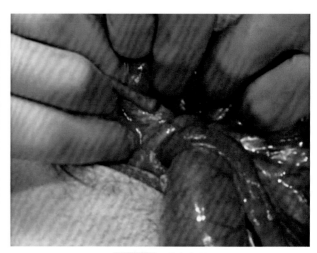

图2-11-8 术中表现

注：剖腹后显示肠系膜扭转，小肠袢环绕。

诊断与转归

（1）临床诊断：小肠扭转。

（2）治疗与随访：患者予禁食禁水、补液、抗炎、抑酸、胃肠减压、口服石蜡油等保守治疗后，腹痛、腹胀症状好转，出院随诊。1.5年后，患者再次突发腹部绞痛伴剧烈呕吐、排气排便停止，于外院急诊就诊，诊断"小肠扭转，感染性休克"，遂行急诊手术，术中见小肠坏死，行坏死肠段切除及肠切除吻合术。

病例点睛

（1）小肠扭转（SBV）是全部或部分小肠绕肠系膜旋转而出现的急腹症，是机械性肠梗阻的原因之一。

（2）SBV的临床表现和体征缺乏特异性，多表现为腹痛、腹胀、恶心、食欲减退，伴发肠梗阻时，可出现呕吐、排气排便停止等症状。急性发作者进展较快，严重者可导致肠缺血坏死，甚至出现中毒性休克和死亡。

（3）SBV的超声表现：直接征象为"漩涡征"，或肠系膜及其内血管走行异常。伴发肠梗阻时可见肠管扩张，出现肠坏死时可见肠壁增厚，伴或不伴腹水。

（4）SBV的CT表现：CT可识别小肠扭转的特异性征象，包括"漩涡征""鸟喙征""靶征"等，同时可显示其他间接征象，包括肠管扩张、腹水等。

（罗焱文　撰写　朱庆莉　审校）

参考文献

[1] LI X, ZHANG J, LI B, et al, Diagnosis, treatment and prognosis of small bowel volvulus in adults: a monocentric summary of a rare small intestinal obstruction[J]. PLoS One, 2017, 12 (4): e0175866.

[2] DE KORTE N, GRUTTERS C T, SNELLEN J P. Small bowel volvulus diagnosed by the CT "whirl sign"[J]. J Gastrointest Surg, 2008, 12 (8): 1469-1670.

[3] LIN C H, KAO P C, WANG H P, et al, Small bowel volvulus and the whirl sign[J]. QJM, 2009, 102 (11): 815.

病例 **12**

病历摘要

患者，女性，54岁。

主诉：确诊系统性硬化，反酸、烧心9年。

症状与体征：9年前开始出现反酸、烧心，1周内有2～3天明显，偶尔影响睡眠，偶尔需服用抗酸药物，不伴腹痛、恶心等。同时出现手指、口周皮肤硬化，确诊系统性硬化。

既往史：无特殊。

影像学表现

腹段食管纵切面（饮水前）：腹段食管长度短，为2.3cm；食管胃壁夹角（His角）角度大，为158°（图2-12-1、图2-12-2a）。腹段食管纵切面（饮水300ml后）：His角角度进一步变大，达165°（图2-12-2b）。

饮水后动态观察，可见贲门重新开放，胃内液体反流入食管（图2-12-2c）。

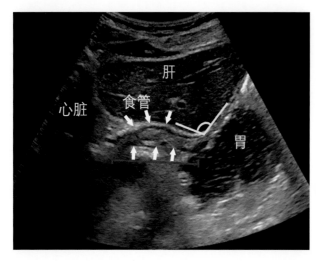

图2-12-1　正常腹段食管声像图及测量方法

注：探头置于上腹部剑突下，略向左偏斜，显示腹段食管长轴（箭头所示）及胃壁结构。可分别测量腹段食管长度（红色标记）及食管胃壁夹角（His角，黄色标记）。

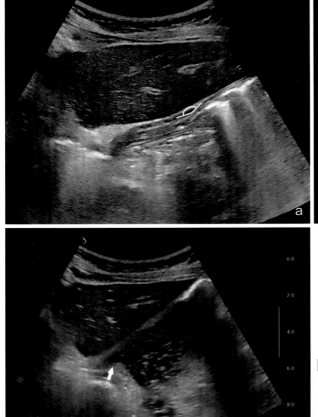
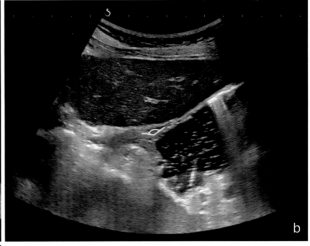

图2-12-2 腹部食管饮水前后超声

注：a. 腹段食管纵切面（饮水前），腹段食管长度较短，2.3cm（红色标记），His角角度大，158°（黄色标记）；b. 腹段食管纵切面（饮水后），His角角度进一步变大，165°（黄色标记），近似平直；c. 腹段食管纵切面（饮水后），贲门开放（箭头所示），胃内液体反流入食管。

诊断思路

1. 诊断依据

本例患者确诊系统性硬化（systemic sclerosis，SSc）9年，持续出现反流、烧心症状，胃食管反流病量表（GERDQ）评分9分，符合系统性硬化食管受累的临床表现。经腹食管超声表现为腹段食管（从膈肌至贲门）长度短、His角角度大，饮水后，该角度进一步变大，动态观察可见胃内液体反流入食管，符合系统性硬化食管受累的超声表现。正常人群的腹段食管长度为20～25mm，His角为70°～100°。

2. 鉴别诊断

根据临床及超声表现，可明确诊断SSc食管受累。

3. 拓展知识点

（1）SSc食管受累：SSc是一种罕见的风湿性疾病，其特征是微血管系统发生纤维增生性改变，导致皮肤和内脏纤维化。食管是SSc中最常见的受累器官之一，发生率为75%～90%。食管功能障碍与严重的吸收不良、抑郁和生活质量低下有关。目前对食管受累的评估主要基于胃食管反流的临床症状，然而多达50%的患者无症状或无典型症状，延迟诊断可能会导致无法得到及时治疗，从而对食管造成不可逆的损害。

（2）SSc食管受累的超声评估：2021年，我院超声科用经腹超声评估SSc受累，通过38例SSc食管受累的患者和38例正常人对照，在空腹状态及饮水300ml后分别进行腹段食管的观察，发现腹段食管短、His角角度大（通常>115°）、饮水后His角角度进一步变大（通常变化值>5°），以及有反流现象为SSc食管受累的超声表现，并与SSc患者的肺纤维化程度呈正相关。

（3）其他评估SSc食管受累的方法：CT评估食管受累，主要通过评估食管的扩张程度，指标包括食管最大内径（D_{max}）、内径>10mm的扩张食管占全部食管的比例（%Eop）、食管内是否有气液平面等。超声与CT对SSc食管受累的评估有较好的相关性。其他如24小时食管pH监测、食管测压、胃镜等，也可以用于评估SSc食管受累。

诊断与转归

（1）临床诊断：系统性硬化症食管受累。

（2）转归：患者行糖皮质激素、吗替麦考酚酯及抗反流药物治疗，反流、烧心症状好转。

病例点睛

（1）食管是系统性硬化（SSc）常见的受累器官，可无症状或表现为胃食管反流的症状。

（2）SSc食管受累的超声表现：腹段食管短、His角角度大、饮水后His角角度进一步变大及观察到反流现象等。

（3）SSc食管受累的CT表现：主要表现为食管扩张，评价指标包括食管最大内径（D_{max}）、内径>10mm的扩张食管占全部食管的比例（%Eop）、食管内是否有气液平面等。超声与CT有较好的相关性。

（马　莉　撰写　刘　赫　审校）

参考文献

[1] DEMEESTER T R, WERNLY J A, BRYANT G H, et al. Clinical and in vitro analysis of determinants of gastroesophageal competence. A study of the principles of antireflux surgery[J]. Am J Surg, 1979, 137(1): 39-46.

[2] HALKIEWICZ F, KASNER J, KARCZEWSKA K, et al. Ultrasound picture of gastroesophageal junction in children with reflux disease[J]. Med Sci Monit, 2000, 6(1): 96-99.

[3] THOUA N M, BUNCE C, BROUGH G, et al. Assessment of gastrointestinal symptoms in patients with systemic sclerosis in a UK tertiary referral centre[J]. Rheumatology (Oxford), 2010, 49(9): 1770-1775.

[4] TANOMKIAT W, CHONGCHITNAN P. Transabdominal sonography of gastroesophageal junctions[J]. J Clin Ultrasound, 1999, 27(9): 505-512.

[5] SJOGREN R W. Gastrointestinal motility disorders in scleroderma[J]. Arthritis Rheum, 1994, 37(9): 1265-1282.

[6] AKESSON A, WOLLHEIM F A. Organ manifestations in 100 patients with progressive systemic sclerosis: a comparison between the CREST syndrome and diffuse scleroderma[J]. Br J Rheumatol, 1989, 28(4): 281-286.

[7] SAVARINO E, BAZZICA M, ZENTILIN P, et al. Gastroesophageal reflux and pulmonary fibrosis in scleroderma: a study

using pH-impedance monitoring[J]. Am J Respir Crit Care Med, 2009, 179(5): 408-413.

[8] D'ANGELO W A, FRIES J F, MASI A T, et al. Pathologic observations in systemic sclerosis (scleroderma). A study of fifty-eight autopsy cases and fifty-eight matched controls[J]. Am J Med, 1969, 46(3): 428-440.

[9] MA L, ZHU Q, ZHANG Y, et al. Esophagus involvement in systemic sclerosis: ultrasound parameters and association with clinical manifestations[J]. Arthritis Res Ther, 2021, 23(1): 122.

[10] SCHRAUFNAGEL D E, MICHEL J C, SHEPPARD T J, et al. CT of the normal esophagus to define the normal air column and its extent and distribution[J]. AJR Am J Roentgenol, 2008, 191(3): 748-752.

[11] TAKEKOSHI D, ARAMI S, SHEPPARD T J, et al. Computed tomography of the esophagus in scleroderma and lung disease[J]. Tohoku J Exp Med, 2015, 237(4): 345-352.

病例 13

病历摘要

患者，女性，29岁。

主诉：发现高血压、低血钾1年半。

现病史：患者妊娠中期发现血压220/180mmHg，血钾3.3mmo/L，伴头晕、视物模糊，引产后药物控制血压（140~150）/（90~110）mmHg。半年后患者无明显诱因出现胸闷、心悸，血压190/100mmHg，血钾3.1mmol/L。24小时尿钾升高，血肾素活性明显升高，醛固酮浓度轻度升高，卡托普利试验醛固酮浓度无下降。

体格检查：血压180/130mmHg，双上肢血压对称。

影像学表现

（1）灰阶超声：左肾中上部肾柱内类圆形等回声，大小约1.3cm×1.0cm，形态尚规则，边界欠清晰（图2-13-1）。

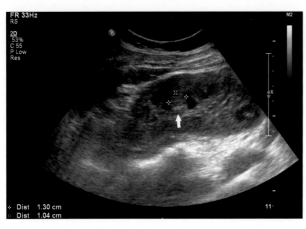

图2-13-1 左肾长轴切面灰阶超声

注：左肾中上部肾柱内等回声占位（箭头）。

（2）超声造影：皮质期早期（图2-13-2a），病灶呈低增强，与皮质分界清晰，但与周围肾髓质增强程度相似，界限不清。皮质期晚期（图2-13-2b），病灶呈等增强，增强程度与周围皮髓质相同，病灶显示不清。实质期早期（图2-13-2c），正常皮髓质强化程度相似，而病灶快速廓清，呈明显的低增强区，边界更为清晰。实质期中期（图2-13-2d），病灶呈持续的边界清晰的低增强。实质期晚期（图2-13-2e），病灶仍为低增强，但随着正常实质内造影剂的廓清，病灶边界逐渐欠清晰。

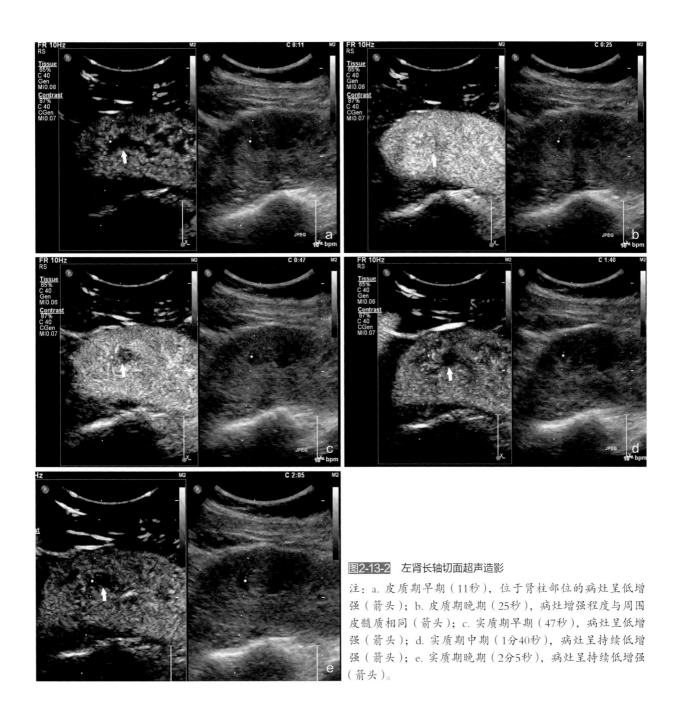

图2-13-2 左肾长轴切面超声造影

注：a. 皮质期早期（11秒），位于肾柱部位的病灶呈低增强（箭头）；b. 皮质期晚期（25秒），病灶增强程度与周围皮髓质相同（箭头）；c. 实质期早期（47秒），病灶呈低增强（箭头）；d. 实质期中期（1分40秒），病灶呈持续低增强（箭头）；e. 实质期晚期（2分5秒），病灶呈持续低增强（箭头）。

诊断思路

1. 诊断依据

肾素细胞瘤是一种罕见的肾脏肿瘤，如患者出现典型三高一低（高血压、高肾素、继发性醛固酮增高、低血钾）的临床症状，应考虑该病的可能性。常规超声表现为类圆形病灶，一般呈低回声或等回声。本例常规超声表现为等回声，且病灶位于肾柱内，界限欠清晰，因此对肿瘤是否存在存疑，而超声造影下病灶表现为"慢进快出"的增强模式，皮质期早期造影剂慢速进入，仅皮质期晚期呈短暂的等增强模式，实质期则快速消退，明显区别于肾柱的增强模式，从而显示出清晰的边界。

2. 鉴别诊断

（1）肥大肾柱：常需要与肾脏实性占位鉴别。本例病变位于肾柱部位，且呈等回声，因此早期漏诊原因可能是将病灶当作肾柱结构而忽略。肾柱超声造影表现为与肾髓质外的皮质呈同步等增强及减退，而本例病灶与肾皮质的增强模式明显不同。

（2）肾囊肿：由于超声检查中的容积效应伪像，较小的肾囊肿表现为低回声，与肾素瘤等肾实性占位的鉴别存在困难。超声造影仅见囊肿的囊壁增强，而内部全程无增强。与肾素瘤皮质期晚期可见增强有所不同。

（3）乳头状肾细胞癌：为乏血供的肾脏肿瘤，出血、坏死常见，增强程度低，但无高血压、低血钾等特异性临床症状。

（4）肾透明细胞癌：中老年人多见，青少年少见。部分肾癌分泌肾素，但其升高水平明显低于肾素瘤。常规超声表现类似，即类圆形低回声，但多为富血供肿瘤，呈"快进快出"的强化方式，皮质期强化高于正常肾皮质。而本例病灶于皮质期晚期达到最高强化程度，仅与肾皮质强化程度近似。

（5）肾动脉狭窄：引起肾素释放增加，导致肾血管性高血压，但血醛固酮升高和血钾降低并不明显。此外，肾血管超声可发现肾动脉主干狭窄，局部可见高速血流，肾内叶间动脉加速时间延长，频谱呈"小慢波"样改变。

（6）原发性醛固酮增多症：典型表现为"两高两低"，高血压、高醛固酮及低血钾的表现，与肾素瘤相似；但肾素活性低于正常，与肾素瘤的高肾素水平不同。

3. 拓展知识点

（1）病理生理特点：肾素细胞瘤，简称肾素瘤，来源于肾小球旁器入球小动脉演化的平滑肌细胞，以合成、分泌肾素为特征，又称肾球旁细胞瘤。肾素进入血液循环后，通过肾素-血管紧张素-醛固酮系统发挥作用，使血管紧张素Ⅱ刺激肾上腺球状带分泌醛固酮增多，从而出现临床"三高一低"的综合征。

（2）组织病理特征：肿瘤呈实性，有完整纤维包膜，可有局灶出血、钙化。光镜下肿瘤细胞聚集成团或小梁状、乳头状排列，均匀一致，胞质丰富，轻度嗜酸性，核居中，没有分裂象；肿瘤间质血管丰富，可见较多的薄壁血管和局灶分布的厚壁血管。免疫组化提示肿瘤弥漫表达Vimentin、CD34、Renin、Actin等。电镜下肿瘤细胞质内见特异性的菱形前肾素分泌颗粒和肌原纤维，可明确诊断。

（3）临床特点：肾素瘤好发于青壮年，女性多见，累及单侧肾脏且单发，绝大多数为良性，但也有复发和转移的病例报道，典型表现为"三高一低"，即顽固性高血压、高肾素、继发性醛固酮增多及低血钾。其中以高血压为首发且最为突出的表现，一般的降压药控制不明显，而血管紧张素转换酶抑制剂效果较好。2/3患者有低血钾，可出现易疲劳、无力、口渴、多饮、多尿，甚至心律失常、四肢轻瘫。

（4）实验室检查：卧立位醛固酮试验有助于与原发性醛固酮增多鉴别。肾静脉分段取血测量肾素活性，有助于肿瘤的定性、定位诊断，但假阴性率较高。

（5）其他影像学检查：典型的CT表现为肾皮质区的单发、类圆形肿物，形态规则。病灶多为实性，平扫呈等密度或稍低密度；少数呈囊实性，为病灶发生囊性坏死；个别病例合并出血，肿瘤内可见高密度出血灶。CT对病灶包膜的显示率较低，但出现包膜钙化时显示较为清晰。由于肿瘤密度与正常肾实质一致或接近，当肿瘤较小且不向肾外突出则CT平扫容易漏诊。动态增强扫描肿瘤呈轻度渐进性强化，延迟强化是其特征表现。动脉造影检查表现为少血管或无血管区，但由于肿瘤多体积较小，病变阳性率低。

（6）治疗：早期发现并手术切除是治疗该病的最有效方法，并可有效防止并发症的发生。术前注意控制血压及补钾，术后检测血压及血钾的恢复情况，评判手术疗效。

诊断与转归

（1）临床诊断：结合患者典型的临床表现，术前超声造影明确定位病灶，考虑肾素瘤可能。

（2）治疗：行术中超声定位下的腹腔镜肾肿物切除术。

（3）病理结果：肾素细胞瘤/肾球旁细胞瘤。

（4）术后随访：患者血压、血钾等均恢复正常。

病例点睛

（1）肾素瘤是一种功能性肿瘤，患者往往已出现明显的临床症状，但由于肿瘤体积小，影像诊断极具挑战性。

（2）了解肾素瘤典型"三高一低"的临床表现，结合影像学特点，有助于提高疾病诊断水平。

（3）本例病灶完全位于肾柱内，且表现为等回声，扫查过程中很容易当成正常肾脏结构而被忽略。这也是患者出现临床症状1年半的时间内，多次影像检查阴性的主要原因。

（4）应用超声造影可明确病灶存在，与正常肾脏结构鉴别。根据本例的经验，超声造影实质期是扫查发现病灶的最佳时期。对于可疑存在肾素瘤的患者，应用超声造影实质期进行病灶筛查，有1分钟以上的观察窗，重点观察实质期肾内明显的低增强区，有利于发现较小的病灶。但该造影表现仍需在未来的临床工作中进一步验证。

（桂 阳 撰写 吕 珂 审校）

参考文献

[1] 徐海东，满凤媛，潘晶晶，等. 八例肾球旁细胞瘤的CT，MRI表现及临床特征分析[J]. 中华放射学杂志，2016, 50（9）: 672-676.

[2] 强军，高万勤，陈殿森，等. 肾球旁细胞瘤的CT表现[J]. 中华放射学杂志，2010, 44（8）: 885-886.

[3] 沈勤，梁伟，姜少军，等. 肾球旁细胞瘤二例的临床病理学特点[J]. 中华病理学杂志，2013, 42（1）: 46-47.

[4] 徐维锋，李汉忠，肖河，等. 肾素瘤的诊断及外科处理[J]. 中华泌尿外科杂志，2008, 29（7）: 450-454.

病例 **14**

病历摘要

患者，女性，55岁。

主诉：体检发现膀胱肿物1个月。

症状与体征：患者于外院体检B超检查发现膀胱占位，建议进一步诊治。病程中未出现血尿、尿频、尿痛等症状。患者近期睡眠食欲可，大小便如常，体重无明显变化。

既往史：无特殊。

影像学表现

经腹部超声：提示膀胱左前壁低回声，大小约为3.3cm×3.3cm×2.5cm，形态规则，边界清晰，CDFI显示内部短条状血流信号（图2-14-1）。

经阴道超声：肿物显示更清晰，可见肿物表面覆盖黏膜线状高回声，并可在肿物基底部见一宽约0.47cm瘤蒂与膀胱壁相连，CDFI示肿物内部及周边可见较丰富规则条状血流信号（图2-14-2）。

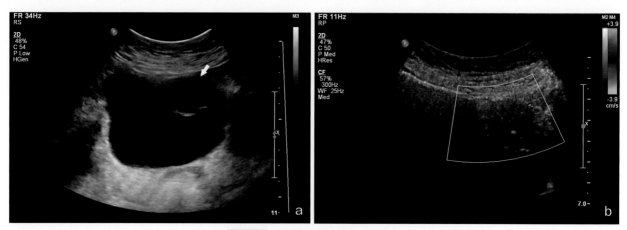

图2-14-1　经腹膀胱灰阶超声及CDFI

注：a. 经腹超声膀胱横切面扫查，膀胱左前壁低回声占位（箭头）；b. 经腹CDFI显示膀胱壁低回声内可显示点条状血流信号。

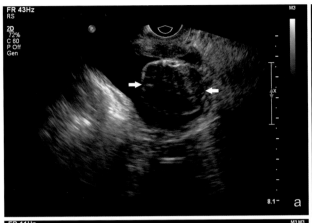
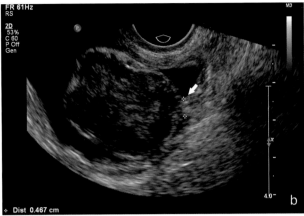
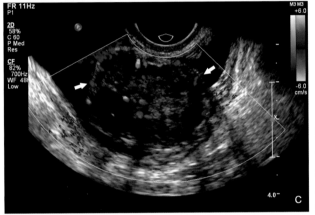

图2-14-2 经阴道膀胱灰阶超声及CDFI

注：a. 经阴道纵切面显示膀胱内低回声肿物，大小约为 3.3cm×3.3cm×2.5cm（箭头）；b. 经阴道超声显示肿物基底部瘤蒂与膀胱壁相连（箭头），宽约0.47cm；c. 经阴道 CDFI显示肿物周边内部较丰富短条状血流信号。

💙 诊断思路

1. 诊断依据

患者无血尿症状，超声表现为膀胱内低回声肿物，形态规则，边界清，与膀胱壁相连，经阴道超声显示肿块表面可见正常膀胱黏膜强回声线包绕，排除来源于膀胱黏膜层病变，结合肿物大小及血流分布较规则，倾向于膀胱壁肌层来源良性病变，膀胱平滑肌瘤可能性大。

2. 鉴别诊断

（1）膀胱癌：好发于膀胱三角区，典型临床表现为膀胱刺激征、血尿及下腹痛等，声像图中多表现为膀胱壁上隆起样病变，形态不规则，与肌层分界不清，内部及周边可有丰富血流且分布紊乱，频谱呈高速低阻表现。由于其侵袭性，膀胱黏膜可出现局限性增厚或出现膀胱壁连续性破坏等表现，可与膀胱平滑肌瘤进行鉴别。

（2）膀胱间叶组织来源的恶性肿瘤：主要为膀胱平滑肌肉瘤及横纹肌肉瘤。平滑肌肉瘤与平滑肌瘤难以鉴别，其生物学行为与平滑肌瘤有较大差异，主要表现为恶性程度很高，生长速度快，内部坏死及对周边组织侵袭明显。膀胱横纹肌肉瘤较为罕见，多发于5岁以下儿童，恶性程度极高，分叶状生长，常侵袭周边组织，因此根据病史及肿物侵袭性可以进行鉴别。

（3）膀胱良性占位性病变：膀胱平滑肌瘤还需与腺性膀胱炎、膀胱炎性假瘤、嗜铬细胞瘤等其他膀胱良性占位性病变鉴别。若平滑肌瘤位于膀胱输尿管入口处，则需与输尿管膨出鉴别，通过超声的特征性表现可以初步排除此类病变。

（4）膀胱子宫内膜异位症：膀胱平滑肌瘤还应注意与子宫内膜异位症进行鉴别。膀胱子宫内膜异位症多表现为缺少明确包膜的实性或囊实性包块，且与周围组织分界不清；膀胱平滑肌瘤往往有完整的包膜，边界清晰，内部回声多较均匀。

3. 拓展知识点

（1）临床表现：膀胱平滑肌瘤是一种较罕见的膀胱占位性病变，在膀胱肿瘤中占比<1%，研究表明膀胱平滑肌瘤多发生于女性，常见的症状为血尿、下腹痛、膀胱刺激征等，且症状与病变的位置、大小有关。其发病原因尚未明确。

膀胱平滑肌瘤与子宫平滑肌瘤的分类方法类似，可分为外膜下、肌壁间及黏膜下3种类型，其中以外膜下平滑肌瘤最多见。由于膀胱壁肌层较薄，影像学检查所发现的膀胱平滑肌瘤几乎均向腔内或腔外方向突出。

（2）CT：平扫可见类圆形软组织密度肿块影，CT值为33～34Hu，膀胱充盈良好时肿块多突向腔内。肿块边界均清晰、完整、光滑。在进行增强扫描时，由于膀胱平滑肌瘤的血运丰富，肿块常有较明显的强化。

（3）MRI：可显示突入膀胱腔内的肿块和膀胱壁的局限性增厚，在T1WI上呈等或略高信号，T2WI上呈低于尿液略高信号，可用于确定肿瘤大小、部位和范围，也可了解邻近脏器情况。

（4）膀胱镜检查：可见膀胱内半球型或团块状隆起，肿瘤表面多被覆正常的膀胱黏膜，膀胱镜检查活检时应注意取材深度，避免漏诊。少数病例肿瘤表面黏膜形成溃疡或糜烂容易误诊为恶性肿瘤。

（5）病理改变：镜下形态显示为梭形细胞肿瘤，免疫组化染色显示CD117（－），CD34（－），Desmin（－），Ki-67（index<1%），SMA（＋）。

诊断与转归

（1）临床诊断：膀胱肿物。

（2）随诊：患者全麻下行膀胱镜检查及经尿道膀胱肿瘤电切除术，手术过程顺利，术后恢复良好，规律复查，无特殊。术后病理诊断为膀胱平滑肌瘤。

病例点睛

（1）膀胱平滑肌瘤是一种较罕见的良性膀胱占位性病变，多发生于女性，可伴或不伴血尿、下腹痛、膀胱刺激征等临床症状，且症状与病变的位置、大小有关。

（2）膀胱平滑肌瘤的超声表现：膀胱壁上低回声肿物向腔内或腔外突出，形态规则，边界清晰、光整，肿物突向膀胱腔内的表面可见膀胱黏膜线样强回声包绕，彩色多普勒显示较丰富但分布规则的血流信号。

（3）膀胱平滑肌瘤由于其罕见性，应与膀胱其他良、恶性病变进行鉴别，可行经阴道超声或经直肠超声检查，清晰显示肿物形态边界及与膀胱壁黏膜层和肌层的关系，有助于鉴别诊断。

（李京璘　撰写　苏　娜　审校）

参考文献

[1] 苏娜，戴晴，杨萌，等. 膀胱平滑肌瘤的超声特征分析[J]. 中华医学超声杂志（电子版），2017，14（1）：51-56.

[2] WENZ W'SOMMERKAMP H, DINKEL E. Leiomyoma of the bladder[J]. Urol Radiol, 1986, 8(2): 114-117.

[3] PARK J W, JEONG B C, SEO S I, et al. Leiomyoma of the urinary bladder: a series of nine cases and review of the literature[J]. Urology, 2010, 76(6): 1425-1429.

[4] SILVA-RAMOS M, MASSÓ P, VERSOS R, et al. Leiomyoma of the bladder. Analysis of a collection of 90 cases[J]. Actas Urol Esp, 2003, 27(8): 581-586.

[5] 梁博，孙光，刘晓强，等. 膀胱平滑肌瘤的诊断与治疗（附21例报告并文献复习）[J]. 临床泌尿外科志，2012，27（1）：36-38.

病例 15

病历摘要

患者，女性，65岁。

主诉：盆腔包块，食欲减退、消瘦3月余。

症状与体征：近3月余突然自感食欲减退，体重下降约8kg，无腹胀、腹围增加；肿瘤标志物：CEA 20.85ng/ml，CA19-9 232.4U/ml，CA125 80.2U/ml。

既往史：高血压10年，糖尿病8年，未正规治疗。20岁时曾患肠道蠕虫病，已治愈。

影像学表现

（1）超声：右附件区见中低回声，形态不规则，边界尚清，内散在大小不等小无回声（图2-15-1a）；左附件区见中低回声，形态不规则，边界尚清，内散在大小不等小无回声，CDFI内可见较丰富血流信号（图2-15-1b）；大网膜增厚，厚薄不均，内散在大小不等小无回声（图2-15-1c）；肝膈间、脾下方及脾周见低回声，形态不规则，边界尚清，内散在大小不等小无回声（图2-15-1d、图2-15-1e）。

（2）盆腹腔CT：子宫前、后、上方不均匀片状软组织密度影及束状低密度影。

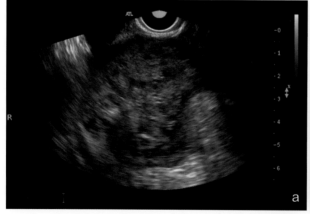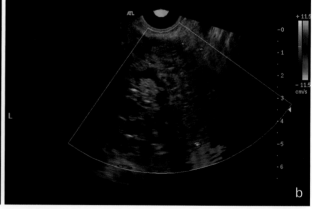

图2-15-1　腹盆腔超声

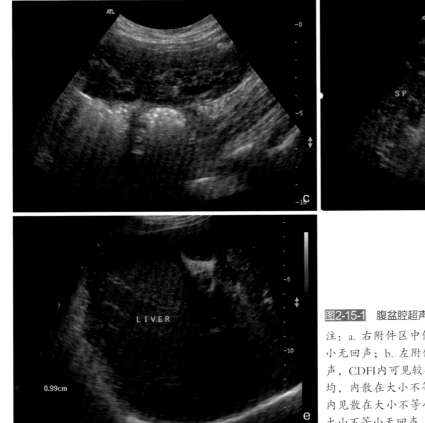

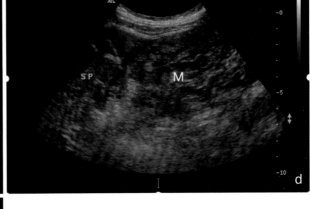

图2-15-1　腹盆腔超声（续）

注：a. 右附件区中低回声，形态不规则，内散在大小不等小无回声；b. 左附件区中低回声，内散在大小不等小无回声，CDFI内可见较丰富血流信号；c. 大网膜增厚，厚薄不均，内散在大小不等小无回声；d. 脾下方及脾周低回声，内见散在大小不等小无回声；e. 肝膈间低回声，内见散在大小不等小无回声。

诊断思路

1. 诊断依据

本例患者为绝经后妇女，临床症状不典型，仅为食欲减退、消瘦，腹围增加，发现盆腔包块；肿瘤标志物：CEA 20.85ng/ml，CA19-9 232.4U/ml，CA125 80.2U/ml；超声检查：见双附件区囊实肿物，大网膜及脏壁腹膜增厚，首先考虑其为卵巢癌并腹膜种植性转移。

回顾分析，卵巢癌大网膜及脏壁腹膜种植性病变通常为实性或者为实性不均匀性增厚，而本例种植性病变主要表现为囊实性，呈低回声，内见散在大小不等小无回声；CA125不高。

2. 鉴别诊断

（1）恶性腹膜间皮瘤：一种罕见的恶性肿瘤，起源于间皮细胞，最常见于胸膜，大多数病因为石棉暴露（70%～90%）。其特征是腹膜弥漫性增厚，或呈"幔"状、"块"状或结节状实性肿物，90%伴有腹水，腹水移动性好；而腹膜假性黏液瘤腹水不随体位改变而移动。

（2）结核性腹膜炎：好发于20～40岁，一般有结核病史，可伴盗汗及低热的结核中毒症状，腹部有"揉面感"体征。腹膜呈均匀性增厚、壁腹膜上可见微小结节；腹水内常可见纤细分隔。PPD试验呈强阳性。

（3）腹膜转移癌：最常见为卵巢腹膜种植转移，卵巢肿瘤可呈实性或囊实性，但腹膜种植灶多为实性，或见腹膜片状增厚，呈实性。腹膜假性黏液瘤多为囊实性。

3. 拓展知识点

（1）腹膜假性黏液瘤（peritonel pseudomyoma，PMP）于1842年由Karl Rokitansky首次描述，后来由Werth于1884年描述与卵巢黏液癌相关，随后由Frankel于1901年描述与阑尾囊性肿瘤相关。PMP是腹膜继发性肿瘤，由原发肿瘤破裂肿瘤细胞种植于腹膜所致，是一种临床或影像学描述，而不是病理学诊断，描述腹膜腔表面有大量的黏液状或凝胶状物质，通常来自阑尾的原发性黏液恶性肿瘤，少数来源于卵巢黏液癌等。通常PMP对肠系膜和小肠产生占位效应，而不是直接累及这些结构。

（2）临床表现：患者早期通常多无临床症状，晚期最常见的症状是腹胀、腹围增加，非特异性腹痛；其他症状和体征取决于受累或受压的器官。

（3）CT表现：腹盆腔内囊样密度肿块，密度均匀，CT值近似水或略高，边缘性强化；多囊，囊壁大多厚度一致；并可在脏器表面形成扇贝状压迹。

（4）MRI表现：信号强度随黏蛋白浓度而变化，其特征为T1WI呈低信号，T2WI呈高信号。延迟增强的脂肪抑制序列可检测出腹水，将传统MRI方案与DWI结合可提高PMP的敏感性和特异性。

（5）病理改变：主要成分为黏液，脱落细胞很少，抽取腹水对诊断帮助不大，需经剖腹探查确诊。

（6）治疗方法：细胞减灭术和腹腔内加热化疗输注，治疗不是治愈性的，主要是为了减轻症状和延长生存期。

诊断与转归

（1）入院诊断：盆腔包块（卵巢癌？）。

（2）术中所见：术中见黄色黏稠腹水，大网膜呈较大质脆的饼状，盆腹腔壁腹膜满布胶冻状物质，质脆，双侧附件区被大量胶冻样物质包裹，肝区周围、脾周围见大量胶冻样物质，且与结肠脾区、肝区粘连，各肠系膜可见大量大小不等的胶冻样结节附着。

（3）术后病理：大网膜低度恶性黏液性囊腺癌，累及腹膜；阑尾低度恶性黏液性囊腺癌，广泛累及大网膜（膀胱腹膜返折、子宫直肠窝、双卵巢）；免疫组化：CK20（＋）、CK7（－）。

（4）临床诊断：阑尾低度恶性黏液性囊腺癌（$T_xN_xM_1$，Ⅳ期），广泛盆腹腔内转移。

（5）随诊：术后紫杉醇+铂类化疗1程，腹腔灌注化疗（DDP）1程后患者失访。

病例点睛

（1）腹膜假性黏液瘤（PMP）是由产生黏液的原发灶腺癌或囊肿破裂种植于腹膜，造成伴有低级的腺瘤黏蛋白上皮构成的腹膜浸润，通常早期多无症状，晚期最常见的症状是腹胀或腹围增加，伴有疾病晚期的非特异性腹痛；与CEA、CA19-9、CA125等肿瘤标志物相关。

（2）PMP超声表现：盆腔见以低回声为主，内见大小不等无回声的囊实性包块；不均质性腹水，腹水不随体位改变而移动，回声不均，呈多房样、网格状或腹水内见絮状物；大网膜增厚，厚薄不均，呈囊实性，胶冻样腹水包绕肝、脾等脏器时，可使脏器周边出现锯齿样或扇贝样改变。

（丁艳平　撰写　齐振红　审校）

参考文献

[1] 姜玉新，戴晴，李建初. 超声疑难病例解析[M]. 北京：科学技术文献出版社，2009.

[2] KOFF A, AZAR M M. Diagnosing peritoneal tuberculosis[J]. BMJ Case Rep, 2020 13(2): e233131.

[3] QI Z H, ZHANG Y X, DAI Q, et al. Peritoneal carcinomatosis in primary ovarian cancer: ultrasound detection and comparison with computed tomography[J]. Ultrasound Med Biol, 2017, 43(9): 1811-1819.

[4] GARCÍA K M, FLORES K M, RUIZ A, et al. Pseudomyxoma peritonei: case report and literature review[J]. J Gastrointest Cancer, 2019, 50(4): 1037-1042.

[5] CAMPOS NMF, ALMEIDA V, CURVO SEMEDO L. Peritoneal disease: key imaging findings that help in the differential diagnosis[J]. Br J Radiol, 2022, 95(1130): 20210346.

[6] SORUNGBE A O, WHILES E, DRYE E, et al. Pseudomyxoma peritonei secondary to a primary appendix tumor: a belly full of jelly[J]. Cureus, 2019, 11(7): e5221.

病例 **16**

病历摘要

患者，女性，42岁。

主诉：体检发现盆腔包块4个月。

症状与体征：无自觉不适。

体格检查：双合诊子宫右侧直肠前方可及偏实性肿物，4cm×5cm；直肠指检见肛门张力良好，2~4点处可及肿物，达后壁，活动度良好，染血（–）。

既往史：G3P1。6年前因"子宫多发肌瘤继发经量增多"于我院行腹腔镜下子宫肌瘤剔除术。

实验室检查：CA125（–），AFP（–）。

影像学表现

（1）经阴道子宫双附件超声：子宫大小形态未见异常，内膜厚约0.8cm，回声尚均。双卵巢大小形态未见异常。子宫右侧见低回声（图2-16-1），4.6cm×4.6cm×3.4cm，形态规则，边界清，CDFI显示周边内部可见条状血流信号。推挤该包块，包块与子宫及双侧卵巢具有相对移动，未见明确相关性。考虑盆腔实性包块，来源性质待定。

（2）盆腔增强MRI：子宫右侧可见类圆形异常信号影（图2-16-2），主要呈等T1稍长T2信号影，强化方式同正常子宫实质，大小约3.9cm×3.9cm×4.3cm，局部似与子宫相连。考虑子宫右侧异常信号影，浆膜下子宫肌瘤可能。

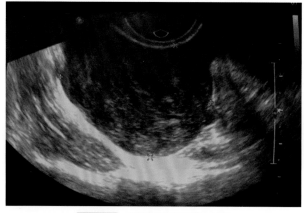

图2-16-1 经阴道子宫双附件超声

注：可见子宫右侧孤立的低回声包块，形态规则，边界清。

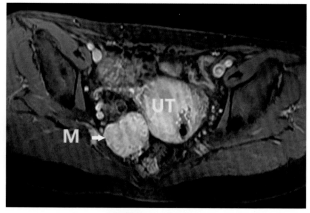

图2-16-2 盆腔MRI

注：示子宫右侧类圆形异常信号影（箭头），增强方式同正常子宫实质。M，异常信号影；UT，子宫。

（3）结肠镜：直乙交界处压迹。

（4）直肠腔内超声：直肠右侧壁距肛门8～11cm处肠壁外侧可见低回声（图2-16-3a），大小4.6cm×4.0cm，紧贴肠壁，两者间隙欠清，内部回声尚均，CDFI显示周边部分环绕的丰富血流信号，呈分支状进入瘤体内部，血供起源于直肠壁（图2-16-3b）。直肠肿物后肠壁层次未见明显改变，直肠周边未见肿大淋巴结。直肠右侧壁外低回声，考虑直肠壁寄生性子宫肌瘤可能性大。

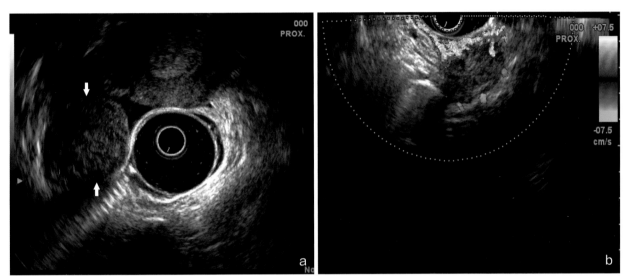

图2-16-3 直肠腔内超声

注：a. 直肠右侧壁低回声（箭头），紧贴肠壁，两者间隙欠清，直肠肿物后肠壁层次未见明显改变；b. 包块由来自直肠的丰富血流信号供血，周边半环绕分布，分支状入瘤体内部。

诊断思路

1. 诊断依据

定位诊断：患者为中年女性，发现右侧盆腔实性包块，可能来源于子宫、附件、肠道、腹膜后等，其中以子宫或双附件来源最多见。该包块与子宫和右侧卵巢相邻，但推挤后可见明显的相对位移，考虑其与子宫或卵巢无明确相关关系。直肠腔内超声示其与直肠右侧壁关系紧密，两者间隙欠清，且可见来自直肠壁的丰富血供，考虑该包块来源于直肠可能性大。

定性诊断：该包块形态规则，边界清晰，其灰阶超声及彩超下血流分布方式与子宫肌瘤表现相似，结合其既往曾行腹腔镜下肌瘤剔除术，不除外为子宫肌瘤复发的可能性。结合定位诊断，考虑术中子宫肌瘤碎片种植于直肠壁，形成寄生性子宫肌瘤。

2. 鉴别诊断

（1）浆膜下或阔韧带子宫肌瘤：浆膜下子宫肌瘤超声图像多表现为子宫肌层向外突的低回声团块，形态规则，边界清，CDFI可见来自于子宫肌层的血流信号，在瘤周呈环绕分布。如浆膜下肌瘤突入子宫两侧阔韧带，称为阔韧带肌瘤，常显示为子宫一侧实质性圆形肿物，体积较大，仅有一蒂与子宫相连，蒂部彩色血流信号来源于子宫肌层。本例包块灰阶表现与子宫肌瘤一致，经阴道超声也不能除外浆膜下子宫肌瘤，但直肠超声示其与直肠关系紧密，且血供来源于直肠壁，定位诊断不支持。

（2）卵巢来源实性包块：卵巢性索间质肿瘤如纤维瘤也可表现为形态规则、边界清楚的低回声包块，但其内部回声更加均匀，后方可伴有声衰减。两者区分的要点主要在于寻找同侧卵巢正常结构，卵巢包块与同侧卵巢关系密切，或无法探及同侧卵巢正常结构。本例双侧卵巢结构未见异常，且推挤后该包块与卵巢相对位移明显，不支持。

（3）盆腔深部内膜异位症：可位于直肠子宫陷凹、宫骶韧带、直肠壁，多体积较小，表现为条索形、结节样或团块状低回声区，形态不规则，边界清楚或边界不清；彩超可表现为散在短条状或点状血流，但多数情况下显示血流信号不丰富。本例包块体积较大，呈边界清晰的球形，血流丰富，且患者无痛经、性交痛等不适，不支持。

（4）间质瘤：肠道间质瘤多表现为低回声包块，内部回声大多均匀，少部分不均匀。包块多起源于胃肠道的固有肌层。如为恶性间质瘤，内部回声多不均匀，内伴斑块状高回声或无回声，病变黏膜侧可见"断裂征"。良性间质瘤血流信号较少，恶性间质瘤多血流丰富，表现为不规则穿入血流信号。本例虽然病灶定位于直肠，但肿物后直肠肠壁层次未见明显异常，固有肌层完整，且血流信号较丰富，均不支持。

（5）直肠癌：多见于中老年人，可伴粪便带血、粪便性状和排便习惯的改变。直肠癌多表现为肿块状或菜花状中低回声肿物，边界不清，表面凹陷，内部血流信号多丰富杂乱，同时，肠壁层次由于肿瘤浸润而中断。直肠腔内超声具有很好的诊断价值，可清晰显示肿瘤浸润深度、是否伴有肠周淋巴结转移，从而可以明确分期，为临床治疗方案的制订提供依据。本例为中年女性，无自觉不适，包块呈外生性生长，边界清晰，包块后方肠壁结构完整，均不支持。

3. 拓展知识点

（1）寄生性子宫肌瘤（parasitic leiomyomas）指种植于子宫之外部位的子宫肌瘤，属于子宫肌瘤分类的一种特殊类型。包括原发性和继发性，原发性主要发病原因为游走的带有长且纤细蒂的浆膜下子宫肌瘤，附着于邻近组织，如阔韧带或网膜，从中获得血供，并与子宫逐渐失去连接，形成寄生性子宫肌瘤。继发性主要为医源性，子宫肌瘤剔除术过程中产生的肌瘤碎片，种植于血供丰富部位，缓慢增大形成寄生性肌瘤。寄生部位主要位于血运丰富处，如腹腔镜腹壁切口处、阔韧带、腹膜、直肠子宫陷凹、乙状结肠及大网膜。其发病方式与子宫内膜异位症相似。

（2）腹腔镜下子宫肌瘤剔除术患者中，旋切器的应用使得寄生性子宫肌瘤发病率提高，其工作原理是利用环切刀，通过旋转将组织切碎从而使组织通过穿刺器，以便更好地达到微创目的。但粉碎过程中产生的肌瘤碎片可能会被遗留在腹腔中，发生种植。因此，既往腹腔镜下子宫肌瘤剔除史，对诊断寄生性子宫肌瘤具有很强的提示意义。

诊断与转归

（1）术中所见：盆腔可见肿物，直径5cm，连接于直肠前壁，与直肠连接处血管丰富。该肿物与子宫及双侧卵巢没有连接，与直肠前壁联系紧密，似为寄生，完整剔除，冰冻病理回报：梭形细胞肿瘤。

（2）病理：梭形细胞肿瘤，结合免疫组化，病变符合平滑肌瘤。免疫组化结果：CD34（血管+），

S-100（－），CD117（－），DOG-1（－），Desmin（＋），SMA（＋），SDHB（－），ER（70%中阳），PR（99%中阳）。其中，Desmin（＋）、SMA（＋）提示平滑肌瘤，ER（＋）、PR（＋）提示子宫来源病变，CD117（－）排除胃肠道间质瘤。综上，支持直肠壁寄生性子宫肌瘤的诊断。

病例点睛

（1）寄生性子宫肌瘤是子宫肌瘤分类的一种特殊类型，是种植于子宫之外部位的子宫肌瘤，多由医源性所致，腹腔镜下子宫肌瘤剔除术中产生的肌瘤碎片，种植于血供丰富部位，缓慢增大形成寄生性肌瘤。

（2）寄生性子宫肌瘤的诊断要点：①定性诊断，盆腔形态规则、边界清晰的低回声包块，内部可呈典型的漩涡状征象，彩超可见较丰富的环状或半环状血流信号，并呈分支状进入瘤体内部。②定位诊断，重点关注腹腔镜腹壁切口处、阔韧带、腹膜、直肠子宫陷凹、乙状结肠及大网膜等血运丰富的部位。③既往腹腔镜下子宫肌瘤剔除史具有重要提示意义。

（3）医源性的寄生性子宫肌瘤并不罕见，定性诊断并不难，定位诊断很重要，其有无肠壁或腹膜的受累对于手术的指导具有很大价值。

（4）直肠超声可评估直肠病变的性质及肠壁结构的完整性，对于直肠病变具有很高的诊断价值。

（张 莉 撰写 仲光熙 审校）

参考文献

[1] LETE I, GONZÁLEZ J, UGARTE L, et, al. Parasitic leiomyomas: a systematic review[J]. Eur J Obstet Gynecol Reprod Biol, 2016, 203: 250-259.

[2] MUNRO M G, CRITCHLEY H O, FRASER I S, et al. The FIGO classification of causes of abnormal uterine bleeding in the reproductive years[J]. Fertil Steril, 2011, 95(7): 2204-2208, 2208.e1-3.

[3] YEH H C, KAPLAN M, DELIGDISCH L. Parasitic and pedunculated leiomyomas: ultrasonographic features[J]. J Ultrasound Med, 1999; 18(11): 789-794.

[4] 冯宗昊，张岩. 4例医源性寄生子宫肌瘤病例分析及文献回顾[J]. 现代妇产科进展，2016，25（6）：445-447.

病例 **17**

病历摘要

患者，男性，58岁。

主诉：腹胀、腹痛1月余。

症状与体征：腹胀、腹痛起病，疼痛向后背部放射，无皮肤、巩膜黄染，无发热。外院检查血淀粉酶轻度升高（170U/L，正常值上限140U/L）。

既往史：否认慢性病及恶性肿瘤病史。

影像学表现

腹部见低回声，大小约8.0cm×7.0cm×4.8cm，形态尚规则，边界尚清，内部回声欠均。该低回声包绕腹主动脉、肾动脉（图2-17-1a），并将肠系膜上动脉向前推挤（图2-17-1b）。CDFI：其内见少许血

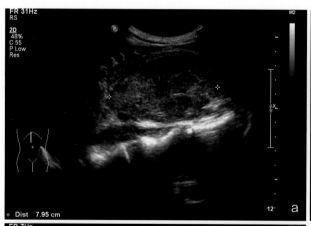
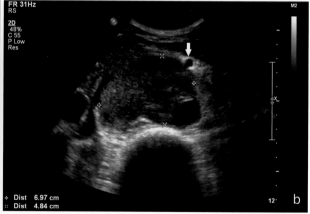
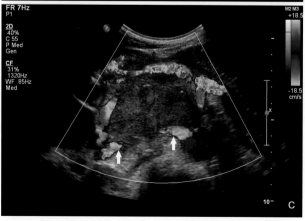

图2-17-1　上腹部灰阶超声

注：a. 纵切面，病灶呈低回声，形态尚规则，边界尚清，内部回声欠均；b. 横切面，低回声肿物包绕腹主动脉，向前推挤肠系膜上动脉（箭头）；c. 横切面CDFI图像（肾动脉水平），肿物内部血流信号较少，肿物包绕右肾动脉（箭头），肿物右侧、肾动脉远段管腔内血流充盈尚好。

流信号（图2-17-1c）。

超声造影：病灶于动脉期呈向心性不均匀增强；静脉期快速减退，呈边界清晰的低增强（图2-17-2）。

未见明显胰管、胆管扩张，未见脾大，腹腔内未见异常肿大淋巴结或游离液性暗区。

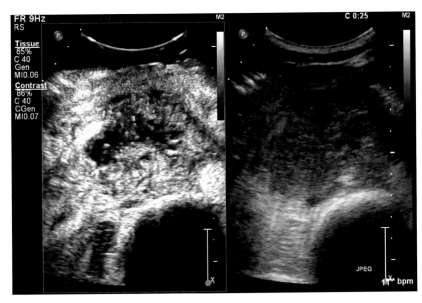

图2-17-2 上腹部病灶超声造影

注：横切面示动脉期病灶可见向心性不均匀增强，病灶中央强化程度较低。

诊断思路

1. 诊断依据

本例患者超声发现腹腔巨大肿物，位置较深，判断肿物来源为诊断重点。病变与肝、脾、肾上腺、肾无明显关联，与胰腺钩突关系不确定，因此需考虑是否为腹膜后来源。病变包裹腹主动脉、右肾动脉，特别是将肠系膜上动脉向前推挤，故倾向于腹膜后来源。患者无既往恶性肿瘤病史，所以考虑原发性腹膜后肿瘤可能性大。

原发性腹膜后软组织肿瘤指源于腹膜后腔、非特定器官的一大类肿瘤，涵盖几十种组织学类型和生物学行为方面异质性很强的肿瘤，其中恶性者居多，约占原发性腹膜后肿瘤的80%，即原发性腹膜后软组织肉瘤（primary retroperitoneal sarcoma，RPS）。RPS中最常见的病理类型为脂肪肉瘤和平滑肌肉瘤。

腹膜后软组织肿瘤在临床及超声影像方面有共同特点：①由于病灶位置深在，初期常无临床症状，当肿瘤体积较大时可能出现一些非特异性症状，如腹部包块、腹痛及某些器官受压迫的症状，这就导致很难在早期诊断。②尽管原发性腹膜后肿瘤体积巨大、生长迅速，却少有患者出现腹水表现，除非肿物压迫门静脉造成门静脉高压。③肿物位置较深，活动度小，回声多样，内部回声不均，可因坏死、出血等原因，出现不规则无回声区；病变与腹膜后脏器和血管紧邻，体积较大者可挤压周围脏器或大血管，造成腹膜后血管的移位、绕行、管腔变窄、被肿物包绕甚至血管壁浸润、管腔内癌栓等征象。

本例患者以腹胀、腹痛起病，超声检查提示腹腔内巨大肿物，与腹主动脉、右肾动脉等腹膜后主要血管关系密切但并未向血管内部侵袭，并将肠系膜上动脉向前推挤，考虑肿物位于腹膜后。肿物为低回声，形态尚规则，内部回声欠均，超声造影可见向心性不均匀强化，考虑肿物内部可能存在坏死/出血。同时，该患者的腹膜后肿物体积较大，但无腹水征象。综合患者的临床及超声表现，考虑原发性腹膜后实性肿瘤。原发性腹膜后实性肿瘤绝大多数为恶性，结合该患者病程1月余，完善影像学检查即发现巨大肿物的表现，考虑腹膜后软组织肉瘤。

2. 鉴别诊断

（1）邻近脏器肿瘤：本例肿物位于腹膜后胰腺水平，患者的肠系膜上动脉被向前推挤，且腹痛向后背放射，外院血淀粉酶轻度升高，需除外胰腺钩突来源肿瘤。但本例肿物体积巨大，而无明显黄疸症状，胰管、胆管未见明显扩张，考虑胰腺来源的可能性较小。

（2）淋巴瘤：腹膜后淋巴结可出现肿大。但淋巴瘤患者若出现腹盆内淋巴结肿大，常表现为多发包块，且回声均匀，而本例患者的肿物回声边界光滑，无明显分叶表现，故不似由数个回声融合而成，同时内部回声欠均。结合患者无发热等淋巴瘤的B症状，考虑淋巴瘤可能性较小。

（3）生殖细胞肿瘤：原发性生殖细胞瘤或转移性睾丸恶性肿瘤偶尔表现为腹膜后肿块。腹膜后生殖细胞瘤通常是在有症状后才得到诊断，因此在诊断时，肿瘤体积都较大。原发性精原细胞瘤多为隐睾在腹膜后恶变所致，故多见于下腹部，超声征象为类圆形低回声，边界清晰、包膜光滑，内部回声不均，呈结节样。本例患者的腹膜后肿物虽为类圆形低回声，内部回声不均，但位于上腹，故诊断为原发性生殖细胞瘤的可能性不大。睾丸恶性肿瘤可出现腹膜后淋巴结转移，但本例患者的肿物回声形态尚规则，不似由数个回声融合而成，考虑为单发肿物，与转移性恶性肿瘤的特点不同。

3. 拓展知识点

（1）临床表现：腹膜后肿物在压迫或侵犯周围结构前极少有症状。因此，大部分肿瘤在首次发现时就已经很大且有局部进展。一些患者因肿瘤挤压周围结构产生占位效应出现相关症状：肿瘤对腹膜后神经、血管结构的局部侵袭或压迫导致累及下肢的神经系统症状，还可引起下肢水肿、疼痛。肿瘤压迫或侵袭胃肠道，出现早饱、梗阻、出血等症状，压迫门静脉时可造成漏出性腹水。迅速扩张的高级别肿瘤患者可能出现流感样症状，表现为发热和白细胞增多。另外，有时平滑肌来源的肉瘤可产生胰岛素样生长因子2（insulin-like growth factor 2，IGF-2），使患者出现低血糖的症状。

（2）病理分型：腹膜后肿瘤的组织学分类主要包括间叶组织（脂肪、肌肉、脉管、纤维组织、骨和软骨）来源（最常见）、神经来源及生殖细胞来源。其中，间叶组织来源的腹膜后软组织肉瘤最常见的病理类型为脂肪肉瘤和平滑肌肉瘤。

（3）CT表现：腹膜后脂肪肉瘤，特别是高分化者，由于内部含有较多脂肪成分，其密度与脂肪类似，强化不明显。当然，也有少数腹膜后脂肪肉瘤内无明显脂肪成分（图2-17-3），从而更难鉴别。腹膜后平滑肌肉瘤多起源于下腔静脉、子宫，常见于老年女性。病灶呈分叶状，软组织密度，与肌肉密度接近，病灶内密度不均匀，可见坏死区，增强扫描呈渐进性、不均匀增强。

诊断与转归

（1）临床诊断：患者肿物穿刺病理提示组织内见恶性肿瘤细胞，免疫组化符合间叶组织来源肉瘤，

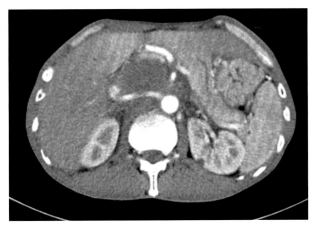

图2-17-3 腹部增强CT（动脉期）

注：可见肾动脉水平一低密度影，包绕肾动脉及肠系膜上动脉，动脉期不均匀低强化。

不除外未分化肉瘤。免疫组化结果：AE1/AE3（−），CD34（血管+），Desmin（−），Vementin（＋），S-100（−），SMA（−），CEA（−）。

（2）随诊：行AIM方案化疗（多柔比星+异环磷酰胺+美司钠）。

病例点睛

（1）腹膜后软组织肿瘤是一类罕见的实性肿瘤，多为恶性（即腹膜后软组织肉瘤）。其临床表现多不典型，且起病初期无显著临床症状，就诊时主诉可为腹痛、腹胀等压迫性症状。

（2）腹膜后软组织肉瘤的确诊方式为组织活检，组织分类以间叶组织来源的脂肪肉瘤及平滑肌肉瘤为主，后者多来源于下腔静脉或子宫，并侵袭血管。

（3）腹膜后软组织肉瘤的超声表现：腹膜后低/高/混合回声肿物，内部回声可均匀或不均，体积往往较大，可推挤或侵袭腹膜后的邻近器官或血管；超声造影可出现不均匀强化，提示内部存在坏死。

（姬 姜 桂 阳 撰写 张 璟 审校）

参考文献

[1] 林晓东，林礼务，叶真，等. 原发性腹膜后肿瘤的超声诊断研究[J]. 中国医学影像技术，1999，15（8）：633.

[2] MESSIOU C, MOROSI C. Imaging in retroperitoneal soft tissue sarcoma[J]. J Surg Oncol, 2018, 117(1): 25-32.

第三章

妇科疾病

病例 1

病历摘要

患者，女性，13岁。

主诉：周期性下腹痛1年余，进行性加重。

症状与体征：12岁初潮，月经不规则，3～5天/15天至3个月，量少。9个月前开始出现周期性腹痛，多为经期腹痛，疼痛强度（视觉模拟评分法）7分，伴肛门坠胀感，需口服镇痛药缓解。1个多月前开始出现腹痛，持续至今，经期加重、经后程度减轻但仍然存在。

既往史：系第一胎第一产，孕期顺利，足月剖宫产出生（体重5050g，为巨大儿），初一学生，成绩好，家族中无遗传病史。右眼先天性斜视手术史。

影像学表现

盆腔见两个子宫回声，右侧子宫体大小5.2cm×3.4cm，宫腔内见液性暗区，宽约1.4cm（图3-1-1）；其下方可见厚壁无回声区，内透声较差（可能为宫颈积血），大小5.4cm×5.8cm×4.2cm（图3-1-2a、图3-1-2b，视频3-1-1、视频3-1-2）；左侧子宫体大小5.0cm×3.4cm，内膜厚约1.1cm，宫体和宫颈形态未见明显异常（图3-1-3）。

右侧卵巢大小约3.9cm×2.8cm×2.0cm，内见多个小卵泡回声，同一切面卵泡数约10个，较大者直径约0.5cm。左侧卵巢大小约2.8cm×1.7cm，左侧附件区未见明确囊实性包块。

左肾长径12.9cm（图3-1-4），右肾缺如（图3-1-5）。

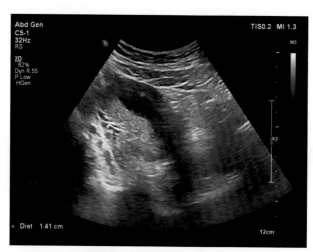

图3-1-1 右侧子宫体纵切面扫查

注：右侧子宫腔积血。

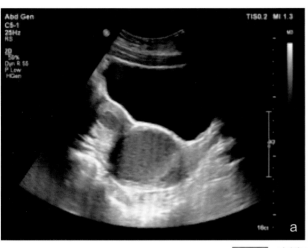
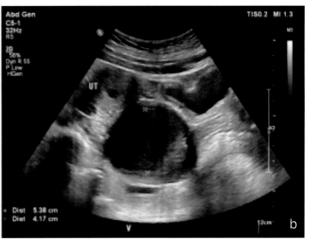

图3-1-2　右侧子宫颈纵切面超声

注：a. 右侧子宫及下方厚壁囊性包块图像（可能为宫颈积血）；b. 右侧子宫宫腔及宫颈积血（宫腔下方厚壁囊性包块轴向与子宫相同，下方阴道与之呈一定角度；UT，子宫）。

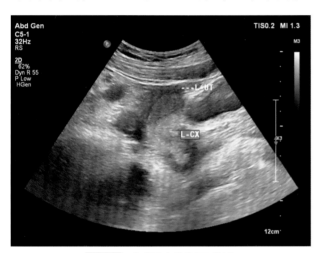

图3-1-3　左侧子宫体纵切面超声

注：左侧子宫体及宫颈图像（L-UT，左侧子宫体；L-CX，左侧宫颈）。

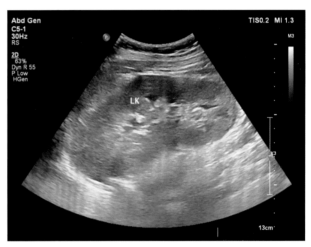

图3-1-4　左肾长轴切面扫查

注：左肾形态结构未见明显异常（LK，左肾）。

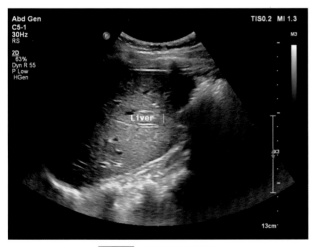

图3-1-5　右肾区切面扫查

注：右肾区未见肾脏回声，考虑右肾缺如（Liver，肝脏）。

视频3-1-1　　　　视频3-1-2

诊断思路

1. 诊断依据

阴道斜隔综合征表现为双子宫、双子宫颈、双阴道，一侧阴道闭锁，伴患侧肾缺如（或发育异常）。本例患者有痛经史并持续加重，超声见双子宫，右侧宫腔积血，其下方厚壁无回声区考虑可能为宫颈膨大积血，右肾缺如，符合阴道斜隔综合征Ⅳ型的超声表现。

2. 鉴别诊断

根据本例患者的病史、体征和超声表现，诊断阴道斜隔综合征可能性大；分型诊断主要依靠手术中的探查。超声显示右侧子宫体部宫腔积液（积血）诊断明确，其下方厚壁无回声区是主要的鉴别诊断所在。主要需考虑以下疾病。

（1）斜隔后腔积血：为阴道斜隔综合征患者最常见的表现，Ⅰ~Ⅲ型均可以出现，超声多切面扫查、仔细辨别可以加以区分，积血沿阴道长轴方向走行，与宫体存在成角，张力不大，有时可见有孔的斜隔回声及隔上隔下的积血（图3-1-6）。

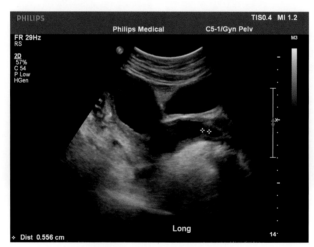

图3-1-6　I型阴道斜隔综合征超声

注：病灶侧宫体纵切面，可见宫腔及阴道内积血及斜隔（标记）。

（2）阴道壁囊肿：通常见于已婚女性，常无明显临床症状而被偶然发现，囊肿大小不随月经周期变化，超声检查子宫、宫颈形态正常，囊肿多呈类圆形，边界清，壁薄光滑，内部分隔少见。结合本例患者年龄、临床症状和声像图特征，可以排除该诊断。

3. 拓展知识点

阴道斜隔综合征指合并出现双子宫（偶有完全纵隔子宫）、双子宫颈及阴道斜隔的先天性畸形，常合并斜隔侧的泌尿系统畸形，以肾缺如多见。阴道斜隔起源于两侧子宫颈之间，斜行附着于一侧阴道壁，隔的后方与斜隔侧子宫颈之间形成斜隔后腔。该综合征由Purslow于1922年首先报道。国际学术界将其称为HWWS（Herlyn-Werner-Wunderlich syndrome）或OHVIRA综合征（obstructed hemivagina and ipsilateral renal anomaly syndrome）。在我国，通常称为阴道斜隔综合征（oblique vaginal septum syndrome，OVSS）。

（1）分型：2021年中国专家共识将OVSS分型进行修订，在原来的3型基础上增加了第4型（图3-1-7）。Ⅰ型，无孔斜隔型，一侧阴道完全闭锁，隔后的子宫与外界及对侧子宫完全隔离。Ⅱ型，有孔斜隔型，一侧阴道不完全闭锁，隔上有1个直径数毫米的小瘘孔。Ⅲ型，无孔斜隔合并子宫颈瘘管型，一侧阴道完全闭锁，在两侧子宫颈之间或隔后阴道腔与对侧子宫颈之间有一小瘘管。Ⅳ型，子宫颈闭锁型，闭锁侧子宫颈发育不良伴闭锁。文献回顾分析我院2017年1月至2022年4月住院手术的102例OVSS患者中，Ⅰ型30例，Ⅱ型43例，Ⅲ型15例，Ⅳ型14例。

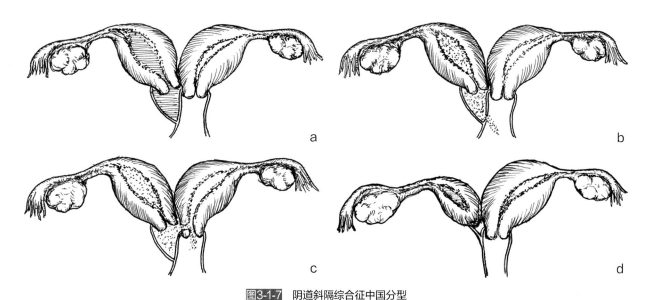

图3-1-7 阴道斜隔综合征中国分型

注：a.Ⅰ型，无孔斜隔型；b.Ⅱ型，有孔斜隔型；c.Ⅲ型，无孔斜隔合并子宫颈瘘管型；d.Ⅳ型，子宫颈闭锁型。

（2）该病临床表现主要为梗阻引起的经血引流不畅症状，包括痛经、下腹痛或月经淋漓不尽等。发病年龄、临床表现与生殖道存在完全性梗阻或不完全性梗阻相关，不同分型、不同病例之间可存在较大差异。4个亚型中，Ⅰ型（无孔斜隔型）及Ⅳ型（合并宫颈闭锁型）的梗阻程度较Ⅱ、Ⅲ型更严重，发病年龄和诊断年龄早，痛经和下腹痛症状发生率更高，盆腔内膜异位病灶多见于此两型；Ⅱ型和Ⅲ型通常年龄稍长，症状主要有腹痛、月经淋漓不尽或阴道脓性分泌物等。

（3）MRI表现：MRI在检测子宫轮廓、阴道连续性和斜隔特征、厚度、定位及其相关并发症等方面更为敏感。虽然MRI有时也不能清晰显示阴道斜隔的解剖细节，但在多数情况下，MRI可以确定子宫阴道解剖异常、是否存在阴道隔膜及积液性质，为手术治疗提供更多信息。

（4）治疗原则：明确诊断后宜尽早行阴道斜隔切除术，手术应在斜隔后腔积血较多时进行，手术的关键在于充分切除斜隔，保证引流通畅。对于斜隔侧子宫颈闭锁的患者，应行闭锁侧子宫切除术。

诊断与转归

（1）临床诊断与治疗：患者行腹腔镜探查联合阴道斜隔切除术，术中见左侧宫体正常大小，右侧宫体饱满、宫颈明显扩张膨隆、右侧输卵管积血扩张；左右两侧宫颈紧贴，可见发育好的左侧宫颈；右侧穹隆膨出不明显。空针穿刺右侧穹隆，无明显陈旧积血。从宫颈放入探针，进入左侧宫腔，与右侧不相通。考虑右侧宫颈发育不良，经血梗阻，决定行右侧子宫及输卵管切除，切除过程中尽量保留左侧子宫肌层，术后大体标本见图3-1-8，宫颈下段为盲端。缝合右侧阴道穹隆。

（2）术后诊断：阴道斜隔综合征（Ⅳ型）。

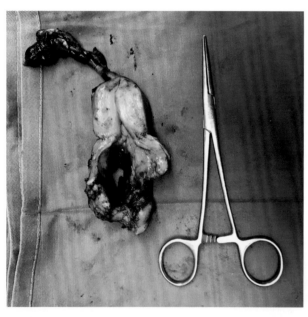

图3-1-8 阴道斜隔综合征患者手术切除的一侧子宫标本
注：可见宫颈部位膨大变薄，下段为盲端。

病例点睛

（1）OVSS是以双子宫、双宫颈、双阴道、一侧阴道存在斜隔伴同侧肾缺如为特征的先天性结构异常。患者主要临床表现为生殖道梗阻症状，症状轻重与梗阻程度相关。根据形态学分为4型，Ⅰ型和Ⅳ型为完全梗阻；Ⅱ型和Ⅲ型为不完全梗阻。分型主要依靠手术探查。超声检查对该病的术前诊断具重要作用。

（2）本例Ⅳ型OVSS，主要症状为痛经，月经初潮后1年即得以诊断。术前超声显示宫体积血、其下方可见张力较高的厚壁囊性包块，通过仔细观察，发现包块与宫体轴向一致、而与阴道存在成角，推测可能为宫颈积血、而非隔后腔积血，并在手术中得到证实，说明对于该病分型的充分了解结合超声多角度仔细扫查，在术前诊断Ⅳ型OVSS是可行的。

（刘 丹 撰写 戴 晴 审校）

参考文献

[1] 朱兰，郎景和，宋磊，等. 关于阴道斜隔综合征、MRKH综合征和阴道闭锁诊治的中国专家共识[J]. 中华妇产科杂志，2018，53（1）：35-42.

[2] 中国医师协会妇产科医师分会女性生殖道畸形学组. 梗阻性子宫阴道发育异常诊治的中国专家共识[J]. 中华妇产科杂志，2021，56（11）：746-752.

[3] 孝梦甦，戴晴，齐振红. 先天性阴道斜隔综合征临床特征及影像学诊断价值的初步研究[J]. 中华医学超声杂志（电子版），2022，19（10）：1058-1064.

[4] ZHU L, CHEN N, TONG J L, et al. New classification of Herlyn-Werner-Wunderlich syndrome[J]. Chin Med J (Engl), 2015, 128(2): 222-225.

病例 **2**

病历摘要

患者，女性，14岁。

现病史：有乳房发育、无月经来潮4年。

症状与体征：平日无不适症状，无周期性下腹痛等。乳房Ⅳ级，无多毛，无泌乳。阴蒂不大，大小阴唇外观正常，阴毛分布正常，无阴道。直肠指检盆腔空虚，未及明确结节，双侧未及包块。

实验室检查：染色体核型分析为（46, XX）。

影像学表现

经直肠超声检查：直肠前方未见明确阴道及子宫回声。

左侧附件区（图3-2-1），可见卵巢，大小约2.7cm×1.5cm，呈多囊样改变，单个切面可见大于12个卵泡，较大卵泡直径0.5cm。卵巢旁可见低回声结构，位于卵巢左下方，大小约3.2cm×1.4cm，与左侧卵巢分界清。

右侧附件区（图3-2-2），可见卵巢，大小约3.8cm×2.3cm，呈多囊样改变，单个切面可见大于12个卵泡，较大卵泡直径约1.3cm。卵巢旁可见低回声结构，位于右卵巢右侧，大小约2.2cm×1.8cm，与右卵巢分界清。

卵巢旁低回声内均未见宫腔内膜回声，二者之间可见低回声带相连（视频3-2-1）。

视频3-2-1

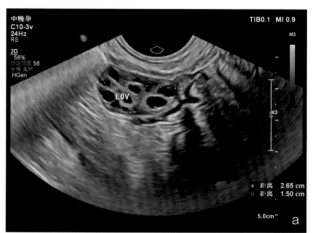

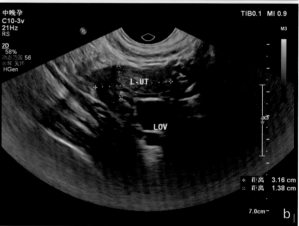

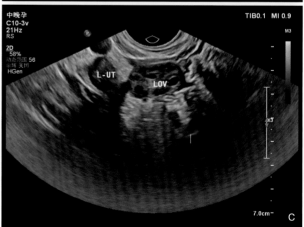

图3-2-1 左侧附件区扫查

注：a. 左侧卵巢（LOV）呈多囊样改变；b. 左卵巢旁可见低回声（L-UT）；c. 左卵巢与其旁低回声分界清。

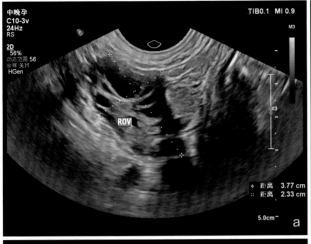
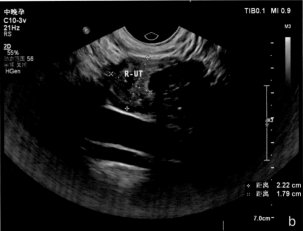
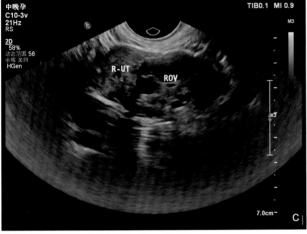

图3-2-2 右侧附件区扫查

注：a. 右侧卵巢（ROV）呈多囊样改变；b. 右卵巢旁可见低回声（R-UT）；c. 右卵巢与其旁低回声分界清。

诊断思路

1. 诊断依据

MRKH（Mayer-Rokitansky-Küster-Hauser）综合征是由于双侧中肾旁管未发育或其尾端发育停滞而未向下延伸所致，以始基子宫、阴道发育异常为主要临床表现的综合征。在超声检查时往往可探及单侧或双侧发育不良的子宫及双侧正常卵巢，单纯型MRKH综合征还可探及两侧发育不良子宫之间的肌纤维条带。部分患者可合并卵巢多囊样改变。

本例患者以原发性闭经就诊，雌激素和孕激素水平、染色体、第二性征及阴道前庭均为正常女性特征，阴道完全缺失，经直肠超声提示双侧始基子宫可能性大及双侧卵巢多囊样改变，符合MRKH综合征表现。

2. 鉴别诊断

（1）处女膜闭锁或阴道闭锁：均为女性生殖道梗阻，临床表现为原发性闭经和周期性下腹痛。患者第二性征发育正常，染色体核型为（46, XX）。专科检查根据梗阻部位不同而有相应发现。超声检查可表现为阴道内积血、宫腔积血、盆腔子宫内膜异位症等。

（2）完全雄激素不敏感综合征：是一种有雄激素受体基因突变引起的男性伪双性畸形症，属于性发育异常。患者社会性别为女性，染色体核型为（46, XY），有乳腺发育，血清睾酮水平可达正常男性水平。超声可见膀胱后方无正常子宫回声，附件区无卵巢回声，仔细寻找后可见位于盆腔内或者腹股沟区的睾丸回声。

（3）WNT4综合征：是由*WNT4*基因突变导致中肾旁管衍生物缺乏而使中肾旁管发育异常引起的一系列畸形，与MRKH综合征临床表现基本相同。WNT4综合征具有高雄激素血症的表现，超声可探及多囊卵巢及单侧或双侧始基子宫，与MRKH综合征的鉴别点在于是否存在*WNT4*基因突变。也有研究认为WNT4综合征是特殊类型的MRKH综合征，但是由于后者病因尚不明确，故暂列为两种不同疾病。

3. 拓展知识点

该病在很长一段时间被称为"先天性无子宫、无阴道"，2018年中国专家共识已明确将其废除，改用"MRKH综合征"的国际统一命名。

（1）分型：国内将MRKH综合征分为两型。Ⅰ型，即单纯型，较为常见，患者仅有子宫、阴道发育异常，而泌尿系统、骨骼系统发育正常。Ⅱ型，即复杂型，除子宫、阴道发育异常外，伴有泌尿系统或骨骼系统发育畸形。其中，中肾旁管发育异常合并泌尿系统及颈胸段体节发育畸形者称为MURCS（Müllerian aplasia, renal aplasia, and cervicothoracic somite dysplasia）综合征。根据我院开展的包括1055例MRKH综合征患者的全国性多中心研究，69.6%为Ⅰ型，30.4%为Ⅱ型。

（2）临床表现：患者常以原发性闭经为原因就诊，少数患者至婚后发现性交困难而就诊，极少数MRKH综合征患者存在有功能的子宫内膜，可随月经周期出现周期性下腹痛就诊（图3-2-3）。Ⅱ型合并

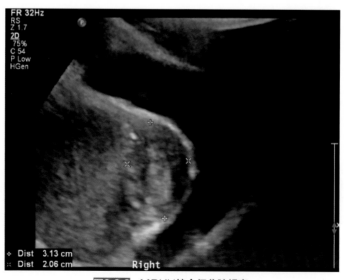

图3-2-3　MRKH综合征盆腔超声

注：子宫发育不良合并有功能的内膜，患者存在周期性下腹痛。

其他系统畸形中最常见肾脏畸形，占34%～58%，包括异位肾、融合肾、马蹄肾、重复肾等。此外，还有骨骼畸形（占13%～44%）以及心脏、耳、眼等其他畸形。

（3）辅助检查：①实验室检查，包括染色体检查及女性激素水平测定。②影像学检查。超声检查是首选检查方法，可以显示子宫及肾发育情况，随着超声成像技术提高及经直肠超声等技术的应用也使双侧始基子宫显示率显著提高。MRI的软组织分辨力高，可以进一步明确盆腔情况，帮助医师判断是否存在畸形子宫、阴道发育不全及其他异常。③X线和CT检查，可以排查骨骼系统畸形。④腹腔镜检查，对于可疑合并子宫内膜异位症或存在功能性子宫内膜的患者，腹腔镜兼有诊断、评估和治疗的多重价值。

（4）治疗：人工阴道成形术包括非手术治疗及手术治疗。非手术治疗即顶压扩张法，是直接用模具在发育较好的外阴舟状窝处向内顶压成形的方法。手术治疗即人工阴道成形术，适用于非手术治疗失败或主动选择手术治疗的MRKH综合征患者，具体术式包括Vechietti法阴道成形术、羊膜法阴道成形术、腹膜法阴道成形术等。对于合并功能性内膜、存在周期性下腹痛，或已出现盆腔内膜异位症的患者，应尽早手术切除患侧子宫及子宫内膜异位症病灶。

诊断与转归

（1）临床诊断：MRKH综合征。

（2）随诊：本例患者目前无不适症状，影像学检查双侧始基子宫、未见功能性子宫内膜及盆腔异常病灶，暂时不做处理，后期可行阴道顶压术或人工阴道成型术。

病例点睛

MRKH综合征是双侧中肾旁管未发育或其尾端发育停滞而未向下延伸所致，以始基子宫、阴道发育异常为主要临床表现的综合征。患者常因原发性闭经就诊，染色体、激素水平、第二性征及阴道前庭均为正常女性特征。该病需要与生殖道梗阻造成的无月经来潮如处女膜闭锁或阴道完全闭锁鉴别。MRKH综合征若单纯累及生殖系统被归为Ⅰ型即单纯型，约占70%；若合并其他系统的畸形被归为Ⅱ型即复杂型，约占30%。

本例MRKH综合征的超声特点是：双侧始基子宫，内部未出现子宫内膜，位于卵巢偏外侧下方，其间可见低回声条带结构；双侧卵巢略呈多囊样改变。属于临床和声像图表现均典型的Ⅰ型MRKH综合征，患者目前无临床不适和进一步治疗需求，因此暂时不做任何干预。

（李美莹 撰写 戴 晴 审校）

参考文献

[1] 朱兰，郎景和，宋磊，等. 关于阴道斜隔综合征、MRKH综合征和阴道闭锁诊治的中国专家共识[J]. 中华妇产科杂志，2018，53（1）：35-42.

[2] 周慧梅，朱兰. MRKH综合征的诊断特点及临床处理[J]. 中国计划生育和妇产科，2017，9（9）：12-14.

[3] HERLIN M K, PETERSEN M B, BRÄNNSTRÖM M, Mayer-Rokitansky-Küster-Hauser (MRKH) syndrome: a comprehensive update[J]. Orphanet J Rare Dis, 2020, 15(1): 214.

[4] ROUSSET P, RAUDRANT D, PEYRON N, et al. Ultrasonography and MRI features of the Mayer-Rokitansky-Küster-Hauser syndrome[J]. Clin Radiol, 2013, 68(9): 945-952.

病例 **3**

病历摘要

患者，女性，39岁。

主诉：左下腹痛3年，加重1年。

症状与体征：患者月经过后腹痛逐渐加重，口服镇痛类药物逐渐难以缓解症状，影响日常生活。曾经注射亮丙瑞林治疗3个月经周期，症状无明显缓解。妇科体格检查：左侧附件区轻微压痛，右侧不明显。CA125 12.9U/ml。

婚育史：已婚，G1P1。

影像学表现

（1）第1次经阴道超声检查：于患者来月经前2天进行，于子宫左宫角偏下方肌层内见范围约1.8cm×1.7cm低回声区，类圆形、明显外突。该低回声距离宫腔约0.8cm，其中心区域见1.0cm×0.7cm无回声，透声尚可，壁上可见环状内膜样高回声，厚约0.12cm。CDFI：低回声区边缘见条状血流信号（图3-3-1a～图3-3-1c）。经阴道三维超声成像：显示病灶位于左宫角下方，相对于子宫腔呈孤立性肌性结构（不与宫腔相通）（图3-3-1d）。子宫宫腔形态、其余子宫肌层及双侧附件区未见明显异常。

（2）第2次经阴道超声检查：于患者月经干净后第3天进行，左宫角下方低回声大小为1.7cm×1.6cm，其内无回声范围1.0cm×0.8cm，其内可见少许絮状低回声，范围0.9cm×0.4cm；内壁内膜样高回声增厚至0.22cm（图3-3-2）。

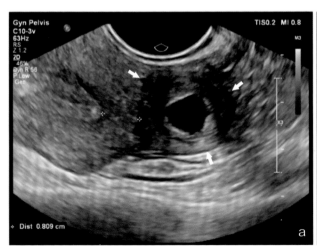 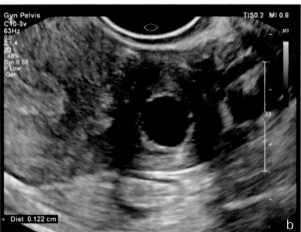

图3-3-1 患者来月经前2天经阴道子宫超声

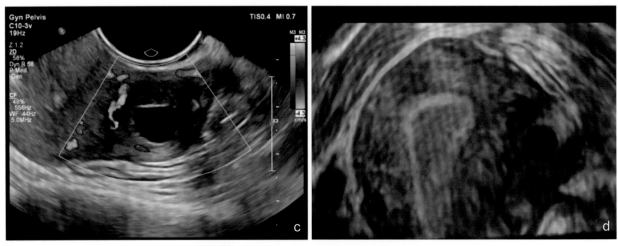

图3-3-1　患者来月经前2天经阴道子宫超声（续）

注：a、b.子宫左宫角偏下方肌层内见低回声区（箭头），内壁可见内膜样高回声；c.CDFI显示低回声区边缘可见条状血流信号；d.三维超声成像显示病灶位于左宫角下方，不与宫腔相通。

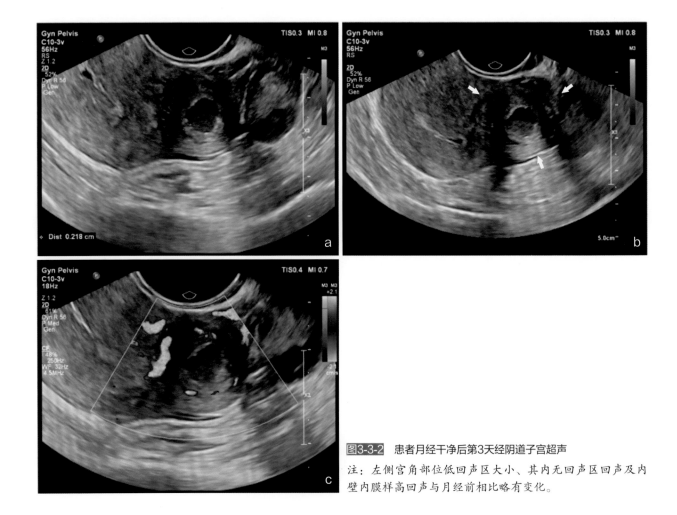

图3-3-2　患者月经干净后第3天经阴道子宫超声

注：左侧宫角部位低回声区大小、其内无回声区回声及内壁内膜样高回声与月经前相比略有变化。

（3）盆腔MRI：显示子宫左侧肌层内见圆形空腔性病灶，内呈T1、T2高信号，不与子宫宫腔相通（图3-3-3a、图3-3-3b）。盆腔其他部位无子宫内膜异位症征象。

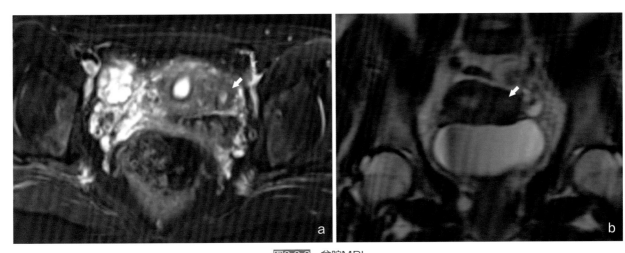

图3-3-3 盆腔MRI

注：子宫左侧肌层内见圆形空腔性病灶，内呈T1、T2高信号，不与子宫宫腔相通。

💙 诊断思路

1. 诊断依据

子宫附腔畸形（accessory cavitated uterine malformation，ACUM）特指位于圆韧带附着处下方、子宫前外侧壁肌层的孤立性厚壁囊性病变。患者多为年轻女性，下腹痛或痛经的症状明显，且不能为常用治疗子宫腺肌病的药物所缓解。超声声像图上，病变呈厚壁囊性，外形呈类圆形，周边被较厚低回声肌性结构包绕，内部可呈磨玻璃样回声。本例患者临床症状及病灶声像表现与ACUM特点均相符。

2. 鉴别诊断

（1）残角子宫合并有功能性子宫内膜：该类患者另一侧为单角子宫，即一侧宫角缺失，而ACUM患者可见两侧正常发育的宫角结构。ACUM的发病部位是一侧宫角下方的子宫肌层内，与子宫腔或输卵管均无相通。

（2）囊性腺肌瘤：也可表现为内衬子宫内膜的空泡性肌层病变，但往往累及或靠近子宫内膜与肌层交界处，而ACUM则远离宫腔，位于在子宫肌层的一侧。此外，囊性腺肌瘤内无回声形态多不规则，周边无规则肌层包绕，而ACUM内无回声往往呈类圆形表现，周边可见规则低回声包绕。

（3）子宫肌瘤囊性变：患者可以无任何临床症状。声像图显示病变可以出现在子宫的任何部位，张力较低。ACUM患者的病史及病变部位都更有特征性，有助于鉴别诊断。

3. 拓展知识点

ACUM是对以往的"子宫肌层孤立性囊性病变""青少年型或孤立性囊性子宫腺肌瘤"的新描述。其可能的病因是米勒管发育异常，因此建议使用"畸形"一词替代"肿块"。

（1）临床表现和病理学特征：ACUM系罕见疾病，Naftalin等的研究是目前包含ACUM样本量最大的回顾性研究（ *n*=20 ）。文中指出ACUM不仅见于青少年女性，在30岁以上的女性中也可发生。患者通常合并严重痛经或慢性盆腔疼痛，但接受药物治疗时疼痛缓解并不充分。术中探查或子宫切除标本上，该病表现为子宫侧方靠近圆韧带附近的隆起结构，外径平均为2.4cm，内腔平均为1.3cm，腔内容物为不同时期的血液成分；病理组织学上病灶均呈现相同模式，即一个内衬功能性子宫内膜上皮的囊腔，囊内含有红细胞及含铁血黄素巨噬细胞，囊外被一层厚厚的肌纤维包绕，与子宫腺肌病中肌纤维走行紊乱有所不同，ACUM中肌纤维排列整齐、走向一致，没有明显子宫腺肌病的病理表现。患者很少合并子宫腺肌病或深部浸润型子宫内膜异位症，以及其他先天性子宫或肾脏异常。

（2）三维超声成像及随访超声的意义：经阴道超声检查是ACUM首选的影像学检查方式，如有条件可同时进行三维超声成像检查。三维超声独特的冠状面成像优势可更加清晰显示ACUM的特殊解剖定位及特征性影像表现，其成像效果可与MRI相媲美。据文献报道，月经前后ACUM包块大小及其腔内无回声区范围无明显变化，分析原因可能是由于受到囊腔外环绕肌层较高张力的限制；但其囊腔内容物回声则随月经周期的不同发生显著改变，内膜厚度也随之发生变化，提示ACUM腔内存在少许功能性子宫内膜组织。

（3）临床处理：腹腔镜切除病灶是最有效的治疗方法，但有手术风险和术后造成子宫肌层薄弱的弊端。冷冻治疗或聚焦超声等介入治疗手段目前仍处于临床应用评估中。

诊断与转归

患者行腹腔镜探查及治疗，术中于子宫左侧壁见直径3cm的囊性腺肌瘤样结节外突向阔韧带（图3-3-4），切开后见稀薄的巧克力液体约20ml流出，遂行腹腔镜肿物楔形切除。病理检查结果显示肿物中心为出血性囊肿，囊壁上可见子宫内膜腺体及间质组织，周围被增生的平滑肌纤维包绕。临床诊断：子宫附腔畸形可能性大。

患者经手术切除病灶后，临床症状得到完全缓解，复查超声未见异常。

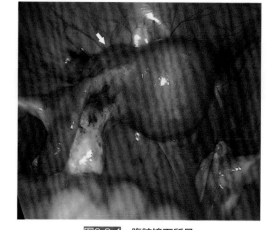

图3-3-4　腹腔镜下所见

注：腹腔镜下见子宫左侧圆韧带下方肌瘤样结节（箭头），向阔韧带外突。

病例点睛

位于子宫近宫角部区域的"子宫肌层孤立性囊性病灶"近年被更名为"子宫附腔畸形"，有特征性的临床和影像学表现，在二维和三维超声声像图上有非常典型的表现，包括病变形态、病变部位及正常宫腔形态显像等，月经前后对比超声检查有助显示病变内容物的回声变化。本例很好地展示了子宫附腔畸形的超声特点，值得学习。超声医师应加强对该病的认识，以利于临床及时诊断和治疗。

（王　铭　撰写　苏　娜　审校）

参考文献

[1] ACIEN P, ACIEN M. Accessory and cavitated uterine mass versus juvenile cystic adenomyoma[J]. F S Rep, 2021, 2(3): 357-358.

[2] NAFTALIN J, BEAN E, SARIDOGAN E, et al. Imaging in gynecological disease (21): clinical and ultrasound characteristics of accessory cavitated uterine malformations[J]. Ultrasound Obstet Gynecol, 2021, 57(5): 821-828.

[3] DADHWAL V, SHARMA A, KHOIWAL K. Juvenile cystic adenomyoma mimicking a uterine anomaly: a report of two cases[J]. Eurasian J Med, 2017, 49(1): 59-61.

[4] PEYRON N, JACQUEMIER E, CHARLOT M, et al. Accessory cavitated uterine mass: MRI features and surgical correlations of a rare but under-recognised entity[J]. Eur Radiol, 2019, 29(3): 1144-1152.

[5] TAKEUCHI H, KITADE M, KIKUCHI I, et al. Diagnosis, laparoscopic management, and histopathologic findings of juvenile cysticadenomyoma: a review of nine cases[J]. Fertil Steril, 2010, 94(3): 862-868.

病例 4

病历摘要

患者，女性，27岁。

主诉：经期延长，发现宫腔占位1年半。

症状与体征：经期延长，不规则阴道出血，中度贫血。

既往史：体健。

婚育史：未婚，G0，有性生活。

影像学表现

经阴道超声检查：子宫宫腔中上部见4.0cm×3.1cm×2.0cm中低回声（图3-4-1），形态不规则，呈分叶状。病灶基底宽，回声与肌瘤近似，局部与子宫宫底肌层分界欠清。CDFI：病灶内部探及丰富条状血流信号，主要来源于宫底（图3-4-2），可探及动脉频谱，PSV 17.3cm/s，RI 0.62（图3-4-3）。

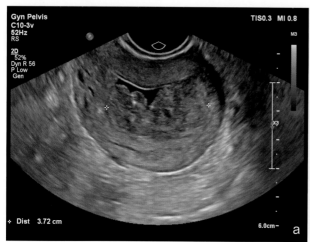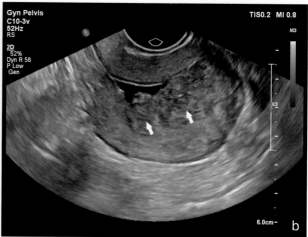

图3-4-1 病灶灰阶超声

注：a.病灶横切面显示病灶形态不规则，呈分叶状；b.病灶纵切面显示其与子宫肌层分界欠清（箭头）。

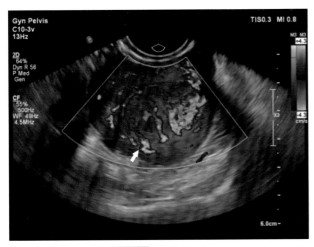

图3-4-2 病灶CDFI

注：病灶内部探及丰富条状血流信号，主要来源于宫底部（箭头）。

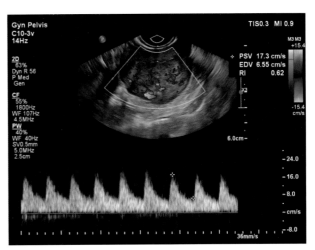

图3-4-3 病灶频谱多普勒

注：病灶内可探及动脉频谱，PSV 17.3cm/s，RI 0.62。

❤ 诊断思路

1. 诊断依据

子宫内膜不典型腺肌瘤性息肉的超声表现为宫腔占位性病变，可呈舌状或分叶状，病灶以偏低回声为主，也可呈中等偏强回声，部分病灶内可见散在囊状无回声。大部分病灶边界清晰，少部分病灶基底宽，与肌壁分界欠清。CDFI显示血流呈条状自宫壁进入病变，病灶血流信号较丰富，分布较规则。

2. 鉴别诊断

（1）子宫内膜息肉：超声表现为宫腔内多呈中高回声，可单发或多发，息肉较大时内可见小囊区，息肉边缘与内膜界线清晰。

（2）黏膜下肌瘤：超声表现为宫腔内低回声或中低回声结节，形态规则，边界清，血流模式为周边环绕血流。本例中病灶形态不规则，与肌层分界欠清，血流模式呈栅栏状。

（3）子宫内膜不典型增生：超声表现为子宫内膜增厚、回声不均、血流增多等改变。

（4）子宫内膜癌：好发于绝经前后，可有阴道不规则出血、子宫增大、疼痛等浸润转移症状，晚期可有恶病质表现。超声表现为宫腔占位性病变，形态不规则，侵入肌层时与肌壁分界不清，血流丰富、紊乱。

（5）子宫肉瘤：临床有阴道不规则出血、排液增多，子宫明显增大、质软。超声表现为宫腔或肌层体积较大实性或囊实性占位，内部可伴有坏死区，边界不清，血流丰富、紊乱。

3. 拓展知识点

（1）子宫内膜腺肌瘤性息肉约占子宫内膜息肉的10%，病理特点是在息肉的基础上，间质内有较多的平滑肌纤维，呈束状分布，以血管周围更明显。可分为典型与不典型腺肌瘤性息肉，后者伴有不同程度的子宫内膜不典型增生，有潜在恶性。

（2）临床表现：不典型腺肌瘤性息肉可见于青春期后各年龄段尤其是未生育女性，以不规则阴道出血为主要临床表现。

（3）治疗：目前手术治疗是治疗子宫内膜不典型腺肌瘤性息肉的有效方法。对于年轻且有生育要求的患者，建议在宫腔镜下进行电切术，术后应用孕激素治疗，并定期复查超声，观察子宫内膜情况；对于老年女性，建议全子宫切除术。

诊断与转归

（1）诊断：患者于宫腔镜下行宫腔占位切除术，术后病理诊断为子宫内膜不典型腺肌瘤性息肉。

（2）随诊：术后患者临床症状好转，经期正常，复查超声未见明显异常。

病例点睛

本例为不规则阴道出血的年轻未生育患者，宫腔病灶基底宽，血流丰富，容易误诊为恶性病变导致过度治疗。本例宫腔占位超声图像资料完整，展示了少见疾病子宫内膜不典型腺肌瘤性息肉的超声特点，值得学习。

（付子婧　撰写　苏　娜　审校）

参考文献

[1] 任健，周琦，张丽娟，等. 宫腔镜治疗子宫内膜息肉样腺肌瘤48例临床分析[J]. 国际妇产科学杂志，2020，47（6）：637-641.

[2] 李琳，王金娟，成九梅. 子宫内膜腺肌瘤性息肉31例临床分析[J]. 北京医学，2015，37（10）：967-969.

[3] MAZUR M T. Atypical polypoid adenomyomas of the endometrium[J]. Am J Surg Pathol, 1981, 5(5): 473-482.

病历摘要

患者，女性，49岁。

主诉：月经间期不规则阴道出血，伴左颌下、左锁骨上鹌鹑蛋大小肿物4个月。

症状与体征：阴道出血呈粉红色，量少，持续至下次月经来潮。伴有腹胀、腹痛、呃逆、食欲减退、乏力等症状，体重下降10kg。妇科查体未见明显异常。体格检查示右腹股沟可触及一枚2cm×1cm质韧肿大淋巴结，活动度差，无触痛；剑突下轻压痛。血常规示Hb 75g/L，补铁治疗可见好转。

既往史：无高血压、糖尿病等慢性病史。

月经婚育史：G1P1，平素月经规律。

影像学表现

经阴道超声检查：子宫大小6.4cm×6.3cm×5.2cm，子宫内膜弥漫性增厚，回声明显减低，范围约4.9cm×4.8cm×2.9cm（图3-5-1），隐约可见宫腔线；病变形态欠规则，子宫肌层薄厚欠均。CDFI：低回声内可见较丰富而杂乱的血流信号（图3-5-2）。双附件区未见明确囊实性包块，盆腔见游离液性暗区，深约1.5cm。

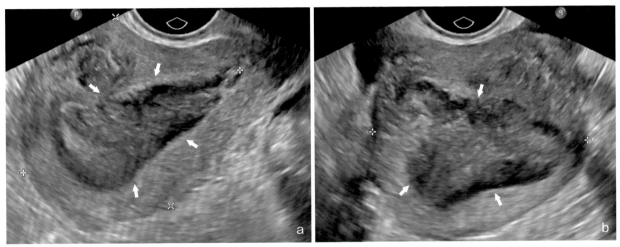

图3-5-1 经阴道灰阶超声

注：a. 纵切面示子宫内膜弥漫性增厚，回声明显减低（箭头）。b. 横切面示宫腔病变形态欠规则（箭头）、子宫肌层薄厚欠均。

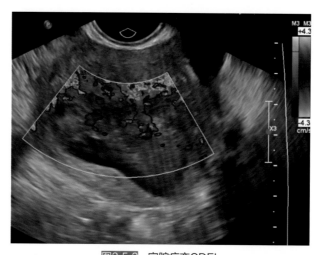

图3-5-2　宫腔病变CDFI

注：子宫宫腔内探及较丰富条形血流信号，分布欠规则。

❤ 诊断思路

1. 诊断依据

本例超声表现为子宫内膜弥漫性增厚，内部回声明显减低，CDFI呈较丰富的杂乱血流信号。根据国际子宫内膜肿瘤分析小组（International Endometrial Tumor Analysis group，IETA）超声特点简单评分法，本例子宫内膜增厚（>2cm，3分）、血流信号丰富（4分）、血管模式（多灶性起源、分布杂乱，2分），评分≥6.5分，符合子宫内膜恶性病变。综上，超声诊断为子宫内膜恶性病变可能性大。最终宫腔镜病理学诊断提示子宫内膜病变为弥漫大B细胞非霍奇金淋巴瘤。

本例患者有颈部及右腹股沟淋巴结肿大，伴乏力、消瘦、盗汗等症状，符合淋巴瘤表现，结合病史考虑为淋巴瘤女性生殖器官受累。

2. 鉴别诊断

（1）子宫内膜增生：常表现为内膜均匀或不均匀性增厚，内可见小囊性区。

（2）子宫内膜息肉：多表现为边界清晰的中高回声，CDFI可见单支血流信号穿入。

（3）黏膜下子宫肌瘤：多为边界清晰的类圆形低回声，CDFI显示周边环形血流。

（4）子宫内膜样癌：是女性生殖系统最常见的恶性肿瘤之一，多以阴道不规则出血为首发症状就诊，超声表现为内膜不均质增厚，或宫腔出现中高回声占位，内膜线不清晰或移位，病变侵犯子宫肌层时其与肌层的分界线不规则或中断。淋巴瘤肿瘤细胞通常呈弥漫性浸润式生长，导致内膜弥漫性增厚、回声明显减低，病变与周边结构之间存在明显边界。淋巴瘤还可以仅累及子宫宫体或宫颈部位肌层，而不累及子宫内膜。最终鉴别诊断需要依靠手术病理。

3. 拓展知识点

女性生殖系统淋巴瘤属于结外型淋巴瘤，临床罕见，仅占结外淋巴瘤的0.5%～2.0%，常见病理类型为B细胞淋巴瘤来源的非霍奇金淋巴瘤，其中弥漫大B细胞淋巴瘤是最常见的亚型，其次是滤泡性淋巴瘤。最常见的发病部位为卵巢，其次为宫颈，再次为子宫体部，而累及子宫内膜者罕见。子宫内膜淋巴瘤临床表现缺乏特异性，常表现为不规则阴道出血。子宫内膜淋巴瘤可原发于女性生殖系统，也可是全身淋巴瘤侵犯生殖系统，可伴有淋巴结肿大及胃肠道、脾、骨髓等其他部位结外器官受累。

女性生殖道淋巴瘤的超声表现与其病理特征有关，即肿瘤由弥漫性分布的形态相似、缺乏细胞类型多样性的淋巴瘤细胞组成，病变以实性极低回声为主要特征，部分病灶内部回声欠均，其内可见散在分布条索样中高回声，可能源于病变内部存在纤维、胶原组织增生等病理改变。由于肿瘤内部有较多的新生小血管，CDFI常表现为中等至较丰富血流信号，频谱呈低阻动脉血流频谱，文献报道其RI范围在0.38~0.61。

诊断与转归

（1）诊断：宫腔镜检查见子宫内膜明显增厚，呈粗大占位状，表面可见异常小血管，病理诊断为弥漫大B细胞非霍奇金淋巴瘤。

（2）其他检查：骨髓穿刺示粒系、红系、淋巴细胞及单核细胞各阶段比例及形态大致正常。PET/CT（图3-5-3a）：左侧颈部（Ⅱ区、Ⅴ区）、双侧腋下、腹膜后、双侧髂血管旁、胃小弯侧、肠系膜、盆腔及右侧腹股沟多发代谢增高淋巴结；胃肠道多发代谢增高灶，子宫内膜区代谢增高（2.9cm×2.0cm×1.0cm）；脾大，代谢增高，全身骨髓代谢性弥漫性增高。胃镜、结肠镜（胃窦、胃体小弯、十二指肠降部、回盲部）见大量异型细胞浸润，考虑弥漫大B细胞淋巴瘤。

（3）随诊：患者行4程R-DA-EPOCH（利妥昔单抗联合剂量调整的依托泊苷、长春新碱、环磷酰胺、多柔比星、泼尼松）、2程R-MA（利妥昔单抗联合高剂量甲氨蝶呤、阿糖胞苷）淋巴瘤化疗后，病情得到显著改善（图3-5-3b）。

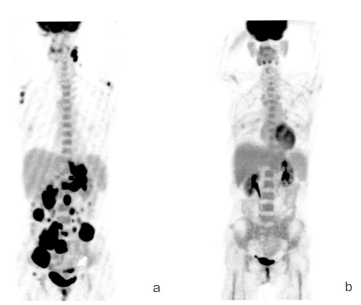

图3-5-3 患者治疗前后PET/CT图像对比

注：a.治疗前PET/CT显示子宫内膜区代谢增高（箭头），左侧颈部及双侧腋下、腹膜后、双侧髂血管旁、胃小弯侧、肠系膜、盆腔内及右侧腹股沟多发代谢增高淋巴结；胃肠道多发代谢增高灶；b.治疗后PET/CT显示头、颈、胸、腹部及盆腔未见明确代谢异常增高病灶。

病例点睛

（1）女性生殖系统淋巴瘤是罕见的结外型淋巴瘤，其中子宫内膜淋巴瘤相对更为罕见。

（2）本例子宫内膜淋巴瘤超声表现为子宫内膜弥漫性增厚，内部回声明显减低，病变后方回声增强，病变早期多与子宫肌层间分界清晰，CDFI可见较丰富血流信号。

（3）子宫内膜淋巴瘤的超声表现具有一定的特征性，结合患者全身多部位淋巴结肿大，诊断时应及时考虑淋巴瘤的可能性，最终诊断依靠手术病理。

（王亚文　撰写　张一休　审校）

参考文献

[1] 李强，原韶玲，翟建敏，等. 女性生殖系统淋巴瘤的超声表现和病理特征分析[J]. 中华超声影像学杂志，2013，22（7）：599-601.

[2] DI TUCCI C, PECORELLA I, PALAIA I, et al. Endometrial marginal zone B-cell MALT-type lymphoma: case report and literature review[J]. Crit Rev Oncol Hematol, 2013, 88(2): 246-252.

[3] HE M, HU S, LUO H. Ultrasound diagnosis and clinicopathological traits of female genital system malignant lymphomas[J]. Medicine (Baltimore), 2020, 99(34): e21341.

[4] LIN D, ZHAO L, ZHU Y, et al. Combination IETA ultrasonographic characteristics simple scoring method with tumor biomarkers effectively improves the differentiation ability of benign and malignant lesions in endometrium and uterine cavity[J]. Front Oncol, 2021, 11: 605847.

[5] LEONE F P, TIMMERMAN D, BOURNE T, et al. Terms, definitions and measurements to describe the sonographic features of the endometrium and intrauterine lesions: a consensus opinion from the International Endometrial Tumor Analysis (IETA) group[J]. Ultrasound Obstet Gynecol, 2010, 35(1): 103-112.

病例 **6**

病历摘要

患者，女性，80岁。

主诉：绝经25年，体检发现盆腔包块2个月。

症状与体征：患者无发热、腹痛、腹胀，无阴道不规则出血、异常阴道排液、分泌物异味等不适。查体：子宫后位，增大如孕6～8周，质软，活动受限。

既往史：高血压、慢性肾衰竭、阑尾切除史、中度贫血。

生育史：G4P3。

影像学表现

（1）经腹部超声：子宫正常结构未显示，盆腔中部可见混合回声包块，大小约10.4cm×9.8cm×8.1cm，形态规则，边界清。内见实性中等回声，形态不规则、内回声欠均（图3-6-1）。

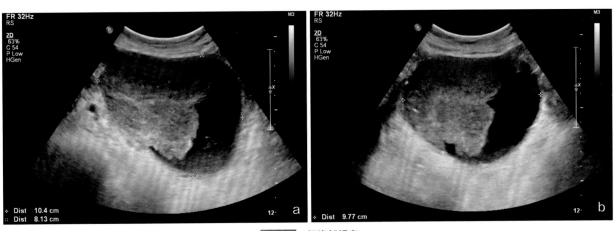

图3-6-1　经腹部超声

注：a. 病灶纵切面示盆腔中部见混合回声包块，形态规则，边界清晰；b. 病灶横切面示包块内见实性中等回声，形态不规则，内回声欠均。

（2）经阴道超声：上述包块与宫颈相连，实为增大的宫体，内可见实性占位伴宫腔积液（图3-6-2a，视频3-6-1）。实性占位位于宫腔中上部、形态不规则，部分子宫肌层菲薄或消失（图3-6-2b）。CDFI：病灶内部散在短条状血流信号，PSV 15.4cm/s，RI 0.55（图3-6-3）。

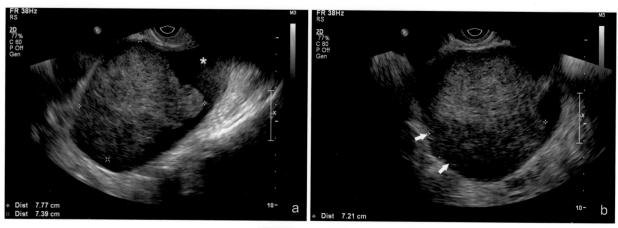

图3-6-2　经阴道超声

注：a.病灶纵切面示子宫增大伴不规则实性占位（测量标识），宫腔积液（星号），内含细密光点；b.病灶横切面示部分子宫肌层菲薄或消失（蓝色箭头）。

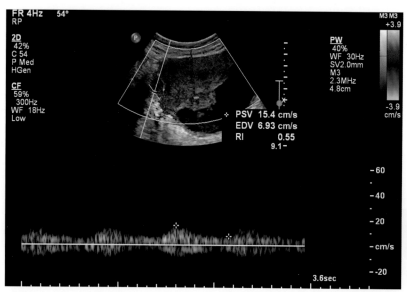

视频3-6-1

图3-6-3　病灶频谱多普勒超声

注：病灶内部及周边可见血流信号呈低阻型，PSV 15.4cm/s，RI 0.55。

诊断思路

1. 诊断依据

（1）本例患者经腹部超声检查发现盆腔中部混合回声包块，改为经阴道超声显示包块其实是增大的子宫体部，下方与宫颈结构相延续。其原因多为绝经后老年女性患者宫颈萎缩、宫颈管粘连，使得宫腔内积液或积血等不能流出，宫腔大量积液或积血使子宫体部扩张增大、肌层菲薄，失去正常形态。

（2）在扩张的子宫宫腔内可见不规则中等回声实性占位性病变，体积较大，有血流信号，提示子宫恶性病变可能性大；部分子宫肌层正常结构消失，可疑发生肌层浸润。超声诊断：子宫增大伴宫腔巨大实性占位伴肌层侵犯、宫腔积液。

2. 鉴别诊断

子宫宫腔占位性病变主要鉴别诊断包括黏膜下平滑肌瘤、子宫内膜息肉、子宫内膜癌。本例患者老年女性，宫体部巨大不规则实性占位伴宫腔积液，诊断首先考虑恶性病变，应与子宫内膜癌鉴别。

子宫内膜癌是宫腔最常见的恶性病变，患者主要临床表现为不规则阴道出血，高发年龄为绝经后女性，一般50～60岁，超声表现为宫腔不均质中低回声，形态不规则，与肌层分界不清，血流较丰富、紊乱。部分分化差、中晚期子宫内膜癌肿瘤较大、累及深肌层，与子宫癌肉瘤鉴别困难。最终诊断需要依靠手术病理。

3. 拓展知识点

（1）子宫癌肉瘤是高度恶性肿瘤，由恶性上皮与肉瘤样成分组成。其在子宫恶性肿瘤中占比<5%，但在子宫内膜癌死亡病例中占15%。组织学上，属于去分化型（化生型）癌，包含起源于单个恶性上皮克隆的癌性及肉瘤性成分。由于癌肉瘤在流行病学、危险因素及临床行为方面与子宫内膜癌（而不是子宫肉瘤）更相似，故认为子宫癌肉瘤是子宫内膜腺癌的一种高危变异型。

（2）子宫癌肉瘤的临床病理学行为与分化差的子宫内膜癌非常相似，且预后更差。其临床特点可能表现为典型的临床三联征，即疼痛、出血及子宫迅速增大。其中，阴道出血是最常见的起病特征，另有部分病例为扪及腹部肿块或体检发现内膜增厚。

（3）该病的危险因素类似于子宫内膜癌，均与肥胖、未经产以及使用外源性雌激素和他莫昔芬等有关；盆腔辐射暴露史也与子宫癌肉瘤的发生风险增高相关。含孕激素的避孕药有保护作用。

（4）有关子宫癌肉瘤的超声特征的分析，有学者对63例病例进行回顾性总结，将其分为3型：宫腔型45例（71.4%）、肌层型9例（14.3%）和内膜型9例（14.3%），反映了肿瘤向不同方向生长及不同时期的超声表现。宫腔型为宫腔内中高、中低、中等回声，大小不一，形态欠规则，部分与肌层分界不清或浸润肌层，CDFI：内可见条状血流信号；肌层型为肌层内较大的类圆形或不规则的回声不均匀占位，CDFI：内可探及丰富血流信号；内膜型为内膜薄厚不均，回声不均匀或增高，CDFI：内膜内可探及点状血流信号。

诊断与转归

（1）诊断：患者于我院行剖腹探查+肿瘤细胞减灭术，术后病理诊断为子宫恶性米勒管混合瘤（癌肉瘤，伴异源性肉瘤成分——横纹肌肉瘤及少量软骨肉瘤）、侵及深肌层（>1/2肌壁），未累及子宫下段。手术病理分期为Ⅰc期。术后接受放疗辅助治疗。

（2）转归：随访至术后1年，未发现肿瘤复发。

病例点睛

（1）本例患者为老年女性，体检发现盆腔包块就诊，超声检查准确观察到包块并非卵巢肿物，而是来源于子宫，为突出于宫腔的恶性肿瘤，侵及肌层，伴有宫腔大量积液，为临床采取下一步诊疗措施提供了重要正确信息。

（2）若经腹超声发现盆腔包块，而又不能探及正常子宫结构，应想到囊实性或囊性包块可能来源于子宫，需结合经阴道超声观察其与宫颈的关系，准确定位诊断。

（3）本例超声特点为宫腔占位的实性成分体积大、不规则、血流信号较丰富、侵犯子宫肌层，这些都体现了子宫癌肉瘤的病理大体特点，值得学习。

（荆 琬 撰写 苏 娜 审校）

参考文献

[1] 杨萌，姜玉新，戴晴. 超声对子宫肉瘤与子宫肌瘤鉴别诊断的临床应用价值[J]. 中华超声影像学杂志，2008，17（2）：144-147.

[2] 赵凡桂，徐阳，张浩，等. 彩色多普勒超声诊断子宫癌肉瘤的临床价值[J]. 复旦学报（医学版），2017，44（4）：512-516.

[3] FUJII S, MATSUSUE E, KIGAWA J, et al. Diagnpstic accuracy of the apparent diffusion coefficient in differentiating benign from malignant uterine endometrial cavity lesions: initial results[J]. Eur Radiol, 2008, 18(2): 384-389.

[4] 杨萌，姜玉新，戴晴. 子宫恶性苗勒管混合瘤的彩色多普勒超声诊断[J]. 中华超声影像学杂志，2010，19（3）：241-244.

病例 **7**

病历摘要

患者，女性，11岁。

主诉：间断阴道出血11天，阴道口脱出葡萄状物，活检病理诊断为葡萄状横纹肌肉瘤。

症状与体征：11天前出现阴道活动性出血，发现阴道口脱出葡萄状物，色鲜红，最大径约6cm。外院超声提示宫腔内见范围约56mm×17mm低回声，经宫颈管延伸至阴道口外包块处，阴道口外探及一范围约60mm×27mm的不均质回声包块，边界清，内以低回声为主。主要血清学检查结果AFP 1.43ng/ml，CA125 38.9U/ml；β-hCG <1.2U/ml。外院盆腔MRI：子宫内可见大小约45mm×56mm×114mm肿块，向下延伸至阴道口附近，与子宫结合带分界不清；盆腔未见肿大淋巴结；考虑恶性肿瘤性病变，肉瘤可能。8天前于外院行宫腔镜检查+阴道口肿物活检，病理：葡萄状横纹肌肉瘤；外院病理会诊：葡萄状横纹肌肉瘤，或米勒腺肉瘤。我院查体：阴道口可见糟脆肿瘤组织脱出，最大径约4cm。

既往史、个人史及家族史：患者10岁月经初潮，既往月经规律。末次月经于5天前开始。平素身体健康，否认食物、药物过敏史，否认家族性遗传病病史。

影像学表现

经腹部、经会阴、经直肠联合超声检查：子宫6.1cm×5.2cm×4.9cm，宫腔及阴道可见低回声，宫腔内部分范围约6.0cm×4.4cm×4.0cm，向下延伸至阴道内，阴道内病变长径约6.8cm；病变与子宫后壁分界不清，后壁肌层变薄，CDFI：内可见较丰富条状血流信号自后壁肌层进入宫腔病变内部（图3-7-1～图3-7-6）。

双侧卵巢形态可，双侧附件区未见明显囊实性包块（图3-7-7）。

膀胱壁尚光滑。盆腔未见明显游离性液性暗区。

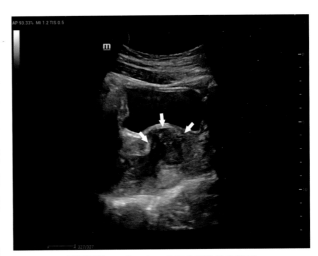

图3-7-1　子宫下段及宫颈水平肿物声像图

注：子宫下段及宫颈水平见低回声肿物，边界模糊，正常宫颈前壁结构消失（箭头）。

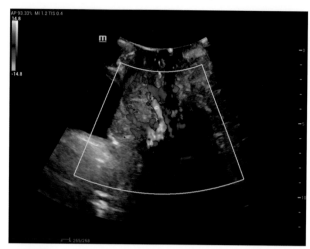

图3-7-2 经会阴超声检查显示肿物及血流分布（经会阴超声）

注：阴道内可见低回声病变，内见较丰富血流信号。

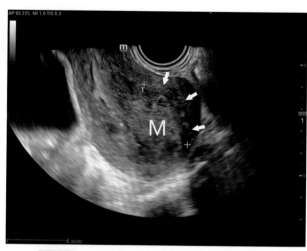

图3-7-3 宫腔内病变纵切面声像图（经直肠超声）

注：子宫后位，宫腔内病变（M）与子宫后壁肌层分界不清（箭头）。

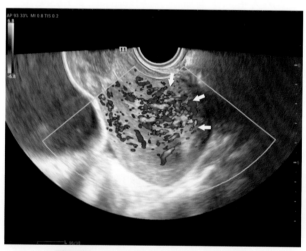

图3-7-4 宫腔内病变CDFI（经直肠超声）

注：病变内可见丰富条状血流信号，自后壁肌层进入其中。

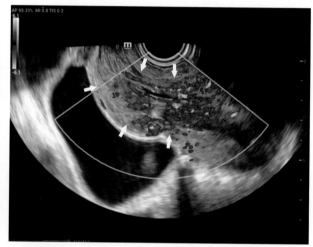

图3-7-5 子宫下段及宫颈水平肿物声像图（经直肠超声）

注：病变内见丰富血流信号（箭头），宫颈前壁正常肌层结构消失，浆膜完整。

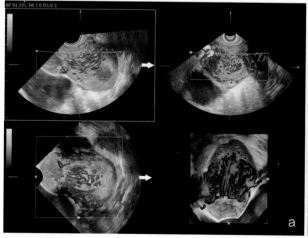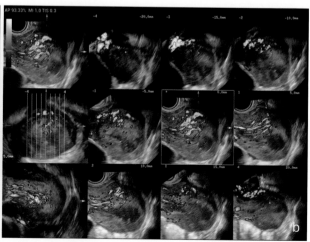

图3-7-6 经直肠三维超声病变多切面成像

注：宫腔及宫颈低回声占位内可见丰富条状血流信号，主要来自子宫后壁。

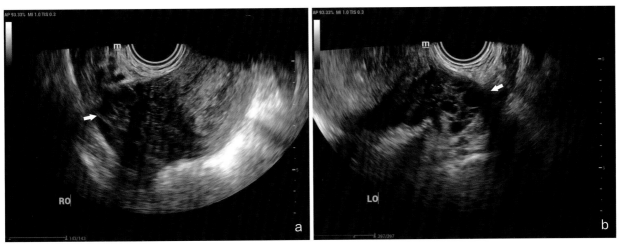

图3-7-7 双侧卵巢声像图（经直肠超声）

注：双侧卵巢大小、形态未见明显异常。

诊断思路

1. 诊断依据

本例患者为11岁大龄儿童，无诱因出现阴道活动性出血，出现阴道口脱出赘生物，外院检查提示肿物自宫腔脱出，临床考虑患者为少见类型的肿瘤性病变，活检病理提示葡萄状横纹肌肉瘤，诊断明确。

2. 鉴别诊断

根据本例影像学表现，应与子宫内膜癌、子宫黏膜下肌瘤、宫腔息肉等易造成患者阴道异常出血的宫腔占位性病变鉴别，但鉴于本例临床特点（发病年龄和症状），上述疾病可能性小。最终诊断依靠手术病理。

3. 拓展知识点

横纹肌肉瘤（rhabdomyosarcoma，RMS）是一种来源于原始间充质的恶性肿瘤，是儿童期最常见的软组织肿瘤，在所有儿童软组织肉瘤中约占一半。但RMS依然罕见，在所有儿童癌症中仅占3%～4%。根据细胞学分化和富于细胞的密度，RMS分为胚胎型、腺泡型及未分化型。葡萄状横纹肌肉瘤是一种来自于黏膜下、呈息肉状生长的特殊类型的胚胎型横纹肌肉瘤，几乎全发生于婴儿及小儿的膀胱及阴道，少数见于宫颈及子宫体，后者多为年龄较大的女孩。

子宫RMS通常表现为不规则阴道出血或绝经后阴道出血，伴块状物从宫颈口脱出，呈息肉状外观或葡萄簇状。还可表现为盆腔或腹部肿物，局部可呈肌瘤样结节而不是蒂状。临床表现与其他子宫肉瘤相似，包括腹痛、阴道异常排液及消耗症状等。

该病术前分期及术后评估依赖于超声、CT及MRI等影像学方法。子宫RMS患者盆腔CT表现为稍低密度软组织肿块，与肌肉组织密度相近；此外，CT对发现盆腔淋巴转移和肺部转移病灶均较敏感。MRI的T1加权像多呈等或稍低信号，部分因出血呈高信号；T2加权像呈不均匀稍高或高信号。MRI对肿瘤造成的局部组织侵犯较为敏感。

RMS的治疗经历了从单纯外科手术切除治疗至以手术为主、结合化疗、放疗和分子治疗的综合治疗阶段。RMS因其组织学分型不同而预后不同，腺泡型及未分化型预后较差；胚胎型预后中等，而胚胎型RMS的葡萄状亚型一般预后较好。

诊断与转归

（1）临床诊断：本例患者于我院进行宫腔镜检查+腹腔镜下全子宫双侧输卵管切除术。宫腔镜下可见肿物大部分为肉样组织和水肿的"葡萄样"组织，部分坏死污秽（图3-7-8），阴道四壁均光滑无赘生物，顶端为肿物基底，完全没有正常穹隆及宫颈结构。剖视标本所见：切开宫腔可见黄白色均质肿物浸润子宫后壁近全层，凸向并充满宫腔，并向下一直浸润延伸至全部宫颈。病理提示：子宫胚胎型RMS，部分呈间变性，累及子宫体、子宫下段及宫颈全层，可见脉管内瘤栓；累及双宫旁组织，右宫旁可见脉管内瘤栓；双侧输卵管未见特殊；阴道残端未见肿瘤。

（2）转归：术后患者接受化疗，目前病情基本稳定。

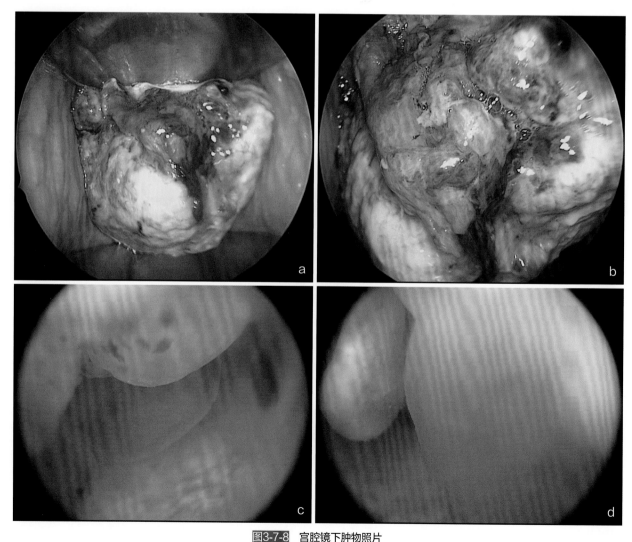

图3-7-8　宫腔镜下肿物照片

注：可见肉样组织和水肿的"葡萄样"组织，部分坏死污秽。

病例点睛

本例为发生于大龄儿童生殖道的软组织恶性肿瘤，该病从发病到诊断较为迅速，体现了患者、家属与临床医师的高度配合。疾病的治疗需要依赖肿瘤专科医师的经验，遵循科学的医疗程序才能达到良好的治疗效果。本例超声表现与其他软组织肉瘤存在相似之处，主要特点：①病灶体积较大，自宫腔一直延伸至阴道外口。②病灶呈浸润性生长，侵犯子宫体部和宫颈。③病灶内血流信号丰富，可见多条蒂样血管走行于病变内部。联合应用经会阴超声、经直肠超声和三维超声等显像方法对于显示病变内部特征、病变血流分布等都有重要帮助。

（路 会 撰写 刘真真 审校）

参考文献

[1] FLETCHER CDM, CHIBON F, MERTENS F. Undifferentiated/unclassified Sarcomas. In: WHO Classification of Tumor of Soft Tissue and Bone, FLETCHER CDM, BRIDGE J A, HOGENDOORN PCW, MERTENS F(Eds), IARC, Lyons, 2013: 236.

[2] 陈雪燕，许春伟，林丽燕，等. 横纹肌肉瘤临床病理分析[J]. 临床与病理杂志，2018，38（7）：1446-1450.

[3] FRANCO A, LEWIS K N, LEE J R. Pediatric rhabdomyosarcoma at presentation: can cross-sectional imaging findings predict pathologic tumor subtype?[J]. Eur J Radiol, 2011, 80(3): e446-e450.

[4] 张玉莲，李辉，程伟，等. 胚胎性横纹肌肉瘤的CT和MRI特征[J]. 放射学实践，2021，36（10）：1283-1287.

[5] RIES LAG, HARKINS D, KRAPCHO M, et al. SEER Cancer Statistics Review, 1975-2003[EB/OL]. National Cancer Institute. Bethesda, MD. http://seer.cancer.gov/csr/1975_2003 (Accessed on June 10, 2011).

病例 8

病历摘要

患者，女性，30岁。

主诉：停经7周+5天，阴道大量出血4天，疑诊剖宫产瘢痕妊娠1天。

症状与体征：4天前无明显诱因出现阴道大量出血，无腹痛，于我院急诊应用止血药治疗后缓解。急诊建议终止妊娠，患者拒绝，要求继续妊娠。1天前外院超声检查疑诊剖宫产瘢痕妊娠。血β-hCG 109 185.9U/ml。专科查体：阴道内少量褐色血性分泌物，宫颈光滑、闭合状态，子宫前位，如孕10周大，质软、活动可，双附件区未及包块、无压痛。

月经婚育史：6年前和5年前分别人工流产1次，3年前剖宫产足月分娩1次。平素月经规律，月经期5～7天，月经周期30～32天。

影像学表现

经腹部联合经阴道超声：子宫增大，大小8.9cm×6.6cm×5.3cm，子宫肌层回声尚均；宫底部宫腔可见混合回声，范围约2.6cm×4.5cm×1.9cm；宫腔中下段可见妊娠囊，大小5.4cm×2.8cm×2.3cm（图3-8-1），张力略低，内可见胎芽，长1.4cm，可见胎心搏动（图3-8-2）。

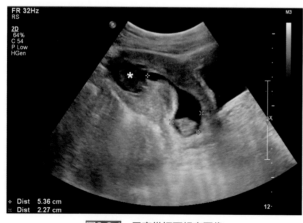

图3-8-1 子宫纵切面超声图像

注：子宫增大，子宫底部宫腔内可见混合回声区（*），宫腔中下段可见妊娠囊回声，张力略低（长径和前后径有测量符号标记）。

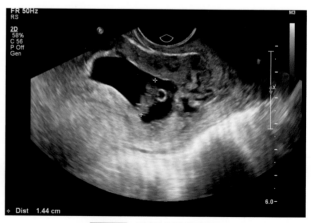

图3-8-2 胎芽长度测量切面

注：腔内超声显示妊娠囊内的胎芽（测量标记）和位于其一侧的卵黄囊回声。

妊娠囊下缘达到子宫下段水平，妊娠囊与子宫肌层之间见较广泛液性暗区，包括前壁、前壁下段、宫颈内口、后壁下段及部分侧壁，形态不规则，下段偏右侧局部暗区内见光点流动（图3-8-3，视频3-8-1、视频3-8-2）；妊娠囊绒毛膜增厚部位主要位于后壁及前壁下段；子宫下段前壁剖宫产瘢痕部位肌层厚0.2～0.3cm，前壁下段形态稍饱满，浆膜层略外突；CDFI：妊娠囊血供主要来自前壁下段，血流呈花色镶嵌样，频谱多普勒呈动静脉瘘频谱特征，PSV 83cm/s，RI 0.36（图3-8-4）。

双侧卵巢形态好，双附件区未探及囊实性包块。

盆腔未见游离积液。

视频3-8-1　视频3-8-2

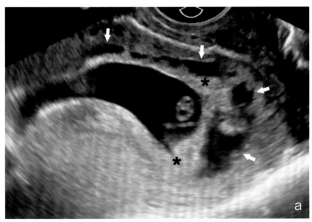
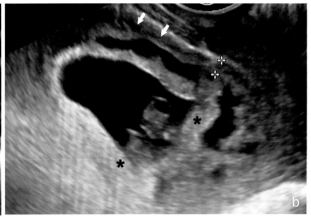

图3-8-3　妊娠囊和子宫下段纵切面超声图像

注：a. 腔内超声显示妊娠囊下缘达到子宫下段水平，妊娠囊与子宫肌层之间见较广泛液性暗区（红色箭头所指无回声区）；妊娠囊绒毛膜增厚部位（*）主要位于下段水平前后壁；b. 子宫下段前壁剖宫产瘢痕部位肌层厚0.2～0.3cm（测量标记）；子宫肌层内并可见弓形血管回声（橙色箭头）。

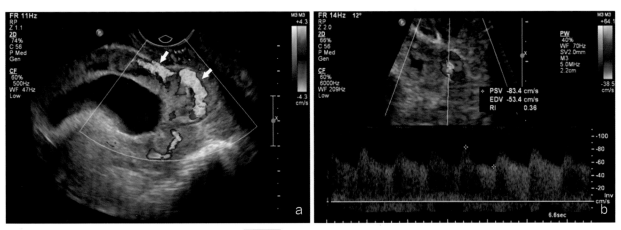

图3-8-4　子宫前壁下段CDFI

注：a. 妊娠囊血供主要来自前壁下段，血流呈花色镶嵌样（白色箭头）；b. 频谱多普勒呈动静脉瘘频谱特征。

💟 诊断思路

1. 诊断依据

本例患者停经、血β-hCG升高，超声提示宫腔中下段妊娠囊，可见胎芽、卵黄囊及胎心搏动。诊断宫内早孕。患者有剖宫产史，本次妊娠囊位置偏低，妊娠囊与子宫前壁下段之间可见丰富血流信号，前壁下段妊娠囊绒毛膜增厚，瘢痕部位肌层厚度0.2～0.3cm，符合剖宫产瘢痕妊娠（cesarean scar pregnancy，CSP）。子宫前壁下段血流信号明亮花色，频谱高速低阻，考虑局部动静脉瘘形成。

本例妊娠囊绒毛膜边缘出现较广泛液性暗区，包括前壁、前壁下段、宫颈内口、后壁下段及部分侧壁，形态不规则，部分无回声内见光点流动，诊断为绒毛膜下出血合并局部绒毛膜内异常血窦形成；同时，宫腔底部积血。

综上，本例超声诊断为剖宫产瘢痕妊娠，合并子宫前壁下段动静脉瘘形成、绒毛膜内异常血窦形成、绒毛膜下出血、宫腔积血（合并先兆流产）。

2. 鉴别诊断

本例主要诊断为CSP，在2021年发表的关于瘢痕妊娠的最新共识中，其定义为植入瘢痕憩室或与之紧密接触的妊娠，应与低位种植妊娠和流产进行鉴别。低位植入妊娠是位于剖宫产瘢痕或憩室附近、但未与之直接接触的妊娠；先兆流产系患者出现腹痛、阴道出血等症状，但是妊娠囊仍在宫腔内、流产正在开始；难免流产系流产过程中妊娠物由正常位置下移至子宫下段或宫颈的现象，流产进行之中；不全流产是指妊娠物一部分已被排出宫腔外、部分尚在宫腔内，流产尚未结束。

声像图上，妊娠囊种植部位判断（绒毛膜增厚方位、胎芽位置等）及妊娠囊周边血流信号分布特点是上述鉴别诊断的有力依据。例如，难免流产病例通常表现为子宫前壁下段肌层连续性好而非变薄或中断等受累征象、下段肌层局部无异常增多的血流信号、妊娠囊周边血流稀疏或缺失等（图3-8-5）。

本例患者无腹痛症状，有宫腔积血，其妊娠囊血供存在、但主要来自子宫前壁下段，因此考虑为CSP合并先兆流产。

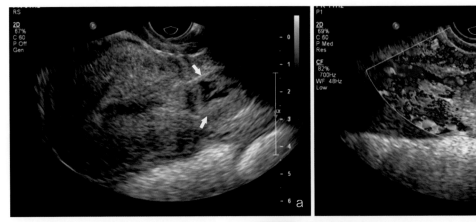

图3-8-5　难免流产示例

注：患者停经、下腹痛并阴道出血于急诊就诊，血β-hCG 2400U/ml，超声检查显示妊娠囊（蓝色箭头）位于子宫宫颈管内，形态皱缩，血流信号稀疏。

3. 拓展知识点

（1）CSP分型：早期文献将其分为内生型和外生型，前者为妊娠囊随孕周增大逐渐向宫内发展，预后相对较好；后者为妊娠囊随孕周增大向下段浆膜层方向发展，预后不良。本例属于内生型。2016年中国专家共识将其分为3型。Ⅰ型：内生型且妊娠囊与膀胱间子宫肌层厚度>3mm；Ⅱ型：内生型且妊娠囊与膀胱间子宫肌层变薄，厚度≤3mm；Ⅲ型：外生型且妊娠囊与膀胱之间子宫肌层明显变薄、甚至缺失，厚度≤3mm。本例属于Ⅱ型。2021年ISUOG共识根据两条假想线——宫腔线和浆膜线——将CSP病例分为3型。Ⅰ型：妊娠囊最大部分向宫腔突出的CSP；Ⅱ型：最大部分妊娠囊嵌入/植入子宫肌层且不越过浆膜轮廓的CSP；Ⅲ型：妊娠囊部分位于宫颈或子宫外轮廓之上的CSP。本例属于Ⅰ型。不同的分型方法均为了提示临床预后。目前国内分型方法应用广泛，能够指导临床治疗；国外分型方法的临床价值尚有待验证。

（2）妊娠中晚期胎盘植入：2016年欧洲胎盘异常植入工作组回顾总结并提出胎盘植入的11个规范化超声征象，旨在帮助该类疾病的规范化描述和未来研究，其中二维征象包括胎盘后低回声区消失、胎盘陷窝（异常血窦形成）、膀胱壁中断、肌层变薄、胎盘隆起、局灶性结节状外突；CDFI特征包括子宫肌层-膀胱壁血流丰富、胎盘后方血流丰富、桥血管形成、胎盘血窦滋养血管可见。这些征象之中，最常见的是胎盘后间隙消失、异常血窦形成、肌层变薄、胎盘后方血流丰富等（图3-8-6）。异常血窦英文为lacunae，指数量多、范围广的血窦，常合并胎盘增厚，其出现通常提示胎盘植入程度较重，患者预后差。

（3）CSP合并绒毛膜内异常血窦：部分CSP病例绒毛膜明显增厚、内见多发无回声区、内见细密光点流动（图3-8-7，视频3-8-3），与异位妊娠面包圈征（图3-8-8）或妊娠中晚期胎盘植入形成异常血窦（图3-8-6）图像相似。研究表明，CSP的病理改变与胎盘植入具有共同特征，均为滋养层细胞植入子宫肌层、蜕膜缺失或极少。妊娠早期出现绒毛膜内异常血窦提示预后不良，如清宫治疗大出血等，需要采取相应措施加以预防。

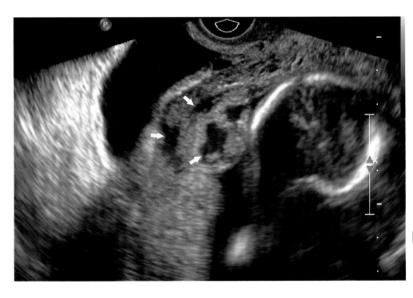

图3-8-6 胎盘植入声像图示例

注：患者孕17周，CSP合并胎盘植入，胎盘内异常血窦形成（橙色箭头）。

视频3-8-3

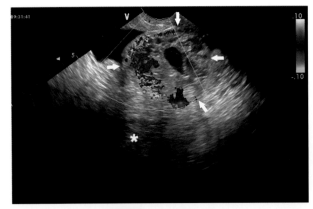

图3-8-7 CSP病例示例

注：妊娠囊（黄色箭头）完全位于子宫前壁下段，绒毛膜明显增厚、内见多发无回声区、内见细密光点，子宫下段浆膜层并向外突出，胎盘内可见多发无回声区，内含细密光点；CDFI显示胎盘后方可见丰富花色血流信号，胎盘内部可见低速血流信号（*为宫腔部位）。

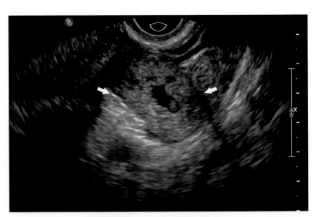

图3-8-8 异位妊娠病例示例

注：妊娠囊（蓝色箭头）绒毛膜普遍增厚，呈面包圈征。

诊断与转归

（1）诊断：患者于我院进行MRI检查，提示宫内妊娠；子宫、宫腔积血，部分为急性期出血；子宫前壁下段局部变薄。临床诊断为CSP。进行子宫动脉栓塞术，术中DSA显示右侧子宫动脉血流丰富，尚见形成明显局部动静脉瘘，左侧子宫动脉血流稍弱。

（2）转归：为避免清宫术中大出血，患者先行子宫动脉栓塞术，阻断子宫动脉血供。次日在超声引导下行人工流产术和清宫术，手术顺利，术后宫腔内未探及明确妊娠物残留，手术出血20ml。患者术后恢复良好，于此后2年正常妊娠并再次生育。

病例点睛

本例患者声像图表现较为复杂，在CSP的病理改变之上，合并宫腔底部积血、绒毛膜下出血、子宫前壁下段动静脉瘘形成、绒毛膜内异常血窦形成等，诊断时需要医师明确相关概念，通过仔细观察、结合腔内二维超声和CDFI等技术综合判断，考虑周全、诊断到位。

妊娠早期胎盘尚未形成，绒毛膜内部、绒毛膜与子宫肌层之间的异常出血情况多样，可合并出现，诊断需要仔细观察，明确液性暗区是出现在肌层与绒毛膜之间，还是绒毛膜内部。如概念明确，诊断不难。超声作为妊娠早期首选的诊断方法，不仅可以动态实时观察、方便易行，兼具成像细致、分辨率高等优势，在妊娠早期影像学诊断方面能够发挥重要作用。

（刘真真　撰写　戴　晴　审校）

参考文献

[1] JORDANS IPM, VERBERKT C, DE LEEUW R A, et al. Definition and sonographic reporting system for Cesarean scar pregnancy in early gestation: modified Delphi method[J]. Ultrasound Obstet Gynecol, 2022, 59(4): 437-449.

[2] 中华医学会妇产科学分会计划生育学组. 剖宫产术后子宫瘢痕妊娠诊治专家共识（2016）[J]. 中华妇产科杂志，2016，51（8）：568-572.

[3] COLLINS S L, ASHCROFT A, BRAUN T, et al. Proposal for standardized ultrasound descriptors of abnormally invasive placenta (AIP)[J]. Ultrasound Obstet Gynecol, 2016, 47(3): 271-275.

[4] TIMOR-TRITSCH I E, MONTEAGUDO A, CALI G, et al. Cesarean scar pregnancy and early placenta accreta share common histology[J]. Ultrasound Obstet Gynecol, 2014, 43(4): 383-395.

[5] LIU Z, SHI Z, WEI Y, et al. Lacunar-like changes of the chorion: can it be a first-trimester ultrasound sign in predicting worse clinical outcome in cesarean scar pregnancy termination?[J]. J Matern Fetal Neonatal Med, 2021, 34(14): 2355-2362.

病例 9

病历摘要

患者，女性，22岁。

主诉：月经淋漓不尽伴贫血1个月。

症状与体征：月经不规律9年，近1个月月经淋漓不尽伴贫血。患者初潮13岁，10~20天/30天。查体：子宫左后方可及直径约6cm不规则活动包块。

实验室检查：Hb 88g/L↓（110~150g/L），AFP、CEA、CA19-9、CA125均正常。

影像学表现

经阴道超声检查：盆腔内见不规则低回声，呈分叶状，似由多个包块融合而成，较大者位于右侧，大小约8.5cm×2.8cm，低回声内可见散在卵泡样无回声，较大者直径约0.7cm（图3-9-1a）；CDFI：上述低回声内可见丰富树枝状动静脉血流信号（图3-9-1b）。

双侧附件区可见卵巢样结构，右侧大小约1.9cm×1.4cm，左侧大小约3.7cm×2.0cm（图3-9-2）。

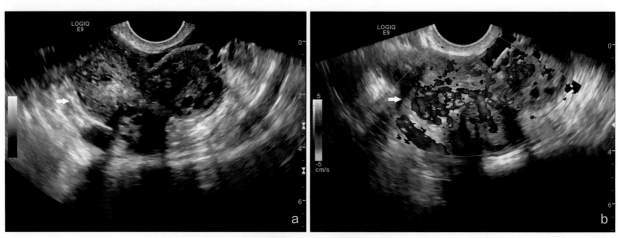

图3-9-1 盆腔包块超声

注：a. 灰阶超声示盆腔内不规则低回声（箭头），呈分叶状，内可见散在卵泡样小无回声；b. CDFI示其内可见丰富树枝状动静脉血流信号（箭头）。

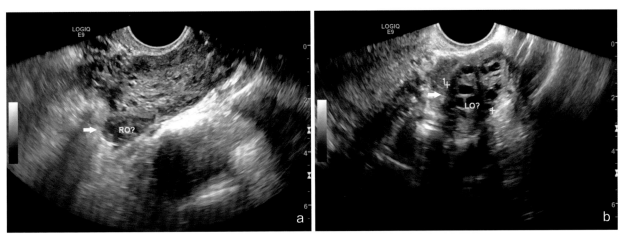

图3-9-2　双侧附件区卵巢样结构超声

注：a. 右侧（箭头）；b. 左侧（箭头）。

💗 诊断思路

1. 诊断依据

本例灰阶图像附件区可见多个"结节样"结构，经过仔细观察发现这些"结节"紧密相邻，树枝状血流信号揭示出这些"结节"是一体的，而非多个囊实性包块；附件区少许卵巢样回声提示病变与卵巢关系最为密切，但不规则低回声包块内散在的卵泡样无回声是卵泡或是存在缺血囊性变所致尚无法断定，盆腔其他组织来源如肠系膜来源的肿瘤导致卵巢受压等情况仍需考虑。因此，本例的超声诊断，首先考虑卵巢畸形，但仍需除外肿瘤。患者最终手术-病理诊断为分叶卵巢。

2. 鉴别诊断

（1）卵巢转移性肿瘤：既往恶性肿瘤病史有助于诊断，常见的原发灶为胃肠道、乳腺等。如库肯勃瘤，为一类含印戒细胞的卵巢转移癌，常见原发部位为胃肠道，多累及双侧卵巢，预后差。超声表现多为实性或以实性为主包块，边界清晰，实性成分呈不均质等-高回声，虫蚀样囊性区域的形成被认为是一种特征性表现，可伴有腹水。

（2）其他盆腔肿块：如生殖器官以外的盆腔肿瘤。

3. 拓展知识点

卵巢发育异常包括卵巢先天性的数目异常（额外卵巢、副卵巢、卵巢缺如）、外形变异（分叶卵巢）、位置异常及其他异常（脾性腺融合、取代卵巢的子宫样肿块）。

（1）额外卵巢：指位于正常卵巢之外一定距离，并与正常卵巢不相连的卵巢组织，具有类似正常卵巢的结构与功能，又被称作第三卵巢。

（2）副卵巢：指位于正常卵巢附近，或与正常卵巢直接或通过韧带相连的卵巢组织。副卵巢与额外卵巢又称异位卵巢，指正常卵巢组织以外的任何卵巢组织，为罕见的性腺异常。

（3）卵巢缺如：卵巢先天性缺如指单侧或双侧卵巢先天性完全性缺失，少数为卵巢真性未形成；多数为曾有正常发育的卵巢组织，因附件扭转导致卵巢坏死并被完全性吸收。

（4）分叶卵巢：指正常位置的卵巢呈分叶状外形，即卵巢被一条或多条沟裂分成两叶或多叶，叶间可完全分开或由纤维组织等相连。分叶卵巢具有正常卵巢的镜下形态与功能，可合并与正常卵巢相同的良恶性疾病。

（5）卵巢位置异常：因胚胎期卵巢下降异常，致一侧或双侧卵巢在高位停留，或低至腹股沟管及腹膜后等异常的位置。

（6）脾性腺融合：罕见，指异位的脾组织与性腺组织（睾丸或卵巢）相融合。异位的脾组织可以索状组织与原位脾相连；或与原位脾无联系，为特殊形态的副脾。

（7）子宫样肿块：状似小宫体的子宫外瘤样病变，大多数发生于卵巢部位，可贴附于卵巢或替代卵巢，亦可位于卵巢外，如子宫阔韧带或子宫骶韧带等处。

诊断与转归

患者行剖腹探查，术中见双卵巢部位呈成串的实性为主包含部分囊性的多发"结节"状，似大小不等鹅卵石样，结节2～6cm，表皮厚（图3-9-3），遂行右卵巢部分切除术+左卵巢活检术，术中冰冻病理及术后病理提示：多结节卵巢样组织，皮质纤维化。结合术中所见及病理结果，临床诊断为分叶卵巢。

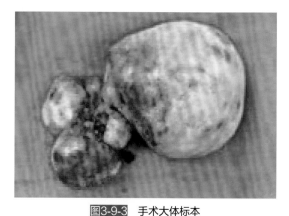

图3-9-3 手术大体标本

注：右附件结节切除后外观，大小不等呈鹅卵石样。

病例点睛

在超声检查过程中，灰阶超声图像是基础，首先应对异常情况进行仔细深入而全面的观察。本例中，并非所有小叶都可显示在同一个切面上，如果只观察部分切面，可能会将其认为附件区多发占位性病变而非分叶状卵巢畸形；CDFI图像能够提供病变的血供来源及血流分布特点，对病灶定位及定性判断常起着决定性作用。如本例CDFI显示树枝状分布的血管将多个叶状突起串连成一体，进而拓宽了诊断思路，避免了将其误诊为肿瘤。

（陈天娇　撰写　蔡　胜　审校）

参考文献

[1] BENBARA A, TIGAIZIN A, CARBILLON L. Accessory ovary in the utero-ovarian ligament: an accidental finding[J]. Arch Gynecol Obstet, 2011, 283 (Suppl 1): 123-125.

[2] KIUCHI K, HASEGAWA K, NAGAI T, et al. Uterine cervical adenocarcinoma metastasizing concurrently to eutopic and ectopic ovaries: a case report[J]. J Obstet Gynaecol Res, 2016, 42 (7): 899-904.

[3] ZULFIQAR M, KOEN J, NOUGARET S, et al. Krukenberg tumors: update on imaging and clinical features[J]. AJR Am J Roentgenol, 2020, 215(4): 1020-1029.

[4] 陈乐真. 妇产科诊断病理学[M]. 2版. 北京：人民军医出版社，2010：573-575.

病例 **10**

病历摘要

患者，女性，40岁。

主诉：子宫肌瘤剥除术后2年余，偶感左下腹痛，体检发现盆腔包块半月。

症状与体征：专科检查提示子宫左上方可及直径约5cm的包块。

既往史：2000年行剖宫产，2012年5月3日行经腹子宫肌瘤剥除术，妊娠期高血压病。

月经婚育史：月经正常，无痛经。已婚，育有1子，配偶及子女身体健康。

影像学表现

经阴道超声：子宫未见明显异常（图3-10-1）。右卵巢大小3.2cm×1.7cm，右附件区未见明确囊实性包块（图3-10-2）。左卵巢大小3.0cm×1.6cm（图3-10-3），左附件区见低回声包块（图3-10-4，视频3-10-1），大小5.7cm×4.7cm×3.3cm，形态不规则，呈分叶状，边界清，周边可见高回声包膜（图3-10-5，视频3-10-2），CDFI：内部见较丰富血流信号（图3-10-6，视频3-10-3）。

视频3-10-1　　　视频3-10-2　　　视频3-10-3

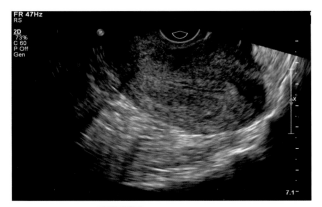

图3-10-1　子宫纵切面扫查

注：子宫未见明显异常。

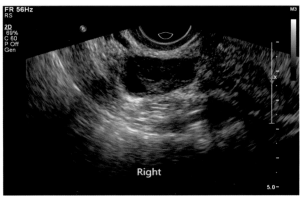

图3-10-2　右侧卵巢纵切面扫查

注：右侧卵巢未见明显异常。

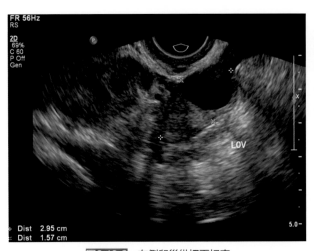

图3-10-3　左侧卵巢纵切面扫查

注：左侧卵巢未见明显异常（LOV：左卵巢）。

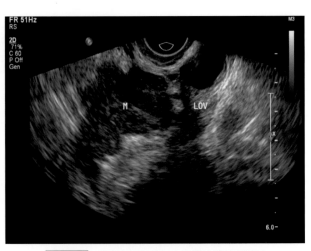

图3-10-4　左附件区包块与左卵巢位置关系切面

注：低回声包块与左卵巢分界清晰（M：包块；LOV：左卵巢）。

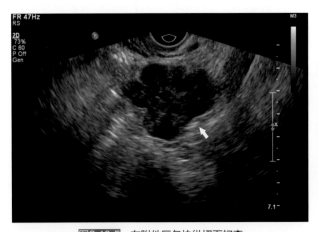

图3-10-5　左附件区包块纵切面扫查

注：病灶形态不规则，呈分叶状，边界清，周边可见强回声包膜样回声（箭头）。

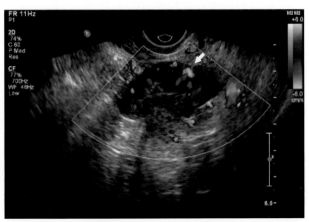

图3-10-6　左附件区包块CDFI

注：病灶内部见较丰富血流信号（箭头）。

💗 诊断思路

1. 诊断依据

患者为40岁育龄期女性，平素月经规律，无明显不适症状，近期因左下腹痛妇科检查发现左下腹包块，超声检查于左附件区见边界清晰的孤立实性肿块，呈分叶状，有包膜，内部回声均匀，且肿物并非来自左侧卵巢。据此，结合患者子宫肌瘤剔除术，超声诊断该病变可能为种植性子宫肌瘤。最终诊断需要依靠病理。患者接受手术治疗，术中及病理诊断为子宫圆韧带肌瘤。

2. 鉴别诊断

本例病变位于一侧宫旁，主要应与卵巢来源实性肿物、浆膜下子宫肌瘤、子宫阔韧带肌瘤等鉴别。此外，来源于腹膜的病变也不能除外。

（1）卵巢纤维瘤/卵泡膜细胞瘤：常表现为边界清晰的类圆形或椭圆形实性肿块，形态规则，边界清晰，活动度好，内部可呈实性低回声伴后方回声衰减，也可为不均质中低回声伴小囊状无回声。正常卵巢不可见或肿物边缘见少许卵巢组织。本例可见同侧正常卵巢，且肿物形态不规则，不考虑该病。

（2）浆膜下带蒂肌瘤：多呈类圆形低回声，位于子宫旁，近子宫侧可见血管蒂样低回声结构与子宫相连，CDFI于低回声蒂内可见丰富条状血流信号。

（3）子宫阔韧带肌瘤：子宫肌瘤生长在阔韧带内，其发病率较圆韧带肌瘤相对较高。由于阔韧带内生长空间大，肌瘤体积可以很大，且形态多呈类圆形。

3. 拓展知识点

（1）子宫圆韧带解剖：发自子宫外侧输卵管子宫连接处的前下方，经过子宫阔韧带走向前外侧到达盆腔两侧，由腹股沟深环进入腹股沟管，由腹股沟浅环穿出，止于大阴唇上部。

（2）子宫圆韧带肌瘤：子宫圆韧带内含平滑肌成分，并含有雌激素、孕激素受体，有发生肌瘤的基础。根据圆韧带走行特点，其病变可以发生在腹腔内或腹腔外（腹股沟区及大阴唇），前者通常无明显临床症状，主要依靠体格检查和影像学发现，主要与子宫浆膜下肌瘤和卵巢实性肿物鉴别；后者通常可以被患者自行发现，主要与腹股沟疝和肿大淋巴结鉴别。圆韧带平滑肌瘤非常少见，却是圆韧带部位发生肿瘤中的最常见类型，圆韧带还可以发生其他病变，包括子宫腺肌瘤、间皮囊肿、子宫内膜异位囊肿、平滑肌肉瘤等，更为罕见。

诊断与转归

（1）临床诊断：患者于我院行"腹腔镜全子宫切除术+双侧输卵管切除术+左侧圆韧带肿物剥除术"，术中见双侧卵巢形态正常，左侧圆韧带可见不规则结节样肿瘤，大小约7cm×5cm×5cm，质硬，血供丰富。术后诊断：子宫圆韧带肌瘤。术后病理：（圆韧带）病变符合平滑肌瘤，生长活跃。

（2）随诊：患者术后5年发现腹壁肿物，CT提示右下腹壁肌间隙内梭形软组织密度影，大小5.3cm×2.2cm（图3-10-7、图3-10-8），于外院行肿物切除术，病理提示腹壁肿物符合平滑肌瘤。

病例点睛

本例为发生于子宫圆韧带腹腔内节段的平滑肌瘤，其形态不规则，与子宫和卵巢都不相连，术前定位、定性诊断都较困难。借助其与子宫和卵巢的位置关系，超声可以在术前排除子宫体部或卵巢来源病变。回顾本例病变特点，外部轮廓为分叶状，符合子宫肌瘤的形态特征；呈长条形，远端较尖细，符合圆韧带病变的走行特点；内部呈均匀低回声，符合平滑肌瘤的特点；结合患者子宫肌瘤剔除史，应考虑种植在子宫圆韧带上平滑肌瘤的可能性。该病例为学习子宫平滑肌瘤的不常见表现提供了良好素材。

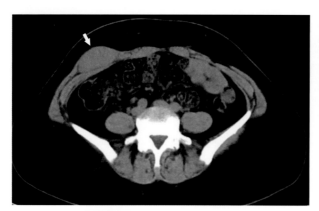

图3-10-7　左附件区病灶CT平扫

注：腹壁病灶呈现软组织密度影（箭头）。

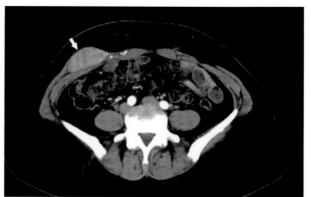

图3-10-8　左附件区病灶CT增强

注：病灶内可见强化（箭头）。

（杨　亚　撰写　苏　娜　杨　筱　审校）

参考文献

[1] TYMPA A, GRIGORIADIS C, TERZAKIS E, et al. Leiomyoma of the uterine round ligament: a case report[J]. Exp Ther Med, 2021, 22(5): 1285.

[2] 张松松，罗欢，曾炜. 高频超声诊断子宫圆韧带病变的价值[J]. 现代医药卫生，2020，36（12）：1880-1882.

[3] 陈妍，潘小玲，欧阳运薇. 子宫圆韧带肌瘤伴左卵巢肌瘤1例[J]. 华西医学，2007, 22（4）：899.

[4] PALADINI D, TESTA A, VAN HOLSBEKE C, et al. Imaging in gynecological disease (5): clinical and ultrasound characteristics in fibroma and fibrothecoma of the ovary[J]. Ultrasound Obstet Gynecol, 2009, 34(2): 188-195.

病例 **11**

病历摘要

患者，女性，37岁。

主诉：宫内孕25周+6天，发现卵巢囊肿5月余，外院超声检查提示病变增大、性质可疑5天。

症状与体征：患者孕期无明显不适，妊娠早期经腹超声检查显示左卵巢可探及无回声3.4cm×2.5cm；5天前经腹超声检查显示左侧卵巢内可探及边界清晰的无回声4.8cm×2.9cm；另可探及形态不规则无回声3.6cm×1.5cm，壁上可见多个中等回声向囊内突起，较大者1.9cm×1.3cm，可见少量血流信号。查体：腹膨隆，胎心150次/分，未及明显宫缩。实验室检查：CA125 38.7U/ml，CA19-9 39.3U/ml，AFP 106ng/ml。

婚育史：适龄婚育，G2P1，2013年经阴道分娩一活女婴，配偶及女儿体健。

影像学表现

经阴道超声检查：左附件区见混合回声，8.4cm×5.8cm×3.9cm，形态略欠规则，活动度欠佳，内部可见多个囊腔（视频3-11-1，图3-11-1）。其一囊腔大小5.7cm×2.3cm×2.9cm，内见一分隔，囊腔内充满中低回声细密光点（图3-11-2）；其二囊腔大小3.7cm×2.7cm×2.0cm，内透声尚可，其囊壁可见多个似乳头状中等回声突起，表面较平整，内部回声均匀（图3-11-3），其中较大者0.9cm×0.5cm；其三囊腔大小1.7cm×1.6cm×1.2cm，内透声欠佳，其内壁可见环绕中等回声，厚约0.4cm（图3-11-4）；其四囊腔大小2.1cm×1.2cm×1.4cm，内透声尚可，内壁尚

视频3-11-1

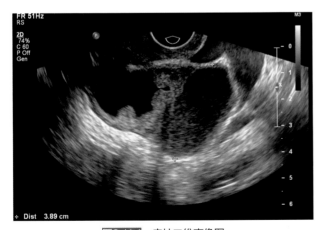

图3-11-1 病灶二维声像图

注：左附件区可见混合回声病灶，形态略欠规则。

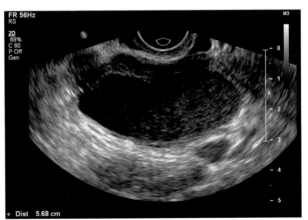

图3-11-2 病灶其一囊腔声像图

注：囊腔内充满中低回声细密光点。

平整。CDFI：囊壁及囊内乳头样中等回声内可探及较丰富血流信号（图3-11-5）。

右侧卵巢及附件区、子宫、胎儿等超声检查未见明显异常。

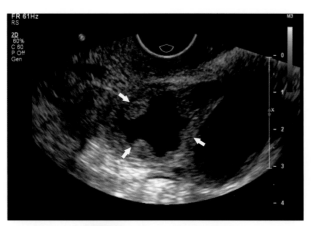

图3-11-3 病灶其二囊腔声像图

注：囊壁可见多个似乳头状中等回声突起，表面较平整，内部回声均匀（箭头）。

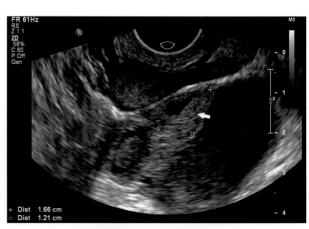

图3-11-4 病灶其三囊腔声像图

注：囊内透声欠佳，其内壁可见环绕中等回声（箭头）。

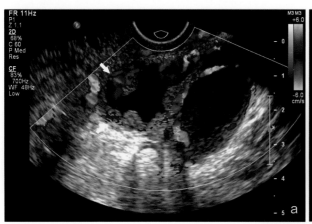

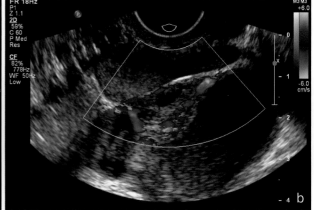

图3-11-5 病灶CDFI

注：囊壁及囊内乳头样中等回声内（箭头）可探及较丰富血流信号。

诊断思路

1. 诊断依据

（1）患者为年轻女性，无明显临床症状，肿瘤标志物大致正常，囊肿在妊娠早中期增大明显。

（2）本例附件区病变的声像图主要特征：多房囊性包块、分隔较厚且均匀而光滑；部分囊腔内容物回声呈磨玻璃样；内壁可见多个乳头状突起，乳头表面平坦光整，内部血流分布较规则。这些特征符合妊娠期子宫内膜异位囊肿蜕膜变的超声表现。

2. 鉴别诊断

（1）卵巢恶性及交界性肿瘤：卵巢上皮来源恶性及交界性肿瘤也可表现为多房囊实性包块，发生于单侧或双侧附件区。交界性肿瘤可以表现为以囊性为主的单房或多房肿物、内壁见多个乳头状突起，内部可见微囊征，血流呈树枝状分布；恶性肿瘤则表现为单侧或双侧附件区包块，体积较大、内壁实性成分较大且形态不规则，患者常伴有血清CA125升高，晚期合并腹水、腹盆腔转移。而妊娠期子宫内膜异位囊肿蜕膜变患者发病时较年轻，孕前即可存在卵巢子宫内膜异位囊肿，妊娠早中期出现附件病变生长较迅速，出现囊壁乳头样结构，其原因可能为妊娠期激素刺激导致，但"乳头"形态较为平坦、基底较宽、质地较疏松，与上述卵巢肿瘤不同。该病最终诊断需依靠病理或密切随访，产后包块内实性乳头样结构可逐渐消失。

（2）卵巢良性肿物：浆液性囊腺瘤和黏液性囊腺瘤多见于育龄期，浆液性囊腺瘤囊壁光滑或有小乳头，无明显血流信号；黏液性囊腺瘤囊肿体积较大，内部有较多分隔，无明显乳头及血流信号。

3. 拓展知识点

（1）临床表现：异位蜕膜一般见于妊娠期，其产生是受孕激素的影响，是一种生理现象，一般无临床症状。该现象常出现于卵巢、腹膜，其中卵巢发病率较高，患者可出现CA125及CA19-9均稍升高，但无特异性。

（2）其他影像学检查：病变部位MRI典型的信号特征为T1高信号强度和T2低信号强度，与蜕膜化子宫内膜等强度。

（3）病理改变：镜下观察，蜕膜细胞呈多边形镶嵌状排列，胞质丰富淡染或空泡状，核位于细胞中央，与子宫内膜蜕膜细胞无异。

（4）治疗：妊娠期异位蜕膜通常会在产后46周内自然消退，一般无须治疗。

诊断与转归

（1）诊断：为了进一步明确诊断及治疗，患者于孕26周+1天行单孔腹腔镜盆腔粘连松解＋左侧附件切除术，术中可见多房囊肿，囊肿破裂，流出巧克力样液体，囊内壁明显增厚呈绒状。术后病理提示左卵巢子宫内膜异位囊肿，伴间质蜕膜样变。

（2）随诊：患者术后恢复良好，回原产检医院定期产检。

病例点睛

妊娠期巧囊蜕膜变较少见，是巧囊在妊娠期的生理性改变。本例妊娠中期出现附件区囊实性包块较前明显增大，外院超声显示卵巢囊肿伴多发实性乳头，不除外恶性。本次检查结合其病史及超声表现，准确提示临床妊娠期巧囊蜕膜变可能，缓解了孕妇心理压力。本例超声图像完整清晰，很好地呈现了妊娠期巧囊蜕膜变的典型超声表现：单个或多个囊腔，囊内液回声呈磨玻璃样，分隔较厚而均匀，内壁可见轮廓清晰、表面光滑的乳头状突起，血流较丰富规则。

（付子婧　撰写　苏　娜　审校）

参考文献

[1] MASCILINI F, MORUZZI C, GIANSIRACUSA C, et al. Imaging in gynecological disease (10): clinical and ultrasound characteristics of decidualized endometriomas surgically removed during pregnancy[J]. Ultrasound Obstet Gynecol, 2014, 44(3): 354-360.

[2] MASCILINI F, SAVELLI L, SCIFO MC, et al. Ovarian masses with papillary projections diagnosed and removed during pregnancy: ultrasound features and histological diagnosis[J]. Ultrasound Obstet Gynecol, 2017, 50(1): 116-123.

[3] 李媛媛，乔宠. 妊娠期异位蜕膜的研究进展[J]. 现代妇产科进展，2016，25（1）：72-73.

[4] NAKAI G, KITANO R, YOSHIMIZU N, et al. A case of bilateral decidualized endometriomas during pregnancy: radiologic-pathologic correlation[J]. Kobe J Med Sci, 2015, 61(2): E40-E46.

[5] 王丽琼，刘大刚，杨芳，等. 妊娠期异位蜕膜42例临床病理分析[J]. 昆明医科大学学报，2010，31（11）：127-129.

病例 **12**

病历摘要

患者，女性，70岁。

主诉：体检发现右附件区占位4月余。

症状与体征：患者4个月前体检发现右附件区占位，无明显不适症状。妇科查体未见明显异常。于外院行盆腔超声检查，提示右附件区低回声，2.2cm×2.2cm，建议进一步检查。外院盆腔MRI提示：右附件区病灶，考虑卵巢来源，卵泡膜细胞瘤可能。

既往史：G1P1，曾行宫腔镜手术，术后病理诊断为子宫内膜息肉。50岁绝经，无绝经后阴道出血等症状。诊断高血压30年、2型糖尿病10年，平时药物控制可。

实验室检查：AFP、CEA、CA125、CA19-9、HE4等肿瘤标志物均阴性。

影像学表现

（1）超声声像图表现：子宫3.4cm×4.0cm×2.8cm，内膜厚约0.3cm，肌层回声均。右附件区见低回声，2.9cm×2.4cm×2.1cm，形态规则，边界清，内见多个强回声，后伴声影（图3-12-1），CDFI：内见条状血流信号（图3-12-2）。该低回声一侧可见卵巢样回声，与之关系密切。左侧卵巢显示欠清，左附件区未见明确囊实性包块。

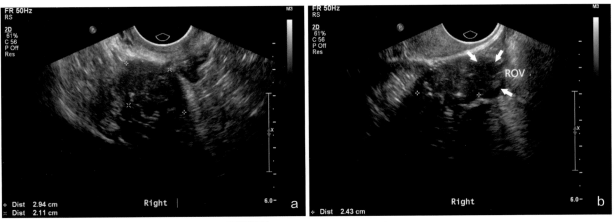

图3-12-1　右侧附件区病灶灰阶超声

注：a. 病灶横切面；b. 病灶纵切面。病灶（测量标识）形态规则，边界清，内见多个强回声，后伴声影（箭头所指）；ROV，右侧卵巢。

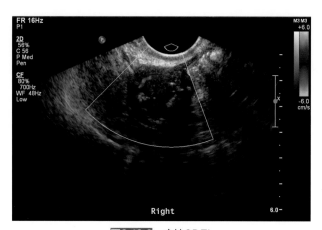

图3-12-2 病灶CDFI

注：病灶内见条状血流信号。

（2）盆腔CT检查：右附件区类圆形等密度，大小约2.7cm×2.3cm，边缘钙化，增强扫描轻度强化（图3-12-3）。

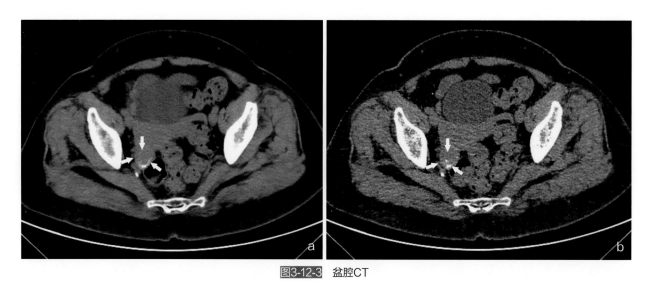

图3-12-3 盆腔CT

注：a.平扫可见右附件区类圆形等密度病灶（箭头），边缘钙化；b.增强扫描可见病灶内部轻度强化。

诊断思路

1. 诊断依据

本例患者老年女性，偶然发现盆腔病变，肿瘤标志物未见异常。超声显示右附件区实性包块，体积较小、形态规则，可见少许正常卵巢回声，伴多发钙化，内部血流不丰富，综合考虑来源于卵巢的良性肿瘤可能性大，不除外卵巢泡膜纤维瘤或卵巢Brenner瘤。临床手术-病理证实为良性Brenner瘤。

2. 鉴别诊断

（1）卵巢卵泡膜细胞瘤、泡膜纤维瘤和纤维瘤：属于性索间质肿瘤，为良性肿瘤，好发于中老年女性，可分泌雌激素，出现子宫内膜增生症、月经不规律或绝经后出血等症状。卵泡膜细胞瘤与卵巢纤维瘤常混合存在，故有泡膜纤维瘤之称。超声表现：两者均为单侧实性肿物，肿物呈类圆形，边界清晰，为中-低回声，内部回声均匀或不均匀。泡膜细胞瘤后方回声可轻度增强，卵巢纤维瘤后方常伴声衰减。本例患者超声声像图表现与卵巢泡膜纤维瘤有相似特征，鉴别诊断存在困难，需手术病理明确。

（2）畸胎瘤：成熟性畸胎瘤为良性，好发于育龄期女性，通常无临床症状，多在盆腔检查或影像检查时发现。特征性声像图表现包括：类圆形混合回声，形态规则，边界清晰，内部可见散在点状、短线状高回声（落雪征），部分病例内见强回声光团后伴声影、脂-液分层征等。本例声像图与典型的畸胎瘤并不相符，有待手术病理明确。

（3）浆膜下子宫肌瘤伴钙化：其内部回声特点与本例相似，主要鉴别点在于肿物的定位诊断。浆膜下肌瘤通常与子宫关系更密切或有蒂与子宫相连；另外，如果超声能够显示完整的双侧卵巢，则基本可以排除病变来源于卵巢，反之亦然。本例声像图显示病变与右卵巢关系更紧密，因而判断其来源为卵巢。患者既往无肌瘤病史，也不支持该诊断。

3. 拓展知识点

卵巢Brenner肿瘤（Brenner tumor，BT）是一类向尿路上皮或其肿瘤分化的上皮性肿瘤，占所有卵巢肿瘤的1%～2%。通常无明显临床症状，多在手术或影像学检查时偶然发现，可发生于任何年龄，50岁以上多见，分为良性、交界性及恶性。大部分BT为良性，预后较好，但也存在少数BT是恶性肿瘤。

（1）组织病理学表现：由上皮细胞巢和纤维间质组成，富含胶原纤维，细胞胞质透明、嗜酸，约半数病例可见营养不良性钙化，肿瘤内部乏血管。

（2）超声表现：不同性质的BT有差异。良性BT表现为实性低回声，部分瘤体前部见强回声，后方伴扇形声影，呈蛋壳征，肿瘤内部可见密集多发点状钙化灶，内部血流不丰富。约30%良性BT伴黏液性或浆液性囊腺瘤成分，偶伴良性囊性畸胎瘤。交界性及恶性BT表现为囊性或囊实性包块，可为单房或多房，内部可见菜花状或乳头状实性成分，可有钙化。

（3）CT表现：病灶内可见钙化灶，典型表现为大量不定形钙化，且位于肿瘤边缘，病灶周围或内部伴增粗迂曲的血管；增强CT肿瘤内部强化不明显。

（4）O-RADS分类：指卵巢-附件报告和数据系统（Ovarian-Adnexal Reporting and Data System，O-RADS）超声风险分层与管理系统（US risk stratification and management system），旨在对卵巢-附件病变的超声报告提供一致的解释，减少或消除超声报告中的歧义，可以为超声提供标准化报告的方法。为进行风险分层，该系统共提出6个类别（O-RADS 0～5类），包括从正常到高度恶性的风险范围。O-RADS 4类指中等恶性风险的病变（10%～50%的恶性风险），包括以下情况：≥10cm的多房囊肿；任意大小有不规则内壁或分隔（厚度<3mm）的多房囊肿；任意大小、伴有乳头状突起（指实性成分由囊壁或分隔突入囊腔的高度≥3mm）或彩色血流评分>4分的单房或多房囊肿；彩色血流评分2～3分（病灶内有少量或中等血流）规则的实性病变（实性成分>80%）。

诊断与转归

（1）临床诊断：患者行手术，右卵巢大小3.0cm×2.5cm×2.2cm，切面见一灰黄结节（图3-12-4），大小3.0cm×2.3cm×2.2cm。病理结果：（右附件）结合免疫组化病变符合卵巢BT，输卵管无特殊。

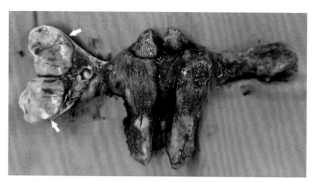

图3-12-4 手术大体标本

注：右卵巢切面见灰黄结节（箭头）。

（2）转归：患者术后定期复查随访，妇科超声未见异常。

病例点睛

（1）BT是罕见的上皮性卵巢病变，分为良性、交界性及恶性，良性多见。患者通常无临床症状，可发生于任何年龄段，实验室检查无特异性，在影像学检查或手术中偶然发现，临床治疗以手术治疗为主，预后良好。

（2）本例为良性BT，声像图特点为低回声肿物伴有边缘多发钙化，后伴声影，呈蛋壳征，内部血流不丰富。但在影像学上仍与卵巢性索间质肿瘤难以鉴别，需手术病理加以明确。

（苏博航 撰写 韦 瑶 审校）

参考文献

[1] 魏晓光，张爱青，王威，等. 卵巢Brenner瘤的超声诊断研究[J]. 中国超声医学杂志，2021，37（5）：574-576.

[2] 杨青，杨玲，沈海林，等. 卵巢Brenner瘤的CT及MRI表现特征分析[J]. 临床放射学杂志，2021，40（5）：960-964.

[3] STRACHOWSKI L M, JHA P, CHAWLA T P, et al. O-RADS for ultrasound: a user's guide, from the AJR special series on radiology Reporting and Data Systems[J]. AJR Am J Roentgenol, 2021, 216(5): 1150-1165.

[4] 马晓静，吴琼，吴赛，等. 卵巢Brenner瘤的超声表现[J]. 中国医学影像学杂志，2022，30（9）：953-956.

[5] 姜玉新，戴晴. 北京协和医院超声诊断科诊疗常规/北京协和医院编著[M]. 2版. 北京：人民卫生出版社，2012：264-286.

病例 **13**

病历摘要

患者，女性，51岁。

主诉：左下腹隐痛2年，加重半年。

症状与体征：2年前无明显诱因出现左下腹隐痛，打喷嚏、进食或剧烈运动后明显，近半年疼痛频次增加。

既往史：3年前诊断"子宫腺肌病"，按子宫腺肌病保守治疗无效。

月经婚育史：月经规律，痛经5年，未绝经。G4P1，20年前曾行剖腹产。

影像学表现

经腹部及经阴道超声检查：子宫大小约6.6cm×6.4cm×6.7cm，宫腔内见节育器强回声，位置正常，内膜厚约0.4cm。子宫肌层回声不均，内见多个低回声，较大者位于左侧壁，大小约3.9cm×4.6cm×3.4cm，边界尚清，向外突，CDFI：内见条状血流信号（图3-13-1a）。

左侧宫旁（宫颈内口水平）见条索状低回声，大小约3.1cm×1.1cm，形态尚规则，与宫旁静脉关系密切，CDFI：内见条状血流信号（图3-13-1b）。

左侧宫旁（宫体中上段水平）另见团块状低回声，大小7.5cm×5.9cm×3.9cm，该低回声与子宫左侧壁相连（图3-13-2），其左后方局部沿左侧卵巢静脉向上延伸，左侧卵巢静脉内径增宽，其内可见宽约1.1cm条索状实性低回声，上缘达约脐水平，CDFI：内见较丰富条状血流信号（图3-13-3）。

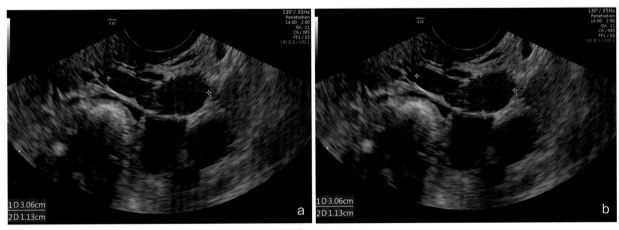

图3-13-1 经阴道超声

注：a.子宫左侧壁肌层的低回声占位；b.左侧宫旁（宫颈内口水平）条索状低回声（箭头）。

左侧卵巢内见小无回声，大小约1.8cm×1.3cm，透声可，CDFI：未见明确血流信号。右侧卵巢显示不清，右侧附件区未见明确囊实性包块。盆腔未见明显游离液性暗区。

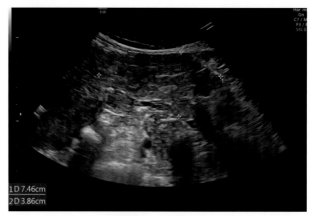

图3-13-2　经腹部超声

注：左侧宫旁切面，左侧宫旁（中段水平）团块状低回声，
与子宫左侧壁相连。

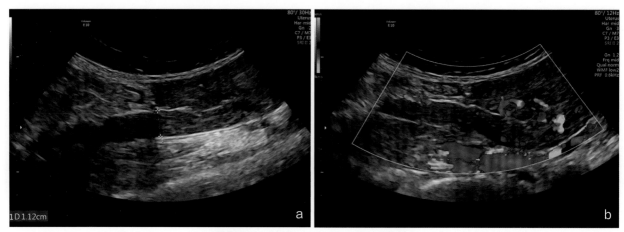

图3-13-3　左侧腹部纵切面扫查左侧卵巢静脉

注：a. 左侧卵巢静脉增粗（测量标识）伴内部条索状低回声；b. CDFI图像，上述低回声内见较丰富血流信号。

诊断思路

1. 诊断依据

子宫静脉内平滑肌瘤病（intravenous leiomyomatosis，IVL）超声表现为子宫肌层单发或多发的低回声团块，体积较大，形态不规则，边界不清，回声不均，在宫旁亦可见低回声团块与子宫肌层团块相延续，形态不规则，可呈分叶状，局部向外呈条索状延伸，边界清晰，彩色多普勒超声显示其内可见较丰富血流信号。本例患者有子宫多发肌瘤，在宫旁静脉内发现条索状的低回声。此外，左附件区的占位与子宫左侧壁肌层关系密切，且可见与之相连条状低回声沿左侧卵巢静脉内向上延伸。以上符合IVL超声表现。

2. 鉴别诊断

（1）子宫肌瘤：表现为子宫肌层低回声，可位于肌壁间、黏膜下或者浆膜下，形态规则，边界清晰，内部回声呈旋涡状，周边有假包膜，周边可探及环绕血流信号。子宫静脉内平滑肌瘤病与子宫肌壁间多发肌瘤不易鉴别，超声缺乏典型的声像图特征。若未发现静脉管腔内病变的超声证据，仅从子宫肌层的超声表现很难区分二者，最终结果依赖病理诊断。本例肌层主要病变边界不清，超声未见子宫肌瘤典型的旋涡状回声，且左侧宫旁静脉和左侧卵巢静脉管腔内存在占位，与子宫肌瘤的超声表现不相符。

（2）子宫腺肌病：患者常有痛经病史，可有月经量增多或贫血，保守治疗大多有效。典型表现为子宫体积增大，形态饱满但相对规则，肌层前后壁的不对称增厚，伴栅栏样声影。可合并盆腔其他部位的子宫内膜异位症，无静脉血管受累。与仅累及子宫肌层的子宫静脉内平滑肌瘤病鉴别困难，最终需要依赖病理诊断。本例患者子宫形态不规则，肌层无栅栏样声影，且病变累及左侧宫旁静脉及左侧卵巢静脉，与子宫腺肌病的表现不相符。

（3）子宫肉瘤：是一种少见的肿瘤，多发生在子宫体部，少数发生在子宫颈部，恶性程度很高。其典型超声表现为，子宫体积不规则增大，肿瘤平均直径>8cm；病灶多呈单发、分叶状或不规则形态、边界模糊；较大病灶呈囊实性混合回声，宫腔内病灶较小时，呈高回声，有时呈"筛孔状"回声。子宫肉瘤可伴有静脉浸润，此时与IVL难以鉴别。本例患者病程较长，子宫肌层为多发病灶，伴有相对典型的子宫肌瘤，与子宫肉瘤表现相对不符。

（4）子宫阔韧带肌瘤：子宫肌层内肌瘤向两侧宫旁的阔韧带内生长形成。通常边界清晰，内部可有完整包膜回声，无静脉管腔的侵犯。本例患者左侧宫旁病灶形态不规则，伴有宫旁静脉及左侧卵巢静脉的侵犯，与阔韧带肌瘤的表现不符。

（5）宫颈肌瘤：指位于子宫颈部的良性肿瘤，是子宫肌瘤的特殊类型。宫颈肌瘤位置深，向腹膜外或阔韧带内生长，贴近输尿管、膀胱、直肠、子宫动脉。宫颈肌瘤超声表现为宫颈处边界清晰，形态规则的低回声团块，有假包膜的存在，其内部血流信号稀疏。本例患者盆腔病变形态不规则，血流信号丰富，与宫颈肌瘤的超声表现不符。

3. 拓展知识点

（1）临床表现：子宫静脉内平滑肌瘤病常见于育龄期女性，其临床表现大多与普通子宫肌瘤相似，发病率约占同期子宫肌瘤患者的0.25%。IVL属于子宫平滑肌瘤中比较罕见的一个类型，病因尚未完全阐明。

（2）其他影像学表现：IVL在CT可表现为子宫形态的失常，在子宫肌层内可见低密度影，增强扫描呈不均匀强化，子宫两旁盆腔内可见多发迂曲扩张血管影。其典型MRI表现为子宫肌层或宫旁不规则迂曲、穿梭、实性肿块伴肿瘤内或瘤旁多发迂曲血管，DWI高或稍高信号。

（3）临床分期：根据病变延伸和累及范围可以将IVL分为4期（图3-13-4）。Ⅰ期：子宫肌层及宫旁占位病变期，此时肿瘤侵及子宫静脉壁，但局限于盆腔；Ⅱ期：病变超出盆腔，侵及腹腔，但高度未超过肾静脉水平；Ⅲ期：病变累及腹部血管，出现下腔静脉综合征的表现，超声可见下腔静脉内低回声条索状病变，但病变未到达肺动脉；Ⅳ期：当病变到达肺动脉和/或肺转移。手术完整切除病变是IVL公认的治疗方法。

（4）病理改变：IVL的病理形态学表现大部分类似于经典的平滑肌瘤，即子宫肌壁间可见多个灰白色大小不等的结节，结节周围可见扩大的脉管腔隙，条索状、蚯蚓状或蠕虫状肿瘤分布在子宫壁、宫旁阔韧带内或卵巢静脉内，犹如灰白色蠕虫样在周围肌层脉管内穿行，切断静脉可将肿瘤拉出见到光滑的脉管腔壁。大部分肿瘤由典型的梭形平滑肌细胞组成，平滑肌瘤以外的组织中脉管内可见被覆内皮细胞形态良性的平滑肌。肿瘤细胞形态温和，异型性不明显。肿瘤细胞ER、PR、SMA、Caldesmon及Desmin均阳性；表面可见CD34/CD31阳性内皮细胞被覆。

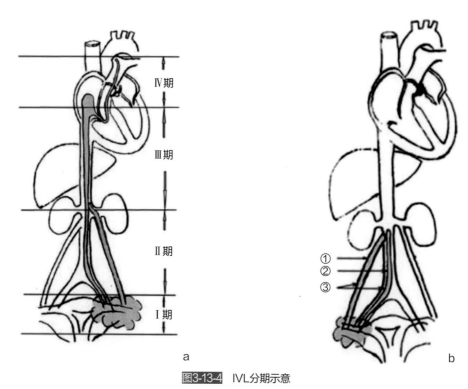

图3-13-4　IVL分期示意

注：①起源于卵巢静脉的静脉内平滑肌瘤病。②起源于髂静脉的静脉内平滑肌瘤病。③同时起源于卵巢静脉和髂静脉的静脉内平滑肌瘤病。引自Medicine, 2016, 95(37): e4902。

诊断与转归

（1）临床诊断：术中见子宫如孕14周大小，形态失常，双侧宫旁血管明显膨出，左侧为重，呈生姜样改变，子宫前壁与前腹壁粘连，左侧卵巢及左侧宫角血管充盈，内可见条索状肌瘤（图3-13-5）。打开左侧腹膜，探查见左侧卵巢静脉增粗，宽约2cm，可触及血管内平滑肌瘤，达髂总血管水平。病理诊断符合IVL。免疫组化结果：CD10（+），CD34（血管+），Desmin（+），ER（+），Ki-67（index 1%），PR（+）。

（2）随诊：患者术后半年常规随访，影像学未见复发。

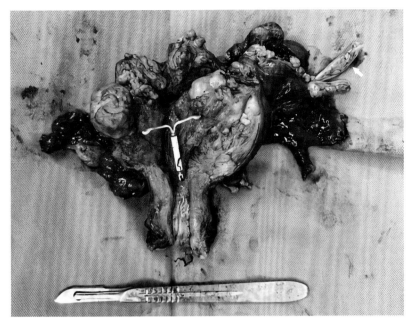

图3-13-5 手术大体标本

注：子宫增大、形态失常，双侧宫旁血管明显膨出，左侧为重，呈生姜样改变，左侧卵巢及左侧宫角血管充盈，内可见条索状肌瘤（箭头）。

病例点睛

（1）IVL是一种少见的特殊类型妇科相关肿瘤，组织病理学为良性，但具有恶性生物学行为，特征是平滑肌瘤组织侵袭进入静脉管腔内，并沿血液回流方向在管腔内蔓延生长。

（2）本例超声表现为子宫增大，肌层回声不均伴多发肌瘤，曾被误诊为子宫腺肌病。本次超声检查观察全面细致，通过宫旁静脉的扫查及附件区扩展扫查，探及宫旁及左侧宫旁的条索状低回声，考虑到IVL的可能，为准确诊断提供了有力依据。

（3）对于子宫及病灶较大的患者，应采取经腹部及经阴道超声联合观察。经腹部超声可显示髂静脉和下腔静脉内条索状低回声，以及沿卵巢静脉向上延伸的条索状低回声；经阴道超声可清晰显示沿宫旁静脉向外侧延伸的条索状低回声。

（4）当子宫肌层占位的超声图像特征不同于普通子宫肌瘤时，应警惕IVL的可能，而静脉管腔内的条索状低回声的存在则是佐证诊断的关键，另要注意与子宫内膜低级别间质肉瘤累及卵巢静脉鉴别。

（葛志通 撰写 苏 娜 审校）

参考文献

[1] 胡雁来，朱勤，赵蔚，等. 子宫静脉内平滑肌瘤52例临床和病理特点及超声结果分析[J]. 复旦学报（医学版），2013，40（6）：733-737.

[2] YU X, FU J, CAO T, et al. Clinicopathologic features and clinical outcomes of intravenous leiomyomatosis of the uterus[J].

Medicine (Baltimore), 2021, 100(1): e24228.

[3] 黄丽萍，刘兆董，林琳. 27例子宫静脉内平滑肌瘤病的临床分析[J]. 中国医药指南，2021，19（30）：31-33.

[4] 赵欣宇，冯子懿，刘岿然. 子宫静脉内平滑肌瘤病51例临床特点及诊治[J]. 现代妇产科进展，2021，30（9）：679-682.

[5] 姚春晓，薛敏，张蒂荣，等. 盆腔区域子宫静脉内平滑肌瘤病的超声特征分析[J]. 罕少疾病杂志，2021，28（2）：55-57.

[6] TANG L, LU B. Intravenous leiomyomatosis of the uterus: a clinicopathologic analysis of 13 cases with an emphasis on histogenesis[J]. Pathol Res Pract, 2018, 214(6): 871-875.

[7] MA G, MIAO Q, LIU X, et al. Different surgical strategies of patients with intravenous leiomyomatosis[J]. Medicine (Baltimore), 2016, 95(37): e4902.

病例 **14**

💱 **病历摘要**

患者，女性，32岁。

主诉：卵巢未成熟性畸胎瘤2次手术、1次化疗后，盆腔包块持续存在，包块增大1年余。

症状与体征：患者于27年前因"腹部包块"行开腹"右侧附件切除+大网膜切除+阑尾切除术"，术后病理：右卵巢未成熟性畸胎瘤，术后VAC方案（长春新碱+放线菌素D+环磷酰胺）化疗6程。26年前因发现肝膈间肿物再次行开腹"左侧卵巢肿瘤剔除+肝膈间转移瘤剔除+膈肌修补术"，术后病理：未成熟畸胎瘤。术后无辅助治疗。此后每年复查1~2次超声，均提示子宫右侧包块，直径约2cm，大小无明显变化。5年前开始未定期复查。1年前体检超声示附件区多房包块，畸胎瘤可能（7.1cm×5.6cm）。目前患者主要临床症状为痛经，VAS疼痛评分7~8分。查体：右侧可触及5~6cm囊实性偏实性包块，阴道直肠隔可触及直径2~3cm不规则触痛结节。

月经及婚育史：15岁初潮，月经规律，行经天数7天，月经周期33天。适龄婚育，G3P1。

🔗 **影像学表现**

子宫大小4.9cm×5.0cm×4.2cm，内膜厚约0.4cm，肌层回声均。

子宫右侧见混合回声病变（图3-14-1），约9.4cm×7.4cm×5.3cm，内见多个分隔，并见部分中等回声，CDFI：未见明确血流信号。其一侧可见卵巢回声（图3-14-2），约2.5cm×2.7cm×1.7cm。

后穹隆区域内见低回声（图3-14-3），1.2cm×0.7cm，CDFI：其周边及内部见少许点条状血流信号。

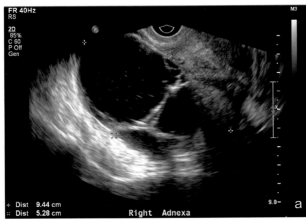

图3-14-1 右附件区病灶超声图像

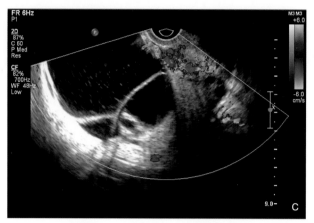

图3-14-1 右附件区病灶超声图像（续）

注：病灶呈混合回声（测量标识），内见多个分隔及中等回声，CDFI显示未见明确血流信号。

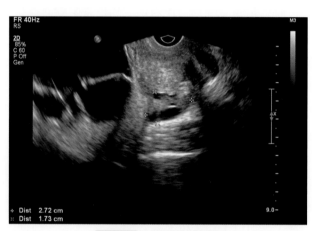

图3-14-2 右卵巢超声图像

注：于病灶旁可见卵巢回声（测量标识）。

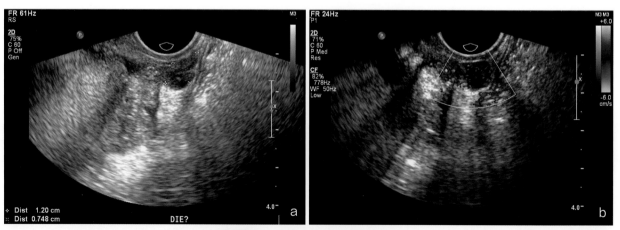

图3-14-3 后穹隆病灶灰阶超声及CDFI

注：病灶呈低回声（测量标识），病灶内见少许点条状血流信号。

💗 诊断思路

1. 诊断依据

定位诊断：病灶出现在子宫右侧，但与卵巢关系密切，结合患者右侧附件切除、左侧卵巢肿瘤剔除术病史，定位诊断考虑包块可能来源于左侧附件，但位置在子宫右侧。这一推测与手术所见相符。

定性诊断：宫旁包块超声表现为多房囊性为主病灶，囊内透声欠佳，可见短线样强回声（线条征），未见明确实性成分，CDFI显示病灶内部未见明确血流信号，符合成熟性畸胎瘤声像图特点，与手术病理相符。后穹隆区域可见低回声病变，结合患者痛经症状，超声诊断为子宫内膜异位症病灶；手术病理诊断为深部子宫内膜异位症，合并腹膜胶质瘤病（peritoneal glioma，GP），为两种病理合并存在，声像图诊断与病理部分相符。

畸胎瘤继续生长综合征（growing teratoma syndrome，GTS）指未成熟性畸胎瘤（immature teratoma，IMT）或混合性恶性生殖细胞肿瘤化疗中或化疗后肿瘤的大小或数目增加，或两者同时增加，但患者肿瘤标志物AFP维持正常水平、手术病理提示仅存在成熟性畸胎瘤成分。本例患者有两次IMT手术病史，术后复查显示附件病变持续存在，近2年增大，肿瘤标志物AFP、CA125、CA19-9、β-hCG等均在正常范围内，结合病史、血清学指标及本次术后病理结果，符合GTS诊断。

GP指腹膜或腹腔其他器官表面种植许多单一成熟的神经胶质结节，比GTS更加罕见，可与GTS同时发生，也可单独发生。本例患者直肠子宫陷凹肿物手术病理提示深部子宫内膜异位症合并腹膜胶质瘤，可以作出GP诊断。

2. 鉴别诊断

本例患者有两次IMT病史、附件病变近来增大、平素痛经、肿瘤标志物不高，据此，超声诊断的鉴别诊断主要包括以下方面。

（1）IMT：声像图通常表现为单侧附件区、体积较大的不均质囊实性肿块，肿块内部可见絮状或粗网格状的中等回声，CDFI可在实性部分探及血流信号，血流搏动指数（PI）≤1.0，阻力指数（RI）≤0.5。综合患者的病史及声像图特点可将本例GTS与IMT进行区分。

（2）子宫内膜异位囊肿：体积较大的子宫内膜异位囊肿病变通常为厚壁多房囊性，内透声差，内含细密光点呈磨玻璃样，有时囊内可见占位感弱的高回声光团，临床CA125水平轻度升高，本例声像图未出现这些特点。

（3）卵巢囊腺瘤：也可以有多年存在、逐渐增大的病程特点，其内容物通常为清亮液体，内部光滑。本例病变同时出现畸胎瘤的线条征、分隔上多发点状强回声、团状高回声等多种特点，结合病史考虑GTS，但与囊腺瘤等其他卵巢良恶性病变的鉴别诊断仍然需要病理检查。

3. 拓展知识点

（1）卵巢成熟性畸胎瘤超声特征多样，可以出现以下一种或多种特征：类囊型、囊内面团征、囊内发团征、脂液分层征、多囊征、线条征、壁立结节征（Rokitansky结节，即畸胎瘤囊壁上的乳头状突起，是成熟性畸胎瘤的典型特征，该结节常含有毛发和钙化，可发生恶变，也可穿过囊壁向周围组织浸润）等，以及高回声钙化结构（骨或牙齿）。典型畸胎瘤依靠超声即可作出准确诊断，不典型病例需要在术后病理诊断。

（2）GTS：①发生率和发生时间。文献报道为13%～40%的IMT患者，也有学者认为发生率更高。发生时间多为IMT诊断后的2年以内。其鉴别诊断主要为IMT复发或进展，依靠血清学肿瘤标志物、影像学特征及术后病理明确。影像学检查主要为超声、CT和MRI，PET-CT价值有限。②发生机制。GTS发生机制尚不明确，有两种假说。其一，化疗诱导IMT细胞转变为成熟性畸胎瘤细胞；其二，化疗药物作用使得未成熟细胞死亡、成熟性畸胎瘤细胞存活。③治疗及预后。GTS对放疗和化疗不敏感，其组织病理学为良性，但其包裹性增长和局部侵袭可能会导致严重的并发症（如肠梗阻、大血管阻塞等）甚至死亡，手术时机的选择非常重要，决定患者预后。GTS手术的目的应当是将病灶尽量切除干净，并且尽可能保留患者生育功能。

（3）GP是出现在IMT诊断后的另一种良性病变并发症，多表现为粟粒状结节，其诊断缺乏影像学和肿瘤标志物的支持，主要依靠手术和病理，本例即术前未能诊断。由于一般不会造成严重的临床症状，因此对其治疗手术策略与GTS不同，应当在保留生育功能的前提下切除病灶。

（4）IMT的病理诊断主要依据为出现胚胎性神经上皮组织，并且按其所占比例进行组织学分级：Ⅰ级为任何切片中有少许未成熟神经管组织，其量<1个低倍镜视野（40×）；Ⅱ级为任何切片未成熟神经组织占1～3个低倍镜视野；Ⅲ级为肿瘤具有大量未成熟神经组织，占>3个低倍镜视野。

诊断与转归

（1）诊断：患者行"卵巢囊肿剔除+直肠子宫陷凹子宫内膜异位症切除术"，术中完整剥除左侧卵巢囊肿（图3-14-4、图3-14-5），台下剖视可见囊内为油脂及少许毛发；直肠子宫陷凹可见大小为4.5cm×2.5cm×1.0cm肿物，台下剖视似可见细小褐色液体。术后病理：（左卵巢肿物）成熟性畸胎瘤；（直肠子宫陷凹肿物）符合腹膜胶质瘤病伴子宫内膜异位症。

（2）随诊：患者术后恢复良好，定期行子宫双附件彩超检查，随访至术后6个月未见复发。

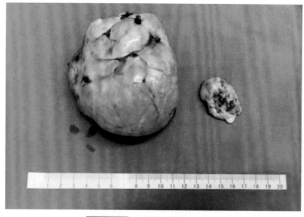

图3-14-4 病灶大体标本外观

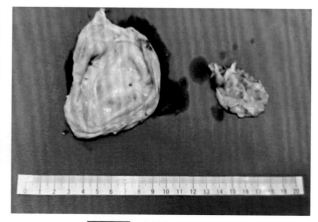

图3-14-5 病灶大体标本剖面图

📝 **病例点睛**

　　本例为IMT术后出现GTS，病程20年，术前超声定位诊断和定性诊断均对超声医师提出了挑战。超声准确判断为畸胎瘤可能性大，结合血清学肿瘤标志物在正常范围内，因而术前诊断GTS，为手术决策提供重要依据。直肠子宫陷凹病灶为GP和子宫内膜异位症病灶合并出现，体现了妇科疾病的复杂性，即多种病理成分可以合并在同一个病变之中，其诊断还需手术病理。

（杨　亚　撰写　韦　瑶　审校）

📑 **参考文献**

[1] SALEH M, BHOSALE P, MENIAS C O, et al. Ovarian teratomas: clinical features, imaging findings and management[J]. Abdom Radiol (NY), 2021, 46(6): 2293-2307.

[2] 黄虹，张宇迪. 女性腹腔内性腺外畸胎瘤发病机制及诊治研究进展[J]. 医学综述，2022，28（11）：2188-2193.

[3] KATARIA S P, VARSHNEY A N, NAGAR M, et al. Growing teratoma syndrome[J]. Indian J Surg Oncol, 2017, 8(1): 46-50.

[4] LI S, SU N, JIA C, et al. Growing teratoma syndrome with synchronous gliomatosis peritonei during chemotherapy in ovarian immature teratoma: a case report and literature review[J]. Curr Oncol, 2022, 29(9): 6364-6372.

病历摘要

患者，女性，21岁。

主诉：腹围逐渐增大5个月，腹痛20天，活动后气短1天。

症状与体征：患者5个月前自觉腹围逐渐增大，近20天出现两侧腹部针刺样疼痛、腹胀，自觉平卧及活动后气短1天，无发热、阴道异常出血等。查体：腹部膨隆，如孕足月大，触诊腹部包块边界不清，上界可至剑突下，下界达耻骨联合。

婚育史：未婚，有性生活史，G0。

实验室检查：CA125 306.0U/ml，余肿瘤标志物（-）。

胸腹盆CT：腹、盆腔巨大囊性占位，考虑来源于卵巢的恶性肿瘤可能性大（上至脾门水平，下至耻骨联合，最大横切面长径24cm）。病灶压迫腹盆腔大部分结构，双侧输卵管积水、右肾盂积水、右输尿管上段扩张。腹膜及大网膜增厚，盆腔双侧髂血管旁、腹主动脉旁、肠系膜区及肝门区多发转移淋巴结可能。双肺多发树芽状、结节状及条状高密度影，不除外转移。

影像学表现

经腹及经阴道超声检查：子宫大小形态未见异常，内膜厚约0.6cm，肌层回声均。双卵巢未显示，盆腹腔内可见巨大多房囊性包块（图3-15-1，视频3-15-1），自剑突至后穹隆处，范围约40cm×30cm×10cm，形态尚规则，囊壁厚薄不均，最厚处约0.7cm，呈结节样改变，CDFI：包块厚壁内可见部分条状动静脉血流信号，结节样结构内未见明确血流信号（图3-15-2）。包块内壁未见明确乳

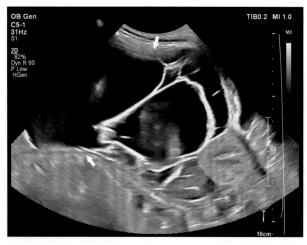

视频3-15-1

图3-15-1 经腹盆腹腔包块灰阶超声

注：盆腹腔内可见巨大多房囊性包块（箭头），上至剑突，下至子宫（星号）上方及后穹窿处，形态尚规则。

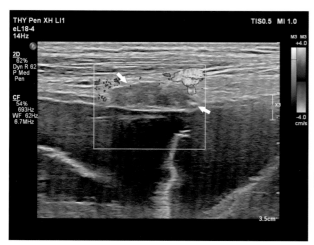

视频3-15-2

图3-15-2 囊壁CDFI

注：囊壁厚薄不均，最厚处约0.7cm，呈结节样改变（箭头），CDFI显示包块壁内可见部分条状动静脉血流信号，结节样结构内未见明确血流信号。

头样结构，囊内透声尚可。该包块张力较低，推挤包块时可见包块内分隔明显飘动（视频3-15-2）。

肝肾间隙及阴道后穹隆处可见无回声区，边缘均呈锐角，探头加压后液性暗区无明显流动，其回声与包块内无回声相近，似融为一体（图3-15-3、图3-15-4）。

左肝下方腹腔内及包块前壁与腹壁间可见多处类淋巴结样低回声（图3-15-5a、图3-15-5b），大部分结节皮质增厚，皮髓质分界不清，部分结节内可见少许髓质样高回声，结节边界清晰，直径0.4～1.5cm，CDFI：部分结节边缘可见少许点状血流信号，内部血流信号不明显（图3-15-5c）。

右肾积水伴右输尿管上段扩张（图3-15-3）。

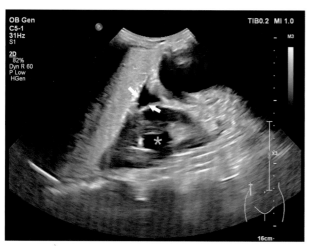

图3-15-3 肝肾间隙声像图

注：肝肾间隙见无回声区，边缘呈锐角（箭头）；右肾可见积水（*）。

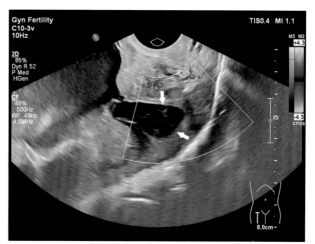

图3-15-4 阴道后穹隆声像图

注：阴道后穹隆处可见无回声区，边缘呈锐角，缺乏张力感（箭头）。

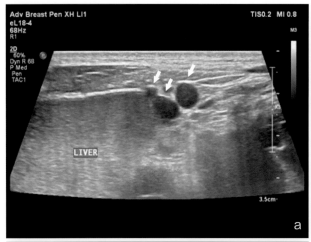

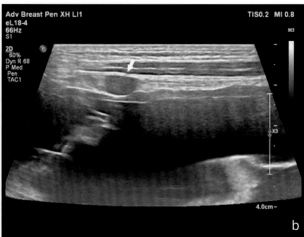

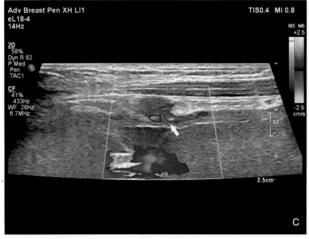

图3-15-5 腹腔内淋巴结灰阶超声+CDFI

a. 左肝下方腹腔内淋巴结样低回声（箭头）；b. 包块前壁与腹壁间淋巴结样低回声；c. 包块前壁与腹壁间低回声彩超表现，左肝下方腹腔内及包块前壁与腹壁间可见多处淋巴结样低回声，CDFI显示低回声周边可见少量血流信号。

诊断思路

1. 诊断分析

（1）定位诊断：青年女性，盆腹腔巨大多房囊性包块，双卵巢显示不清，腹腔多发淋巴结样结节，卵巢或腹腔来源的病变皆有可能，其他部位病变如腹腔脏器、肠道来源的巨大囊性包块相对少见，因包块巨大，与诸多脏器相毗邻，准确定位有一定难度。

（2）定性诊断：本例盆腹腔囊性包块体积巨大，但张力却很低，探头推挤后包块较易被压缩略凹陷，可见内部分隔明显漂浮摆动，且肝肾隐窝、阴道后穹隆均可见边缘呈锐角的无回声区域，与包块内液体回声相近，似与包块为一体，但又与常见的具有较高张力的、形态相对规则的盆腹腔囊性包块表现不一致，基于这些特征，首先考虑可能为盆腹腔的囊性包块伴部分破裂而导致包块张力降低，同时造成盆腹腔少量包裹性积液，或腹腔本身的某种病变合并盆腹腔大量包裹或伴包裹性积液所致。

如为囊性包块伴破裂，首先考虑可能为卵巢上皮来源的肿瘤，如浆液性或黏液性囊腺性肿瘤，可表现为体积巨大的囊性包块伴分隔，恶性者可伴腹腔及其他脏器多发转移性病变，但一般巨大的囊腺性肿瘤内壁上多有乳头状实性结构，这与本例不符合。

本例包块前壁不均匀性增厚伴结节样低回声结构，不能排除腹膜增厚所致。若为腹腔某种病变合并包裹性积液所致低张力包块病变，首先考虑腹膜来源病变，如间皮瘤或腹膜结核等特殊病变。腹膜间皮瘤主要表现为腹膜增厚和腹水，腹膜增厚可表现为腹膜弥漫性或结节样增厚，多伴血流信号的增加，本例符合，但间皮瘤好发年龄为中老年人，伴石棉接触史，本例不支持。腹盆腔结核或结核性腹膜炎多见于年轻女性，可表现为腹盆腔内大量腹水，可为包裹性，内见多发分隔，腹膜呈低回声结节状或片状增厚，大网膜旁及腹主动脉旁多发淋巴结肿大，可伴CA125升高，本例符合腹盆腔结核的表现，但无典型的发热症状，图像又无典型腹水特征，此两点不支持结核的诊断。

综上，本例盆腹腔巨大多房囊性包块不符合任何一种典型的囊性包块的表现，考虑可能的诊断：卵巢上皮来源囊性肿瘤伴部分破裂；腹膜间皮瘤伴腹腔包裹性积液；腹盆腔结核等其他病变。

2. 鉴别诊断

（1）卵巢来源单纯性囊肿：可表现为多房囊性包块，但一般<5cm，增长缓慢或逐渐变小至消失，本例不支持。

（2）卵巢非上皮源性肿瘤：表现为巨大囊性包块的非上皮源性肿瘤如畸胎瘤、颗粒细胞瘤及肠道来源转移瘤等，但畸胎瘤多有面团征、脂液分层征等表现；颗粒细胞瘤常伴内膜增厚、月经紊乱等表现；肠道来源转移瘤需有原发胃肠道肿瘤病史及症状，且以上非上皮源性肿瘤多不伴CA125的升高，本例均不符合。

（3）肠道来源肿瘤：如阑尾黏液囊肿，也可表现为多房囊性包块，但其最大径一般不超过8cm，且一般局限于右下腹。

3. 拓展知识点

（1）女性盆腔囊性包块最常见的为卵巢或附件来源，其良恶性的判断十分重要，可参考2020年美国放射学会发布的《卵巢囊性包块的超声风险分层共识指南》（O-RADS）进行判断。对于囊性包块而言：

分类为O-RADS 2类的囊性包块：直径<10cm的单房囊肿。该类几乎可以肯定的良性病变（恶性风险<1%）。

分类为O-RADS 3类的囊性包块：直径≥10cm的单纯性囊肿、单房光滑的非单纯性囊肿，以及单房囊肿伴囊壁不规则增厚，但厚度<3mm、彩色血流评分<4分，或直径<10cm的多房囊肿。该类为恶性低风险病变（恶性风险1%～10%）。

分类为O-RADS 4类的囊性包块：直径≥10cm的多房囊肿；任意大小有不规则内壁或分隔（厚度<3mm）的多房囊肿；任意大小、伴有乳头状突起（指实性成分由囊壁或分隔突入囊腔的高度≥3mm）的单房或多房囊肿，该类为恶性中等风险病变（恶性风险10%～50%）。

如伴腹水和/或腹膜结节，则归类为O-RADS 5类。

本例为直径>10cm的多房囊肿，伴腹腔结节，如考虑为卵巢来源，可归类于O-RADS 5类，有手术探查指征。

（2）腹盆腔结核或结核性腹膜炎：主要表现为发热、盗汗、乏力、腹胀、腹痛、腹部包块、压痛和反跳痛等症状。其声像图特征：①腹水型，可见弥漫于整个腹部的液性暗区，少数仅于肝肾隐窝和盆腔见少量液性暗区，无明显边界；内透声欠佳，内见点状回声沉积；腹膜与脏器间、脏器与脏器间条索状强回声。②腹膜和肠壁增厚型，呈不均匀性结节状或片状增厚，多数为低回声，增厚处血流信号增多，且表现为低速低阻频谱。③团块型，可见包裹性积液和实质性团块，包裹性积液表现为透声性差的囊性包块，多与腹壁和大网膜等相连，可见血流信号；实质性团块边缘模糊，内部回声杂乱，表现为光团、钙化光斑和光带等，多与腹壁和大网膜等相连，可见少量血流信号。④淋巴结肿大型，多见于大网膜周围和腹主动脉旁，淋巴结内回声低且不均匀，淋巴结内血流信号消失或减少。

诊断与转归

（1）术中所见：腹腔探查，见腹腔内大量黄绿色腹水约6000ml，整个盆腹腔组织完全包裹在增厚、发白的"盔甲样"腹膜中（图3-15-6）。整个盆腹腔腹膜形成一个大的假囊，其间少许条索状分隔。肠管、大网膜、肝、膈肌表面均为增厚、色白的质脆腹膜包裹覆盖。子宫深埋于盆腔，无法辨识双侧卵巢和输卵管，仅能看见双侧输卵管伞端致密粘连在增厚的侧盆壁腹膜上。

（2）病理：腹膜肉芽肿性炎，伴大片坏死及多核巨细胞反应，考虑为广泛的盆腹腔结核。

（3）术后实验室检查：术后浓盐水雾化诱导排痰，痰荧光法抗酸染色（+）；痰结核分枝杆菌及利福平耐药基因检测（Xpert）：结核分枝杆菌复合群性（+）。

（4）临床诊断：盆腹腔结核、肺结核。

（5）随诊：患者结核诊断明确，转入结核病专科医院进一步诊治。

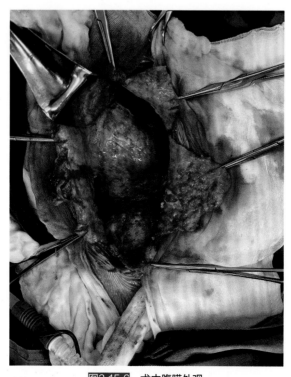

图3-15-6 术中腹膜外观

注：术中见广泛增厚、发白的"盔甲样"腹膜。

病例点睛

（1）腹盆腔囊性包块是很常见的疾病，当包块巨大时会给定位定性诊断带来困难，遇到这类问题要拓展诊断思路，避免见到女性患者仅局限于思考卵巢来源病变，需考虑腹盆腔多系统来源，如腹部脏器、腹腔、腹膜后、肠道、血管等多种来源，要根据病史及声像图特征综合分析。

（2）良性囊性肿瘤性包块多呈膨胀性生长，张力相对高，形态规则；而包裹性积液张力多较低，形态不规则，大多与囊性占位较易鉴别。但当大量包裹性积液占据整个盆腹腔时，张力相对较大，需与囊性包块鉴别，反之亦然。对于囊性包块通过探头加压有助于判断包块张力；另需仔细探查肝肾间隙、直肠子宫陷凹等人体较低部位。囊性包块多为膨胀性生长，呈张力较高的弧形钝角边缘；而包裹性积液多于体位较低处沿脏器间隙聚积，多呈张力较低的锐角状态分布，这有助于区分肿块性包块与包裹性积液。

（3）腹盆腔结核多表现为腹膜弥漫性或结节样增厚，伴大量腹水（包裹或游离），可伴淋巴结肿大，与卵巢来源恶性病变不易鉴别，结合病史及其他临床资料综合分析有助于帮助鉴别，必要时需行超声引导下穿刺活检或剖腹探查。

（4）细节决定成败，善于合理充分使用已有的机器设备，如探查腹部时适当换用高频浅表探头，能够更清晰显示病变表浅部分及腹膜有无增厚或结节等细节，以便于我们依据蛛丝马迹作出较为准确的诊断。

（张 莉 撰写 蔡 胜 审校）

参考文献

[1] ANDREOTTI R F, TIMMERMAN D, STRACHOWSKI L M, et al. O-RADS US Risk Stratification and Management System: a consensus guideline from the ACR Ovarian-Adnexal Reporting and Data System Committee[J]. Radiology, 2020, 294(1): 168-185.

[2] 沈小平，管惠华，沈惠英. 超声检查在结核性腹膜炎中的临床诊断分析[J]. 中华医院感染学杂志，2015，25（8）：1823-1827.

[3] SANAI F M, BZEIZI K I. Systematic review: tuberculous peritonitis--presenting features, diagnostic strategies and treatment[J]. Aliment Pharmacol Ther, 2005, 22(8): 685-700.

[4] VAID U, KANE G C. Tuberculous peritonitis[J]. Microbiol Spectr, 2017, 5(1): 10.

病例 16

病历摘要

患者，女性，31岁。

主诉：发热、腹泻、腹胀5个月。

症状与体征：高热伴腹泻起病，抗感染治疗后发热、腹泻缓解，出现腹水。体型偏瘦，心、肺听诊无殊，腹部膨隆，液波震颤阳性，双下肢不肿。

既往史：幼年支气管炎病史，已痊愈。近1个月月经量增多。否认结核患者接触史及结核、肿瘤家族史。

辅助检查：CA125 153U/ml，腹水淋巴细胞增多，瘤细胞（－），ADA水平升高，T-SPOT.TB阳性。CT：双侧附件区占位，卵巢癌？结核？请结合临床；右膈下腹膜、小肠系膜及大网膜弥漫增厚，腹腔种植转移灶？结核性腹膜炎？请结合临床；腹盆腔大量积液。PET/CT：肝被膜、肠系膜、大网膜、腹膜不均匀增厚，且代谢弥漫性增高；腹主动脉旁（$L_1 \sim L_5$水平）、肠系膜上、双侧髂血管旁、骶前、左大腿内侧皮下多发代谢增高结节（大者直径约0.8cm，SUV_{max} 8.7），以上首先考虑淋巴瘤可能，结合病史，需与结核鉴别；腹盆腔大量积液。

影像学表现

右附件区可见8.9cm×3.4cm低回声区，形态不规则，内可见无回声区，CDFI：内见少许血流信号（图3-16-1a、图3-16-1b）。

左附件区可见5.3cm×4.4cm低回声区，形态不规则，内可见无回声区，CDFI：内见稍丰富血流信号（图3-16-1c、图3-16-1d）。

子宫后方紧贴子宫后壁可见低回声，厚约1.2cm，与上述左右附件区低回声相连，CDFI：内见少许点状血流信号（图3-16-1e、图3-16-1f）。

直肠子宫陷凹见低回声，3.1cm×1.6cm，内见条状增强回声，CDFI：未见明确血流信号（图3-16-2）。

壁层、脏层腹膜增厚，实时观察壁腹膜厚度比较均匀，表面见线状强回声（箭头），脏层、壁层增厚的腹膜间可见腹水（图3-16-3）。

大网膜增厚，回声不均，内见散在小片状低回声及点条状强回声，增厚的大网膜内见稍丰富条状血流信号（图3-16-4）。

肝前方壁腹膜增厚，厚度较均匀，图中光标左侧壁腹膜与肝被膜间可见分界（图3-16-5）。

PET/CT提示肝被膜、肠系膜、大网膜、腹膜不均匀增厚且代谢弥漫性增高（图3-16-6）。

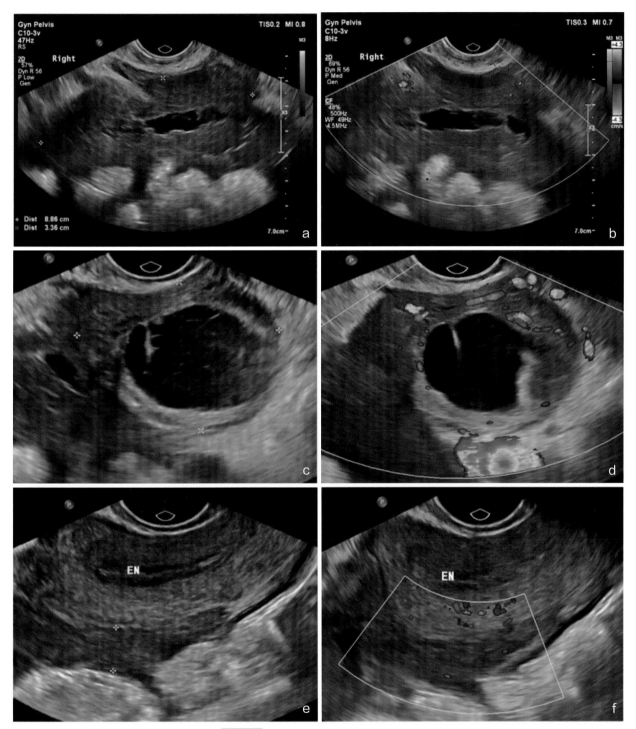

图3-16-1 双附件区及子宫后方病灶声像图

注：a. 右附件区低回声区；b. 右附件区低回声内少许血流信号；c. 左附件区低回声区；d. 左附件区低回声内稍丰富血流信号；e. 子宫后方低回声，与左右附件区低回声相连（EN：子宫内膜）；f. 子宫后方低回声内少许点状血流信号（EN，子宫内膜）。

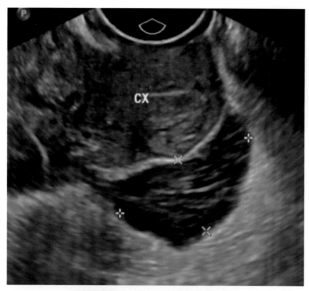

图3-16-2　直肠子宫陷凹病灶声像图

注：病灶呈低回声（CX，宫颈）。

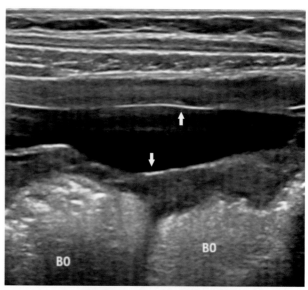

图3-16-3　壁层、脏层腹膜声像图

注：腹膜增厚（BO，肠管），表面线状强回声（箭头）。

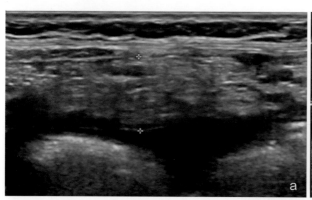

图3-16-4　大网膜声像图

注：a.大网膜增厚，回声不均；b.增厚的大网膜内见稍丰富的条状血流信号。

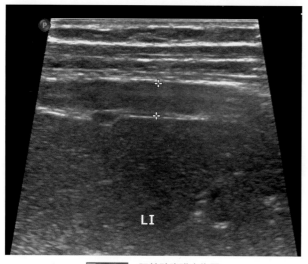

图3-16-5　肝前壁腹膜声像图

注：腹膜增厚（LI，肝）。

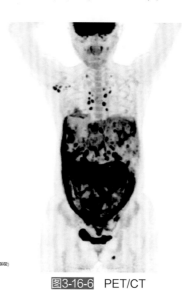

图3-16-6　PET/CT

注：全身可见多处代谢增高区。

诊断思路

1. 诊断依据

患者31岁，超声检查见盆腔囊实性包块、大量腹水及腹膜大网膜增厚，化验CA125 153U/ml，需除外卵巢癌并腹膜种植转移。但其增厚的壁腹膜的厚度相对均匀，且其表面可见连续线状强回声，与卵巢癌腹膜种植灶不同。结合实验室检查，诊断考虑结核可能性大，卵巢癌待除外。

2. 鉴别诊断

（1）卵巢癌伴腹膜种植转移：卵巢癌及腹膜结核超声检查均可见盆腔囊实性包块、腹膜增厚、大量腹水，化验均可有CA125升高。但卵巢癌常见于老年妇女，平均发病年龄大于50岁，病变多数为囊实性，体积较大，占位效应明显。卵巢癌的腹膜及大网膜种植灶可为大小不等的散在结节，大者可达数厘米，或表现为腹膜大网膜弥漫增厚，但增厚的腹膜大网膜厚度不均匀，表面不平，表面无连续线状强回声。结核患者多为青年女性，平均年龄小于40岁，盆腔包块占位效应较卵巢癌弱，部分患者可见卵巢组织回声，腹膜种植灶大小多在5～6mm，增厚的壁腹膜厚度相对均匀，且其表面可见线状强回声，有助于鉴别。另外，部分结核患者腹水中可见纤细强回声分隔。CDFI对两者的鉴别意义不大。

（2）淋巴瘤：本例患者PET/CT检查因腹膜增厚代谢增高及淋巴结代谢增高，首先考虑淋巴瘤。声像图上累及腹膜的淋巴瘤表现为腹膜、大网膜不均匀性增厚，回声低或极低，腹水量一般较少，同时可有腹盆腔或浅表部位淋巴结异常肿大。卵巢淋巴瘤属于罕见病，分原发和继发，以继发多见，盆腔病灶常表现为实性，呈圆形或类圆形，回声较均匀，部分病灶呈极低回声。

3. 拓展知识点

（1）盆腔炎症性疾病：指女性上生殖道的一组感染性疾病，包括急性盆腔炎和慢性盆腔炎。前者包括急性子宫体炎和急性附件炎（输卵管卵巢脓肿），后者表现为输卵管炎性积水、输卵管卵巢囊肿。生殖器结核是盆腔炎症性疾病的一种特殊类型，可累及输卵管、子宫内膜、卵巢、宫颈、盆腔腹膜。盆腔腹膜结核可分为渗出性和粘连性，渗出性者盆腔脏层腹膜布满粟粒样结节，浆液性草绿色液体积聚于腹盆腔；粘连性者腹膜增厚，与邻近脏器粘连，可发生干酪样坏死，易形成瘘管。

（2）盆腔结核超声表现：盆腔结核可累及输卵管、子宫内膜、卵巢及腹盆腔腹膜。分为包块型、包裹性积液型、钙化型。包块型表现为子宫旁囊性、实性或混合性包块，形态不规则，边界模糊。包裹性积液型可表现为不规则液性暗区，其间可见条状强回声光带、光点及光斑。钙化型可表现为子宫内膜、输卵管及卵巢的强回声光团。如果腹盆腔腹膜受累，多表现为腹膜、大网膜增厚，壁腹膜相对均匀增厚，其表面多呈线状强回声，或腹膜上见5～6mm结节。

（3）盆腔及腹膜结核CT、MRI表现：生殖器结核CT表现多样，包括附件软组织包块、输卵管增粗、腹膜和网膜改变、肠系膜改变、腹水等。附件软组织包块大多形态不规则，张力较低，占位感弱，可表现为厚壁肿物，部分可见钙化。腹膜多呈弥漫性均匀性增厚，且腹水多密度较高。MRI上，结核性盆腔炎脓腔内可见提示干酪样坏死的短T2信号，同时可见淋巴结环状增强。部分脓腔内可见气泡影或气液平。

诊断与转归

（1）临床诊断：根据临床表现、实验室及影像学等检查，临床首先考虑结核性腹膜炎，但不能完全除外恶性肿瘤，遂行腹腔镜探查术，术中见腹盆腔广泛粘连，网膜及腹膜表面多发米粒大小白色结节，切取部分网膜结节送病理，病理示"网膜组织中见多灶上皮样肉芽肿，部分肉芽肿内见坏死，抗酸染色找到抗酸杆菌，符合结核感染"。考虑诊断为结核性腹膜炎。

（2）随诊：行异烟肼、利福平、乙胺丁醇、吡嗪酰胺四联抗结核治疗，治疗后患者症状逐渐减轻，盆腔包块体积减小。

病例点睛

（1）腹膜结核声像图上壁腹膜较均匀性增厚，表面见线状强回声，与卵巢癌腹膜种植鉴别有帮助。

（2）腹膜结核与卵巢恶性肿瘤伴腹膜种植超声表现有一定重叠，诊断需紧密结合病史，病理诊断为金标准。

（邵禹铭　撰写　齐振红　审校）

参考文献

[1] 姜玉新，冉海涛. 医学超声影像学[M]. 2版. 北京：人民卫生出版社，2016：345-347.

[2] 任卫东，常才. 超声诊断学[M]. 3版. 北京：人民卫生出版社，2013：393-397.

[3] MAHESHWARI A, GUPTA S, RAI S, et al. Clinical and laboratory characteristics of patients with peritoneal tuberculosis mimicking advanced ovarian cancer[J]. South Asian J Cancer, 2021, 10(2): 102-106.

[4] NASIOUDIS D, KAMPAKTSIS P N, FREY M, et al. Primary lymphoma of the female genital tract: an analysis of 697 cases[J]. Gynecol Oncol, 2017, 145(2): 305-309.

[5] 王晋，罗红，宋清芸，等. 原发性女性生殖系统淋巴瘤的超声表现[J]. 中华妇幼临床医学杂志（电子版），2018，14（5）：596-601.

[6] 王利花，刘燕燕，唐神结. 女性生殖系统结核的诊断进展[J]. 结核病与肺部健康杂志，2017，6（1）：61-63.

[7] 齐振红，姜玉新，戴晴，等. 卵巢癌腹膜转移的超声诊断价值[J]. 中华超声影像学杂志，2009，18（10）：862-865.

病例 **17**

病历摘要

患者，女性，53岁。

主诉：腹胀、食欲减退2月余，发现盆腔包块4天。

症状与体征：2个月前无明显诱因逐渐出现腹胀、腹围增加，胃部不适、进食差，近期体重减轻，近半个月胸闷憋气、体力下降、夜间不能平卧。查体：腹部膨隆，左下腹可及盆腔包块。妇科体格检查：子宫及双附件触诊不清，直肠子宫陷凹未及结节。

既往史：2001年患十二指肠球部溃疡，后治愈。

实验室检查：LDH 490U/L，ADA 48.4U/L，CA125 476U/ml。

影像学表现

超声检查过程中发现病变范围已经超出盆腔，因而增加扫查整个腹部。

子宫形态未见明显异常；双卵巢显示不清；左、右附件区分别查见5.0cm×3.8cm、5.5cm×3.7cm低回声，形态尚规则，与子宫分界欠清，CDFI可见少量血流信号，RI 0.36（左）、0.64（右）（图3-17-1、图3-17-2）；直肠子宫陷凹处见2.4cm×2.3cm中低回声，形态规则，呈类圆形，边界清晰，紧贴宫颈后壁，内部回声欠均匀，CDFI可见少量血流信号（图3-17-3）。

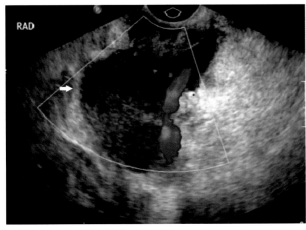

图3-17-1 右附件区纵切面扫查

注：病灶呈低回声（箭头），形态尚规则，边界欠清，CDFI可内见少量血流信号。

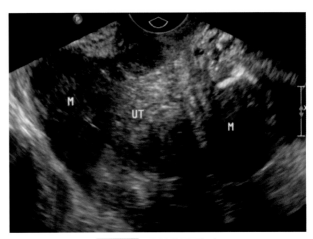

图3-17-2 盆腔横切面扫查

注：左、右附件肿物与子宫的位置关系（UT，子宫、M，肿物）。

中上腹部见中低回声团，与肝左叶分界不清，形态不规则，内部回声不均匀，CDFI：未探及血流信号（图3-17-4）；右下腹见低回声，形态欠规则，边界不清，内部回声欠均匀（图3-17-5）；肠系膜上动脉及腹主动脉周围可见多个淋巴结样低回声、极低回声，部分相互融合呈分叶状，边界较清晰，CDFI：未见明显血流信号（图3-17-6）；左侧膈肌腹腔侧见片状极低回声，边界较清晰，内部回声不均匀，可见散在的中等回声区，CDFI：探及点状血流信号（图3-17-7）；腹腔多处壁腹膜、盆腔脏腹膜和壁腹膜增厚，呈低回声或极低回声，以肝周较明显，CDFI：内见丰富血流信号（图3-17-8、图3-17-9）。

肝周及盆腔可见游离液性暗区，最大范围约3.8cm×1.9cm（图3-17-9）。

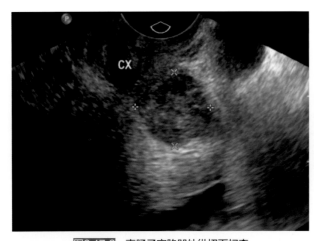

图3-17-3 直肠子宫陷凹处纵切面扫查

注：病灶呈中低回声（测量标识），类圆形，边界清晰（CX，宫颈）。

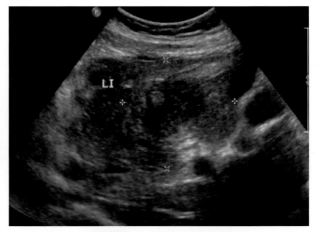

图3-17-4 中上腹部纵切面扫查

注：病灶呈中低回声团（测量标识），与肝左叶分界不清（LI，肝）。

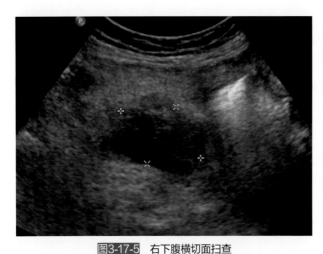

图3-17-5 右下腹横切面扫查

注：病灶呈低回声（测量标识），形态欠规则，边界不清，内部回声欠均匀。

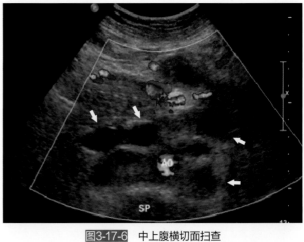

图3-17-6 中上腹横切面扫查

注：肠系膜上动脉及腹主动脉周围见低回声及极低回声淋巴结（箭头），部分互相融合呈分叶状（AO，腹主动脉；SP，脊柱）。

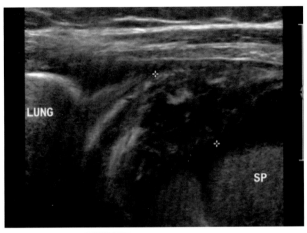

图3-17-7 左肋间斜切面扫查

注：左膈肌下方片状极低回声（测量标识），内部见散在中等回声区（LUNG，肺部；SP，脾）。

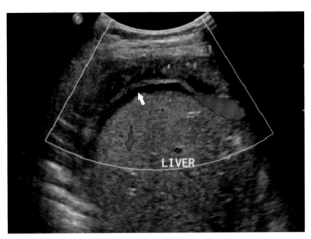

图3-17-8 右肋缘下肝脏斜切面扫查

注：肝前壁腹膜片状增厚（箭头），CDFI内见丰富血流信号（LIVER，肝）。

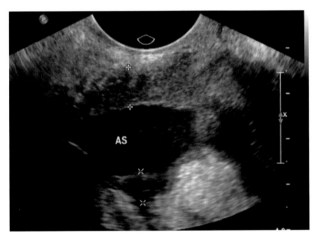

图3-17-9 盆腔横切面扫查

注：脏层腹膜、壁层腹膜增厚（测量标识）及积液（AS）。

 诊断思路

1. 诊断依据

本例特点：①中老年女性，腹胀、食欲减退、消瘦伴胸腹水2月余。②实验室检查，LDH显著升高，ADA轻度升高，CA125显著升高。其中，LDH升高可以出现于心肌梗死、肝病、血液病、恶性肿瘤转移；ADA升高见于肝炎、肝损伤、肝硬化等；CA125是上皮性卵巢恶性肿瘤的肿瘤标志物。③超声可见盆、腹腔多处实性包块；腹膜后多发淋巴结增大、融合；盆腹腔多处腹膜不均匀性增厚；腹水。超声提示卵巢恶性肿物伴腹膜种植转移。基于以上情况综合考虑，临床初步诊断为卵巢癌伴腹膜广泛种植转移，遂行腹腔镜探查术，术中取大网膜组织病理活检，结果为非霍奇金淋巴瘤（弥漫大B细胞性）。

2. 鉴别诊断

该病为累及腹膜的结外淋巴瘤，主要累及大网膜等部位，而超声诊断考虑卵巢癌腹膜种植转移，两者的超声影像学表现存在相似之处，需进行鉴别诊断。回顾分析本例患者盆腹腔包块多为类圆形实性低回声或极低回声，腹水较少，LDH明显升高、ADA轻度升高，以上表现不完全符合原发性卵巢癌。结外型淋巴瘤相对少见，缺乏对该病的认识导致了诊断偏差。

（1）卵巢癌腹膜种植：卵巢癌多表现为囊实性包块，肿瘤体积通常较大，腹膜种植结节多为不均质回声，腹水量常较多；而淋巴瘤多以实性为主，累及腹膜病变多呈低回声或极低回声，腹水量相对少。

（2）恶性腹膜间皮瘤：多数累及胸膜，腹膜间皮瘤少见。腹膜间皮瘤典型生长特征是沿腹膜表面广泛性生长，超声表现可见腹膜、大网膜弥漫性不均匀性增厚，瘤组织呈小结节状或片状被覆于腹膜的壁层或脏层，呈"丘陵样"高低起伏，多数患者伴有中至大量腹水，很少见有淋巴结受累，有文献报道其发病与石棉接触有密切关系。

（3）腹膜假性黏液瘤病：可累及肝缘、脾缘、大网膜及盆腔腹膜，腹膜增厚常伴内部"小筛孔样"无回声，肠管受压移位，无漂浮感，包绕在肝、脾周边时可见多个深度不一压迹，典型的呈"扇贝样"边缘，多数患者伴有阑尾黏液性疾病或近期阑尾切除史。而淋巴瘤腹膜增厚呈低回声或极低回声，内部相对均匀，腹水透声较好，具有流动性。

3. 拓展知识点

（1）流行病学特点：淋巴瘤是最常见的恶性肿瘤之一，男性发病率高于女性，病因不清楚，普遍认为可能与病毒感染、放射线以及化学物质的污染、有家族史、移植后长期服用免疫抑制药等因素相关。

（2）临床表现：无痛性进行性淋巴结肿大或局部肿块是淋巴瘤共同的临床表现。全身症状包括不明原因的发热、盗汗、皮肤瘙痒、乏力和体重减轻等；病理组织学不同、侵犯的组织器官不同，以及病变范围和程度不同，引起的症状也不相同。

（3）临床及病理分型：淋巴瘤按照发病部位可分为原发于淋巴结和淋巴结外两大类；按组织病理学改变分为霍奇金淋巴瘤和非霍奇金淋巴瘤（non-Hodgkin lymphoma，NHL），后者约占90%。NHL因组织学亚型和受累部位而异，病变进展缺乏规律性，相同亚型在不同患者之间也有很大差异。根据生长速度将其分为侵袭性NHL（快速增长）和惰性NHL（缓慢增长）。侵袭性NHL常原发于结外淋巴组织，发展迅速，往往越过邻近淋巴结向远处淋巴结或结外组织转移；惰性NHL恶性程度较低，多为偶然发现，预后相对较好，惰性淋巴瘤可随时间转变为侵袭性淋巴瘤。弥漫大B细胞淋巴瘤是最常见的NHL类型，病程呈侵袭性，5年总生存率为60%，最常发生在淋巴结内，但也可能出现在淋巴系统外，几乎任何部位都可发生。

（4）影像学检查：CT通常表现为轻至中等强化均质实性肿物，占位效应明显，很少侵犯周围组织，肿瘤内一般无出血、坏死及钙化，较大者可出现坏死囊腔，正常血管在病灶内自然走行，没有弯曲、受压等改变，呈现"三明治征"；腹膜增厚常见，典型表现为线样或条带状均匀增厚，少数为结节状；腹腔和腹膜后淋巴结肿大常见，其淋巴结内常见坏死；可合并腹水。MRI检查多数病灶信号比较均匀，T2WI以中等信号为主，DWI呈显著高信号。推荐PET/CT及PET/MRI应用于淋巴瘤诊断、分期、疗效评估及预后预测。

诊断与转归

（1）诊断：腹腔镜手术术中探查见腹腔乳糜样腹水1000ml，大网膜挛缩呈饼状，左附件与盆壁粘连，双侧卵巢略增大。大网膜和左侧卵巢活检病理诊断（大网膜）非霍奇金淋巴瘤（弥漫大B细胞性）；卵巢组织未见肿瘤。

（2）转归：患者明确诊断后转至肿瘤内科进行了多程化疗，但病情控制不佳，于诊断后7个月死亡。

病例点睛

淋巴瘤是起源于人体免疫系统的恶性肿瘤，可以发生于身体任何部位，临床表现多样，无特异性。诊断主要依靠病理，本例患者为明确诊断采取了腹腔镜探查术及活检。可通过CT、MRI和PET/CT等检查确定病变范围。合并腹膜转移的盆腹腔淋巴瘤超声表现需要与卵巢癌腹膜种植转移进行鉴别。

（刘 慧 撰写 齐振红 审校）

参考文献

[1] 谢帆，张立会，田园，等. 以盆腔包块为主要症状的血液恶性肿瘤3例[J]. 中国计划生育和妇产科，2019，11（8）：13-15.

[2] 孙鑫义，郑国启，刘晨第，等. 弥漫型恶性腹膜间皮瘤超声影像学分析[J]. 临床荟萃，2017，32（4）：323-326.

[3] 齐振红，蔡胜，李建初，等. 腹膜假黏液瘤的超声诊断及其与CT结果对照[J]. 中国医学科学院学报，2015，37（4）：424-429.

[4] SHANKLAND K R, ARMITAGE J O, HANCOCK B W. Non-Hodgkin lymphoma[J]. Lancet, 2012, 380(9844): 848-857.

[5] MUGNAINI E N, GHOSH N. Lymphoma[J]. Prim Care, 2016, 43(4): 661-675.

第四章

产科疾病

病例 1

病历摘要

患者，女性，33岁。

主诉：因孕史不良转诊至我院检查。宫内孕21周+5天，要求检查胎儿外生殖器形态与遗传学性别是否一致。

现病史：患者本次妊娠为外院建档，因不良孕产史特来我院会诊。已行超声引导下羊水穿刺，羊水细胞染色体分析+未经处理的羊水细胞荧光原位杂交+SRY基因检测结果：46, XY（FISH Y+，SRY基因检测+）。

婚育史：G3P1，适龄婚育，自诉夫妻双方染色体无异常。2009年分娩一具有女性外生殖器外观的"女婴"。2岁时因腹股沟包块在外院就诊，超声提示无子宫。9岁时外院查性激素：FSH 4.61，E_2 4pg/ml，T 0.54ng/ml，P 0.11ng/ml，未行刺激试验；染色体核型为46, XY，行基因检测（具体不详）后，诊断为完全型雄激素不敏感综合征。后行性腺切除术，病理：双侧睾丸组织。现11岁，乳房未发育，无阴毛、腋毛。2018年患者再次妊娠，羊水穿刺提示胎儿染色体核型为46, XY，超声提示女性外生殖器形态，孕28周时引产，术中可见引产胎儿呈女性外生殖器外观。

影像学表现

胎儿双顶径5.1cm，头围19.1cm，腹围18.1cm，股骨长3.5cm（超声孕21周+5天）。

胎儿胃泡、膀胱、双肾均可见，心脏、脊柱、四肢及颜面均未见明显畸形。

胎儿会阴部可见大阴唇样回声显示，未见明显阴囊及阴茎回声（图4-1-1、图4-1-2）。

诊断思路

1. 诊断依据

雄激素不敏感综合征（androgen insensitivity syndrome，AIS）在胎儿超声产前诊断时可探及女性外生殖器外观，表现为发育良好的大阴唇及阴蒂回声，不能探查到阴囊及阴茎，但进行羊水穿刺可确定胎儿染色体为（46, XY），FISH Y+，SRY基因检测+，即胎儿超声外生殖器表现与染色体性别不一致。本例患者因不良孕产史就诊，妊娠中期排畸未见明显结构异常，但超声所见胎儿外生殖器外观与遗传学性别不相符，且发现可疑基因突变位点，可符合AIS表现。

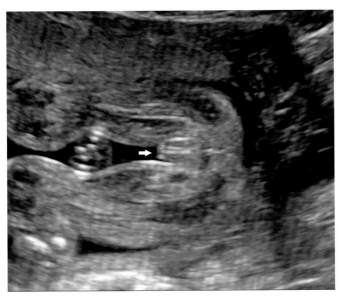 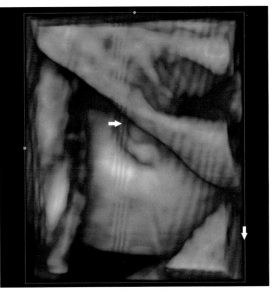

图4-1-1 二维超声显示孕21周+5天时胎儿外生殖器　　图4-1-2 三维超声显示孕21周+5天时胎儿外生殖器

2. 鉴别诊断

（1）Swyer综合征：染色体性别与性腺性别不一致的性发育异常疾病，通常认为与睾丸决定因子SRY有关。由于睾丸决定因子的异常，导致患者染色体核型虽为（46, XY），但原始性腺不能分化成睾丸，米勒管因支持细胞不能分泌AMH而发育为子宫。产前超声可见女性内、外生殖器，不能探及男性外生殖器，染色体核型为（46, XY），即胎儿超声内、外生殖器表现与染色体性别不一致。产后可见性腺为卵巢或条索状性腺组织，同时存在子宫、输卵管和阴道，但无睾丸、前列腺组织，外生殖器为女性幼稚外阴，激素表现为低雌激素样改变。青春期患者乳房无发育，阴毛生长、色素沉着不明显，子宫体积较小，常因原发性闭经就诊。婴幼儿患者表现为完全女性表型，条索状性腺结构不易分辨，易与婴幼儿完全型雄性激素不敏感混淆。

（2）SLOS（Smith-Lemli-Opitz）综合征：一种常染色体隐性遗传的多发畸形综合征，由先天性胆固醇合成错误引起。在男性患者中，通常可观察到生殖器异常。这些症状从经典病例中的小阴茎到不同程度的尿道下裂，到更严重的婴儿生殖器模糊不清或性别颠倒。产前超声表现为不能探及正常男性外生殖器，染色体核型为（46, XY），即胎儿超声外生殖器表现与染色体性别不一致。同时，妊娠中期排畸时还可发现合并的心脏及头面部等畸形。SLOS的临床诊断通过在患者血液或组织中发现7-脱氢胆固醇还原酶升高进行确认。

（3）5α-还原酶2型缺乏症：由于5α-还原酶2型基因突变引起的常染色体隐性单基因遗传病。产前诊断时可表现为探及女性外生殖器，但染色体核型为（46, XY），即胎儿超声外生殖器表现与染色体性别不一致。胎儿期睾丸发育基本正常，体内具有睾丸、输精管及发育不成熟的前列腺，根据症状的严重程度，外生殖器表型从不完全男性化到完全女性化皆可出现。可选择*SRD5A2*基因分析以明确诊断。

3. 拓展知识点

（1）分型：根据性发育异常分类与诊断流程专家共识，可将AIS分为两型。完全型（complete

androgen insensitivity syndrome，CAIS）和部分型（partial androgen insensitivity syndrome，PAIS）。CAIS 表现为在一个（46, XY）个体中女性外生殖器发育，性腺为发育异常的睾丸，第二性征中无任何男性表现；PAIS表现为已发育但存在微小缺陷的男性生殖系统，通常与严重尿道下裂、小阴茎、阴囊裂（睾丸可能下降或不下降）和不孕有关，更严重的临床症状可能表现为外部性器官的男性分化程度逐渐降低，如出生时生殖器模糊不清和青春期男性化不足。

（2）病因与发病机制：AIS是一种罕见的X染色体连锁隐性遗传病，是由位于Xq11-12的雄激素受体（androgen receptor，AR）基因突变引起，*AR*基因缺陷导致胚胎组织对雄激素不敏感，中肾管及泌尿生殖窦分化为男性生殖管道受阻，但由于胚胎时期睾丸发育正常，米勒管抑制因子促进副中肾管退化，故患者表现为男性内生殖器和女性外生殖器。

（3）临床表现：产前孕妇可因孕产史不良或妊娠早中期胎儿结构异常就诊，行遗传学检查确认胎儿染色体核型为（46, XY），产前超声检查不能探及正常男性外生殖器结构，表现为女性外生殖器形态或形态异常，即染色体性别与胎儿外生殖器表现不一致。产后常因患儿腹股沟疝或青春期原发性闭经为主诉就诊，查体可见女性外生殖器外观，但盆腔内无女内生殖器，且雄激素水平可以达到正常男性水平。

（4）辅助检查：①实验室检查，包括染色体检查、基因检测及激素检查，染色体核型为（46, XY），Y基因性别决定区（sex-determining region Y gene，SRY）存在，雄激素水平正常或稍高，7-脱氢胆固醇水平测试正常。但目前基因测序水平仍存在一定限制，不能发现全部基因突变。②产前超声筛查，胎儿表现为女性外生殖器外观，可见大阴唇与阴蒂回声，无阴囊与阴茎回声。妊娠早中期偶见胎儿颈项透明层增厚和颈部水囊瘤出现。③产后患儿影像学检查以超声和MRI检查为主。超声检查简便易行，可显示盆腔内生殖器情况及腹股沟疝等情况。MRI常作为进一步检查手段，可以全面显示腹盆腔结构，对确定是否存在子宫、性腺为睾丸抑或是卵巢有所帮助。④手术探查，适用于诊断不清楚且有手术探查指征的患者，这对明确诊断、去除病灶、评估生殖预后等有重要的临床意义。

（5）治疗：AIS患者有复杂的问题，包括功能、性和心理社会方面。这些都需要灵活、合理和个性化的程序，以取得良好的效果。

CAIS患者：首先要考虑双侧性腺切除的时间。为避免恶性肿瘤发生的风险和青少年接受社会性别等心理因素，一般性腺切除术建议在青春期进行。当性腺切除术在青春期之前进行时，雌激素替代是诱导青春期的必要条件。一般来说，11～12岁开始使用口服或经皮雌激素替代激素。在CAIS中，生殖器成形术是不必要的。

PAIS患者：PAIS诊断通常怀疑新生儿生殖器不典型，性腺可触及。大多数患者都是男性。对于男性患者，应尽快矫正隐睾和尿道下裂，以两岁之前为宜。PAIS男性在青春期经常发生男性乳房发育，通常需要手术矫正。对于女性患者（社会性别），建议在儿童时期进行双侧性腺切除术，以避免男性化，并消除睾丸肿瘤的风险。青春期时必须进行雌激素替代，与CAIS患者的建议类似。

诊断与转归

（1）临床诊断：雄激素不敏感综合征。

（2）随诊：胎儿超声外生殖器表现与染色体性别不一致，于孕28周时引产。

病例点晴

（1）雄激素不敏感综合征是由雄激素受体（AR）基因异常导致雄激素受体活性减弱，靶器官对雄激素无应答，出现不同程度男性化不全的一种X连锁隐性遗传病。

（2）雄激素不敏感综合征分为两型：完全型及部分型，完全型雄激素不敏感综合征表现为在一个（46, XY）个体中女性外生殖器发育，性腺为发育异常的睾丸，第二性征中无任何男性表现；部分型雄激素不敏感综合征表现为已发育但存在微小缺陷的男性生殖系统，通常与严重尿道下裂、小阴茎、阴囊裂（睾丸可能下降或不下降）和不育有关。

（3）产前超声筛查：有先证者的前提下，胎儿染色体核型为（46, XY），胎儿超声表现为女性外生殖器外观，可见大阴唇与阴蒂回声，无阴囊与阴茎回声。妊娠早中期偶见胎儿颈项透明层增厚和颈部水囊瘤出现。

（曹　贺　撰写　徐钟慧　审校）

参考文献

[1] 中华预防医学会生育力保护公会生殖内分泌生育保护学组. 性发育异常分类与诊断流程专家共识[J]. 生殖医学杂志，2022，31（7）：871-875.

[2] TYUTYUSHEVA N, MANCINI I, BARONCELLI G I, et al. Complete androgen insensitivity syndrome: from bench to bed[J]. Int J Mol Sci, 2021, 22(3): 1264.

[3] 刘彦玲，张曼娜，孙首悦，等. 六例Swyer综合征患者临床特点及分子遗传学研究[J]. 中华内分泌代谢杂志，2013，29（5）：395-399.

[4] PORTER F D. Smith-Lemli-Opitz syndrome: pathogenesis, diagnosis and management[J]. Eur J Hum Genet, 2008, 16(5): 535-541.

[5] 王军，张亚伟，李爽. 5α-还原酶2缺乏症合并单纯性小阴茎的诊治进展[J]. 临床外科杂志，2021，29（6）：593-596.

[6] BATISTA R L, COSTA EMF, RODRIGUES A S, et al. Androgen insensitivity syndrome: a review[J]. Arch Endocrinol Metab, 2018, 62(2): 227-235.

病例 2

病历摘要

患者，女性，36岁。

主诉：G2P1，第一胎正常。本次妊娠本院建档，行常规妊娠中期系统性胎儿结构畸形筛查。妊娠早期超声检查NT测值在正常范围内。

既往史：既往体健，无遗传病及特殊用药史。

影像学表现

孕22周妊娠中期筛查超声：胎儿口腔内可见无回声，附着于舌下方，大小约为1.8cm×1.5cm×1.5cm（图4-2-1）。动态扫查显示囊肿与舌一起运动（视频4-2-1）。

三维超声表面模式：胎儿的口唇微微张开，囊肿未突出于口腔外（图4-2-2）。

彩色多普勒及能量多普勒：囊肿内未见血流信号（图4-2-3）；胎儿吞咽时，可见舌上方口腔内的羊水流动（视频4-2-2）。

系统性超声检查：未见胎儿其他结构异常，胎儿附属物未见异常。

孕24周复查：囊肿大小约1.9cm×1.6cm×1.6cm；孕31周复查：囊肿大小约2.0cm×1.6cm×1.6cm，其内可见纤细分隔（图4-2-4）。余均未见异常。孕35周及孕37周复查：胎儿口腔未见明显囊肿回声。

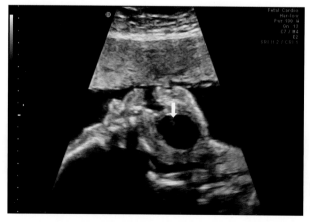

视频4-2-1

图4-2-1 二维超声胎儿颜面部旁矢状切面扫查

注：示舌下部无回声肿物。

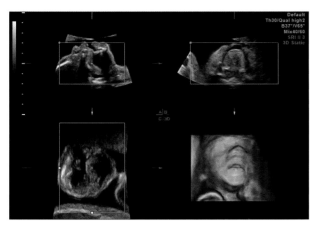

视频4-2-2

图4-2-2 三维超声表面模式

注：显示胎儿的口唇微微张开，囊肿未突出于口腔外。

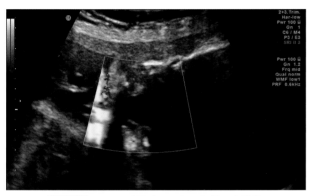

图4-2-3 二维超声检查胎儿颜面部能量多普勒

注：示无回声内未见血流信号。

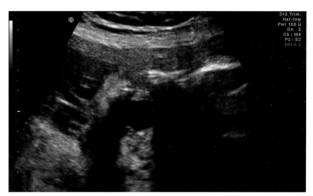

图4-2-4 孕31周复查

注：二维超声检查胎儿颜面部旁囊肿内可见纤细分隔。

诊断思路

1. 诊断依据

本例患者妊娠中期筛查超声发现胎儿舌下囊性肿物，产前超声可于舌下部探及薄壁无回声，后方回声增强。该无回声与舌关系密切，在胎儿吞咽羊水时，可见随舌体共同移动。考虑为先天性舌囊性病变。

2. 鉴别诊断

先天性舌囊性病变较为罕见，多为良性，包括先天性舌下囊肿、上颌囊性畸胎瘤、甲状舌管囊肿、淋巴管囊肿和前肠重复囊肿等。上述病变均可表现为无回声的囊性病变，内无血流信号，超声表现类似，鉴别诊断有困难。明确诊断仍依赖于组织病理学检查。

（1）先天性舌下囊肿：又称舌下腺囊肿，较为罕见，发生率约为0.74%，是舌下间隙的良性肿物。多数病变无上皮覆盖，由唾液腺破裂后黏液泄漏引起，因此被认为是假性囊肿，可呈单房或多房无回声，其内可见碎屑的囊肿。极少部分舌下囊肿有上皮覆盖，为舌下腺导管阻塞导致远端扩张的潴留性囊肿，累及腺体常可见上皮化生。

（2）上颌囊性畸胎瘤：一种良性畸胎瘤，发病率为0.50/10万 ~ 2.86/10万，占全部畸胎瘤的

2%～9%，主要累及后鼻咽、硬腭或蝶骨，偶可累及颅内。该病可伴发其他畸形，如羊水过多、腭裂、下颌结构异常、舌裂、鼻裂、鳃裂囊肿和先天性心脏病等。肿物内可有囊性和实性成分，常从胎儿口中突出。

（3）甲状舌管囊肿：指在胚胎早期甲状腺发育过程中甲状舌管退化不全或不消失而在颈部遗留形成的先天性囊肿，总患病率约为7%。沿盲肠孔到甲状腺锥状叶的甲状舌管路径均可发生。舌骨上甲状舌骨囊肿位于舌根部或口腔后壁，超声可探及薄壁无回声，后方回声增强，舌突出时可向上移动；伴有感染、出血时，超声可探及不规则厚壁无回声，内见碎屑，囊壁或分隔上可见血流信号。

（4）淋巴管囊肿：又称淋巴管畸形，是扩张的淋巴管和结缔组织共同构成的先天性良性肿瘤，内含淋巴液、淋巴细胞或混有血液。好发于头颈部，其余可出现在腋下、纵隔、肢体、躯干、后腹膜、腹盆腔及胸部。超声可探及薄壁、多房无回声，后方回声增强。

（5）前肠重复囊肿：一种前肠源性的消化道良性发育异常，发生率约为0.02%，占消化道重复囊肿的1/3，多见于胸部和腹部。只有0.3%的病变发生于舌，且多累及舌的前2/3区域。囊肿包含呼吸道纤毛、胃上皮和鳞状上皮等，与孕4周胚胎中原始胃内胚层岛的迁移缺陷有关。

3. 拓展知识点

（1）实验室检查：暂无特异性实验室检查与该病有直接或间接相关性。

（2）产前超声：检出先天性舌囊性病变后需测量囊肿大小，每2周随访1次，监测囊肿变化情况。需注意观察囊肿是否压迫气管及食管，是否阻碍进食及呼吸。在超声检查过程中，CDFI可以显示囊肿周围和上呼吸道羊水流动情况，有经口羊水流动表明胎儿气道通畅。胎儿胃泡可见及羊水量在正常范围内表明吞咽功能正常，囊性肿块未阻塞食管。该病总体预后良好。

（3）治疗：若囊肿体积较大或进展迅速，可考虑宫内穿刺抽吸术或行产时宫外手术（extrauterine intrapartum treatment，EXIT），以预防产后气道梗阻及囊肿内出血。

诊断与转归

孕40周，自然分娩一男婴，出生体重3480g。1分钟、5分钟Apgar评分均为10分。

新生儿无喂养及呼吸困难，临床及超声检查未见明显舌下肿物。

随诊至患儿10岁，生长发育正常，未见囊肿复发。

病例点睛

（1）先天性舌囊性病变是一类罕见的良性先天性口咽肿物，通常预后良好。本例产前诊断为先天性舌囊性病变，在随访中消失。

（2）产前诊断先天性舌囊性病变需评估囊肿大小及其与气管、食管的关系，密切关注是否阻碍进食及呼吸。

（曹 贺 撰写 张一休 审校）

参考文献

[1] ZHANG Y, OUYANG Y, MENG H, et al. Prenatal diagnosis of lingual cyst and spontaneous regression before birth: a rare case report and literature review[J]. Medicine (Baltimore), 2019, 98(46): e17873.

[2] KARAM O, PFISTER R E, EXTERMANN P, et al. Congenital lingual cysts[J]. J Pediatr Surg, 2007, 42(4): E25-E27.

[3] PALADINI D, MORRA T, GUIDA F, et al. Prenatal diagnosis and perinatal management of a lingual lymphangioma[J]. Ultrasound Obstet Gynecol, 1998, 11(2): 141-143.

[4] 阿胡贾（印）. 影像专家鉴别诊断超声医学分册[M]. 王金锐，译. 北京：人民军医出版社，2012.

病例 **3**

病历摘要

患者，女性，31岁。

主诉：宫内孕27周发现胎儿双侧侧脑室增宽5周，超声随诊。

现病史：孕妇G1P0，末次月经2019年12月17日，产前筛查母体血清学筛查（MSS）低风险。颈项透明层（NT）未查。孕22周+6天，外院胎儿系统性超声筛查发现胎儿双侧侧脑室增宽。孕23周时转诊我院，产前超声检查提示双侧侧脑室增宽，右侧宽约1.32cm，左侧宽约1.31cm，余胎儿结构未见异常，生物学参数大于孕周，产科会诊结果建议超声随诊并行羊水甲胎蛋白（AFP）、羊水细胞染色体分析及全血细胞分析等检查。

影像学表现

（1）孕27周产前超声检查：颅脑，胎儿脑中线右偏，双侧脑沟回不对称，左侧脑回明显大于右侧。右侧侧脑室前角宽约0.2cm，体部宽约1.1cm，左侧侧脑室前角宽约0.6cm，体部宽约1.0cm，第三脑室宽约0.3cm。未见明确透明隔腔，胼胝体体部似可见。余胎儿结构及附属物未见异常。生物学参数：双顶径7.9cm，头围28.1cm，腹围26.0cm，股骨长5.4cm。超声检查提示：胎儿颅内结构异常（脑中线右偏，双侧侧脑室稍宽，第三脑室增宽，未见明确透明隔腔），建议MRI（图4-3-1～图4-3-3）。

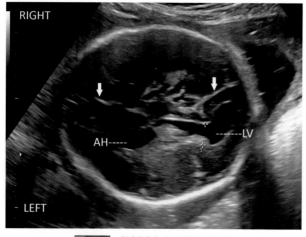

图4-3-1　经侧脑室水平横切面扫查

注：脑中线（箭头）右偏，左侧侧脑室（LV）增宽，前角（AH）明显，形态圆钝。

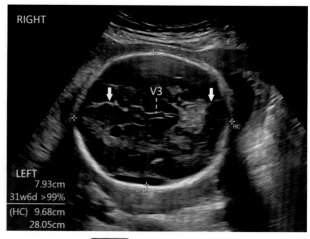

图4-3-2　经丘脑横切面扫查

注：脑中线（箭头）右偏，左侧大脑半球形态饱满，第三脑室（V3）稍增宽，透明隔腔显示不清。

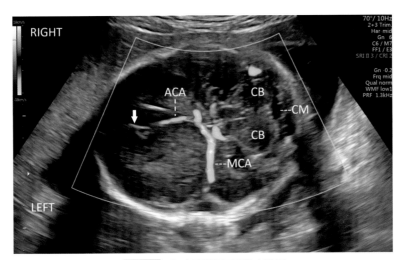

图4-3-3 经小脑横切面彩色血流图

注：脑中线（箭头）右偏，左侧大脑半球形态饱满，大脑前动脉（ACA）与大脑中动脉（MCA）之间呈团块状，小脑（CB）形态未见明显异常，双侧小脑半球对称，小脑延髓池（CM）正常。

（2）孕27周胎儿颅脑MRI检查：FOD，93mm；BPD，79mm；HV，14mm；APDV，10mm；TCD，34mm。胎儿双侧大脑半球不对称，左侧大脑半球体积大，中线结构右移，左侧大脑半球广泛脑沟裂不规则。透明隔腔、胼胝体压部可见，左基底节、胼胝体膝部及体部结构不清。右侧脑室旁三角区宽度约11mm，左侧约10mm。小脑测量值小于正常范围。MRI检查提示：左侧大脑半球发育异常，半侧巨脑畸形可能（图4-3-4）。

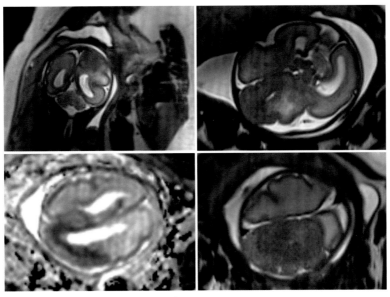

图4-3-4 胎儿颅脑MRI

💙 诊断思路

1. 诊断依据

半侧巨脑畸形产前超声特征：①病变侧大脑半球增大、脑皮质增厚及同侧脑室不对称增大；脑中线向对侧移位。②大脑外侧裂增宽、平直。③脑沟回形态改变，如多小脑回、巨脑回-无脑回等。④脑白质区域回声增强。

本例孕妇在孕27周产前超声检查中有左侧大脑半球增大，双侧脑沟回不对称，侧脑室增宽，以及脑中线右偏的特征性表现，诊断符合半侧巨脑畸形。

2. 鉴别诊断

（1）胎儿侧脑室增宽（ventriculomegaly，VM）：较常见，分为轻度（10～12mm）、中度（13～15mm）和重度（>15mm）。国外文献报道 VM 的发生率为 0.03%～0.15%，国内为0.78%～2.20%，研究提示脑室宽度10～15mm者宫内进展率为11%，脑室宽度>15mm者宫内进展率为41%。若胎儿仅表现为侧脑室增宽，未合并其他异常，则称为孤立性侧脑室增宽（isolated ventriculomegaly，IVM）。轻度 IVM 胎儿较中度 IVM 胎儿出生后预后明显较好，IVM 新生儿存活率为93%～98%，神经系统发育正常的比例大于 90%，而中度 IVM 新生儿存活率为 80%～97%，神经系统发育正常的比例为 75%～93%。

侧脑室增宽的胎儿中，3%～5%有染色体异常，部分可有宫内感染等情况，胎儿神经系统发育延迟与侧脑室扩张的程度呈正相关，侧脑室增宽程度与是否合并其他结构畸形密切相关，单因素分析发现，侧脑室增宽程度、侧脑室宽度变化最大值、宫内是否进展与胎儿预后相关，本例患者后续进行WES-trio分析，结果为胎儿存在与临床表现相关的基因 *PTEN* 携带一个新发的致病性变异。属于染色体异常合并脑皮质发育异常引起的脑室系统增宽，预后不良。

若胎儿侧脑室宽度超过12mm或为双侧非对称性增宽或侧脑室宽度进行性增宽，更易合并神经系统异常。对于可疑病例，应追踪观察颅脑的发育，必要时可行介入性产前诊断、染色体核型分析、病毒学检查及胎儿颅脑MRI检查，评估预后。

（2）其他脑皮质发育异常：如巨脑回畸形、多小脑回畸形、脑裂畸形等，均属于神经元移行异常性病变。

巨脑回畸形：以脑回宽大，脑沟变浅为特征，严重者脑沟回完全消失、脑表面光滑，称为无脑回畸形，表现为大脑皮质明显增厚，脑灰、白质交界清晰，脑实质平滑，脑回稀少，病变以双侧多见。

多小脑回畸形：以脑皮质增厚及脑回细小、增多为特征，病变多为双侧，超声对于细微脑皮质的显示不清晰，诊断价值有限，部分病例可仅表现为皮质回声不明显，颅脑发育迟缓。

脑裂畸形：胎儿大脑半球在颞叶水平裂成前后两部分，裂开处达脑室，使蛛网膜下腔沿裂隙与侧脑室相通，伴有脑室扩大或脑积水、胼胝体发育不全、透明隔腔消失等。

对于HME主要以一侧大脑半球弥漫性增大为典型表现，若几种病变合并出现及进一步鉴别时，需结合胎儿颅脑MRI诊断。

（3）先天性脑肿瘤：胎儿颅内肿瘤较罕见，常在妊娠晚期发现，较常见的是来源于生殖细胞的畸胎瘤，成分上约10%为纯囊性，常见于大脑半球、第三脑室、侧脑室及松果体区，超声表现上成熟性畸胎瘤包括囊性成分、脂肪和钙化，未成熟性畸胎瘤通常为固体和均质，恶性病变生长迅速，可能有坏死灶和出血，预后较差，彩色多普勒检查提示肿瘤周边血流信号。半侧巨脑畸形在部分切面上可呈现占位性病变的表现，但通过多切面、多角度观察以及结合彩色多普勒检查，可见增大的大脑半球与对侧在内部成分的显示上无明显影像学差异，也没有异常血流信号。

（4）结节性硬化症（tuberous sclerosis，TSC）：一种侵犯多器官系统的常染色体显性遗传病，累及颅脑可与出生后癫痫发作、学习障碍、自闭症等有关。常见的特征性病变是室管膜下结节与皮质结节，超声可表现为双侧侧脑室增宽，由于侧脑室增宽是产前超声中常见的现象，若合并室管膜下TSC，胎儿出生后结局完全不同，产前超声应仔细观察胎儿有无心脏横纹肌瘤（大约80%的胎儿TSC会出现心脏横纹肌瘤）等其他系统的改变，并详细询问胎儿的父系及母系亲属中有无TSC家族史，根据这些信息建议其是否进一步MRI来排除TSC。而半侧巨脑畸形主要是以胎儿的颅脑病变为主，较少累及其他系统。

3. 拓展知识点

脑皮质发育异常（malformation of cortical development，MCD）：神经元迁移异常的疾病，病因复杂，与遗传基因突变和病原微生物感染等相关。大脑皮质主要由神经元、神经胶质和血管构成，大脑皮质是大脑最重要的结构，是高级神经活动的基础。

半侧巨脑畸形（hemimegalencephaly，HME）：罕见的胎儿大脑一侧半球或其中几个脑室的发育畸形，患病率占脑皮质发育异常疾病的1%～4%。主要以受累大脑半球弥漫性肥大为特点，并伴有同侧侧脑室扩张和大脑中线向对侧偏移，小脑和脑干亦可受累；病理表现为病侧大脑皮质发育异常，包括无脑回或多小脑回改变，皮质增厚且皮质层结构紊乱，缺乏正常分层现象，可见巨大神经元，与健侧相比，患侧神经元数目下降，胶质细胞数目上升，"未受累"半球也能见到上述改变。

临床上HME分为3个主要类型：孤立型，指不伴有任何皮肤或全身疾病，而只有一侧大脑半球畸形的HME，是最典型和常见的一种类型，均为散发病例，其预后取决于癫痫和神经系统损害的严重程度。综合征型，一般合并有其他疾病及病变侧肢体肥大，是与半侧巨人症及某些神经皮肤综合征有关的HME，其预后取决于全身损害情况，其癫痫表现与孤立型没有明显区别。完全型，指除了单侧大脑半球受累外，同侧小脑、脑干也会受累，较少见。

MRI是HME诊断的金标准，典型MRI表现为：①病变侧大脑半球体积轻至重度增大，累及一侧半球或至少3个脑叶，大脑中线扭曲、移位。②病变侧大脑皮质增厚，灰、白质交界模糊不清，常合并巨脑回-无脑回、多小脑回畸形。③脑室系统不对称及畸形。④病变侧大脑半球脑白质可有胶质增生或错构瘤样改变，部分可见钙化。⑤受累大脑半球可见深部灰质异常增大和/或皮质下白质T2WI信号减低，小婴儿、新生儿及胎儿可表现为患侧大脑弥漫T2WI信号减低。⑥胎儿期可表现为双顶径大于孕周，病变侧颅腔明显增大，脑沟、脑回发育与孕周不符、形态异常。⑦完全型可伴有同侧小脑半球受累、体积增大。

超声是发现胎儿大脑皮质疾病的重要检查手段，MRI可进一步证实，并且是超声检查的重要补充，产前超声联合胎儿颅脑MRI对胎儿脑皮质疾病诊断有重大的诊断价值。

诊断与转归

该病预后差，对于胎儿HME，产前超声及胎儿颅脑MRI均有典型征象，可及时发现并早期干预，从而降低出生缺陷。

患儿通常伴有癫痫、偏瘫、神经发育异常，一般在出生后6个月内起病。大多数患者神经系统损害较严重，癫痫发作可呈进展性，严重者引起癫痫持续状态而致死。外科推荐切除病变的脑叶或大脑半球进行治疗，手术成功率较高，术后运动及视觉功能可保持稳定或有所改善，且早期手术可改善神经运动发育迟缓，因此提倡早期手术。

病例点睛

（1）半侧巨脑畸形是以单个脑叶或整个大脑半球的过度增生为特点，以肥大的一侧大脑半球的神经元异常迁移为特征。

（2）产前超声表现：病变侧大脑半球单侧增大、皮质增厚及同侧脑室不对称增大；大脑外侧裂增宽、平直；脑沟回形态改变，包括多小脑回、巨脑回-无脑回；脑中线向对侧移位；白质区域回声增强等。

（3）MRI是半侧巨脑畸形诊断的金标准，具有典型的声像图特征。产前超声联合胎儿颅脑MRI对胎儿脑皮质疾病诊断有重大的诊断价值。

（高　照　撰写　徐钟慧　审校）

参考文献

[1] ENKINSON E M, LIVINGSTON J H, O'DRISCOLL M C, et al. Comprehensive molecular screening strategy of OCLN in band-like calcification with simplified gyration and polymicrogyria[J]. Clin Genet, 2018, 93(2): 228-234.

[2] LO C P, CHEN C Y, CHIN S C, et al. Disappearing calvarium in Gorham disease: MR imaging characteristics with pathologic correlation[J]. AJNR Am J Neuroradiol, 2004, 25(3): 415-418.

[3] ROMERO X C, MOLINA F S, PASTOR E, et al. Hemimegalencephaly: 2D, 3D ultrasound and MRI correlation[J]. Fetal Diagn The, 2011, 29(3): 257-260.

[4] 姚远, 李胜利, 文华轩. 半侧巨脑畸形产前超声诊断一例及文献复习[C]//中华医学会第十次全国超声医学学术会议, 济南, 2009.

[5] 吕苹, 赵世怡. 胎儿半侧巨脑畸形超声表现一例：附文献复习[J]. 中华医学超声杂志, 2010, 7（5）: 71-72.

[6] 刘明松, 章红燕, 孔文翠, 等. 胎儿孤立性轻度侧脑室扩张及其预后的随访研究[J]. 中华医学超声杂志, 2020, 17（10）: 1016-1020.

[7] 葛文, 宋修峰, 泮思林. 8例儿童及3例胎儿半侧巨脑畸形的影像学表现并文献复习[J]. 中国临床医学影像杂志, 2020, 31（5）: 363-367.

[8] 欧阳春艳, 尚宁, 肖珍, 等. 胎儿巨脑回畸形的产前超声诊断6例分析[J]. 中国实用妇科与产科杂志, 2018, 34（4）: 448-450.

[9] 刘斋, 何丽, 王伟秀, 等. 半侧巨脑畸形的MRI表现（附3例报告并文献复习）[J]. 实用放射学杂志, 2014, 30（2）: 358-359, 368.

[10] 孙立涛, 卢瑞. 产前神经系统异常的超声诊断和治疗[C]//2018海峡两岸医药卫生交流与合作会议暨第十届海峡两岸超声医学高端论坛, 厦门, 2018.

病例 4

病历摘要

患者，女性，34岁。

主诉：宫内孕17周，单绒毛膜囊双羊膜囊双胎妊娠，超声监测胎儿发育。

现病史：孕妇G1P0，末次月经2020年5月2日。本院早孕超声筛查提示：宫内单绒毛膜囊双羊膜囊双胎，生物学参数与孕周相符；子宫动脉阻力增高伴舒张早期切迹。产科会诊：建议超声监测胎儿发育情况，无创DNA产前检测，并告知单绒毛膜囊双羊膜囊双胎妊娠相关病情及风险。

影像学表现（表4-4-1）

表4-4-1 双胎生物学参数对照表

生物学参数	12周+2天		17周+4天	
	胎儿1	胎儿2	胎儿1	胎儿2
头臀长（cm）	5.9	5.0		
NT（cm）	0.12	0.10		
双顶径（cm）			4.1	3.8
头围（cm）			14.2	13.9
腹围（cm）			12.3	11.3
股骨长（cm）			2.3	2.3
膀胱（cm）	可见	可见	$1.7 \times 0.8 \times 0.7$	$0.9 \times 0.6 \times 0.6$
羊水（cm）	3.0	3.0	5.8	1.2
脐动脉			S/D：3.77	舒张期血流反向
超声孕周	12周+3天	11周+4天	17周+5天	17周+1天
预估体重（g）			199	178

两胎儿间可见细薄分隔，胎儿1活动频繁，胎儿2活动较少，羊膜大部分包裹胎儿2躯体，两胎儿共用一个胎盘，胎盘位于后壁，两胎儿脐带胎盘入口均位于胎盘中部，相距约0.8cm（图4-4-1～图4-4-4）。

超声检查提示：双胎输血综合征。

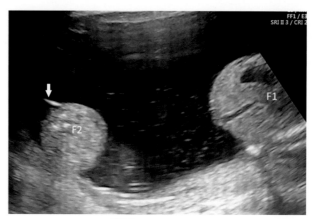

图4-4-1　胎儿灰阶超声

注：胎儿1（F1）羊膜囊占据大部分宫腔，羊水较多；胎儿2（F2）贴附于后壁，羊水少，羊膜大部分覆盖于胎体上，仅在胎体边缘可显示部分羊膜回声（箭头）。

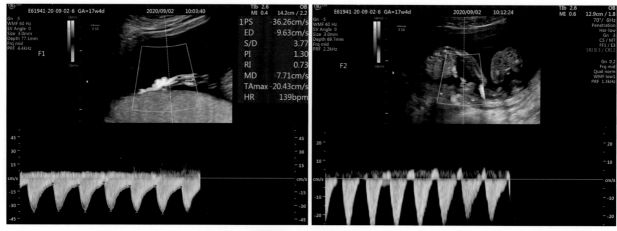

图4-4-2　胎儿频谱多普勒

注：胎儿1（F1）脐动脉频谱正常，胎儿2（F2）脐动脉舒张期血流反向。

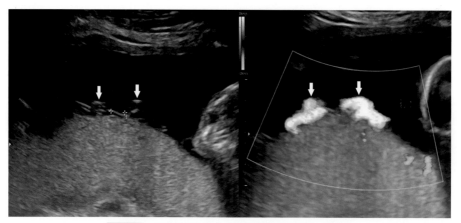

图4-4-3　双胎脐带胎盘入口灰阶声像图及彩色血流图

注：显示双胎脐带胎盘入口（箭头）位置靠近。

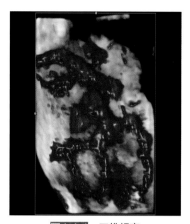

图4-4-4 三维超声

注：双胎脐带胎盘入口及二者间粗大吻合血管。

诊断思路

1. 诊断依据

双胎输血综合征（twin-twin transfusion syndrome，TTTS）产前超声特征如下。

（1）单绒毛膜囊双羊膜囊双胎：两胎儿性别相同，只有一个胎盘，在双胎胎盘的连接处，见T字形征，两胎儿间分隔膜薄。

（2）双胎羊水量差异：受血儿羊水过多，最大羊水深度>8cm，膀胱增大；供血儿羊水过少，最大羊水深度<2cm，严重时出现胎儿"贴附"在子宫壁上，"贴附儿"位于子宫前壁和侧壁时表现较明显。

（3）由于受血儿心输出量增加，严重时会出现胎儿水肿或充血性心力衰竭，表现为心脏增大、胸腔积液、腹水、心包积液、三尖瓣 A峰<E峰，并可出现三尖瓣反流等。供血儿由于持续失血，严重时可出现脐动脉舒张期血流消失或反向、静脉导管a波反向、脐静脉搏动等血流动力学改变。

（4）胎儿各生长参数有明显不同：两胎儿间体重估计相差>20%或腹围相差>20mm。双胎之间生长参数不同仅能作为参考，而不能作为诊断标准。

本例妊娠早期确认为单绒毛膜双羊膜囊双胎妊娠，孕17周两胎儿存在羊水量的明显差异，胎儿2羊水过少，两胎儿脐带胎盘入口靠近，之间可见粗大吻合血管，上述表现符合双胎输血综合征诊断。

2. 鉴别诊断

（1）选择性胎儿生长受限（selective intrauterine growth restriction，SIUGR）：两者的共同特征是均为单绒毛膜囊双羊膜囊双胎，都可发生胎儿的体重差异，伴或不伴脐动脉血流多普勒异常。SIUGR表现为孕周相对大的胎儿羊水量及心输出量正常，胎儿大小与孕周相符；较小胎儿胎盘多为帆状胎盘，因胎盘份额较小导致胎儿生长受限，其超声表现和病程进展与胎盘功能不足所致胎儿生长受限相似。而双胎输血综合征存在明显的羊水差异，受血儿羊水过多，供血儿羊水过少，随病情进展，受血儿可因循环负荷逐渐加重出现水肿及心力衰竭表现，供血儿因不断失血出现血流动力学失代偿表现。在临床诊断过程中，常需行动态超声检查，以明确诊断。

（2）双胎贫血-红细胞增多序列征（twin anemia-polycythemia sequence，TAPS）：两者均为单绒毛

膜囊双羊膜囊双胎间输血性疾病。区别为双胎输血综合征为急性输血，造成胎儿血容量的不同，也可同时伴有血红蛋白浓度的差异，超声可表现出经典的羊水过多-羊水过少序列（twin oligohydramnios-polyhydramnios sequence，TOPS）；TAPS为慢性输血，仅造成胎儿间血红蛋白浓度的差异，在超声上主要表现为大脑中动脉血流峰值速度的差异。因此，双胎羊水量的异常是两者产前鉴别的关键。

（3）双胎之一胎羊膜早破：一个胎儿发生羊水外漏时，其羊水减少可表现为"贴附儿"，在双绒毛膜囊及单绒毛膜囊双胎中均可发生，但两个胎儿生长发育一致，且另一胎儿羊水正常，没有出现双胎输血综合征受血儿的改变，如水肿、膀胱增大等。

（4）双胎妊娠中一胎发育异常：当一胎儿伴发泌尿系统畸形时，也可引起羊水量差异，但通常不会发生羊水过多与羊水过少同时存在，并且在单绒毛膜性双胎和双绒毛膜性双胎中均可发生。因此，妊娠早期的绒毛膜性鉴定及妊娠中期的系统超声检查可明确诊断。

3. 拓展知识点

TTTS指两个胎儿循环之间通过胎盘的血管吻合进行血液灌注，从而引起一系列病理生理变化及临床症状。在单绒毛膜囊双胎妊娠中的发生率为8%~15%，在全部妊娠中的发生率为0.1‰~0.3‰。是单绒毛膜双胎的严重并发症，预后不良，绝大多数胎儿早产。

其发病机制与两个胎儿胎盘间血管吻合方式密切相关，包括动脉-动脉吻合支（A-A）、静脉-静脉吻合支（V-V）、动脉-静脉吻合支（A-V）3种，其中A-A/V-V允许双向血流，A-V仅允许单向血流，A-V吻合支是TTTS的病理基础。

Quintero等根据双胎输血综合征超声表现，将TTTS分为Ⅰ~Ⅴ期（表4-4-2）。

表4-4-2 TTTS超声分期

分期	超声表现
Ⅰ	受血儿最大羊水池≥8cm（孕20周以上≥10cm）；供血儿最大羊水池≤2cm
Ⅱ	供血胎儿膀胱未见，经过60分钟后再次复查确定
Ⅲ	特征性多普勒频谱异常；脐动脉舒张末期血流消失或反向；脐静脉血流呈搏动性；静脉导管心房收缩期A波反向
Ⅳ	一胎或双胎水肿
Ⅴ	至少一个胎死宫内

诊断与转归

TTTS的严重程度取决于吻合血管的大小、范围、部位及分流发生的时间。超过3/4的Ⅰ期TTTS不用采取任何侵入性治疗，可以维持病情稳定或者恢复正常；而分期高于Ⅲ期的TTTS自然病程预后不佳，围产期胎儿丢失率为70%~100%，特别是妊娠小于26周者。

TTTS可选择的治疗手段包括：①期待疗法。②羊水减量术。③羊膜隔造口术。④胎儿镜胎盘血管交通支激光凝固术。⑤选择性减胎。⑥终止妊娠。胎儿镜下胎盘血管交通支激光凝固术，从根源上中断了TTTS的病理过程，有效降低了胎儿中枢神经损伤风险，提高新生儿的生存率，是治疗TTTS的首选方案。

推荐单绒毛膜囊双羊膜囊双胎自孕16周始，每2周行一次超声检查，注意每个羊膜囊的羊水池最大深度、胎儿膀胱是否可见等，必要时还应检查脐动脉搏动指数、大脑中动脉峰值和血流速度及DV血流频谱等。若可疑或发现异常，应尽早作出诊断。

病例点睛

（1）TTTS指两个胎儿循环之间通过胎盘的血管吻合进行血液灌注，从而引起一系列病理生理变化及临床症状。

（2）TTTS在单绒毛膜囊双胎妊娠中的发生率为8%～15%，是单绒毛膜双胎的严重并发症，预后不良。

（3）产前超声表现：单绒毛膜囊双羊膜囊双胎，存在羊水、膀胱大小、频谱多普勒、心输出量及生长参数等方面的特异性差异，严重者可合并胎儿水肿甚至死亡。

（4）推荐单绒毛膜囊双羊膜囊双胎自孕16周始，每2周进行一次超声检查，以及时发现并诊断TTTS，争取早期进行治疗。

（高　照　撰写　徐钟慧　审校）

参考文献

[1] BAMBERG C, HECHER K. Update on twin-to-twin transfusion syndrome[J]. Best Pract Res Clin Obstet Gynaecol, 2019, 589(5): 55-65.

[2] KONTOPOULOS E, CHMAIT R H, QUINTERO R A. Twin-to-twin transfusion syndrome: definition, staging, and ultrasound assessment[J]. Twin Res Hum Genet, 2016, 19(3): 175-183.

[3] STIRNEMANN J, CHALOUHI G, ESSAOUI M, et al. Fetal brain imaging following laser surgery in twin-twin surgery[J]. BJOG, 2018, 125(9): 1186-1191.

[4] 黄帅，漆洪波. 双胎输血综合征的诊治[J]. 实用妇产科杂志，2020，36（3）：173-176.

[5] 柴涵婧，罗艳敏，黄轩，等. 单绒毛膜双羊膜囊双胎选择性宫内生长受限胎儿的妊娠结局与预后[J]. 中华妇产科杂志，2013，48（6）：416-420.

[6] 李亮，丛林. 超声在TTTS与sIUGR鉴别诊断中的应用价值[J]. 安徽医科大学学报，2015，50（11）：1702-1705.

[7] 苏继莲，鲁红. 彩色多普勒超声和超声心动图在双胎输血综合征中的价值[J]. 中国超声医学杂志，2012，28（7）：648-651.

[8] 王雪平. 彩超诊断与评估双胎输血综合征受血儿心功能的应用分析[J]. 世界最新医学信息文摘，2016，16（84）：81.

[9] 孙路明，邹刚，杨颖俊，等. 选择性胎儿镜下激光凝固术治疗双胎输血综合征的临床效果和围产儿结局[J]. 中华妇产科杂志，2014（6）：404-409.

[10] 周妍，王齐媛，徐徽. 多普勒超声检查双胎脐血流参数联合胎儿颈部透明层厚度对早期双胎输血综合征的预测[J]. 中国医疗设备，2020，35（3）：84-95.

病例 **5**

病历摘要

患者，女性，28岁。

主诉：G1P0，孕13周+1天。自然受孕，常规产前超声检查。

症状、体征与既往史：均无特殊。

影像学表现

子宫增大，宫腔内可见胎儿，胎心规律。

胎儿颅脑光环未显示，颅内结构紊乱，胎儿头部周围可见条带状回声（图4-5-1、图4-5-2）。

羊膜腔张力低，羊膜绒毛膜分离（图4-5-3）。

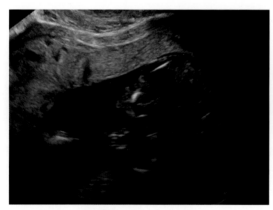

图4-5-1 胎儿矢状面扫查

注：颅脑光环显示，颅内结构紊乱。

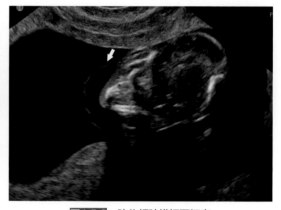

图4-5-2 胎儿颅脑横切面扫查

注：颅脑周围可见条带状回声（箭头）。

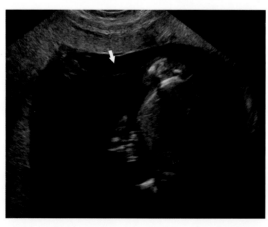

图4-5-3 胎儿腹部横切面扫查

注：羊膜腔张力低，羊膜绒毛膜分离（箭头）。

诊断思路

1. 诊断依据

羊膜带综合征（amniotic band syndrome，ABS）指羊膜破裂产生羊膜带，粘连、缠绕胎儿躯体，可使胎儿受累部位出现分裂或发育畸形。该病的诊断主要依靠孕前超声检查。羊水中漂浮的带状回声，与胎儿躯体关系密切，是ABS的特征性超声表现。由于羊膜破裂部位、程度不同，导致胎儿受累部位、超声图像特征各异，受累部位常见于头部、躯干和四肢，超声影像表现为颅脑颜面等多种畸形、肢体环形缩窄、指/趾形态异常或完全离断等。

本例产前超声检查可见羊膜腔张力低，羊膜绒毛膜分离，胎儿颅脑结构紊乱，颅骨光环未显示，颅脑周围条带状低回声，与胎儿躯体关系密切，符合ABS的诊断。

2. 鉴别诊断

（1）宫腔粘连：患者通常有子宫内手术（剖宫产、刮宫术）或感染史。宫腔粘连带位于羊膜囊的外部，粘连带不会限制胎动，也不会导致胎儿畸形。

（2）纤维蛋白带：宫内出血后，羊水中可能会出现纤维蛋白带，而非羊膜带。临床病史常有阴道出血或近期有侵入性操作。纤维蛋白带与羊膜带相同之处在于都可附着于胎儿上，但区别是纤维蛋白带通常会随着血液成分被吸收而逐渐缩小，并且不会引起胎儿畸形。

（3）绒毛膜羊膜未融合或分离：绒毛膜羊膜未融合或分离可能会误诊为羊膜带，但其羊膜常呈新月状弯曲，类似于绒毛膜的轮廓。羊膜和绒毛膜通常在孕16周后融合，但侵入性操作引起的液体渗漏或出血可能会导致羊膜和绒毛膜分离，较少情况下两者也可自发性分离。

（4）颅脑畸形：需要鉴别诊断的还有其他原因导致的颅脑畸形，常见由于胚胎时期受到遗传和环境中诸多因素的影响，导致神经管闭合不全。早期与ABS导致的颅脑畸形不易鉴别，可通过观察畸形周围是否有羊膜带样回声及是否伴有胎儿其他部位畸形加以鉴别，必要时应进行遗传学检查。

（5）其他胎儿肢体畸形的疾病：导致胎儿肢体畸形的病因有多种，如常染色体显性或常染色体隐性遗传、散发性突变或环境因素，有文献指出，ABS导致的肢体畸形由于随机发生通常具有不对称性、多态性，但胎儿遗传学异常导致的肢体畸形，通常是对称性肢体畸形。因此，观察肢端形态有助于诊断ABS，胎儿肢体由于被羊膜带缠绕、破坏，受累部位形态不规则，回声杂乱，常导致远端至近端指骨水平截肢。

3. 拓展知识点

（1）发病机制和可能病因：ABS首次被 Torpin在1965年提出，指羊膜破裂产生羊膜带，附着、粘连和/或缠绕胎儿肢体或脐带，产生不良的机械性影响，羊膜带紧束胎儿发育正常的结构可导致缩窄环，严重时可截断受累肢体，出现发育畸形；缠绕脐带可影响胎儿血供。其发病率相对较低，有文献报道为出生活婴的0.07‰～0.83‰。引起ABS的危险因素很多，如高海拔地区孕妇、有烟酒嗜好、使用过米索前列醇、患糖尿病或肥胖症等，推测其机制可能是由于子宫小血管破坏造成。也有研究认为可能与母亲或胎儿疾病相关。一般认为早期发生的ABS导致的畸形较严重，如颅面部中枢系统受累，而晚期的ABS常导致肢体受累，畸形较轻。

（2）产前诊断：ABS的诊断主要依靠孕前超声检查，其特征性超声征象为羊水中与胎儿躯体关系密切的条带状回声，伴胎儿受累部位畸形。妊娠早期破损羊膜带形成条带状回声不明显时，胎儿局部肢体受累程度轻，会增加ABS早期诊断难度，造成漏诊。妊娠中期胎儿受累肢体出现明显畸形时，也应将ABS列为鉴别诊断之一。此外，进行超声检查时，应长时间密切观察胎动，以判断胎儿是否能自由移动，主要观察胎儿肢体活动情况，尤其是对于非对称性的肢体姿势异常要提高警惕。此外，产前超声检查应注意观察脐带直径、血流、周围是否探及条带状回声，要警惕ABS导致脐带受累缩窄。MRI检查在T2加权MRI上，羊膜带呈薄低信号条带，显示胎儿异常相关信息，可提供辅助性检查。

（3）预后：ABS中胎儿受累部位不同，羊膜带缠绕、粘连程度不同，存在多种异常，其预后不同。胎儿头部及神经系统受累者畸形明显，胎儿预后差；当羊膜带与部分肢体粘连时，可出现活动受限、肢体远端水肿、局部畸形和缩窄环。若疾病表现较严重，通常位于中线的体壁或颅面部异常；羊膜带缠绕脐带可影响胎儿供血，出现宫内窘迫、死亡；ABS与自然流产、早产和死产的风险升高有关。

（4）产前评估与咨询：患者应接受全面超声检查、咨询和遗传评估。有研究报道，对于轻度胎儿畸形，可在胎儿镜下手术剪或激光松解羊膜带可恢复血流和挽救肢体。根据器官受累情况个体化决定超声检查的频率和分娩方式。

诊断与转归

（1）临床诊断：胎儿周围带状回声，ABS可能性大。

（2）随诊：患者孕16周于外院引产（图4-5-4），胎儿表面羊膜剥脱，胎儿头部缺损处可见膜状物，证实为ABS。

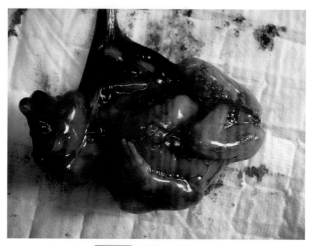

图4-5-4 胎儿引产后图示

注：头部缺损，表面可见膜状物。

病例点睛

（1）ABS指羊膜破裂产生羊膜带，粘连、缠绕胎儿肢体，使胎儿受累肢体出现发育畸形。

（2）由于羊膜破裂导致胎儿受累部位不同，临床表现不尽相同，常见于头部、躯干和四肢，表现为颅脑颜面缺损、肢体截断或环形缩窄、指/趾形态异常或完全离断等多种异常。

（3）其特征性超声征象为羊水中与胎儿躯体畸形关系密切的条带状回声。但羊膜带回声仅见于少数病例，大多数病例的诊断基于发现与ABS相关的胎儿典型异常。

（4）进行超声检查时，应动态实时观察胎动情况，以判断胎儿肢体是否能自由运动。

（5）产前超声检查应注意观察脐带直径、血流、周围是否探及条带状回声，要警惕ABS引起脐带受累缩窄导致预后不良。

（牛梓涵 撰写 孟 华 审校）

参考文献

[1] MINELLA C, COSTANTINO B, RUANO R, et al. Fetoscopic release of amniotic band syndrome: an update[J]. J Ultrasound Med, 2021, 40(5): 1039-1048.

[2] BARZILAY E, HAREL Y, HAAS J, et al. Prenatal diagnosis of amniotic band syndrome - risk factors and ultrasonic signs[J]. J Matern Fetal Neonatal Med, 2015, 28(3): 281-283.

[3] LÓPEZ-MUÑOZ E, BECERRA-SOLANO L E. An update on amniotic bands sequence[J]. Arch Argent Pediatr, 2018, 116(3): e409-e420.

病例 6

病历摘要

患者，女性，35岁。

主诉：母体患干燥综合征，常规产前超声检查。

症状与体征：既往月经规律，自然受孕，规律产检，孕期血压、血糖正常，尿蛋白（−），NT：0.24cm，无创产前DNA检测（NIPT）低风险。

既往史：G1P0，LMP 2021年9月19日。患者因原发不孕于2021年3～9月两次外院体外受精失败，期间筛查ANA S 1:320，抗SSA抗体（+++），抗SSB抗体（+），补体C3↓（具体数值不详），LA 1.13，ACL、抗β₂GP1抗体均阴性；眼科检查泪膜破裂时间（BUT）阳性；口腔科检查阴性，临床确诊干燥综合征。于我院2021年11月复查抗ANA（+）H 1:640，抗SSA抗体（+++），抗Ro52抗体（+++），补体正常。妊娠早期开始服用羟氯喹0.2g bid。

影像学表现

每次产检胎儿径线符合孕周；胎心规律，不同孕周A-V间期（表4-6-1）见图4-6-1～图4-6-3；胎盘前壁，下缘远离宫颈内口；羊水指数15.9cm，脐动脉S/D<3；母体后壁子宫肌瘤，5.0cm×4.5cm×3.9cm。

表4-6-1 胎儿不同孕周A-V间期及心率情况

日期	孕周	A-V间期（ms）	心率（次/分）
2022年2月9日	19周+5天	118～120	141～148
2022年3月17日	24周+6天	136～140	145～148
2022年4月7日	27周+6天	127～129	142～144
2022年4月28日	30周+6天	138～140	143～145
2022年5月5日	31周+6天	133～136	137～142
2022年5月9日	32周+3天	140～142	144
2022年5月26日	34周+6天	142	136～137

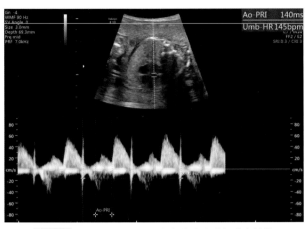

图4-6-1　孕24周+6天胎儿左心室流出道频谱多普勒

注：A-V间期140ms，心率145次/分。

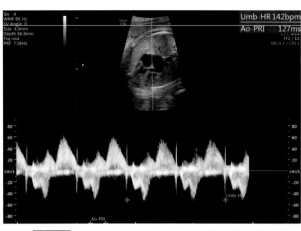

图4-6-2　孕27周+6天胎儿左心室流出道频谱多普勒

注：A-V间期127ms，心率142次/分。

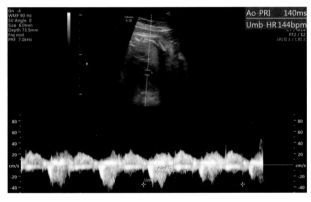

图4-6-3　孕32周+3天胎儿左心室流出道频谱多普勒

注：A-V间期140ms，心率144次/分。

诊断思路

1. 诊断依据

二尖瓣A峰起点代表心房收缩开始，主动脉V峰起点代表心室收缩开始，心房收缩开始到心室收缩开始的时间（即A-V间期），正常A-V间期<140ms。

本例患者干燥综合征病史，既往孕史不良，孕8周时实验室检查抗SSA（+++），抗Ro52（+++），因此妊娠早期开始服用羟氯喹。胎儿妊娠中期常规超声检查A-V间期136～140ms，整个孕期在临床干预下，A-V间期控制良好，在正常范围之内。

2. 鉴别诊断

其他导致胎儿心律失常的疾病，如胎盘功能减退、脐带受压或缠绕、胎儿心肌炎或心脏结构异常、胎儿心脏神经系统发育不全等造成胎儿心律失常。缓慢型房室传导阻滞常与先天性心脏结构异常高度相关，超声检查仔细扫查心脏各切面主要结构，有利于鉴别由于器质性异常导致的胎儿心律失常。

3. 拓展知识点

（1）发病机制：胎儿免疫性先天性心脏传导阻滞（congenital heart block，CHB）是胎儿在生长发育过程中被动获得母体抗体（抗SSA/Ro和抗SSB/La抗体）而使其心脏传导产生阻滞的一类被动获得性疾病。研究证实，自身免疫相关的CHB经常同时发生在多种母亲自身免疫病中，包括系统性红斑狼疮、干燥综合征、类风湿关节炎和未分化结缔组织病等自身免疫性疾病，以及抗SSA/Ro（干燥综合征A型抗原）抗体和/或抗SSB/La（干燥综合征B型抗原）抗体阳性患者。抗SSA/Ro和抗SSB/La都是抗核抗体，可通过Fcγ Rn穿过胎盘，诱导自身免疫。抗SSA/Ro、抗SSB/La抗体阳性的母亲，出现胎儿免疫性CHB的概率为2%～5%，妊娠或分娩过CHB胎儿的母亲再次妊娠，胎儿再发CHB的概率为12%～25%，显著升高。

（2）产前诊断：胎儿超声心动图是目前用于识别胎儿CHD最常见和最有效的方法。M型超声心动图可通过采样线同时测量心房运动（a波）和心室运动（v波）波形的起搏差异，确定心房运动和心室运动的时间序列，进而推断房室传导情况。脉冲波多普勒超声心动图可以测量同时通过二尖瓣和主动脉瓣的血流，在完全性CHB的病例中，它可以显示心房流入和心室流出的分离。此外，还可以通过上腔静脉和主动脉以及肺静脉和肺动脉的同步多普勒血流来评估。组织多普勒成像可以直接记录心动周期中心房和心室的机械活动，可以更准确地测量心脏间隔。抗SSA/Ro和抗SSB/La抗体对胎儿或新生儿心律的经胎盘作用不仅表现为先天性房室传导阻滞，还表现为窦性心动过缓。

（3）孕期监测：抗SSA/Ro和抗SSB/La抗体阳性的孕妇，是胎儿心律失常的高危妊娠，无论常规产前检查结果如何（听诊、标准超声检查），均应通过超声心动图来连续评估胎心率和心律。胎儿心脏传导阻滞常发生于孕18～24周。美国心脏病协会建议对于抗体阳性的孕妇，从孕16周开始进行胎儿超声心动图评估，每2周1次监测，直到孕28周。妊娠或分娩过CHB胎儿的孕妇，应进行更严密的超声随访，从孕16周开始，至少每周进行1次胎儿心脏超声检查，持续至妊娠28周。

（4）预后和治疗：胎儿免疫性CHB的预后取决于疾病的严重程度和心脏功能，高抗Ro52抗体、心脏畸形、早发（<20孕周）、进展型、低心房率（≤120次/分）、低心室率（≤55次/分）、心脏功能不全、水肿、心肌病或心内膜弹力纤维增生者病死率较高。抗体浓度越高，产生房室传导阻滞的可能性越大。目前对于CHB的治疗存在争议，但研究发现对于Ⅰ度和Ⅱ度CHB胎儿，孕妇服用地塞米松、羟氯喹和免疫球蛋白对部分患者有效。对于Ⅲ度CHB胎儿，即完全性心脏传导阻滞，基于药物治疗不能明显逆转胎儿心脏功能，因此可酌情给予维持心脏功能药物，这类胎儿出生后需要立即植入心脏起搏器。

（5）新生儿抗体阳性：抗SSA/Ro和抗SSB/La抗体阳性母亲的新生儿，出生时ANA和抗SSA/Ro、抗SSB/La抗体可能会出现阳性，这主要是由于妊娠时母体中的抗SSA/Ro和/或抗SSB/La抗体经胎盘途径转移所致。母体中的抗SSA/Ro和/或抗SSB/La抗体半衰期21～25天，因此婴儿抗体阳性于6～8月龄前几乎可以消退。新生儿抗体阳性并不意味着一定会发生新生儿狼疮等结缔组织病，也不意味着以后得结缔组织病的风险会增高。但需要注意动态观察新生儿的自身免疫性抗体，如果抗体长期阳性，则日后发展为自身免疫性疾病的风险则会增高。

诊断与转归

（1）临床诊断：母体干燥综合征胎儿A-V间期延长。

（2）随诊：患者孕25周+5天加用地塞米松6mg qd，后改为4.5mg qd口服至妊娠结束。整个孕期A-V间期控制良好。因孕妇合并干燥综合征，于孕37周剖宫产终止妊娠，分娩出一活男婴，Apgar评分好，哭声响亮，身长48cm，体重2870g。

病例点睛

（1）胎儿免疫性CHB是胎儿在生长发育过程中被动获得母体抗体（SSA/Ro和SSB/La抗体）而使其心脏传导产生阻滞的一类被动获得性疾病。

（2）胎儿超声心动图是目前用于识别胎儿慢性CHD最常见和最有效的方法。

（3）对于抗体阳性的孕妇，从孕16周开始应进行胎儿超声心动图评估，每2周1次直到孕28周。妊娠或分娩过CHB胎儿的孕妇，应进行更严密的超声随访，从孕16周开始，至少每周随访1次直至妊娠28周。

（牛梓涵　撰写　欧阳云淑　审校）

参考文献

[1] LIAO H, TANG C, QIAO L, et al. Prenatal management strategy for immune-associated congenital heart block in fetuses[J]. Front Cardiovasc Med, 2021, 8: 644122.

[2] PRUETZ J D, MILLER J C, LOEB G E, et al. Prenatal diagnosis and management of congenital complete heart block[J]. Birth Defects Res, 2019, 111(8): 380-388.

病例 **7**

🦅 病历摘要

患者，女性，33岁。

主诉：本院建档，行常规妊娠中期系统性胎儿结构畸形筛查。G1P0。妊娠早期CRL 5.7cm，NT 0.16cm；唐氏筛查低风险，NIPT示可疑18三体综合征高风险。

孕25周，行常规妊娠中期系统超声检查。

既往史：既往体健，无遗传病史及特殊用药接触史。

📠 影像学表现

胎儿双顶径6.2cm，头围21.0cm，腹围18.2cm，股骨长4.4cm，超声孕周24周+0天。

右侧脉络丛内见无回声（图4-7-1），0.5cm×0.6cm，边界清，CDFI：未见血流信号。

胃泡未显示（图4-7-2），1小时后及3小时后复查，胃泡仍未显示。

羊水深约4.8cm。

双手呈屈曲握拳姿势（图4-7-3），长时间观察，不见展开。

左心室流出道切面显示主动脉瓣环处内径较细（图4-7-4），约0.25cm，主动脉瓣回声较高，瓣膜开启时形态略僵硬（视频4-7-1）。右心室流出道切面、三血管切面、主动脉弓切面及四腔心切面未见明显异常。

视频4-7-1

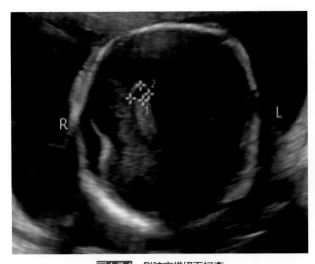

图4-7-1 侧脑室横切面扫查

注：胎儿右侧脉络丛内可见无回声，0.5cm×0.6cm。

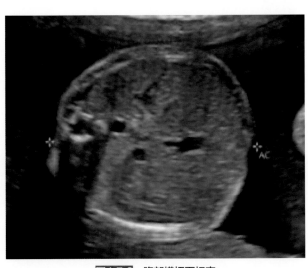

图4-7-2 腹部横切面扫查

注：胎儿腹部未见明显胃泡样结构。

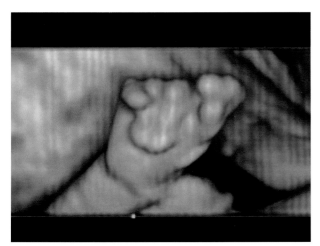

图4-7-3　胎儿手部三维重建

注：双手呈屈曲握拳姿势，小指压在环指上，长时间观察不见伸展。

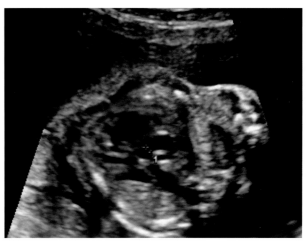

图4-7-4　左心室流出道切面扫查

注：主动脉瓣环处内径较细，约0.25cm。

诊断思路

1. 诊断依据

本例患儿表现为多发畸形：右侧脉络丛囊肿、胃泡未显示、双手姿势异常、主动脉瓣膜稍厚，结合胎儿NIPT结果，考虑18三体综合征。

2. 鉴别诊断

（1）21三体综合征：又称唐氏综合征，是最常见的染色体异常疾病。21三体综合征胎儿超声软指标的检出率较高，其中NT增厚与鼻骨发育异常与21三体高度相关，其他超声软指标包括脉络丛囊肿、肾盂分离、脑室轻度增宽、四肢长骨偏短等。21三体综合征胎儿出现的解剖结构畸形中，心脏畸形的发生率最高。

（2）特纳综合征：又称先天性卵巢发育不全，由X染色体全部或部分缺失导致。特纳综合征胎儿典型超声表现包括NT增厚、淋巴管水囊瘤、非免疫性水肿、心血管系统异常、泌尿系统畸形、股骨短小等。最常出现淋巴水囊瘤的染色体异常是特纳综合征。特纳综合征胎儿心血管畸形以主动脉及主动脉瓣异常最常见，与其他染色体异常的胎儿心脏畸形多表现为室间隔缺损不同。

3. 拓展知识点

（1）临床特点：18三体综合征又称Edwards综合征，发病率仅次于21三体综合征。该病常出现严重残疾和生存受损，仅有不足10%的患儿可存活到1岁，且存活者常有严重智力低下和多种生理结构缺陷。高龄妊娠是出现18三体综合征的主要原因。

（2）常见畸形表现：18三体综合征的先天性异常包括心脏结构畸形、脉络丛囊肿、脐膨出、骨骼异常、生长发育迟缓和羊水过多。

心脏畸形：最常见的心脏畸形为室间隔缺损，其次为房室共道畸形和右心室双出口、法洛四联症、大动脉转位等。室间隔缺损在产前超声检查中极易漏诊，四腔心切面仅能检出38%～40%。

肢体畸形：手指屈曲、重叠且姿势固定是18三体综合征最具特征性、最明显的畸形之一。典型表现为示指压在中指上、小指压在环指上，这一姿势长时间保持固定不变。

颜面畸形：最常见的颜面部畸形为小下颌畸形，耳低位、小耳畸形等也是18三体综合征的常见特征，亦可出现唇腭裂、小眼畸形、眼距过宽等。

颅脑畸形：可有许多颅脑异常表现，颅脑形态异常（草莓头颅）是18三体综合征的重要特征；颅后窝池扩大、Dandy-Walker畸形、小脑体积偏小亦较常见；1/3的18三体胎儿有脉络丛囊肿。

腹部畸形：小的脐膨出及膈疝常见。15%患儿有肾脏畸形，主要为肾囊性发育不良、肾积水及马蹄肾。

其他：18三体综合征胎儿有宫内生长发育迟缓，妊娠中期可出现，妊娠晚期明显。21%患儿有羊水过多，少数有颈部淋巴水囊瘤和胎儿水肿。

（3）产前筛查及诊断：超声是18三体综合征的有效筛查方法，孕14周的检出率为92.7%，孕18～21周的检出率可达100%。唐氏筛查敏感性较低而假阳性率相对较高。NIPT是染色体非整倍体无创筛查的重要手段之一，通过在孕妇外周血提取并检测到来自胎儿并携带了胎儿遗传信息的胎儿游离DNA（cell-free fetal DNA，cffDNA）以检测胎儿的遗传病，准确率及敏感性相对较高。目前确诊胎儿染色体异常主要通过妊娠早期的绒毛取样，孕中、晚期的羊膜腔穿刺及脐静脉穿刺获取胎儿细胞进行染色体核型分析，上述均为侵入性检查，存在一定风险。

诊断与转归

临床诊断：孕27周，经遗传咨询后，孕妇选择行引产。引产后胎儿病理检查示：通贯掌，手指呈V字形畸形（图4-7-5a），左右耳垂平于嘴角，右耳廓下垂（图4-7-5b）；主动脉瓣周径狭窄（图4-7-5c），约0.5cm，主动脉瓣增厚，可见赘生物，室间隔缺损。基因检查符合18三体综合征。

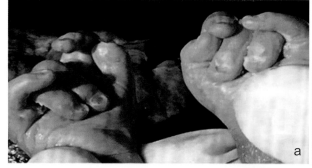
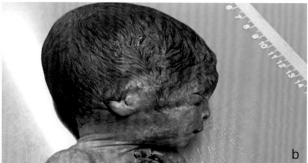

图4-7-5　引产后胎儿大体病理

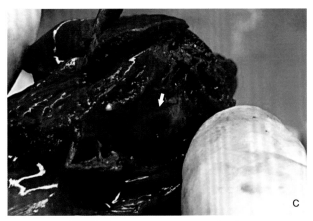

图4-7-5 引产后胎儿大体病理（续）

注：a. 通贯掌，手指呈V字形畸形；b. 左右耳垂平于嘴角，右耳廓下垂；c. 主动脉瓣周径狭窄（箭头）。

病例点睛

（1）18三体综合征是产前诊断中较为常见的染色体三体综合征，在新生儿中的发生率约为1/5000，患儿常存在严重的智力低下和多种缺陷。

（2）绝大部分18三体综合征通过超声系统性筛查均可发现超声异常征象，且以多发异常为主，常见的超声异常包括肢体畸形、心脏畸形、脉络丛囊肿、单脐动脉、宫内发育迟缓及羊水过多等。

（3）产前系统超声筛查结合羊水穿刺或脐带静脉血穿刺、胎儿染色体核型分析可提高18三体综合征的产前检出率，对降低严重染色体病缺陷患儿的出生率具有重要意义。

（王亚文 撰写 张一休 审校）

参考文献

[1] GINSBERG N, CADKIN A, PERGAMENT E, et al. Ultrasonographic detection of the second-trimester fetus with trisomy 18 and trisomy 21[J]. Am J Obstet Gynecol, 1990, 163(4): 1186-1190.

[2] BUSTOS J C, VEGA D, SEPULVEDA W. Umbilical artery pulsatility index and half-peak systolic velocity in second- and third-trimester fetuses with trisomy 18 and 13[J]. J Perinat Med, 2022, 50(3): 319-326.

[3] 管雯娜，王赟，马丽萍. 18-三体综合征胎儿超声表现分析[J]. 中国优生与遗传杂志, 2016, 24（2）: 70-71, 113.

[4] UCHIDA I A, BOWMAN J M, WANG H C. The 18-trisomy syndrome[J]. N Engl J Med, 1962, 266(23): 1198-1201.

[5] 吴斯瑶，陈秋妍，谢润桂，等. 21-三体综合征胎儿产前超声诊断价值（附152例分析）[J]. 医学影像学杂志, 2018, 28（3）: 459-463, 467.

[6] 袁红，朱鹏，任景慧，等. Turner综合征胎儿超声诊断价值的探讨[J]. 医学影像学杂志, 2015, 25（11）: 1981-1984.

病例 **8**

病历摘要

患者，女性，30岁。

主诉：因鼻骨缺失来我院超声复查。

现病史：自然受孕，外院建档，妊娠早期及妊娠中期检查具体不详。

既往史：无特殊。

影像学表现

孕32周超声检查：双顶径8.3cm，头围29.3cm，腹围28.0cm，小脑横径4.0cm，以上测量值与实际孕周相符（图4-8-1~图4-8-3）。

肱骨长4.6cm，股骨长5.5cm，均小于孕周第5百分位（图4-8-4、图4-8-5）。

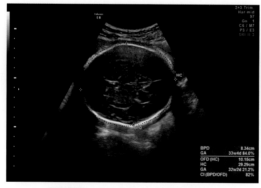

图4-8-1　双顶径及头围测量切面扫查

注：显示双顶径及头围测量值。

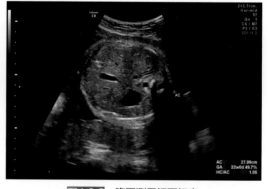

图4-8-2　腹围测量切面扫查

注：显示腹围测量值。

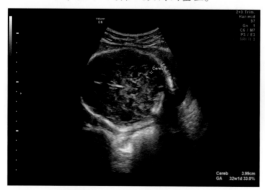

图4-8-3　小脑横径测量横切面扫查

注：显示小脑横径测量值。

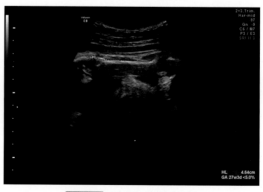

图4-8-4　肱骨长轴切面扫查

注：显示肱骨长度。

颜面正中矢状切面未见胎儿鼻骨强回声，颜面轮廓扁平（图4-8-6）。

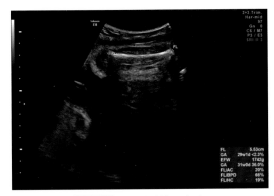

图4-8-5 股骨长轴切面扫查

注：显示股骨长度。

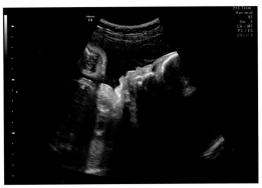

图4-8-6 颜面正中矢状切面扫查

注：未见鼻骨强回声（箭头），颜面轮廓扁平。

诊断思路

1. 诊断依据

21三体综合征表现为明显的智力低下、特殊面容、生长发育障碍和多发畸形。产前超声表现多样，缺乏特异性。在妊娠早期，与21三体综合征相关的超声表现主要为NT增厚和三尖瓣反流，其中NT增厚具有较高的预测价值。在妊娠中晚期，与之相关的超声指标更多，主要包括先天性心脏结构畸形、股骨或肱骨短、鼻骨短或无、颈项部皮肤增厚、心室强回声、肾盂扩张、脉络丛囊肿、肠道回声增强及脑室增宽等。尤其当同时存在多个超声异常表现时，胎儿患21三体综合征的可能性明显增加。大约1/3的21三体综合征胎儿，存在一处或多处超声可检测到的结构畸形或结构异常。最终的确诊依赖于染色体检查。

本例胎儿主要表现为肱骨及股骨短，长度明显小于实际孕周；鼻骨强回声未显示，可疑鼻骨发育不良，并且颜面轮廓扁平。综上，考虑胎儿可能存在染色体异常，21三体综合征可能性大。

2. 鉴别诊断

（1）其他染色体异常：染色体异常同时涉及多个系统或部位，同样的超声表现可见于不同的染色体异常，只是发生率存在差异。

18三体综合征：第二常见的常染色体三体综合征，当表现为小下颌、脐膨出、肢体及姿势异常如重叠指、内翻足等更具有特异性。另外，18三体综合征胎儿发生宫内生长受限更常见，发生率为21%。与18三体综合征相关的超声表现还包括草莓头（额叶发育不全）、耳位低和唇裂等。

13三体综合征：其结构畸形比21三体综合征和18三体综合征更严重、更广泛，常存在多个系统的多发性重大结构畸形，如无叶型前脑无裂畸形合并严重的面部中线畸形，包括唇腭裂、小头畸形、眼距小、无眼或小眼征、耳畸形等，以及消化系统、泌尿系统或骨骼的异常。13三体综合征也可表现为胎儿宫内发育迟缓和先天性心脏结构畸形。

（2）肢体长度异常（发育不良）：表现为四肢长骨长度小于相应孕周。

致死性骨骼发育不良：主要包括致死性侏儒、软骨发育不全及成骨不全Ⅱ型，典型的超声表现为四肢严重短小，长骨短而粗，形态弯曲。此外，还有胸廓发育不良、三叶草形头颅或多发性长骨骨折等表现。

3. 拓展知识点

（1）概述：21三体综合征又称唐氏综合征，1866年由Down首先描述了该综合征的临床特征。21三体综合征是由于存在完整或部分额外的第3条21号染色体导致的疾病，是活产儿中最常见的常染色体非整倍体异常，发生率约为1.37‰，母亲年龄越大，风险率越高。

（2）分类：减数分裂不分离型（约占95%）；易位型（多数家族性病例的发病原因）；21部分三体型；Mosaic型。

（3）产前筛查和产前诊断：

妊娠早期三联检测：是最常用的筛查21三体综合征的方法，包括超声测量颈项透明层（NT）厚度，妊娠相关血浆蛋白A和人绒毛膜促性腺激素检查。

妊娠中期超声系统筛查：可以发现与21三体综合征相关的异常超声特征，包括心脏强回声、先天性心脏病、肾盂扩张、股骨或肱骨短、脉络丛囊肿、肠道回声增强、颈项部皮肤增厚以及脑室扩大、减小或无鼻骨等。

母体血浆细胞游离DNA检测：检测非整倍体的性能优越，具有较高的敏感性和特异性。当存在以下情况时，如产前筛查结果提示胎儿染色体异常风险较高，曾生育过染色体疾病患儿，父母双方中有一方为染色体异常携带者，需要进一步行胎儿染色体核型分析，即产前诊断。产前诊断技术包括绒毛膜绒毛取样、羊膜腔穿刺或脐静脉穿刺。

诊断与转归

（1）临床诊断：胎儿股骨及肱骨短，鼻骨发育不良，颜面轮廓扁平，不除外染色体异常，建议遗传学检查。

（2）随诊：返回建档医院行染色体检查，外院脐静脉穿刺确诊为21三体综合征。

病例点睛

（1）染色体异常一般涉及多个系统或部位，产前超声检查是筛查染色体异常的重要手段，同样的超声表现可见于不同的染色体异常。当同时存在多个超声异常表现时，应警惕胎儿存在染色体异常的风险。

（2）21三体综合征是最常见的常染色体非整倍体异常。

（3）21三体综合征相关的超声表现包括妊娠早期NT增厚，妊娠中晚期先天性心脏结构畸形、股骨或肱骨短、鼻骨短或无、颈项部皮肤增厚、心室强回声、肾盂扩张、脉络丛囊肿、肠道回声增强及脑室增宽等。

（4）21三体综合征确诊需要通过绒毛膜绒毛取样、羊膜腔穿刺或脐静脉穿刺进行胎儿染色体核型分析。

（王浣钰 撰写 武玺宁 孟 华 审校）

参考文献

[1] MALINOVA M. [Ultrasound markers for Down syndrome][J]. Akush Ginekol (Sofiia), 2011, 50(6): 37-42.

[2] RUMI K M, ARAUJO J E, SILVA BUSSAMRA L C, et al. Influence of second-trimester ultrasound markers for Down syndrome in pregnant women of advanced maternal age[J]. J Pregnancy, 2014, 2014: 785730.

[3] BULL M J. Down syndrome[J]. N Engl J Medi, 2020, 382(24): 2344-2352.

[4] REYNOLDS T. The triple test as a screening technique for Down syndrome: reliability and relevance[J]. Int J Womens Health, 2010, 2: 83-88.

[5] ASIM A, KUMAR A, MUTHUSWAMY S, et al. "Down syndrome: an insight of the disease"[J]. J Biomed Sci, 2015, 22(1): 41.

[6] FRENCH T, SAVARIRAYAN R. Thanatophoric Dysplasia[M]. In: Adam MP, Everman DB, Mirzaa GM, et al. editors. GeneReviews(®). Seattle (WA): University of Washington, Seattle Copyright © 1993-2022, University of Washington, Seattle. GeneReviews is a registered trademark of the University of Washington, Seattle. All rights reserved. 1993.

病例 **9**

🐾 病历摘要

患者，女性，35岁，G3P1。

主诉：孕12周检查NT值为0.31cm。孕23周+6天妊娠中期筛查发现胎儿异常。

症状与体征：无特殊症状。

生育史：曾自然流产1次，2014年剖宫产一健康男孩。丈夫35岁，健康，非近亲结婚。

既往史：既往甲状腺功能亢进病史，已愈。

🔊 影像学表现

孕23周+6天妊娠中期筛查超声显示：胎儿面部扁平（图4-9-1），胎儿室间隔缺损（图4-9-2），胎儿双侧腕关节姿态固定，可疑异常（图4-9-3），其他发现：胎儿宫内发育迟缓（匀称型，小于第3百分位）；双肾显示欠清；右足摇椅足。

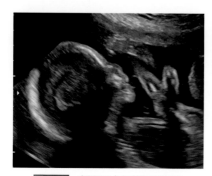 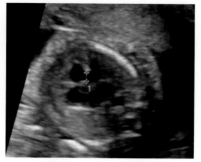 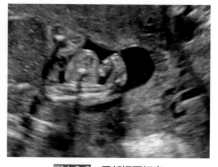

图4-9-1　颜面正中矢状切面扫查　　　图4-9-2　四腔心切面扫查　　　图4-9-3　手部切面扫查

注：示胎儿面部扁平。　　　注：示室间隔缺损，缺损宽度0.25cm　　注：示腕关节姿势固定，可疑异常。
　　　　　　　　　　　　（十字标记所示）。

💗 诊断思路

1. 诊断依据

多系统畸形为染色体异常的重要表现。本例胎儿表现为颜面发育异常、宫内发育迟缓、心脏畸形、肢体异常及泌尿生殖系统畸形等，符合典型22三体综合征表现。

2. 鉴别诊断

其他常见的染色体异常包括21三体综合征、18三体综合征、13三体综合征等，均可表现为多系统畸形，需要与22三体综合征鉴别。其中，21三体综合征较为特异性的表现包括NT增厚、鼻骨发育不良、心脏畸形、十二指肠梗阻、脐疝、马蹄足等；18三体综合征较为特异性的表现有草莓头、小下颌、羊水多、重叠指；13三体综合征较为特异性的表现有前脑无裂畸形、面部畸形、多指/趾等。22三体缺乏较为特异性的表现，若没有出现其他常见染色体异常的特异性表现，可考虑22三体综合征的诊断。

3. 拓展知识点

22三体综合征为妊娠早期自然流产的第3位原因，妊娠中晚期较为少见，极少数能存活至婴儿期。22三体综合征可分为完全型、部分型及嵌合型，其中完全型是最严重且最罕见的类型，自1971年来仅有约30余例报道。其典型表现包括：心脏异常（室间隔缺损、心包积液、法洛四联症等）、羊水少、宫内生长受限、肢体异常（股骨短、摇椅足等）、颌面异常（唇裂、面部扁平、小头畸形、眼距过宽等）、泌尿生殖系统异常（肾缺如、肾发育不良、不明确生殖器等）、颈部异常（NT增厚、颈部水囊瘤）、神经系统异常（小脑发育异常、脑室宽等）、消化系统异常（胃异常、肠管回声增强等）。因此，尚未总结出22三体综合征特异性的超声表现。

本例除上述超声表现外，引产后大体解剖发现长节段隐性脊柱裂，妊娠中期超声检查未探及。这是首次发现22三体综合征胎儿具有脊柱裂的畸形。这一发现提示，当可疑染色体异常时，应仔细观察胎儿脊柱情况。

诊断与转归

（1）临床诊断：绒毛膜穿刺和羊水穿刺，染色体核型分析为47, XN, +22，所有G显带均显示，提示为完全非嵌合型22三体综合征。

（2）随诊：孕24周+5天药物引产。大体解剖：胎儿女，大小小于孕周；颜面异常：颜面扁平，眼距宽，鼻背突出，耳位偏低（图4-9-4a）；室间隔缺损；手握拳、摇椅足；双肾小。另发现长节段隐性脊柱裂（图4-9-4b），肛门闭锁。

病例点睛

22三体综合征为妊娠中晚期较为少见的染色体异常，有明显多系统受累的特征，但尚未总结出特异性的超声表现。

NT筛查及早期识别特异性畸形是非常重要和必要的。

绒毛膜穿刺和羊水穿刺是诊断胎儿畸形的必要手段。

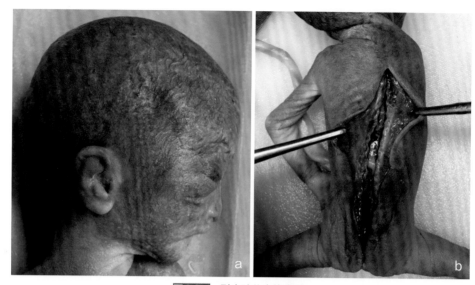

图4-9-4 引产胎儿大体病理

注：a. 大体标本显示颜面扁平，耳位偏低；b. 大体标本显示长节段隐性脊柱裂。

（马 莉 撰写 孟 华 审校）

参考文献

[1] MA L, OUYANG Y, QI Q, et al. Trisomy 22 with long spina bifida occulta: a case report[J]. Medicine (Baltimore), 2018, 97(39): e12306.

[2] MENASHA J, LEVY B, HIRSCHHORN K, et al. Incidence and spectrum of chromosome abnormalities in spontaneous abortions: new insights from a 12-year study[J]. Genet Med, 2005, 7: 251-263.

[3] 何雪，姚丹，赵正言. 22-三体综合征2例报告[J]. 中国当代儿科杂志，2015，17（5）：524-525.

[4] NAICKER T, ALDOUS C. Two trisomy 22 live births in one hospital in 15 months: is it as rare as we thought?[J]. Fetal Pediatr Pathol, 2014, 33: 35-41.

[5] STRESSIG R, KORTGE-JUNG S, HICKMANN G, et al. Prenatal sonographic findings in trisomy 22: five case reports and review of the literature[J]. J Ultrasound Med, 2005, 24: 1547-1553.

[6] SCHWENDEMANN W D, CONTAG S A, KOTY P P, et al. Ultrasound findings in trisomy 22[J]. Am J Perinatol, 2009, 26: 135-137.

病例 **10**

病历摘要

患者，女性，37岁。

主诉：孕24周超声检查胎儿胸腔可见胃泡回声，转诊。

现病史：自然受孕，外院建档。妊娠早期超声未见异常，NIPT（－）。

无腹痛，无阴道出血、流液，自觉胎动如常。

既往史：G4P1，2007年顺产一男婴，3150g，体健。2017年自然流产一次，2019年异位妊娠，MTX保守治疗。

影像学表现

胎儿左侧胸腔内见胃泡及肠管回声，范围约6.5cm×4.7cm×4.6cm（图4-10-1a、图4-10-1b），左侧胸腔见液性暗区，深约0.9cm（图4-10-1c）。胎儿左侧胸腔上部可见肺回声，范围约1.4×0.9cm（图4-10-1d），左侧胸腔靠近前胸壁处见肺回声，范围约3.9cm×2.5cm×2.8cm（图4-10-1e、图4-10-1f）。胎儿右侧肺大小约5.5cm×2.2cm×2.6cm（图4-10-1g、图4-10-1h）。

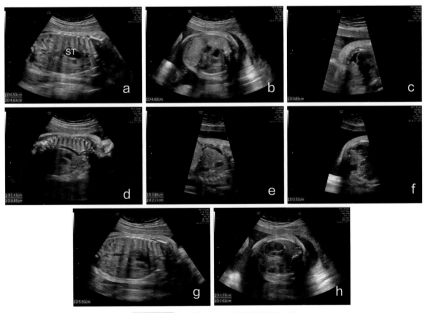

图4-10-1 胎儿胸腹部横纵切面扫查

注：胎儿左侧胸腔内见胃泡及肠管回声，左侧胸腔少量积液，左侧肺受压，右侧肺未见明显异常。

　　胎心规律，心脏受压向右移位，心脏横径约3.0cm（图4-10-2a），心尖指向左侧，左心室偏小，左心室内径约0.88cm，右心室偏大，右心室内径约1.67cm（图4-10-2b）。肺动脉主干及右肺动脉内径稍增宽，肺动脉根部内径约0.65cm（图4-10-2c），右肺动脉内径约0.29cm（图4-10-2d）。

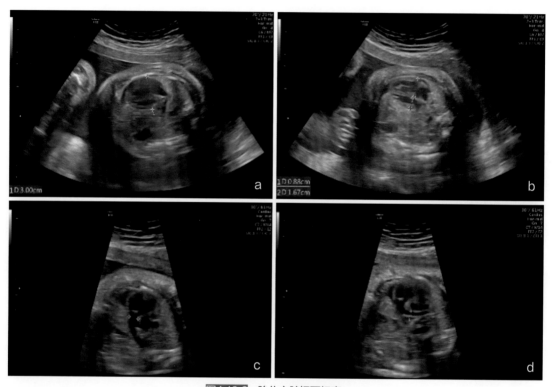

图4-10-2　胎儿心脏切面扫查

注：心脏受压向右移位，左心室偏小，右心室偏大。

　　脐静脉入肝后走行较僵硬，胆囊位置异常，位于脐静脉左侧（图4-10-3），腹腔未见胃泡回声。

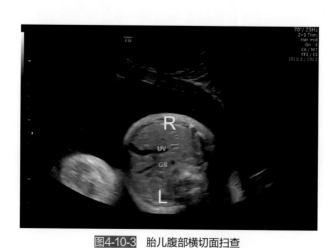

图4-10-3　胎儿腹部横切面扫查

注：脐静脉入肝后走行较僵硬，胆囊位于脐静脉左侧。L，左侧，R，右侧。

胎儿右肾大小约4.6cm×2.7cm×2.0cm，皮髓质分界清（图4-10-4a、图4-10-4b）；左肾大小约4.5cm×2.8cm×1.9cm（图4-10-4c、图4-10-4d），位置下移，位于盆腔内，左侧肾上腺呈平卧征（图4-10-4e）。

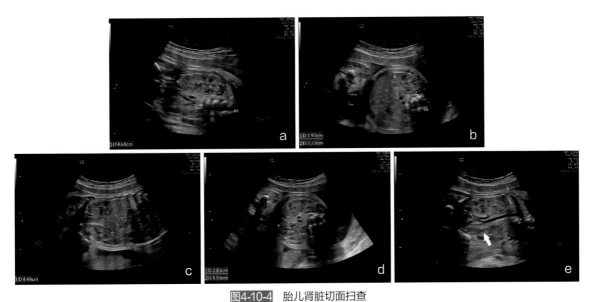

图4-10-4 胎儿肾脏切面扫查

注：右肾大小位置正常，左肾位于盆腔内，可见左侧肾上腺呈平卧征（箭头）。

胎儿右侧拇指外侧见中等回声，1.6cm×0.8cm（图4-10-5）。

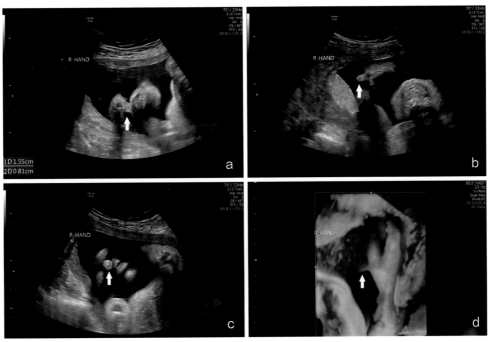

图4-10-5 胎儿手部二维及三维超声图像

注：右侧拇指外侧见中等回声（箭头）。

羊水多，AFI 23.8（图4-10-6）。

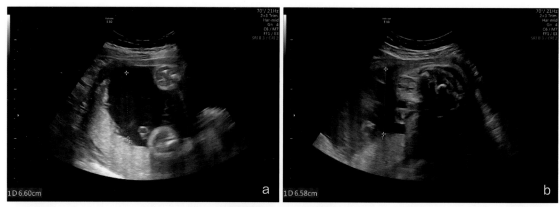

图4-10-6 羊水切面扫查

注：显示羊水多。

💙诊断思路

1. 诊断依据

先天性膈疝（Congenital diaphragmatic hernia，CDH）主要的超声表现为胎儿腹围切面未见胃泡，胸腔横切面可同时显示心脏与胃泡和/或肠管，右侧膈疝时可见中等回声肝疝入胸腔。CDH常导致心脏受压移位，严重的左侧CDH可导致左心发育不良。常出现同侧肺受压、发育不良。此外，超声表现还包括胆囊位置改变、羊水增多、胸腔积液等，部分CDH可合并其他结构畸形或染色体异常。少数病例可在胸腹腔纵切面显示膈肌连续性中断。

本例妊娠中期超声检查显示胃泡及肠管疝入左侧胸腔，挤压同侧肺，并可见左侧胸腔积液。心脏受压向右移位，左心室变小，右心室增大，诊断左侧膈疝。此外，胎儿合并其他结构异常，包括胆囊位置异常、脐静脉走行僵硬、左侧盆腔异位肾、右手多指及羊水多，不除外胎儿染色体异常。

2. 鉴别诊断

（1）膈肌膨出：又称膈膨升，指先天性膈肌的肌肉组织发育缺陷，膈肌菲薄，部分或全部突向胸腔，突起内包含腹腔内容物，但膈肌完整没有缺损。变薄的膈肌似膜状，超声不易显示，与膈疝鉴别困难。如果疝入胸腔的内容物形态不规则，无包膜，则支持膈疝的诊断。

（2）胸腔占位性病变：由于左侧CDH常见胃泡疝入胸腔，需要与胸腔囊性占位鉴别，如先天性肺囊腺瘤样畸形、纵隔囊性畸胎瘤、支气管囊肿、神经管原肠囊肿等。CDH病例中疝入胸腔的胃泡无回声壁较厚，大小和形态可发生变化，而胸腔囊性占位的囊壁较薄，形态规则，大小无变化，最重要的是腹腔内可见正常胃泡。右侧CDH可见肝疝入胸腔，表现为中等实质回声，需要与肺组织及胸腔实性占位如隔离肺鉴别，CDFI显示肝内血管走行有一定帮助。MRI在膈疝和胸腔占位的鉴别诊断方面具有优势。

3. 拓展知识点

（1）CDH：指膈肌先天发育不良，导致腹腔内容物疝入胸腔，是新生儿高危疾病之一，发病率为0.08‰～0.50‰，主要的病理生理改变是肺发育不全、新生儿持续性肺动脉高压和心功能不全导致的心力衰竭等。CDH的发病机制并不明确，目前研究认为与胸腹膜褶皱发育异常相关，多数CDH相关基因在胸腹膜褶皱成纤维细胞中表达。80%～85%的膈疝发生在左侧，同侧和对侧均可发生肺血管的发育异常和功能异常。

（2）产前诊断：主要依赖于超声检查，平均诊断时间为孕22～24周，检测率随胎儿周龄增加而增加，主要征象为胸腔出现腹腔脏器及纵隔移位。左侧膈疝时，左侧胸腔可见胃泡和肠管回声，心脏受压向右移位，左肺发育不良或显示不清，腹腔内胃泡消失；右侧膈疝的诊断难度较大，因肝疝入右侧胸腔，与肺回声相近，不易鉴别，可以应用CDFI显示静脉导管及肝内血管的走行协助判断肝脏位置。膈疝还可合并一些间接征象，如食管受压导致羊水过多，纵隔大血管的移位和受压可能导致胎儿水肿等。25%～57%的膈疝合并其他结构异常，如心脏、肾脏、颅脑、骨骼、胃肠道等，因此，当超声发现膈疝时应对胎儿进行系统筛查。MRI也是产前诊断膈疝的常用检查，其软组织分辨率高，不受孕妇肥胖、胎儿体位等影响，能较准确诊断膈疝的部位和缺损范围，评估肺体积的准确性也优于超声。

（3）预后：病死率和发病率仍相对高，重症膈疝新生儿可在出生后数小时内出现呼吸窘迫，危及生命。膈疝的预后与多种因素有关，产前超声评估膈疝预后的指标主要包括肺头比（LHR）、LHR占预期LHR的百分比（o/e LHR）、是否有肝疝入、首次诊断孕周、是否合并羊水多和其他结构异常等。其中，最常用的方法是计算LHR，即对侧肺面积与头围的比值，妊娠中期LHR<1.4提示肺发育不全。正常胎儿的LHR随周龄逐渐增加，可通过计算o/e LHR进行校正。膈疝合并其他异常时预后较差，包括羊水多、心脏畸形或其他结构异常等。此外，10%～30%的膈疝与某些染色体缺陷相关，如18三体综合征、12p四体综合征、Fryns综合征、Apert综合征等，这类患儿的预后取决于染色体缺陷的类型。

诊断与转归

（1）临床诊断：先天性膈疝（左侧）；合并左侧盆腔肾、右手多指，心脏受压向右移位，左心室变小，右心室增大，胆囊位置异常，建议遗传学诊断。

（2）随诊：胎儿MRI提示左侧膈疝，胃泡及肠管膨升，胃扭转，心脏右移，左侧胸腔未见肺影像，右肺未见明显异常。因胎儿合并左肾位置异常及右手多指，临床建议羊膜腔穿刺进行遗传学诊断，家属拒绝。孕37周+1天行剖宫产，出生体重2500g，呈足月小样儿，另见右手六指，双侧小耳畸形。新生儿气道狭窄，行气管插管，初步复苏后转运外院进行膈疝修补术，术中见左肺动脉缺如，夭折。

病例点睛

（1）先天性膈疝指膈肌发育缺损导致腹腔脏器疝入胸腔的一种先天性畸形，左侧常见，主要的病理生理改变是肺发育不全、新生儿持续性肺动脉高压和心功能不全导致的心力衰竭等。

（2）膈疝可以在产前诊断。特征性的超声表现为胃、肠管或肝脏等腹腔脏器疝入胸腔，同侧肺发育不良，心脏可受压向对侧移位，还可合并羊水过多、胸腔积液、胎儿水肿或其他结构畸形。MRI能较准确诊断膈疝的部位和缺损范围，有助于准确评估肺体积。

（3）膈疝的预后与多种因素有关，主要取决于是否伴发其他异常或染色体缺陷。

（王浣钰　撰写　武玺宁　孟　华　审校）

参考文献

[1] KOSIŃSKI P, WIELGOŚ M. Congenital diaphragmatic hernia: pathogenesis, prenatal diagnosis and management - literature review[J]. Ginekol Pol, 2017, 88(1): 24-30.

[2] 钟微. 先天性膈疝的诊疗进展[J].中华实用儿科临床杂志，2013，28（23）：1769-1771.

病历摘要

患者，女性，33岁。

主诉：孕39周，因发现胎儿侧胸室增宽、胸腔积液1周复查。

G2P0，自然怀孕。妊娠早期NT：1.7mm。

子痫前期（pre-eclampsia，PE）筛查低风险，NIPT低风险。孕22周胎儿系统性超声检查未见明显异常。

孕34周，超声检查提示胎儿左侧侧脑室后角宽约1.0cm。

孕38周，超声检查发现胎儿右侧侧脑室增宽，右侧胸腔积液。

影像学表现

孕39周复查超声：胎儿左侧侧脑室后角宽约1.6cm（图4-11-1），第三脑室宽约0.51cm。

胎儿双侧颈根部、双侧纵隔、心脏后方大血管周围见多发混合回声（图4-11-2、图4-11-3），互相相连，较大者位于上纵隔，范围约2.7cm×2.3cm，边界尚清，内回声明显不均，以中低回声为主，内见紊乱片状无回声区，CDFI：肿物内部未见明确血流信号。

胎儿双侧胸腔见游离液性暗区，右侧深约1.9cm，左侧深约0.5cm（图4-11-4），腹腔未见明显游离液性暗区，皮肤未见明显水肿增厚。

羊水指数22cm。

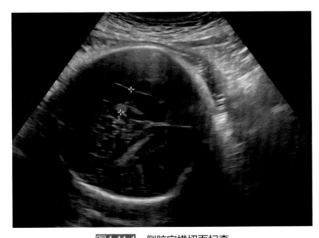

图4-11-1 侧脑室横切面扫查

注：左侧侧脑室后角宽约1.6cm。

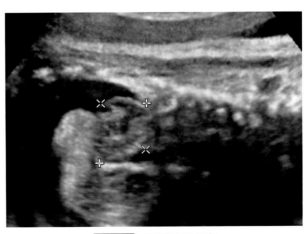

图4-11-2 胸部纵切面扫查

注：胎儿上纵隔可见不均质低回声，范围约2.7cm×2.3cm。

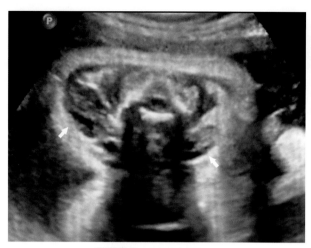

图4-11-3 颈部横切面扫查

注：胎儿双侧颈部见不均质低回声（箭头）。

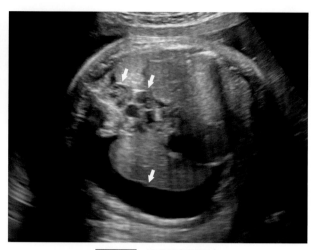

图4-11-4 胸部横切面扫查

注：右侧胸腔见游离液性暗区（白箭头），胸主动脉旁可见不均质低回声（黑箭头）包绕。

诊断思路

1. 诊断依据

本例胎儿表现为多发囊实性肿物，主要位于颈部、上纵隔及后纵隔区域，上述病变均位置较深在，沿疏松组织间隙呈匍匐样生长，纵轴较长，颈部及纵隔肿物之间可见延伸关系，回声性质类似，与周围肌肉或脂肪等组织结构分界清晰，包绕右肺上方、胸主动脉、门静脉，但对上述脏器无明显推挤作用，考虑淋巴管瘤可能性大。本例同时合并胸腔积液，可能为局部淋巴管循环受阻而形成，也与静脉压力增高、回流受阻有关；侧脑室增宽与脑脊液回流不畅有关。

2. 鉴别诊断

（1）先天性肺囊腺瘤样畸形：终末支气管过度生长形成的良性错构畸形样改变，超声表现为局限于一个肺叶的混合回声包块，体积较大时可压迫肺、纵隔，其血供来源于肺动脉。

（2）海绵状血管瘤：多表现为实性或混合型肿块，内可见明显扩张的静脉，彩色多普勒可探及丰富的动静脉血流。

（3）叶外型隔离肺：多位于左下肺与横膈之间，超声表现为边界清晰的高回声，血供来源于胸主动脉是其主要的鉴别要点。

（4）囊实性畸胎瘤：多边界清楚，囊性区透声欠佳，内见点状强回声实性部分回声杂乱，脂肪、骨骼、毛发等是畸胎瘤的特征性表现。未成熟性畸胎瘤钙化少见，特别是有间变倾向时，单纯依靠超声难以作出定性诊断。

3. 拓展知识点

（1）临床概述：胎儿淋巴管囊肿又称淋巴管瘤，是罕见的良性肿瘤，是淋巴系统的一种先天性畸形。好发于头颈部，其余可出现在腋下、纵隔、肢体、躯干、后腹膜、腹盆腔及胸壁，病理可分为单纯性、海绵状及囊性淋巴管瘤。该病病理学基础为原始淋巴囊与淋巴系统分离、淋巴管与静脉间引流障碍、淋巴上皮增生、淋巴管阻塞等，最终形成淋巴管囊肿。有学者认为胎儿颈部淋巴管囊肿与其他部位者病因不同，颈部淋巴管囊肿继发于闭锁的淋巴管引流至静脉系统障碍，其他部位的淋巴管囊肿可能是由于淋巴管的生长异常，无法与较大的淋巴管充分吻合。本病一般为双侧，表现为大小不一的单房或多房囊性包块。淋巴管囊肿多合并皮肤水肿，以及胸腹腔积液、心包积液、心脏畸形等。所有患者均应例行进行胎儿超声心动图检查。淋巴管囊肿相关的染色体异常的频率可能高达78%，多为非整倍体（21三体、18三体），其中Turner综合征最常见。

（2）超声表现：Oliver等将胎儿淋巴管囊肿的超声表现分为4型。Ⅰ型为多房囊性；Ⅱ型为囊性内部分隔较少（≤3个）；Ⅲ型为单纯囊性无分隔；Ⅳ型为实性及囊实性（实体成分≥30%）。

（3）治疗与预后：淋巴管囊肿的预后与病变部位、病变进展、相关病变数目及核型异常相关，孤立性病变通常预后较好。对于合并多个系统畸形或呼吸循环系统功能障碍的胎儿应通过多学科协作提供个性化的管理办法。该病的治疗可采取手术、介入硬化治疗及激光治疗等，对于病变广泛、具有压迫性的病灶可采取子宫外产时处理，以避免分娩过程中的并发症。建议对正常核型的胎儿采用多学科综合治疗。

诊断与转归

（1）MRI表现：胎儿双侧颈部、胸腔囊性占位性病变（图4-11-5、图4-11-6），双侧脑室扩张。

（2）临床诊断：孕39周剖宫产娩出一男婴，新生儿轻度窒息，行超声及CT检查示双侧颈部间隙向纵隔区域延伸的不规则囊性肿物，包裹右肺。右侧腹股沟区可见索条状囊性无强化肿物。行右侧胸腔闭式引流，引流出淡黄色液体；患儿纳奶后间断引流出乳糜状液体。引流液病理检查可见大量炎症细胞浸润，并见少量间皮细胞分布，符合淋巴管瘤诊断。

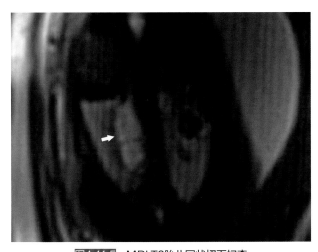

图4-11-5 MRI T2胎儿冠状切面扫查

注：左侧胸腔团状高信号影（箭头），左肺受压。

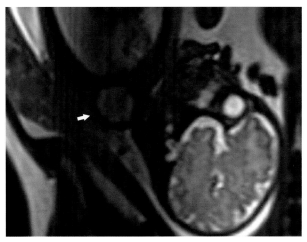

图4-11-6 MRI T2胎儿矢状切面扫查

注：胎儿颈部囊性占位（箭头）。

（3）随诊：积极治疗1月余淋巴液仍多，纵隔淋巴管瘤增大，生后40天左右死亡。

病例点睛

（1）淋巴管囊肿是一种先天性复杂性脉管畸形，由于淋巴管发育异常，局部淋巴管未能连接至正常淋巴管或静脉系统，造成淋巴液回流障碍所致。

（2）淋巴管囊肿常合并胸腹腔积液、脑室积液、皮肤水肿等，部分病例可伴有染色体异常，最常见的为Turner综合征。考虑淋巴管囊肿时应仔细检查胎儿有无胸腹腔积液、脑室积液以及心脏或肾脏结构异常，避免产后窒息及生长发育异常等预后不良结局。

（王亚文　撰写　张一休　审校）

参考文献

[1]　LI J L, WU H Y, LIU J R, et al. Fetal lymphangioma: prenatal diagnosis on ultrasound, treatment, and prognosis[J]. Eur J Obstet Gynecol Reprod Biol, 2018, 231: 268-273.

[2]　LI J L, WU H Y, WEI Z, et al. Treatment and prognosis of fetal lymphangioma[J]. Eur J Obstet Gynecol Reprod Biol, 2018, 231: 274-279.

[3]　DIAZ-PRIMERA R, SANCHEZ-JIMENEZ R, MARIN-CONCHA J, et al. Prenatal diagnosis of fetal lymphangioma: a case series[J]. J Ultrasound Med, 2022, 41(4): 1019-1026.

[4]　UCHIDA I A, BOWMAN J M, WANG H C. The 18-trisomy syndrome[J]. N Engl J Med, 1962, 266(23): 1198-1201.

病例 **12**

病历摘要

患者，女性，37岁。

主诉：常规产前超声检查。

现病史：G4P2，孕30周+6天，体外授精-胚胎移植妊娠。

既往史：腰椎压缩性骨折史；斜颈手术史。

影像学表现

孕30周经会阴超声检查：胎盘后壁，下缘距宫颈内口约2.0cm（图4-12-1），宫颈内口上方稍偏左侧可见胎儿脐动脉及脐静脉血管，走行于胎膜下（图4-12-2），彩超可探及脐动脉频谱（图4-12-3）。

孕32周经会阴超声复查：与前次超声检查表现一致（图4-12-4）。

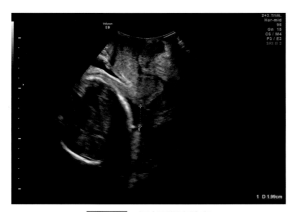

图4-12-1　经会阴超声检查

注：胎盘下缘距离宫颈内口约2.0cm。

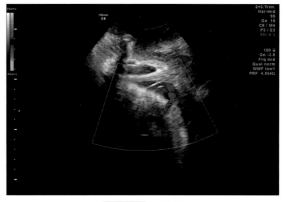

图4-12-2　CDFI

注：宫颈内口上方见胎儿脐血管，走行于胎膜下。

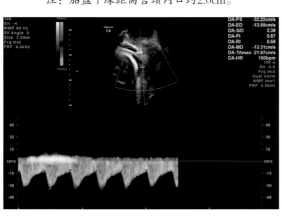

图4-12-3　频谱多普勒

注：可探及典型脐动脉血流频谱。

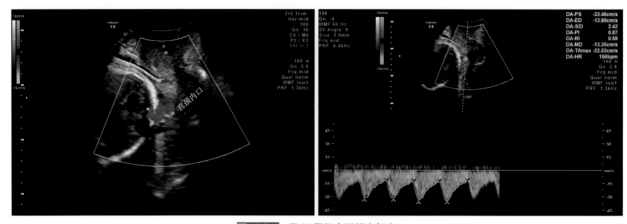

图4-12-4 孕32周经会阴超声复查

注：宫颈内口上方仍可见脐血管。

诊断思路

1. 诊断依据

血管前置超声诊断要点包括：①宫颈内口上方及其附近可见血管沿胎膜下穿行，横切面呈"圆形"而纵切面呈"条管状"，走行平直，缺乏脐带螺旋，位置固定不变。②频谱多普勒检查跨越宫颈内口的血管，多数呈典型胎儿脐动脉频谱，少数为脐静脉频谱。

本例在宫颈内口上方偏左侧胎膜下可见胎儿血管走行，同时可探及脐动脉频谱，复查超声显示该血管位置固定不变，符合血管前置诊断。

2. 鉴别诊断

（1）脐带先露：脐带先露时，脐血管同样位于宫颈内口与先露之间，但脐带游离于羊膜腔内而非固定于胎膜下，可见脐带螺旋，先露的脐带可随胎动而改变位置。可嘱孕妇活动后再次观察，当胎儿位置改变，胎儿先露远离宫颈后，见游离的脐带飘离宫颈内口，可排除血管前置。

（2）母体子宫下段血管扩张：子宫下段血管扩张在正常妊娠中常见，但这些血管位于子宫下段或宫颈肌层内，不在宫颈内口上方，频谱多普勒可鉴别母体血管和胎儿血管，对静脉血管可以采用追踪血管走行及与周围血管的关系进行鉴别。

3. 拓展知识点

（1）定义：血管前置是指胎儿血管没有进入胎盘绒毛膜板，直接走行于胎先露下方的胎膜内，并靠近或跨越宫颈内口，由Gianopolous等于1987年首次报道，其发生率为0.01%～0.08%。

（2）危险因素：87%的血管前置存在已知的危险因素：胎盘形态异常，如副胎盘、分叶胎盘等；胎盘位置异常，如胎盘前置；脐带胎盘附着位置异常，如脐带帆状附着胎盘；以及多胎妊娠、辅助生殖、宫内生长受限、妊娠期异常阴道出血等。

（3）分型：血管前置主要分为3型，Ⅰ型为单一胎盘，脐带呈帆状附着合并血管前置，是临床上最常见的一种类型；Ⅱ型为分叶状胎盘或副胎盘，胎盘之间的连接血管跨越宫颈内口；Ⅲ型，胎盘形态正常，脐带胎盘附着的位置正常，但有一条或多条大的脐血管分支以回旋镖样的轨迹沿胎盘边缘跨过胎膜。

（4）诊断时机及检查方式：血管前置应尽早诊断。据报道，血管前置如在产前诊断，胎儿存活率可达97%，而未能在产前诊断的胎儿存活率仅为44%。妊娠早期即可预测血管前置的风险，但多数情况比较困难。妊娠中期羊水量适中，胎儿活动度大，便于观察胎盘与宫颈内口的关系、脐带插入位置等，是诊断血管前置的最佳时机。本例诊断较晚，原因可能为妊娠中期第一次检查仅提示胎盘位置较低，未准确显示脐带胎盘入口的位置，之后经腹超声检查时由于胎头位置较低，受颅骨声影遮挡，胎盘下缘及宫颈内口上方结构显示不清，孕晚期经会阴超声明确血管前置。常规应用经腹超声检查脐带的胎盘插入位置及宫颈内口，同时应用CDFI探查宫颈内口处是否有血管走行，当经腹超声难以显示脐带插入位置，或存在血管前置危险因素时，建议应用经会阴和经阴道超声检查，其中经阴道超声检查最可靠，但有活动性出血时应避免。

（5）处理方式及预后：血管前置是阴道分娩的绝对禁忌证，因为血管位于胎先露前方跨越宫颈内口或接近宫颈内口，无华通胶及胎盘保护，当胎膜自发性或医源性破裂可导致血管破裂，发生致命性失血，导致胎儿窒息或在数分钟之内死亡，同时威胁产妇生命安全。一旦明确诊断，指南建议在孕34周前给予一次促胎肺成熟治疗，对于无并发症的血管前置单胎妊娠，建议在孕34周+0天至孕35周+6天计划性剖宫产分娩。

📝 诊断与转归

（1）诊断：前置胎盘；宫颈内口上方偏左侧胎膜下可见胎儿血管走行，血管前置及帆状胎盘不除外。

（2）结局：孕36周+6天行剖宫产，术中探查见胎盘位于子宫后壁，下缘达子宫下段，脐带帆状附着于胎盘下缘，脐带根部越过宫颈内口。台下检查胎盘，可见脐带根部距胎盘约5cm，数条较粗血管与胎盘连接，临床诊断低置胎盘、帆状胎盘、血管前置。

📋 病例点睛

（1）血管前置是阴道分娩的禁忌证，产前准确诊断血管前置直接关系围产儿的预后。

（2）超声是诊断血管前置最常用、最简便的检查方式。常规应用经腹超声检查脐带胎盘附着部位，同时探查宫颈内口处是否有血管走行。当经腹超声难以显示脐带插入位置，或存在血管前置危险因素时，建议应用经会阴和经阴道超声检查。

（3）特征性超声表现为宫颈内口上方及其附近可见脐血管沿胎膜下穿行，同时可探及脐动脉或脐静脉频谱。

（4）超声医师应提高对血管前置的认识。妊娠中期为诊断血管前置的最佳时机，超声筛查时应同时检查胎盘、脐带、脐带胎盘的附着部位，以及宫颈内口的情况。对具有高危因素的孕妇，应在整个孕期评估宫颈内口区域是否有血管走行，以免漏诊。

（颜晓一 撰写 武玺宁 孟 华 审校）

参考文献

[1] 梁娜，吴青青，岳嵩，等. 经腹部超声联合经阴道超声诊断血管前置的临床价值[J]. 中华医学超声杂志（电子版），2020，17（6）：514-517.

[2] 廖林，王茜，魏春英，等. 经腹联合经阴道超声诊断血管前置[J]. 中国医学影像技术，2015，31（12）：1890-1893.

[3] 谭昱，黄育斌，罗辉，等. MRI诊断前置血管的价值[J]. 临床放射学杂志，2017，36（8）：1156-1158.

[4] SUEKANE T, TACHIBANA D, POOH R K, et al. Type-3 vasa previa: normal umbilical cord insertion cannot exclude vasa previa in cases with abnormal placental location[J]. Ultrasound Obstet Gynecol, 2020, 55(4): 556-557.

[5] CATANZARITE V, MAIDA C, THOMAS W, et al. Prenatal sonographic diagnosis of vasa previa: ultrasound findings and obstetric outcome in ten cases[J]. Ultrasound Obstet Gynecol, 2001, 18(2): 109-115.

病例 13

病历摘要

患者，女性，31岁。

主诉：常规产前超声检查。

现病史：孕17周因阴道出血急诊查阴拭子、B族链球菌（GBS）筛查提示无乳链球菌感染，口服头孢呋辛酯1周后，阴拭子、GBS仍阳性。孕17周+6天、19周+4天无诱因出现发热，伴鼻塞、流涕、头晕、乏力，自行物理降温后体温降至正常。孕22周排畸超声提示胎儿偏小且多处结构显示欠清。孕24周复查超声提示胎儿肠管回声增强，部分胎儿结构显示欠清，胎儿大脑中动脉阻力偏低。羊穿查CHR+FISH+CMA均正常。

既往史：2015年确诊桥本甲状腺炎，孕期未用药，末次甲功正常。

婚育史：适龄婚育，G1P0，配偶体健。

影像学表现

孕37周+0天超声：胎儿右上腹横切面部分血管走行杂乱，脐静脉腹内段分支之一与肝中静脉吻合（图4-13-1），动态观察脐静脉可见搏动，测量该处脐静脉频谱亦可见搏动（图4-13-2），静脉导管可见。

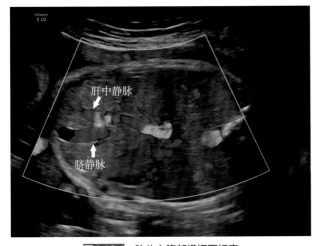

图4-13-1 胎儿上腹部横切面扫查

注：示脐静脉腹内段分支之一与肝中静脉吻合。

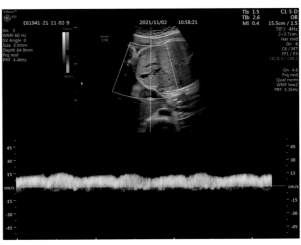

图4-13-2 吻合支汇入处的脐静脉频谱多普勒

注：示吻合支汇入处的脐静脉频谱测量可见搏动。

诊断思路

1. 诊断依据

门脉系统和体静脉或右心房之间出现异常交通支称为先天性门-体静脉分流。先天性门静脉-肝静脉瘘属于肝内型先天性门-体静脉分流，产前超声的直接征象为门静脉与肝静脉之间存在异常交通，邻近交通口的静脉迂曲，呈管状或部分呈囊状扩张，彩超显示瘘口处充满血流信号；频谱显示受累的门静脉频谱与肝静脉频谱相似，出现三相波形。间接征象为脐静脉、肝静脉及门静脉分支扩张。

此胎儿在37周超声检查时发现腹部血管走行杂乱，脐静脉汇入门静脉左支处与肝中静脉之间形成交通支，脐静脉内可探及搏动血流。考虑先天性门静脉-肝静脉瘘。

2. 拓展知识点

（1）胎儿脐静脉-门静脉-体静脉的正常解剖：胎儿静脉系统与成人不同，包括脐静脉、门静脉及静脉导管。脐静脉从胎盘输送含氧血，入肝连接门静脉左支矢状部，末端形成静脉导管，将部分含氧丰富的血供直接输送至胎儿。

（2）门静脉-体静脉系统正常胚胎系统发育（表4-13-1）。

表4-13-1 胚胎血管发育

胚胎血管（第4周）	最终发育形成的血管
卵黄静脉	与肝相邻段：肝血窦 出肝后的近心段：左侧支消失，右侧支形成肝静脉及下腔静脉的近心段 入肝前的远心段：发育成门静脉
脐静脉	右脐静脉退化 左脐静脉肝内部分形成门静脉左支、静脉导管
主静脉	下腔静脉

（3）产前诊断脐静脉-门静脉-体静脉分流的新分类

Ⅰ型：脐静脉-体静脉分流，脐静脉直接汇入体循环，不与门静脉相连；Ⅱ型：静脉导管-体静脉分流，脐静脉-门静脉-静脉导管复合体结构完整，静脉导管汇入体循环，如下腔静脉中下段、肝静脉等；Ⅲa型：肝内型门-体静脉分流，肝内门静脉与肝静脉分流；Ⅲb型：肝外型门-体静脉分流，门静脉系统与下腔静脉、腹腔干及肾静脉分流。

（4）预后：取决于分型及伴发畸形的严重程度。Ⅰ型及Ⅱ型伴发染色体异常概率高，预后较差；Ⅲa型出生后第1年自然闭锁率高，不推荐过度干预，而Ⅲb型常需外科手术介入治疗。临床决定干预措施前建议遗传学检查确定是否合并染色体异常。

诊断与转归

（1）临床诊断：孕39周+1天经阴道分娩一男婴，新生儿腹部超声检查显示肝内部分血管走行杂乱，门脉左支及肝中静脉增宽（图4-13-3），二者之间可见数处吻合支（图4-13-4），较宽处约0.36cm。

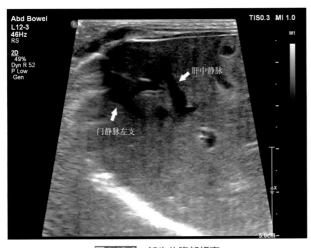

图4-13-3 新生儿腹部超声

注：示扩张的门静脉左支及肝中静脉。

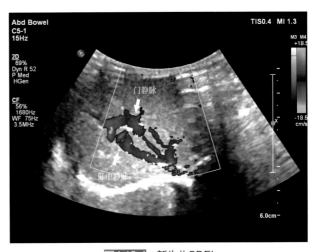

图4-13-4 新生儿CDFI

注：示门静脉左支和肝中静脉间可见数处吻合支。

（2）随诊：本例产前诊断为Ⅲa型先天性门-体静脉分流，临床未采取干预措施，生后2个月外院超声复查，提示原门静脉左支与肝中静脉分流处灰阶图像上未见明确分流血管影，彩超可见花色血流。

病例点睛

（1）先天性门-体静脉分流指门脉系统和体静脉或右心房之间出现异常交通支，可影响肝脏的解毒、代谢和合成功能。

（2）目前有关该病的研究多为产后诊断，但随着产前超声技术的发展，产前明确诊断的报道逐渐增多。

（3）产前超声发现胎儿肝内血管走行杂乱时，应注意是否存在先天性门-体静脉分流，其超声征象为门脉系统和体静脉之间出现异常交通支，可见搏动血流及频谱异常。

（4）产前精准分型可以为临床决策提供重要信息，如肝内型出生后第1年自然闭锁率高，预后较好，生后可先观察，避免过度干预。

（颜晓一 撰写 武玺宁 孟 华 审校）

参考文献

[1] 秦越，文华轩，廖伊梅，等. 先天性脐静脉-门静脉系统发育异常新分类[J/OL]. 中华医学超声杂志（电子版），2020，17（11）：1031-1050.

[2] FRANCHI-ABELLA S, GONZALES E, ACKERMANN O, et al. Congenital portosystemic shunts: diagnosis and treatment[J]. Abdom Radiol (NY), 2018, 43(8): 2023-2036.

[3] ACHIRON R, KIVILEVITCH Z. Fetal umbilical-portal-systemic venous shunt: in-utero classification and clinical significance[J]. Ultrasound Obstet Gynecol, 2016, 47(6): 739-747.

病例 **14**

病历摘要

患者，女性，33岁。

主诉：胎儿左心室多发实性占位。

症状与体征：宫内孕27周+1天无明显不适。

孕产史：G3P2，不良孕产史，2015年孕32周因"胎儿心脏主动脉瓣重度狭窄"引产。

影像学表现

（1）超声检查：左心室及左心室流出道内见4个团状高回声结节，均形态规则，边界清晰，CDFI：未见明显血流信号（图4-14-1）。远场（右侧）脑实质内多发中高回声结节，均形态规则，边界清晰，CDFI：未见明显血流信号（图4-14-2），近场脑实质显示不满意。

（2）MRI：轴位T2加权像显示顶叶低信号结节（图4-14-3）。

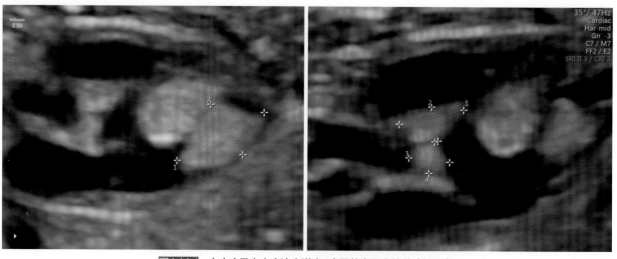

图4-14-1 左心室及左心室流出道内4个团状高回声结节（标记）

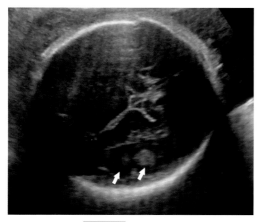

图4-14-2　右侧远场

注：脑实质多发中高回声结节（箭头）。

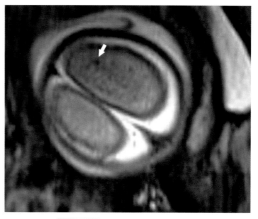

图4-14-3　MRI轴位T2加权像

注：显示顶叶低信号结节（箭头）。

（3）遗传学检查：羊水标本结节性硬化症基因Panel测序示*TSC2*基因c. 4662+1G>A。

（4）病理检查：大体见心脏多发横纹肌瘤（图4-14-4a），心包单发结节（图4-14-4b），皮肤多发结节（图4-14-4c）；HE染色后镜下见心脏肿瘤组织由形态不规则的、肿胀的蜘蛛样细胞构成（图4-14-5）。

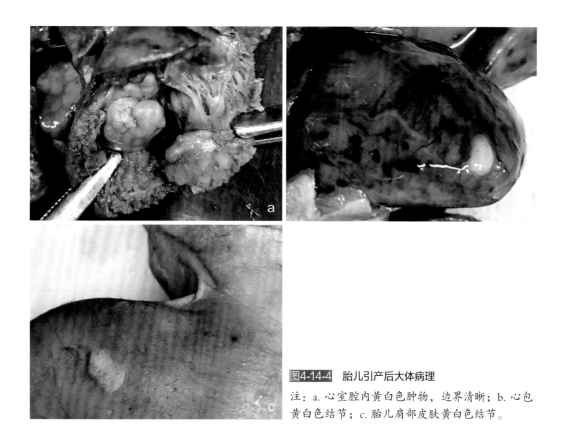

图4-14-4　胎儿引产后大体病理

注：a. 心室腔内黄白色肿物，边界清晰；b. 心包黄白色结节；c. 胎儿肩部皮肤黄白色结节。

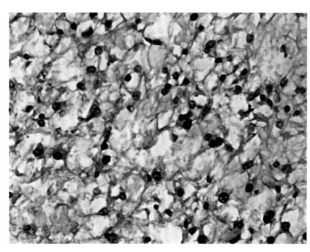

图4-14-5 胎儿引产后心脏组织病理

注：心脏肿瘤组织由形态不规则的、肿胀的蜘蛛样细胞构成（HE×200）。

💙诊断思路

1. 诊断依据

结节性硬化症（tuberous sclerosis，TSC）是一种累及多系统的常染色体显性遗传病，诊断分为TSC基因诊断及临床诊断，根据受累部位不同，其临床表现各异，较常见的超声表现为心脏可见单个或多个实性结节，以横纹肌瘤为主要病理改变；脑部损害表现为脑皮质结节、白质放射状移行线、室管膜下实性结节及室管膜下巨细胞星形细胞瘤；肾脏损害表现为多发性肾囊肿、肾血管平滑肌脂肪瘤等。

本例患者*TSC2*基因突变，心脏及脑实质多发实性结节，结合2012年国际TSC共识小组建议及2021年国际结节性硬化症复合型诊断标准的更新，确诊为TSC。

2. 鉴别诊断

与原发性心脏肿瘤相关的遗传综合征：心脏肿瘤的病理改变在各种遗传综合征中是不同的，如伴有心脏纤维瘤的Gorlin综合征，伴有心脏黏液瘤的Carney复合体。本例基因诊断明确，无须鉴别。

3. 拓展知识点

（1）临床表现：TSC是一种多器官系统受累疾病，主要累及颅脑、皮肤、心脏、肾、肺、眼、面部和足趾。皮肤、肺、眼等病变多在儿童或青少年时期出现，主要表现为皮肤色素脱失斑或鲨鱼皮样斑、肺淋巴管肌瘤病、视网膜错构瘤等，而心脏、颅脑和肾脏病变在胎儿期即可出现，超声表现为心脏横纹肌瘤、室管膜下结节或巨细胞星形细胞瘤、肾脏血管平滑肌脂肪瘤或囊肿。根据TSC的临床诊断标准，至少两个主要脏器受累即可诊断TSC，因此产前发现心脏横纹肌瘤后需要仔细扫查除外颅脑和肾脏受累。由于妊娠中晚期超声对于胎儿颅内近场结构的显示能力有限，建议在评估远场一侧脑实质后，等待胎儿体位改变使对侧脑实质位于远场，再仔细观察其内是否存在高回声结节。

（2）CT及MRI表现：肺部淋巴管肌瘤病，其心脏、脑部及肾脏表现同超声表现类似。

（3）TSC基因诊断：TSC是一种常染色体显性遗传，相关基因为*TSC1*（9q34）和*TSC2*（16p13）。文献报道，25%的TSC病例由*TSC1*突变引起，75%的TSC病例由*TSC2*突变引起，3%的TSC病例未发生突变。各种突变类型中，小突变占63%，如小缺失或插入、重复或点突变。由于TSC病例的新发突变率高，突变类型多样，多数病例的缺失片段较小，因此不能被传统的遗传学检查手段如核型分析检出。随着分子遗传学技术的进展，国内外已有多篇文献报道了TSC相关基因突变的产前诊断，如对*TSC1/TSC2*基因外显子进行测序。本例患者应用核型分析及比较基因组杂交后未检测到明显的片段异常，而外显子测序显示*TSC2*基因的新发致病突变。考虑到外显子测序价格昂贵且耗时耗力，国内临床尚未普遍应用，所以对于超声发现的胎儿心脏横纹肌瘤，目前主要依赖全面的家族史追查和系统的影像学检查以获得TSC的临床诊断。

（4）病理改变：心脏肿瘤组织由形态不规则的肿胀的蜘蛛样细胞构成。

（5）治疗：对于确诊或疑诊病例应进行多系统的严密监测随诊，如心脏肿瘤患者应密切观察肿瘤的数目和生长趋势，肿瘤体积较大或位于特殊部位时注意检测胎儿的心律和心功能，若单独发生则预后良好，50%～60%的肿瘤在出生后逐渐缩小，18%的肿瘤可自行消失；病变累及脑部者，生后应注意监测合并神经精神症状，如癫痫、发育迟缓、自闭症等，其中以癫痫最为常见，症状严重者进行药物及手术切除癫痫灶治疗；其余累及肺、肾脏、皮肤等进行相应的临床随诊及治疗。

诊断与转归

（1）临床诊断：结节性硬化症。

（2）转归：该病预后根据受累部位不同而有相应的结局，如心脏横纹肌瘤若单独发生则预后良好，本例患者与家属协商后，选择终止妊娠。

病例点睛

（1）结节性硬化症（TSC）是一种累及多系统的常染色体显性遗传病，当发现心脏横纹肌瘤后，应注意筛查颅内有无结节，两者合并更提示TSC，同时也应该进行其他系统的筛查，更应该追查家族史和做遗传学检查。

（2）超声表现：胎儿期以心脏、脑、肾脏受累表现最为常见，并具有特征性的超声表现，即心脏单发或多发横纹肌瘤，脑实质结节、室管膜下结节或巨细胞星形细胞瘤，肾血管平滑肌脂肪瘤或多发性肾囊肿等表现。

（3）CT或MRI表现：肺部可见淋巴管肌瘤病，全身骨骼均可以出现骨质硬化与囊性变，累及心脏、脑部及肾脏者同超声表现类似。

（4）患儿生后临床表现因受累部位不同而呈多样化，应进行严密监测随诊及相应的治疗。

（杨　欣　撰写　欧阳云淑　审校）

参考文献

[1] NORTHRUP H, KRUEGER D A. Tuberous sclerosis complex diagnostic criteria update: recommendations of the 2012 International Tuberous Sclerosis Complex Consensus Conference[J]. Pediat Neurol, 2013, 49(4): 243-254.

[2] NORTHRUP H, ARONOW M E, BEBIN E M, et al. Updated international tuberous sclerosis complex diagnostic criteria and surveillance and management recommendations[J]. Pediatr Neurol, 2021, 123: 50-66.

[3] ROBINSON J, UZUN O, LOH N R, et al. The association of neurodevelopmental abnormalities, congenital heart and renal defects in a tuberous sclerosis complex patient cohort[J]. BMC Medicine, 2022, 20(1): 1-19.

[4] SCIACCA P, GIACCHI V, MATTIA C, et al. Rhabdomyomas and tuberous sclerosis complex: our experience in 33 cases[J]. BMC Cardiovasc Disord, 2014, 14: 66-76.

病例 **15**

病历摘要

患者，女性，30岁。

主诉：宫内孕30周，G1P0。发现胎儿颅内血管畸形1周。

症状与体征：无腹痛、腹紧、阴道出血、流液。

既往史：2019年因甲状腺乳头状癌行甲状腺右叶切除术。

影像学表现

（1）超声检查：胎儿脑中线中后部见无回声，大小约2.1cm×2.0cm×1.8cm（图4-15-1a），CDFI：中心区域为双色血流信号（图4-15-1b），周边见多支动脉血流信号，PW：动脉内见高速低阻血流频谱（图4-15-1c）。颅内直窦及横窦增宽（图4-15-1d）。

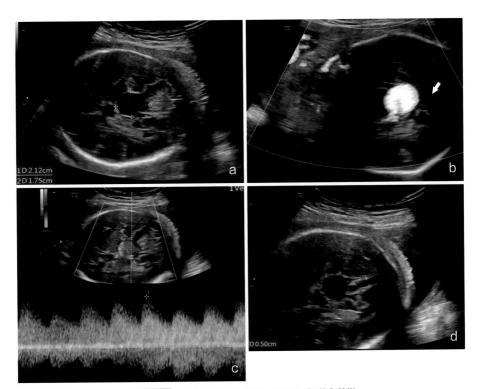

图4-15-1 胎儿头部灰阶超声+CDFI+频谱多普勒

注：a. 脑中线中后部无回声（标记）；b. CDFI显示中心区域为双色血流信号（箭头）；c. 周边见高速低阻动脉血流频谱；d. 直窦增宽（标记）。

（2）MRI：大脑大静脉池类圆形流空信号，大小约2.3cm×2.1cm×1.6cm，直窦及左侧横窦增宽（图4-15-2）。

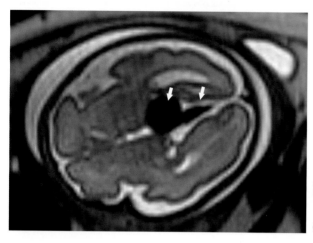

图4-15-2 胎儿颅脑MRI

注：大脑大静脉池类圆形流空信号（空心箭头），直窦增宽（实心箭头）。

 诊断思路

1. 诊断依据

Galen静脉瘤超声表现为胎儿脑中线区（第三脑室后方或丘脑后下方）见无回声区，其旁可见直窦及横窦增宽，CDFI：无回声区内可见花色血流信号，为紊乱的动脉和静脉血流，频谱形态呈动静脉瘘样改变，部分其周边可见多发动脉扩张。

本例患者颅内脑中线中后部见无回声，内呈红蓝双色血流信号，其旁直窦及横窦增宽，并可见多发动脉扩张，呈高速低阻频谱形态，符合Galen静脉瘤的超声表现。

2. 鉴别诊断

（1）蛛网膜囊肿：非血管性囊性病变，因蛛网膜局部包裹脑脊液积聚而成，与颅内脑室系统无沟通，若囊壁内存有脉络膜丛样组织，可分泌脑脊液，导致囊肿逐渐增大，部分获得性多与出血、外伤或感染有关。超声表现为颅内第三脑室后方或颅后窝可见无回声，与侧脑室不相通，CDFI示其内未见明显血流信号。本例无回声内充满血流信号，与蛛网膜囊肿超声表现不符。

（2）硬脑膜窦畸形伴血栓形成：一种罕见的先天性脑血管畸形，位于硬脑膜外，与颅内结构有明确分界。该病大多预后良好，部分病例病灶会逐渐缩小。超声表现为颅内枕部窦汇处见无回声，多呈三角形，血栓形成期内可见细密点状回声流动或高回声团，与脑实质、侧脑室不相通，CDFI示其内未见明显血流信号。本例无回声内充满血流信号，且大多预后差，与硬脑膜窦畸形伴血栓形成表现不符。

（3）Dandy-Walker畸形：一种先天性神经系统发育畸形，其典型超声表现为双侧小脑半球分开，完全性或部分性小脑蚓部缺失，第四脑室扩张及颅后窝池增大（≥10mm），且两者相通，部分患者可见侧脑室扩张（≥10mm）。本例小脑蚓部完好，双侧小脑半球未见分离，脑室及颅后窝池未见明显扩张，与Dandy-Walker畸形表现不符。

3. 拓展知识点

（1）临床表现：Galen静脉又称为大脑大静脉，很短，长约1cm，是Galen静脉系的主干静脉，收集两侧大脑内静脉、基底静脉、大脑后静脉、枕静脉等静脉血，汇入直窦-窦汇-左右横窦-乙状窦-颈内静脉。Galen静脉瘤又称Galen静脉动脉瘤样畸形、大脑大静脉瘤，是由于动静脉短路或Galen静脉的前身前脑中静脉发育异常，大量血流入Galen静脉，使其呈动脉瘤样扩张。临床上瘤样扩张的Galen静脉压迫中脑导水管可引起脑积水，因动静脉瘘导致大量的血液回流到心脏可引起充血性心力衰竭，表现为心脏扩大、瓣膜反流、静脉淤血、全身水肿，其他表现有发育迟缓、颅内出血等。该病预后较差，特别是在产前伴有心力衰竭和脑实质损伤的情况下。

（2）MRI表现：大脑中线处、大脑大静脉池区可见瘤样扩张的静脉瘤，其内可见流空信号影，可伴有梗阻性脑积水、脑缺血表现，邻近静脉窦不同程度增宽。

（3）病理生理表现：高输出量性心力衰竭及继发于脑静脉充血和脑脊液异常流动的神经症状。

诊断与转归

（1）临床诊断：Galen静脉瘤。

（2）随诊：观察2周后胎儿心脏扩大未见好转（图4-15-3），未见明显脑积水、心功能降低等其他异常表现，由于该病预后差，患者选择终止妊娠。

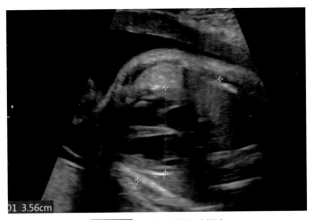

图4-15-3　复查胎儿心脏超声

注：心胸比0.64。

病例点睛

（1）Galen静脉瘤是一种罕见的脑动静脉畸形，分为两型：其一为先天性Galen静脉动脉瘤样畸形，即动-静脉瘘型，一支或多支动脉与Galen静脉之间交通，本例属于此型；其二为邻近的脑动静脉畸形由深静脉引流到Galen静脉，使该静脉继发性扩张。

（2）超声表现：典型表现为胎儿脑中线区见无回声，并可见与之相连的直窦（静脉窦）增宽，CDFI：无回声内充满花色血流信号。

（3）MRI表现：大脑大静脉池可见流空信号，邻近静脉窦不同程度增宽，部分可伴有梗阻性脑积水、脑缺血表现。

（4）当胎儿查出Galen静脉瘤时，应系统检查胎儿心脏大小、结构及心功能等指标，尤其是心胸比和三尖瓣有无反流，并注意颅脑的异常表现，从而判断其预后。

（杨　欣　撰写　欧阳云淑　审校）

参考文献

[1] CHEEMA R, DUBIEL M, BREBOROWICZ G, et al. Fetal cerebral venous Doppler velocimetry in normal and high-risk pregnancy[J]. Ultrasound Obstet Gynecol, 2004, 24(2): 147-153.

[2] MOCHIZUKI Y, NIIMI Y, SATO S, et al. Clinical course and management of vein of Galen varix of the neonate: a case report and literature review[J]. Pediatr Neurosurg, 2019, 54(4): 281-287.

病例 **16**

病历摘要

患者，女性，38岁。

主诉：G1P0，外院发现胎儿孕周小，单脐动脉转诊至我院。

现病史：G1P0，外院建档，孕期血压正常，尿蛋白（－）。平素月经规律，妊娠早期已核对预产期。NIPT示16号染色体异常，具体未知，羊水穿刺（－）。孕23周+6天外院超声提示单脐动脉，胎儿超声心动图无异常；孕29周超声提示胎儿测量值较实际孕周偏小2周；孕31周+6天复查胎儿偏小4周，S/D：5.3。转诊至我院。

既往史：既往体健，查体无特殊，孕期未用药。

婚育史：适龄婚育，配偶体健。

影像学表现

孕36周+6天超声检查：胎儿双顶径7.5cm，头围28.5cm（图4-16-1），腹围24.8cm（图4-16-2），股骨长5.8cm（图4-16-3），上述测量值较实际孕周偏小5周，低于正常值第一百分位；胎盘增厚，厚约6.4cm（图4-16-4）；单脐动脉（图4-16-5），脐动脉频谱舒张末期血流反向（图4-16-6）；羊水过少（图4-16-7），AFI 1.2cm。由于羊水过少，胎儿标准测量切面显示不满意。

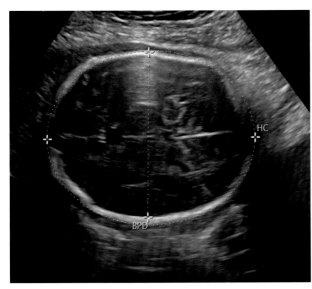

图4-16-1　胎儿双顶径及头围测量

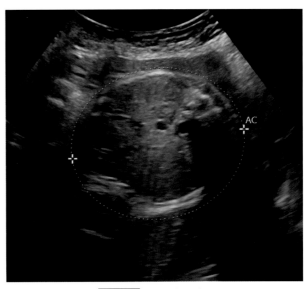

图4-16-2　胎儿腹围测量

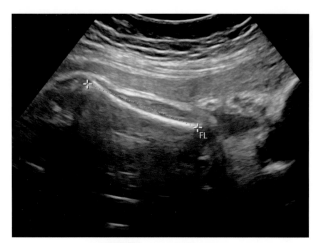

图4-16-3 胎儿股骨长测量

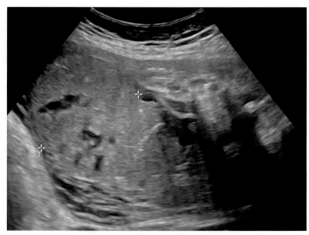

图4-16-4 胎盘增厚，内部回声不均

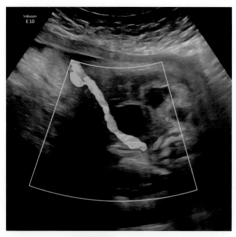

图4-16-5 单脐动脉

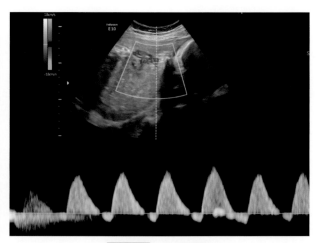

图4-16-6 脐动脉频谱

注：舒张末期血流反向。

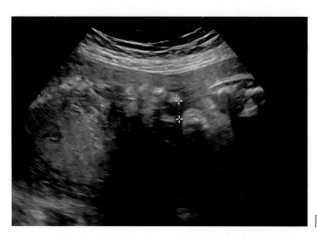

图4-16-7 羊水过少

💗 诊断思路

1. 诊断依据

胎儿生长受限（fetal growth restriction，FGR）的超声表现为胎儿估计体重或腹围低于相应胎龄第十百分位，并且在连续的动态监测过程中，仍表现为生长速度缓慢或停滞，甚至逐渐出现羊水少、脐动脉、大脑中动脉及静脉导管血流频谱异常。准确核实孕周是诊断FGR的重要前提，需要结合孕妇月经史、辅助生殖技术相关信息，以及妊娠早期、中期超声检查结果综合判断。

本例患者月经规律，妊娠早期核对孕周准确，妊娠中期超声提示单脐动脉，余胎儿结构未见异常。孕29周开始，超声显示胎儿各项生长指标的测量值小于实际孕周2周，S/D 3.5，之后多次复查超声，显示胎儿大小与实际孕周的差距逐渐增大，并相继出现胎盘增厚、羊水过少和脐动脉舒张末期血流反向，提示胎儿生长潜能不足。综合考虑FGR可能性大。

2. 鉴别诊断

当胎儿的超声估测体重或腹围低于同胎龄第10百分位时，考虑为小于胎龄儿（SGA）。并非所有SGA胎儿均为病理性的生长受限。SGA还包含健康小样儿，即尽管"体格小"，但生长达到其遗传潜能，无不良围产结局及远期并发症。因此，当产前超声发现SGA，应详细询问病史、筛查母体、胎儿或胎盘相关的危险因素，还应至少间隔2~3周动态评估胎儿生长速度，以降低FGR的假阳性。

3. 拓展知识点

（1）病因：大致分为三类。①母体因素：如母体自身疾病、药物滥用、致畸物暴露、多胎妊娠及感染性疾病等。②胎儿因素：如遗传学或结构异常、宫内感染等。③胎盘脐带因素：如胎盘发育障碍及脐带异常等。这些病因所致的病理生理机制不同，但都会导致子宫-胎盘灌注不良，从而影响胎儿营养状况和生长发育。

（2）筛查和诊断：①测量宫高，宫高测量值（cm）小于对应孕周数值3以上，或低于标准值的第三或第十百分位。②超声检查，是筛查FGR的最佳方法，可通过测量腹围、头围、双顶径、股骨长度来评估胎儿的生长情况，并方便动态监测胎儿生长速度及羊水量变化。对怀疑FGR的胎儿，应考虑进一步行脐动脉、胎儿大脑中动脉等多普勒血流频谱检测。

（3）分型及预后：早发型FGR（孕<32周）和晚发型（孕≥32周）。早发型FGR通常伴有严重的胎盘疾病，脐动脉多普勒频谱大多为异常，易导致胎儿严重缺氧，围产儿发病率及病死率高；晚发型FGR通常不伴有严重的胎盘疾病，脐动脉多普勒频谱大多为正常，胎儿轻度缺氧，围产儿病死率低，产前诊断比较困难。

（4）临床处理原则：①单纯性FGR，可在孕38周+0天至39周分娩。②FGR且合并高危因素（羊水过少、多普勒血流异常、孕妇因素及合并症），建议在孕34周+0天至37周+6天分娩。单纯性FGR不是剖宫产的指征。总之，FGR孕妇终止妊娠的时机必须综合考虑孕周、病因、类型、严重程度、检测指标和当地新生儿重症监护的技术水平等因素决定。本例FGR合并羊水过少及脐动脉频谱异常，故选择剖宫产分娩。

诊断与转归

（1）临床诊断：胎儿宫内生长受限。

（2）随访：孕36周+6天行剖宫产，新生儿出生体重1230g（<P1），身长39cm（<P1），头围28cm（<P1），晚期早产儿外貌，精神反应可。后定期随访，现已4岁，生长发育未见异常。

病例点睛

（1）胎儿生长受限（FGR）是指超声测量胎儿估计体重或腹围低于相应胎龄第十百分位，并且在连续的动态监测过程中仍表现为生长速度缓慢或停滞。

（2）准确核实孕周是诊断FGR的重要前提，需要结合孕妇月经史、辅助生殖技术的相关信息，以及妊娠早期、中期的超声检查结果综合判断。

（3）若怀疑FGR，除超声动态监测胎儿生长趋势和羊水量变化外，还应考虑行脐动脉、胎儿大脑中动脉等多普勒血流检测，可以帮助临床决策，确定最佳分娩时机。

（张培培　撰写　武玺宁　孟　华　审校）

参考文献

[1] 中华医学会围产医学分会胎儿医学学组. 胎儿生长受限专家共识（2019版）[J]. 中华围产医学杂志, 2019, 22（6）: 361-380.

[2] 陈瑞欣, 漆洪波, 刘兴会. 2021年美国妇产科医师协会胎儿生长受限指南解读[J]. 实用妇产科杂志, 2021, 37（12）: 907-909.

[3] American College of Obstetricians and Gynecologists. ACOG Practice bulletin no.204: fetal growth restriction[J]. Obstet Gynecol, 2019, 133(2): e97-e109.

病例 **17**

病历摘要

患者，女性，31岁。

现病史：孕24周+2天。妊娠中期唐筛低风险，羊水穿刺（－）。妊娠中期超声检查时发现胎儿颈前部囊实性包块。查体无特殊。

既往史：既往体健。

影像学表现

（1）胎儿超声检查：颈前部见混合回声包块，边界清，向外突出，内可见较多无回声区（图4-17-1），彩色多普勒示包块内散在点、条状血流信号（图4-17-2）；胎儿胃泡未显示。本例胎儿在我科规律超声检查随诊情况见表4-17-1。

表4-17-1　胎儿超声检查

孕周	肿块大小（cm）	羊水（cm）
23周+1天	8.0×6.8	7.0
25周+2天	9.3×7.2	9.8
26周+3天	10.2×10.8×9.7	10.6
28周+1天	12.2×11.3×9.4	14.7
30周+5天	14.0×12.1×11.0	13.0

（2）胎儿MRI平扫：胎儿颈前区见不规则囊实性肿块，内见多发分隔、长T2信号及等T1、T2实性软组织成分；胎儿头后仰，占位上缘达口底，后缘达胸廓入口水平，前缘向前膨隆。考虑畸胎瘤可能（图4-17-3a、图4-17-3b）。

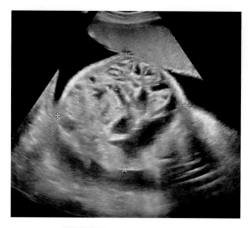

图4-17-1 胎儿颈前部扫查

注：混合回声包块，以实性为主（标尺所示）。

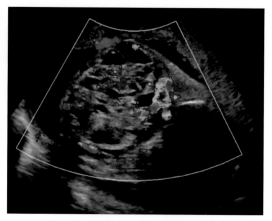

图4-17-2 胎儿颈前部CDFI

注：示包块内散在点、条状血流信号。

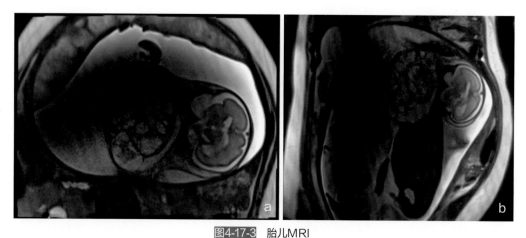

图4-17-3 胎儿MRI

注：胎儿颈前区见不规则囊实性肿块，内见多发分隔、长T2信号及等T1、T2实性软组织成分。

病理诊断结果：胎儿颈部未成熟型畸胎瘤（2级）。

💟 诊断思路

1. 诊断依据

本例孕23周超声检查发现胎儿颈前部偏右侧巨大囊实性包块，以实性为主，随孕周增加包块逐渐增大、羊水增多，胎儿胃泡不显示；胎儿颈部包块位于下颌及上胸部，体积较大使胎儿头部后仰，可压迫食管导致吞咽困难，包块内部实性为主囊实性包块，CDFI示包块内可见血流信号分布，综合考虑畸胎瘤可能性大，不能完全排除未成熟畸胎瘤等恶性肿瘤可能。

2. 鉴别诊断

（1）胎儿颈部淋巴水囊瘤：颈部淋巴液回流障碍，导致淋巴管囊样扩张，声像图表现为单房或多房囊性包块，部分伴有胸腔积液、腹水。

（2）血管瘤：表现为囊实混合性或均质实质性肿块，部分瘤内有无回声暗区，为扩张静脉窦，CDFI可探及丰富血流信号。

（3）胎儿颅骨缺失伴脑脊膜膨出：声像图表现为颅骨强回声环连续性中断，单纯脑膜膨出者呈无回声包块，脑组织同时膨出者，包块内可见实性不均质回声。

（4）甲状腺肿大：颈前区均质性中等回声，多为双侧对称。

3. 拓展知识点

（1）畸胎瘤来源于胚胎性腺的原始生殖细胞或异位的胚胎来源的非生殖细胞，是常见的先天性肿瘤，可发生在胎儿的任一部分，最常发生在骶尾部（约40%），颈部畸胎瘤较罕见（约6%）。

（2）成熟畸胎瘤绝大多数为囊性，又称囊性畸胎瘤或皮样囊肿，为良性肿瘤，声像图声以囊性为主，部分内可见脂液强回声或强回声团。

（3）未成熟畸胎瘤绝大多数为以实性为主的囊实性肿块，由未分化成熟的组织构成，常为恶性，未成熟畸胎瘤组织形态涉及3个胚层，成分多种多样，其分化程度各不相同，原则上以瘤内未成熟神经上皮数量的多少而判定病理级别。

诊断与转归

（1）临床诊断：胎儿颈部未成熟畸胎瘤。

（2）随访：孕31周+5天因胎膜早破行急诊剖宫产术，子宫外产时处理，手术中气管插管失败，新生儿窒息死亡。术后病理为胎儿颈部未成熟畸胎瘤。

病例点睛

（1）畸胎瘤是起源于身体中线的生殖细胞肿瘤，由3个胚层组成，成分复杂，形态学的异质性反映了肿瘤的复杂组成。良性成熟的病变多表现为囊性，而未成熟病变多为实性，更均匀。

（2）颈部畸胎瘤多位于颈前部，易压迫气管和食管，导致胎儿气道梗阻、吞咽受损、羊水过多、早产等，分娩时导致新生儿缺氧和死亡。

（张培培　撰写　欧阳云淑　审校）

参考文献

[1] AXTFLIEDNER R, HENDRIK H J, ERTAN K, et al. Course and outcome of a pregnancy with a giant fetal cervical teratoma diagnosed prenatally[J]. Ultrasound Obstet Gyneco, 2001, 18(5): 543-546.

[2] 王雪莲，何少茹，余宇晖，等. 新生儿颈部畸胎瘤1例[J]. 岭南心血管病杂志，2014，20（6）：785-786.

第五章

血管系统疾病

病例 **1**

病历摘要

患者，女性，33岁。

主诉：体检偶然发现右侧颈部可闻及杂音。

症状与体征：无不适主诉，听诊右侧颈部可闻及杂音。

既往史：体健，无脑卒中相关危险因素。

影像学表现

右侧颈总动脉近心段见瘤样扩张，宽约1.3cm，上述瘤样扩张管壁完整，无附壁血栓，紧邻扩张部位远心段见一隔膜样结构形成（图5-1-1）。CDFI显示隔膜裂口处花彩纤细血流，频谱多普勒测量PSV高达247cm/s（图5-1-2）。

双侧颈动脉内中膜光滑，未见增厚，无斑块形成（图5-1-1）。

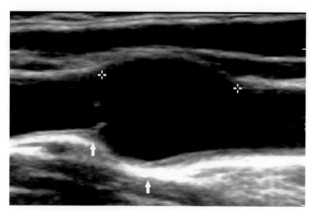

图5-1-1 隔膜灰阶超声

注：颈总动脉近心段局部管腔扩张（短箭头），远心段可见一薄壁、内有小圆裂口的隔膜（长箭头）形成。

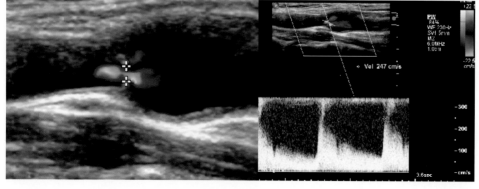

图5-1-2 隔膜CDFI

注：显示隔膜裂口内通过纤细血流，PSV 247cm/s。

诊断思路

1. 诊断依据

本例患者为年轻女性，无脑卒中等危险因素病史，影像学检查无管壁粥样硬化表现。颈动脉超声提示右侧颈总动脉近心段管径瘤样扩张，其远心段隔膜伴重度狭窄，患者无明确临床症状，影像学表现为单发的血管狭窄，首先考虑为颈动脉蹼。

2. 鉴别诊断

（1）肌纤维发育不良：好发于年轻女性，为非动脉粥样硬化非炎症性疾病，病因未明，由血管壁肌纤维发育异常导致动脉狭窄。常受累动脉为肾动脉（60%~75%）、头颈部动脉（25%~30%）、内脏动脉（9%）、四肢动脉（5%）。典型影像学表现为病变血管呈"串珠样"改变，为节段性、不均匀性改变，本例为颈动脉单发狭窄，表现不符。

（2）动脉粥样硬化：多好发于老年人群，患者多具有动脉粥样硬化的危险因素，且有多发动脉粥样硬化的表现，对于发生于颈动脉的病变，多位于颈动脉分叉处，以上均与本例不符。

（3）血管炎：多见于年轻人，可有多发血管壁增厚、管腔狭窄的表现，伴有炎症因子升高，而本例表现为单发的血管狭窄，无炎症指标升高，考虑血管炎可能性不大。

3. 拓展知识点

（1）常用的颈动脉狭窄程度的评估标准：北美症状性颈动脉内膜切除术试验标准和欧洲颈动脉外科手术试验标准（图5-1-3）。

（2）北美症状性颈动脉内膜剥脱术标准：（1−md/C）×100%。

（3）欧洲颈动脉外科标准：（1−md/B）×100%。

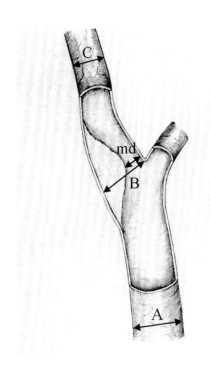

图5-1-3 颈动脉狭窄评估标准

注：md, 狭窄处残余管径；B, 狭窄处原始管径；C, 狭窄远端管径。

诊断与转归

（1）临床诊断：颈动脉蹼。

（2）随诊：1年后复查，结果提示颈总动脉隔膜及其狭窄程度未见明显变化。

病例点睛

（1）颈动脉蹼多发生于颈内动脉起始处后壁，发生于颈总动脉的比较少见。

（2）病因不明，其发生可能受遗传、慢性血管损伤及体内激素等因素影响。

（3）属于非典型性肌纤维发育不良的一种，病理证实为局限性内膜纤维增生改变，而非动脉粥样硬化病变。

（4）一般无症状，多以颈部听到杂音或震颤就诊。

（5）本例为年轻女性，无脑卒中相关危险因素，可除外动脉粥样硬化所致，结合影像学特点，病因首先考虑为颈动脉蹼。

（6）患者无临床症状，可随诊观察。

（王　莹　撰写　谭　莉　审校）

参考文献

[1] WHELTON P K, HARRIS A P, RUSSELL R P, et al. Fibromuscular dysplasia[J]. Clin Sci(Lond), 1979, 57(S5): 445s-447s.

[2] RAMAN S, OSBORN G D, KHAN P Y, et al. Carotid diaphragm: an unusual and easily missed cause of internal carotid artery stenosis[J]. Hos Med, 2004, 65(8): 500-501.

[3] GOWDA M S, LOEB A L, CROUSE L J, et al. Complementary roles of color-flow duplex imaging and intravascular ultrasound in the diagnosis of renal artery fibromuscular dysplasia: should renal arteriography serve as the "gold standard"?[J]. J Am Coll Cardiol, 2003, 41(8): 1305-1311.

病例 **2**

病历摘要

患者，女性，23岁。

主诉：左颈部间断疼痛2年余，间断发热3月余。

症状与体征：2年余前患者出现左颈根部间断疼痛，近3个月出现发热，T_{max} 38℃以上。查体发现左颈根部搏动性结节，有压痛，听诊可闻及左颈动脉血管杂音。

实验室检查：ESR 65mm/h，hs-CRP 27.37mg/L。

影像学表现

左侧颈总动脉全程、分叉处及颈内外动脉起始处管壁不均匀弥漫性增厚。

左侧颈总动脉近心段外径节段性增宽，管壁不均匀增厚，内表面不平整，该段管腔内径0.44cm（图5-2-1），血流缓慢，PSV 11cm/s（图5-2-2）。

左侧颈总动脉近心段前壁外膜局限性中断，中断处周边可见低回声区，延续至颈总动脉及颈内静脉间隙内（图5-2-3）。

左颈总动脉中远段管腔管壁增厚，分层样表现，管腔狭窄（图5-2-4），残余管腔较窄处约0.09cm，血流呈花色（图5-2-5），PSV 275cm/s。

注射超声造影剂后，增厚管壁内全程均可见弥漫性点状、短条状造影剂微泡填充，超声造影呈明显增强（图5-2-6、图5-2-7）。

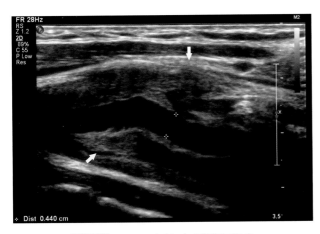

图5-2-1 左颈总动脉近心段纵切面扫查

注：外径节段性增宽，管壁不均匀增厚。

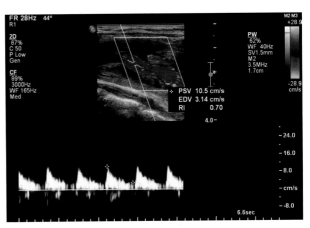

图5-2-2 左颈总动脉近心段频谱多普勒

注：管腔中血流束略细，血流流速低。

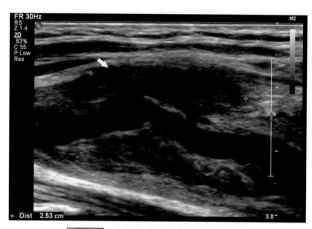

图5-2-3　左颈总动脉近心段纵切面扫查

注：前壁外膜中断，中断处周边可见低回声区（箭头），延续至颈总动脉及颈内静脉间隙内。

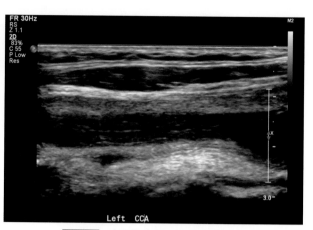

图5-2-4　左颈总动脉远心段纵切面扫查

注：管壁增厚，呈分层样改变，管腔变窄。

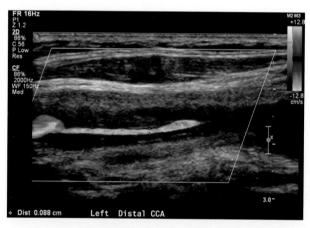

图5-2-5　左颈总动脉远心段CDFI

注：管腔狭窄，血流呈花色。

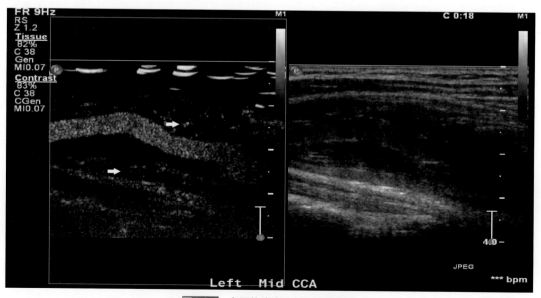

图5-2-6　左颈总动脉近心段超声造影

注：增厚管壁内可见弥漫性点条状造影剂微泡填充。

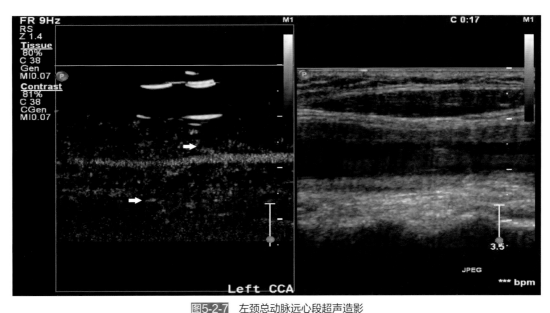

图5-2-7 左颈总动脉远心段超声造影

注：增厚管壁内可见弥漫性点条状造影剂微泡填充。

💗 诊断思路

1. 诊断依据

多发性大动脉炎（Takayasu arteritis，TAK）超声表现为管壁弥漫性或局限性不规则增厚，轻度病变者受累动脉外膜、中膜增厚，重度病变累及动脉壁全层，表现为管壁正常三层结构消失、增厚。受累动脉管壁横断面上可见增厚管壁呈"通心粉"征。管腔可不同程度的狭窄、闭塞或局部扩张，可伴有侧支循环形成。病程长者由于管壁纤维化病变，血管壁明显增厚、僵硬、顺应性下降，血管内、外径均变细。彩色多普勒超声表现为病变处血流束变细甚至消失，血流紊乱，狭窄区血流流速增快，可出现彩色镶嵌或明亮湍流彩柱。超声造影能够进行微血管显像，从而观察管壁的新生滋养血管情况。由于增厚管壁中新生血管情况与疾病活动度有关，在疾病活动期，增厚管壁中新生血管滋生、扩张，在非活动期，胶原纤维增生，管壁以纤维化、瘢痕化为主；因此超声造影检查还可用于对TAK疾病活动度的辅助评估。

本例患者超声检查提示左颈总动脉正常动脉壁结构消失，全程管壁弥漫性不均匀性增厚，局部管腔明显狭窄，病变处管腔内血流束变细、血流紊乱，符合TAK的超声表现。还观察到病变外膜周边存在低回声区，延续至颈动脉鞘内，考虑为急性期炎性改变。同时超声造影发现增厚管壁内部存在大量滋养血管，进一步证实颈总动脉内膜增厚而非附壁血栓形成。根据2022年美国风湿病学会/欧洲抗风湿病联盟制定的TAK分类标准，综合本例患者的临床表现及影像学检查，符合TAK诊断的准入标准；同时临床标准及影像学标准评分为6分（评分标准具体见拓展知识点部分），可诊断为TAK。

2. 鉴别诊断

（1）动脉粥样硬化：多发生于中老年人群，常有高血压、高血脂及糖尿病等病史。主要累及大中动脉，分叉处最常见，表现为动脉内中膜局限性增厚及附壁斑块形成，常伴有钙化，管腔多呈偏心性狭窄。本病例为青年女性，既往无"三高"病史，非动脉粥样硬化好发人群。患者受累动脉全层弥漫性增厚，管腔内未见附壁斑块形成，不符合动脉粥样硬化的超声检查特征。

（2）血栓闭塞性脉管炎：多发生于青壮年男性，吸烟者多见，临床表现为肢体缺血性症状，发病早期表现为肢体发凉、苍白、疼痛、发绀、间歇性跛行、游走性浅静脉炎等，后期由于严重血液循环障碍，出现皮肤坏死甚至肢体溃疡、坏疽。该病主要累及下肢中小动、静脉，病变动脉内膜不光滑，管壁节段性不均匀增厚，管腔内可见不规则、回声不等的血栓充填；病变呈节段性，病变之间可有正常管壁，分界明显。由于病变呈节段性，多普勒彩超可见血流呈节段性明暗变化。本例患者为青年女性，无吸烟史，受累动脉为左颈总动脉，无肢体缺血表现，诊断该病的可能性不大。

（3）先天性动脉狭窄：男性多见，无全身炎症活动表现，主要累及胸主动脉，婴儿多发生于主动脉峡部，成人多发生于动脉导管韧带附近。本例患者为青年女性，存在发热、左颈根部疼痛、ESR增快等炎症表现，且患者成年发病，受累动脉为左颈总动脉，不符合先天性动脉狭窄的临床及影像学特征。

3. 拓展知识点

（1）临床表现：TAK在世界范围内均有发病，但亚洲青年女性中患病率最高，为（28～40）/100万。TAK起病较隐匿，早期可表现为非特异性的全身症状，如发热、乏力、食欲减退、多汗、全身不适、体重下降等，后期发生动脉狭窄后会引起相应的缺血表现。根据不同的受累血管部位，临床上TAK分为5种类型，分别为头臂动脉型（主动脉弓综合征）、胸-腹主动脉型、主-肾动脉型、混合型和肺动脉型。

TAK需要根据临床表现、炎性指标和影像学检查进行综合诊断。1990年美国风湿病学会的TAK分类标准包括：发病年龄≤40岁、肢体间歇性跛行、一侧或双侧肱动脉搏动减弱、双上肢收缩压差>10mmHg、一侧或双侧锁骨下动脉或腹主动脉闻及杂音、血管造影异常（主动脉一级分支或上下肢近端大动脉狭窄或闭塞，除外动脉硬化、纤维肌发育不良等疾病）；以上6条中须满足3条及以上可诊断TAK。2022年美国风湿病学会/欧洲抗风湿病联盟制定的TAK分类标准首先要求满足2条准入标准，即诊断年龄60岁且影像学存在血管炎证据；之后需评估临床标准，包括：女性（1分）、血管炎引起的心绞痛或缺血性心脏疼痛（2分）、上肢和/或下肢运动障碍（2分）、动脉杂音（2分）、上肢动脉搏动减弱（2分）、颈动脉搏动减弱或触痛（2分）、双上肢收缩压差≥20mmHg（1分）；以及影像学标准，包括：受累动脉数1支（1分）、2支（2分）、3支及以上（3分）、对称动脉成对受累（1分）、腹主动脉伴肾动脉或肠系膜动脉受累（3分）；总评分≥5分可诊断为TAK。治疗方面，轻中型TAK首选糖皮质激素联合改善病情抗风湿药（disease-modifying anti-rheumatic drugs，DMARDs）治疗，重型可适当增加DMARDs剂量或选择生物制剂治疗。诱导缓解后，在病情稳定的前提下，可逐渐减少糖皮质激素和DMARDs用量至最低维持剂量。TAK预后一般较好，主要取决于患者高血压程度和脑、心脏等重要脏器的功能保留程度。

（2）CTA表现：血管壁增厚，常累及血管全周，呈环形增厚。管腔狭窄或闭塞，多为向心性狭窄，部分伴狭窄后扩张表现，也可伴侧支循环形成。晚期管壁可出现钙化。

（3）病理改变：TAK早期动脉壁以炎症改变为主，伴大量淋巴细胞、单核-巨噬细胞浸润，以外膜起病，逐渐累及动脉全层。晚期病变以成纤维细胞、胶原纤维增生为主，血管壁持续增厚、僵硬，造成不同程度的动脉狭窄或闭塞。

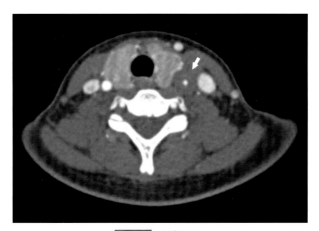

图5-2-8　颈部CTA

注：左颈总动脉血管壁环形增厚，管腔狭窄。

诊断与转归

（1）临床诊断：大动脉炎。

（2）随诊：经泼尼松+环磷酰胺+硫唑嘌呤治疗4个月后，患者颈部疼痛症状消失，炎症指标好转，复查颈动脉超声提示颈总动脉近心段管壁明显变薄，管壁周围的炎性低回声带消失。后采用泼尼松+来氟米特维持治疗，病情控制良好。目前仍规律随访中。

病例点睛

（1）大动脉炎是一种累及主动脉及其主要分支的慢性非特异性大血管炎，好发人群为亚洲青年女性。

（2）大动脉炎的超声表现：管壁不规则增厚，正常结构消失。管腔呈不同程度的狭窄、闭塞或局部扩张，可伴有侧支循环形成。病变处血流束变细甚至消失、血流紊乱。"通心粉"征是大动脉炎的特征性表现。

（3）超声造影可观察增厚管壁中新生滋养血管情况，有助于疾病的鉴别诊断和活动性评估。

（4）超声检查时，应注意将大动脉炎与动脉粥样硬化、血栓闭塞性脉管炎等疾病进行鉴别。

（杨亚梅　撰写　王　莹　审校）

参考文献

[1] 姜林娣，马莉莉，薛愉，等. 大动脉炎诊疗规范[J]. 中华内科杂志，2022，61（5）：517-524.

[2] WANG Y, WANG Y H, TIAN X P, et al. Contrast-enhanced ultrasound for evaluating arteritis activity in Takayasu arteritis patients[J]. Clin Rheumatol, 2020, 39(4): 1229-1235.

病例 **3**

病历摘要

患者，男性，61岁。

主诉：食欲减退、乏力、间断发热3月余。

症状与体征：无诱因发热起病，T_{max} 39.7℃，伴畏寒、寒战，无明显头痛和视力障碍，颞浅动脉触诊血管搏动较正常稍弱。

既往史：高血压20余年，糖尿病确诊7年，近年血压血糖控制可。

实验室检查：WBC 9.24×10^9/L，NEUT 7.68×10^9/L，NEUT% 83.2%，LY 0.91×10^9/L，Hb 94g/L，PLT 323×10^9/L，ESR 60mm/h，hs-CRP 115mg/L，铁蛋白>1650ng/ml（22~322ng/ml），血清肿瘤标志物（－）。

影像学检查：主动脉CTA提示胸主动脉、髂动脉硬化伴多发溃疡，降主动脉（T_8水平）溃疡并假性动脉瘤。

影像学表现

双侧颞浅动脉主干管壁增厚，左侧较厚处0.04cm，右侧较厚处0.05cm，回声减低，横切面可见"晕环征"（图5-3-1、图5-3-2）。管腔内血流尚通畅，左侧和右侧残余管腔内径分别为0.12cm和0.13cm，流速分别为61cm/s和43cm/s。

双侧颞浅动脉额支、顶支管壁节段性增厚，以近段为著，残余内径0.05~0.08cm，管腔内血流束纤细，探头加压后管腔消失，可见残存增厚低回声管壁（图5-3-3、图5-3-4）。

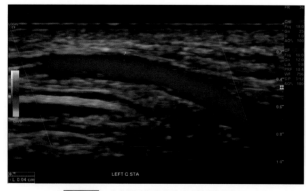

图5-3-1 左侧颞浅动脉主干纵切面CDFI

注：管壁增厚，较厚处约0.04cm，管腔内血流通畅。

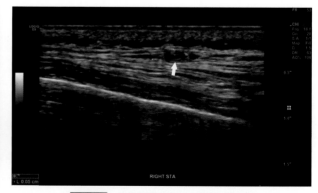

图5-3-2 右侧颞浅动脉主干横切面扫查

注：管壁增厚，较厚处约0.05cm（箭头），横切面呈"晕环征"。

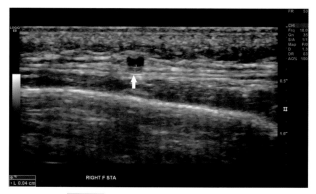

图5-3-3 右侧颞浅动脉额支横切面扫查

注：管壁增厚，回声减低（箭头）。

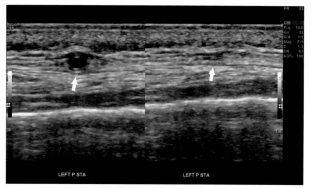

图5-3-4 左侧颞浅动脉顶支横切面扫查

注：探头加压后（右图）管腔消失，仅见增厚的较低回声的管壁结构（箭头）。

诊断思路

1. 诊断依据

巨细胞动脉炎（giant cell arteritis，GCA）又称Horton病、颅动脉炎或颞动脉炎，是最常见的系统性血管炎之一。GCA的多普勒超声检查常发现颞浅动脉管壁弥漫性增厚，灰阶超声横切面表现为"晕环征"，即血管腔周围的环状低回声区，厚度常在0.4～1.0mm。另一个重要的征象是"加压阳性征"，表现为探头加压后颞浅动脉仍可见增厚的低回声管壁结构，与中高回声的周围组织分界清晰。

本例患者以无诱因发热、乏力、食欲减退等全身症状起病，伴有贫血以及ESR增快和CRP升高，颞浅动脉超声提示双侧颞浅动脉管壁增厚，可见"晕环征"及"加压阳性征"，范围累及颞浅动脉主干、额支及顶支，符合GCA表现。CTA提示存在大动脉的多发硬化及溃疡，并合并降主动脉的假性动脉瘤，结合患者炎症指标增高，考虑GCA所致改变可能性大，但也不除外因长年高血压和糖尿病所致的严重动脉粥样硬化累及可能。

2. 鉴别诊断

（1）多发性大动脉炎：患者以女性居多，通常在40岁之前起病，以年轻女性居多，且血管受累范围广泛，通常患者起病时全身炎症反应状态的严重程度与血管受累范围及并发症的风险并不平行。而GCA几乎从不累及50岁以下的患者，通常也不会发生肾动脉狭窄引起的肾血管性高血压。常见的前部缺血性视神经病变导致的视力丧失可发生于GCA患者，但在多发性大动脉炎中不常见。本例患者为61岁男性，余血管无明确血管炎表现，不支持多发性大动脉炎的诊断。

（2）感染性疾病：出现发热体征需除外感染性疾病，如心内膜炎等感染性疾病可伴有肌痛、关节痛、头痛以及ESR增快和CRP升高，与GCA的临床表现相似，在这些情况下做血培养等相应检查可以与GCA鉴别。本例患者余检查暂未发现明确感染灶，无明确证据支持感染性疾病。

3. 拓展知识点

巨细胞动脉炎是一种原因不明、以侵犯大动脉为主、并以血管内层弹性蛋白为中心的坏死性动脉炎，主要侵犯从主动脉弓发出的大中型动脉，以累及颞浅动脉多见。对于50岁以上患者，主诉或经检查发现有下列症状或体征之一，应当考虑GCA：①新发头痛。②突发视觉障碍，特别是一过性单眼视力丧失。③颌跛行。④不明原因的发热、贫血，或其他全身症状和体征。⑤ESR和/或CRP增高。若当前或既往诊断为风湿性多肌痛（polymyalgia rheumatica，PMR），则上述表现的潜在诊断价值更高。

GCA的最终诊断主要基于组织病理学或影像学检查，其中组织病理学证据通常需要颞浅动脉活检来获得，而多普勒超声检查在适当的临床情景下可以替代颞浅动脉活检作为诊断依据。近年来随着多普勒超声检查的普及和对疾病认识程度的提高，GCA在我国的检出率也有相应提高，早期诊断和治疗可减少并发症的出现。糖皮质激素治疗GCA的疗效已充分明确，可较快改善全身症状和体征，如果给药迅速，可预防GCA最凶险的潜在并发症——视力丧失。

诊断与转归

（1）临床诊断：巨细胞动脉炎。临床诊断依据主要如下。①颞动脉多普勒超声检查发现管壁增厚。②不明原因出现发热贫血，伴有全身乏力症状。③实验室检查发现ESR和CRP增高。

（2）随诊：患者行糖皮质激素治疗1周后无明显发热体征，精神、体力、食欲较前改善。

病例点睛

（1）巨细胞动脉炎又称颞动脉炎，是一种病因不明的系统性血管炎，以累及颞浅动脉多见。

（2）巨细胞动脉炎的典型临床表现及体征有颞区头痛、头皮及颞浅动脉触痛、颌跛行、发热、贫血等，实验室检查常发现ESR和CRP升高。

（3）巨细胞动脉炎的超声表现：受累的颞浅动脉主要超声表现为管壁弥漫性增厚，横切面呈"晕环征"，探头加压后可见"加压阳性征"。

（4）巨细胞动脉炎的治疗：全身性应用糖皮质激素可以改善全身症状，避免并发症出现。

（张怡璇 撰写 张 莉 审校）

参考文献

[1] GONZÁLEZ-GAY M A, GARCÍA-PORRÚA C. Systemic vasculitis in adults in northwestern Spain, 1988-1997. Clinical and epidemiologic aspects[J]. Medicine (Baltimore), 1999, 78(5): 292-308.

[2] 张娜，许珂，张莉芸，等. 血管超声在巨细胞动脉炎诊断中的研究进展[J]. 中国药物与临床，2018，18（10）：1724-1726.

[3] MONTI S, FLORIS A, PONTE C, et al. The use of ultrasound to assess giant cell arteritis: review of the current evidence and practical guide for the rheumatologist[J]. Rheumatology (Oxford), 2018, 57(2): 227-235.

[4] LAZAREWICZ K, WATSON P. Giant cell arteritis[J]. BMJ, 2019, 365: l1964.

[5] REBELLO A, JOSHI P. Giant-cell arteritis[J]. N Engl J Med, 2022, 387(15): e36.

[6] 孙菲. 大动脉炎和巨细胞动脉炎患者临床特征分析[D]. 北京：北京协和医学院中国医学科学院，2016.

病例 4

病历摘要

患者，女性，46岁。

主诉：右下肢肿胀疼痛5年，加重1年余。

症状与体征：患者5年前出现久站久走后右下肢肿胀，症状逐渐加重，伴大腿酸胀疼痛。1年前右侧腹股沟区可触及一类圆形肿物，大小约2cm×1cm。当地医院下肢深静脉超声显示右侧股总静脉管腔内见2.0cm×1.2cm中低回声，探头加压后管腔不能被完全压瘪，CDFI：内部未见明显血流信号；超声提示右侧股总静脉血栓形成，行抗凝治疗，但右下肢肿胀症状逐渐加重。

既往史：无特殊。

超声表现

常规超声检查：右侧股总静脉管腔内见低回声，大小2.2cm×1.1cm，边界清，形态尚规则（图5-4-1、图5-4-2），探头加压后管腔不能被完全压瘪，PDI示内部未见明确血流信号（图5-4-3），CDFI示内部未见明确血流信号（图5-4-4）；超声提示右侧股总静脉管腔内实性低回声。

超声造影检查：经肘静脉团注Sonovue 1.0ml，动脉期低回声病灶内即出现造影剂微泡填充，为不均匀强化，局部强化明显，造影剂缓慢退出（图5-4-5）。

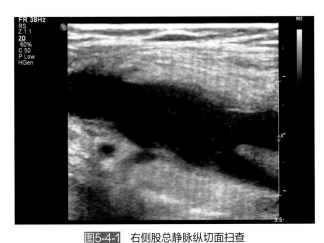

图5-4-1 右侧股总静脉纵切面扫查

注：右侧股总静脉管腔内见低回声，形态尚规则，边界清。

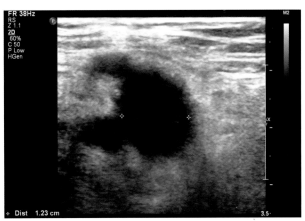

图5-4-2 右侧股总静脉横切面扫查

注：右侧股总静脉管腔内见低回声，形态尚规则，边界清。

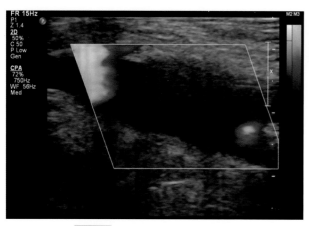

图5-4-3　右侧股总静脉纵切面扫查

注：能量多普勒超声显示右侧股总静脉管腔低回声内部未见明确血流信号。

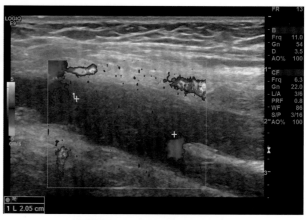

图5-4-4　右侧股总静脉纵切面扫查

注：彩色多普勒超声显示右侧股总静脉管腔低回声内部未见明确血流信号。

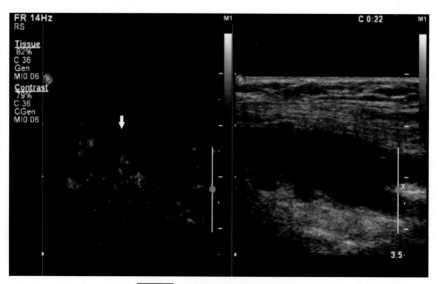

图5-4-5　右侧股总静脉纵切面扫查

注：超声造影显示右侧股总静脉管腔低回声动脉期呈不均匀增强。

诊断思路

1. 诊断依据

本例右侧股总静脉内出现实性占位病变，应用超声造影检查可见动脉期病变内即出现造影增强，提示血管源性肿瘤的可能性较大。本例首次检查因使用频率为3.0~9.0MHz的探头，CDFI显示病灶内未见明确血流信号，导致超声误诊为深静脉血栓。而采用超声造影检查，发现动脉期病变内出现造影增强，提示静脉源性肿瘤可能性较大。

2. 鉴别诊断

当超声检查发现下肢深静脉局灶性病变时，首先是定位诊断，包括静脉内病变、静脉外病变、混合病变。静脉内病变的超声定位依据：追踪病变处静脉的两端，与静脉壁相连；病变与静脉壁之间存在静脉血流信号；可见静脉属支。另外，可以通过伴行的动脉来寻找静脉，确定动脉的依据为：可见管壁的内膜-中膜-外膜三层结构、探头加压动脉管腔不易被压瘪，动脉血流方向为离心性，可探及动脉频谱。因此，依据超声表现本例考虑为静脉内病变。

进一步是定性诊断，即鉴别静脉内局灶性病变的性质。血栓最常见，除血栓外，静脉源性肿瘤、癌栓、恶性肿瘤侵犯静脉沿血管生长等也可导致下肢深静脉管腔内出现实性低回声。

本例首次超声检查发现下肢深静脉管腔内局灶性实性低回声、病灶处静脉管腔不能被压瘪及管腔内血流信号充盈缺失，误诊为静脉血栓。故首先需与静脉血栓进行鉴别。①静脉血栓形成后，腔内实性病变区多探不到血流信号，尤其急性期血栓，当病变区血管出现血流部分再通时，虽可显示彩色血流信号，但频谱均显示为静脉血流。因此，静脉管腔内实性团块内部有无动脉血流信号，对鉴别肿瘤与血栓具有重要价值。多篇文献报道，静脉血栓的主要超声诊断标准：静脉不能被压瘪，管腔内实性回声，管腔内血流信号充盈缺损，频谱失去期相性变化，做Valsalva动作时/挤压远端肢体直径变化异常；次要超声诊断标准：Valsalva动作静脉内径增加<10%，静脉内径增宽或减小，瓣膜改变，静脉周围侧支循环形成。虽然前瞻性研究已经证明，超声诊断近端静脉血栓形成的敏感性（>95%）和特异性（>95%）均很高，但各类静脉血栓的超声诊断标准，包括主要诊断标准及次要诊断标准均未提及评估占位的血供情况，这可能导致常规超声的误诊，当实性回声内部没有滋养血管时，才能更加明确的诊断静脉血栓。本例初次3～9MHz的血管探头检查未显示血流信号，换用对血流更加敏感的5～12MHz的浅表探头使用彩色多普勒及能量多普勒也均未见明确血流信号，进一步采用超声造影检查，发现动脉期病变内出现造影增强，提示肿瘤的可能性较大。常规超声由于在低速度范围和高增益情况下，会出现血流外溢，导致对占位的微灌注显示不满意。超声造影技术利用散射回声增强原理，可以显示直径小至约40μm的血管及低速血流，是观察微灌注的重要影像学手段，明显提高新生血管观察的分辨力。②发生肿瘤的血管管径增粗，且随着病程的延长，肿块的直径与范围呈进一步增长的趋势，而急性血栓管径虽然通常增粗，但亚急性血栓通常静脉的管径正常或稍变细；慢性静脉血栓逐渐缩小，管径变细，栓塞以下血管壁管腔增大、管壁增厚。③小腿肌肉的泵作用减弱、静脉回流减弱使下肢静脉血栓易于静脉瓣附近淤积，静脉血栓管腔与邻近组织解剖结构探查尚清晰。肿瘤性病变多为局限性病变，可出现转移或血管侵犯，这些特点可以进行鉴别。

其次，本例需与癌栓、恶性肿瘤侵犯静脉等相鉴别，此类疾病多表现为静脉内低回声占位，边缘不规则，与管壁分界不清，彩色多普勒检查或超声造影等检查占位内可探及血流信号，并多有恶性肿瘤病史。

3. 拓展知识点

（1）临床表现：上皮样血管内皮瘤（epithelioid hemangioendothelioma，EHE）起源于内皮，最常见于成年人，但少数也会发生于儿童。文献指出其作为良性血管瘤与高级血管肉瘤之间的中间实体，具有转移或复发的潜力。既往研究发现，尽管这种肿瘤组织学上具有较低的恶性肿瘤潜能，但转移性疾病发生在20%～30%的患者中，总体死亡风险高达17%。原发性血管性EHE约占报告病例的50%。它们来自血管，通常是小到中等大小的静脉，多见于股静脉、髂静脉、颈静脉或腔静脉，少数病例来自中小型外周血管。通常临床表现为血管附近的无痛软块，导致静脉闭塞的症状和体征，从四肢水肿、无力和缺血到静脉血栓综合征。血管内亚型非常罕见，成像特征缺乏特异性，易误诊。早期作出正确的诊断往往很困难。

（2）临床治疗：手术是治疗原发性血管性EHE的主要手段。当需要重建血管时，可以用假体或自体血管置换。少数患者接受化疗，通常用于转移患者的治疗，但化疗效果不佳。由于其内皮起源并对IFN-α治疗反应良好，最近的治疗方法集中在使用抗血管生成药物。贝伐单抗是一种针对血管内皮生长因子的单克隆抗体，是转移性或局部晚期血管肉瘤和上皮样血管瘤的有效治疗药物。考虑到EHE的局部复发的高发率和中度放射敏感性，放疗在一些高风险病例中被用作辅助治疗。另外，文献报道了少量自发性消退的病例。

诊断与转归

（1）临床诊断：右侧股总静脉占位，考虑血管源性肿瘤可能性大。

（2）随诊：患者行右侧股静脉肿物切除术，术中见肿物与股总静脉后壁粘连，完整切除肿物。术后病理：病变符合上皮样血管内皮细胞瘤。免疫组化结果显示：AE1/AE3（−），CD31（＋），CD34（＋），Ki-67（5%+），Vimentin（＋），CAM5.2（−），Desmin（−），SMA（＋）。术后行放疗CTV1（原瘤区周围高危区），剂量50.4Gy/28次，CTV2（瘤床区），剂量60.2Gy/28次，恢复可，复查超声提示下肢深静脉未见明显异常，目前仍在密切随访中。

病例点睛

（1）上皮样血管内皮瘤起源于内皮，作为良性血管瘤与高级血管肉瘤之间的中间实体，具有转移或复发的潜力。

（2）上皮样血管内皮瘤临床表现为周边血管附近的无痛软块，导致静脉阻塞的症状和体征，早期作出正确的诊断往往很困难。

（3）上皮样血管内皮瘤的成像特征缺乏特异性，易误诊为静脉血栓，占位内有无滋养血管是诊断血管源性肿瘤的最可靠的影像学征象，超声造影可以敏感的显示血供情况。

（高璐滢　撰写　李建初　审校）

参考文献

[1] MUÑOZ A, DIAZ-PEREZ J A, ROMERO-ROJAS A E, et al. Report of 2 cases of primary epithelioid hemangioendothelioma of the external iliac vein[J]. Vasc Endovascular Surg, 2013, 47(6): 474-478.

病历摘要

患者，男性，83岁。

主诉：发现右下肢肿物2年。

症状与体征：患者2年前无意间发现右小腿内侧黄豆大小肿物，起初未予重视，肿物表面逐渐发黑并逐渐增大，半年前出现肿物处皮肤发痒。

查体：右小腿内侧可见大小4cm×3cm肿物，不可压缩，无压痛，表面皮肤发黑，活动度小。

既往史：高血压病史，白内障手术史，余无特殊。

影像学表现

右下肢肿物处可探及扩张浅静脉回声（系大隐静脉小腿段主干局部扩张），其内见不规则低回声（图5-5-1），较宽处约1.7cm，粗细不均，累及长度约7cm，低回声形态不规则，内见小片状蜂窝状无回声（图5-5-2），CDFI：内见丰富血流信号（图5-5-3），频谱多普勒可探及动脉为主频谱（图5-5-4）。

下腔静脉、髂总静脉、髂内静脉、髂外静脉、盆腔静脉及下肢深静脉未见明显异常。

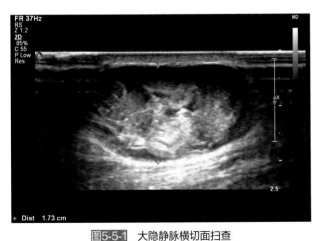

图5-5-1 大隐静脉横切面扫查

注：大隐静脉小腿段主干局部扩张，其内见低回声。

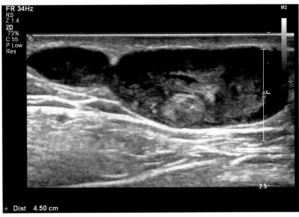

图5-5-2 大隐静脉纵切面扫查

注：低回声形态不规则，内见蜂窝状无回声。

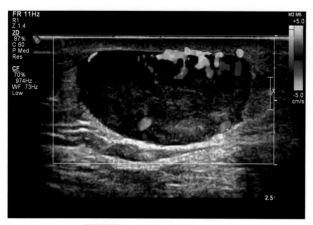

图5-5-3 大隐静脉横切面CDFI
注：低回声内见丰富血流信号。

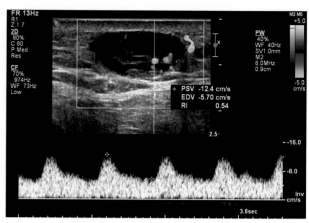

图5-5-4 大隐静脉横切面频谱多普勒
注：低回声内见丰富血流信号，可探及动脉频谱。

💚 诊断思路

1. 诊断依据

静脉内平滑肌肉瘤缺乏典型症状与体征，常表现为缓慢生长的皮下肿物，若肿瘤堵塞血管腔或继发血栓，可伴有局部静脉曲张、静脉炎而出现疼痛、瘙痒、肢体肿胀等临床表现。大隐静脉（great saphenous vein，GSV）血管平滑肌肉瘤典型超声表现为不能被探头压扁的血管腔内不规则低回声，但因难以和血栓鉴别而易被忽视。

本例患者临床症状表现为小腿内侧偶发肿物，逐渐增大，肿物处皮肤发痒、发黑，超声检查示肿物处浅静脉扩张，伴其内实性占位，内见丰富血流信号，可探及动脉频谱。本例患者无明确的恶性原发灶，诊断首先考虑为静脉原发来源肿物，结合其内丰富的血流信号，考虑GSV血管平滑肌肉瘤不除外。

2. 鉴别诊断

（1）原发性下肢静脉曲张伴血栓形成：多有长期站立或强体力劳动史，下肢静脉迂曲扩张，静脉回流压力增高，随病情发展患者可出现下肢沉胀酸痛、水肿、色素沉着、静脉性溃疡等表现。超声表现为曲张静脉管腔内低回声，低回声内无血流信号。本例患者低回声内可见丰富血流信号，可探及动脉频谱，不符合原发性下肢静脉曲张伴血栓形成。

（2）静脉内平滑肌瘤病：起源于子宫平滑肌瘤，沿宫旁静脉、髂静脉延伸达下腔静脉，甚至累及右心或肺动脉。主要发生在腔静脉系统，四肢静脉少见，故从发生位置上判断静脉内平滑肌瘤病可能性不大。

（3）深静脉血栓形成后综合征（post thrombotic syndrome，PTS）：继发于深静脉血栓后深静脉瓣膜功能受损所导致的慢性静脉功能不全，一般在急性深静脉血栓6个月后出现，因肢体肿胀、浅静脉曲张和足靴区皮肤营养障碍引起淤积性溃疡，严重者丧失肢体功能，是下肢深静脉血栓形成最严重的并发症。超声表现为继血栓形成后的静脉扩张、血管壁毛糙增厚及血流动力学改变。PTS的诊断基于病史和临床表现。本例患者无静脉血栓病史，考虑PTS可能性不大。

（4）脂肪瘤：位于软组织内，而非血管内，通常生长缓慢，活动度大，质地较软，边界清。超声表现为长轴与皮肤平行的等或低回声的皮下结节，无明显血流信号。本例患者肿物位于血管管腔内，不考虑脂肪瘤。

（5）软组织血管平滑肌瘤：位于软组织内，而非血管内，为两种疾病主要鉴别点，本例超声显示该肿物位于血管内，不考虑软组织血管平滑肌瘤。

3. 拓展知识点

（1）临床表现：该病缺乏典型症状与体征，常表现为缓慢生长的皮下肿物，若肿瘤堵塞血管腔或继发血栓，可伴有局部静脉曲张、静脉炎而出现疼痛、瘙痒、肢体肿胀等表现。

（2）其他影像学表现：MRI在GSV血管平滑肌肉瘤的诊断中具有重要地位，可辨别肿瘤起源于血管还是周围组织，肿瘤在T1WI表现为等或稍低信号，在T2WI表现为高信号，在 T2 压脂序列上可见高信号。

（3）病理改变：囊壁状的灰白灰红组织为GSV血管平滑肌肉瘤的基本病理改变，主要见于手术切除标本。

诊断与转归

（1）临床诊断：右下肢大隐静脉内平滑肌肉瘤。

（2）随诊：目前术后随访6个月，一般情况好，无局部复发及远处转移迹象。

病例点睛

（1）根据平滑肌肉瘤的组织来源，可分为皮肤、软组织和大血管3个亚类，大、中静脉的血管平滑肌肉瘤占比不到 2%。肿瘤组织起源于静脉血管壁中层平滑肌，可在血管腔内延伸，也可从血管腔内向血管腔外生长。

（2）该病缺乏典型症状与体征，常表现为缓慢生长的皮下肿物，肿瘤堵塞血管腔或继发血栓时可伴有局部静脉曲张、静脉炎而出现疼痛、瘙痒、肢体肿胀等表现。

（3）早期报道中静脉造影是该病术前诊断的有效方法，随着无创诊断技术的逐渐发展和普及，超声、CT、MRI等影像学检查已经能为外科手术提供更多有效而翔实的资料。CDFI是常用的辅助检查手段，可显示血管腔内的低回声实性占位，能进一步了解肿瘤内血管的分布情况及丰富程度，有助于肿物良恶性的初步鉴别。

（4）手术完整切除是目前治疗GSV血管平滑肌肉瘤最有效的方式，为减少局部复发，通常切除至受累静脉缘远近段各2～3cm，尽量获得足够的阴性切缘，肿瘤与周围组织粘连紧密时，可根据术中情况扩大切除范围，包括瘤周脂肪筋膜、皮肤、皮下组织及区域淋巴结，必要时行静脉血管重建或自体静脉移植。

（张 敏 撰写 王 莹 审校）

参考文献

[1] 张翔，王亚红，陈跃鑫，等. 罕见大隐静脉血管平滑肌肉瘤一例及文献荟萃分析[J]. 中国医学科学院学报，2019，41（3）：435-442.

[2] FREMED D I, FARIES P L, SCHANZER H R, et al. Primary leiomyosarcoma of saphenous vein presenting as deep venous thrombosis[J]. Vascular, 2014, 22(6): 450-453.

[3] CANGIANO R, ORLANDINO G, PATITUCCI G, et al. Primary leiomyosarcoma of the great saphenous vein: case report and review of the literature[J]. Ann Vasc Surg, 2017, 38: 315.e1-315.e7.

[4] 田腾正，周嘉乐，吴小荣，等. 原发性下腔静脉平滑肌肉瘤15例诊治分析[J]. 现代泌尿外科杂志，2022，27（6）：470-474.

病例 **6**

病历摘要

患者，女性，81岁。

主诉：腹主动脉瘤腔内修复术后10年，腹痛、持续性胀痛2周。

症状与体征：腹痛、腹胀起病，后疼痛逐渐加剧，发作愈发频繁，加用糖皮质激素及环磷酰胺后症状可缓解，自行停药后再次出现腹痛。

既往史：平素身体健康状况较差，高血压病史30年，冠心病病史5年，15年前曾于外院行腹股沟直疝修补术。

影像学表现

支架中段距上端约3cm处前后壁可见裂隙样无回声（图5-6-1），CDFI：内均可见血流信号，自支架腔内流向支架外（图5-6-2），以后壁为著，前壁裂隙处可探及高阻动脉血流，频谱毛糙（图5-6-3a），PSV 83cm/s，后壁裂隙处可探及双期双向血流信号，PSV 159cm/s（图5-6-3b）。

超声造影（CEUS）：前后壁裂隙处可见造影剂微泡自支架腔内流向支架外，随着腹主动脉的收缩与舒张，支架不发生摆动，支架与腹主动脉内壁之间可见明显造影剂微泡填充，支架后壁外填充范围约2.4cm×1.4cm，之间前壁外填充范围约2.3cm×0.6cm（图5-6-4）。

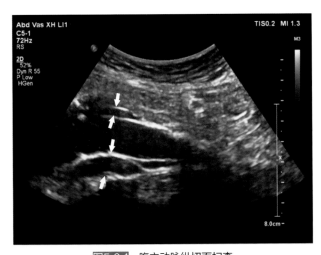

图5-6-1　腹主动脉纵切面扫查

注：腹主动脉支架前后壁可见裂隙样无回声（箭头）。

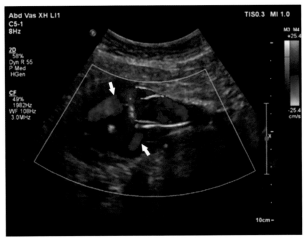

图5-6-2　腹主动脉纵切面CDFI

注：腹主动脉支架前后壁裂隙样无回声内均可见血流信号，自支架腔内流向支架外（箭头）。

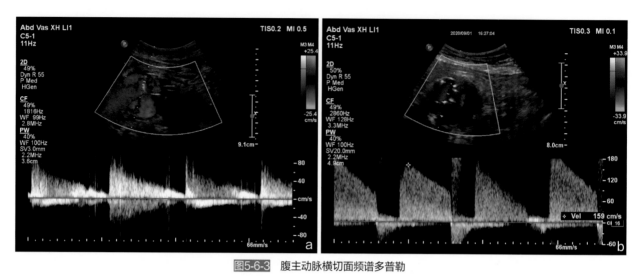

图5-6-3 腹主动脉横切面频谱多普勒

注：a. 腹主动脉横切面扫查见腹主动脉支架前壁裂隙处可探及高阻动脉血流，频谱毛糙；b. 腹主动脉横切面扫查见腹主动脉支架后壁裂隙处可探及双期双向血流信号，PSV 159cm/s。

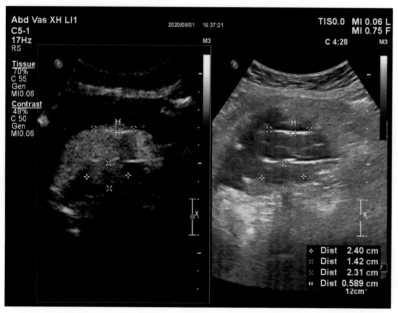

图5-6-4 腹主动脉超声造影纵切面

注：前后壁裂隙处可见明显造影剂微泡填充。

💓 诊断思路

1. 诊断依据

腹主动脉瘤腔内修复术（endovascular aneurysm repair，EVAR）后Ⅲ型内漏表现为EVAR术后支架连接处内漏（Ⅲa型）或支架覆膜穿孔（Ⅲb型）。EVAR后内漏的灰阶超声表现为动脉瘤内见网状强回声支架，支架外的瘤腔血栓低回声内出现不规则无回声区，瘤腔增大；彩色多普勒超声（CDUS）下Ⅲ型内漏的超声表现为血流从两个内支架的连接部或破裂处流向瘤腔，超声造影（CEUS）可以追溯血流信号或者微泡信号来源的部位，根据其与支架、周边血管之间的关系，判断内漏的分型。

本例患者曾于10年前行EVAR，以腹痛2周入院。超声评估显示支架上端约3cm处前后壁可见裂隙样无回声并可探及高速及双期双向血流信号，有支架覆膜破裂可能，超声造影评估显示两处漏口，可见造影剂微泡自支架内流向支架外，符合EVAR后Ⅲ型内漏。

2. 鉴别诊断

（1）支架移位：是EVAR后需要二次干预的主要原因之一。近端主动脉瘤颈扩张是支架移位的主要原因，这可能与主动脉壁的持续动脉瘤性变性有关，或是源于支架主体直径过大。支架移位若不处理，可能出现内漏、动脉瘤扩张和破裂等并发症。支架移位可以导致EVAR后Ⅰ型内漏，CDUS及CEUS主要表现为附着点处内漏。本例CDUS及CEUS表现为支架与管壁之间观察到血流及造影剂溢出，而非附着点，故不考虑支架移位。

（2）主动脉瘤破裂：由于主动脉壁薄弱到一定程度，以致承受不住压力而导致全层组织破损，致使血液冲出主动脉，出血一般会流进腹膜后，但有时也可进入腹腔内。腹主动脉瘤还可能破入邻近的腔静脉（即主动脉下腔静脉瘘），可表现为突发腹痛和/或呼吸急促。体格检查腹部可闻及响亮的杂音，患者可出现急性心力衰竭的征象（颈静脉充盈或腿部肿胀）。本例临床症状为逐渐加重的腹痛，而并未出现突发的腹痛或呼吸困难，且CDUS和CEUS均未出现血流信号或造影剂向瘤腔外溢出，流入腹膜后或腹腔内，与主动脉瘤破裂不符。

（3）Stanford B型主动脉夹层：主动脉夹层是指主动脉内膜撕裂，血液进入主动脉中膜，使内中膜分离将主动脉分为真假两腔的状态。根据撕裂是否累及升主动脉弓分为Stanford A型及Stanford B型。主动脉夹层引起的疼痛被描述为烧灼痛或撕裂痛，多始于胸部或背部，逐渐转移到腹部，超声可见真假腔间有膜样回声，且假腔通常大于真腔。主动脉夹层可能累及主动脉弓发出的其他动脉分支，引起腹主动脉瘤所没有的其他症状（脑栓塞、上肢缺血），急性主动脉夹层通常会出现三联征：①突发胸部或腹部疼痛，呈锐痛、撕裂痛和/或撕扯痛。②脉搏变化（没有近端肢体或颈动脉搏动）和/或双上肢血压差（左右臂之间血压差>20mmHg）。③胸部X线片显示纵隔和/或主动脉增宽。本例未出现急性主动脉夹层的三联征，虽然支架与腹主动脉内壁之间支架可呈现出类似于膜样的回声，但是支架无法随血流的流动摆动，且在超声下未观察到明确的破口，故不考虑Stanford B型主动脉夹层。

3. 拓展知识点

（1）病因及分型：腹主动脉瘤（abdominal aortic aneurysm，AAA）是腹主动脉的局部异常扩张，在老年人群中较为常见，该病相对常见，且可能导致严重并发症和死亡。近年来，EVAR成为腹主动脉瘤的最佳治疗手段，而内漏是EVAR术后最常见的并发症，可导致动脉瘤囊内压力增大，进而引起动脉瘤扩大，使得动脉瘤破裂的可能性增大。内漏根据漏出的位置不同通常可以分为5型：Ⅰ型，支架附着点处内漏；Ⅱ型，主动脉侧支（如肠系膜下动脉或腰动脉）的回流；Ⅲ型，支架撕裂或者相互覆盖的膜片间的缝隙处出现内漏；Ⅳ型，支架壁穿孔；Ⅴ型，未发现内漏，但动脉瘤最大直径增大。

（2）症状：大多数内漏不会引起症状出现。当出现临床症状时，可能为与修复前一致的症状；当瘤腔内压力过大，瘤体破裂也可能出现主动脉瘤破裂相关的症状；若体格检查时触诊发现动脉瘤仍有搏动，应考虑存在对动脉瘤囊产生很大压力的内漏。

（3）超声及CEUS检查价值：EVAR术后超声检查的目的如下。①评估支架和支架腿的血流模式，并寻找出可能存在的扭曲、狭窄或闭塞。②测量动脉瘤残腔的最大直径。③确定动脉瘤囊内是否有内漏。④如存在内漏，确定类型。单纯 CDUS 检出内漏的敏感性和特异性都较低，很可能是由于支架金属成分和动脉瘤钙化斑块的回声伪影，影响 CDUS 的检出结果。使用CEUS进行检查，一方面可以动态检测血流，确定血流分方向，从而查找内漏的来源以便对内漏分型；另一方面，可以根据微泡信号进入的时间早晚辅助判断内漏的分型。Ⅰ型和Ⅲ型内漏微泡信号出现的时间，往往与支架内微泡信号出现的时间同步，而Ⅱ型内漏微泡信号的时间，明显滞后于支架内微泡信号出现的时间，因而有文献指出CEUS对Ⅰ型及Ⅲ型内漏有着高敏感性和特异性。CEUS 在隐匿性内漏的检出方面优于 CDUS和 CT血管造影（CTA）。

（4）CTA评估：在既往的诊疗中，CTA是主动脉瘤修复后内漏诊断的金标准，在评估动脉瘤形态特征、动脉瘤直径、内漏以及支架完整性和稳定性方面具有一定的优势（图5-6-5），但因为其辐射性有剂次的限制，且由于造影剂的肾毒性特点，对于肾功能异常的患者不适用。

（5）疾病监测：美国血管外科学会2017年指南推荐，在EVAR术后首月采用对比增强CT和彩色双功能超声进行基线影像学检查；如无内漏或动脉瘤囊扩张，应在12个月后重复上述影像学检查。但因为其辐射性有剂次的限制，且由于造影剂的肾毒性特点，对于肾功能异常的患者不适用。

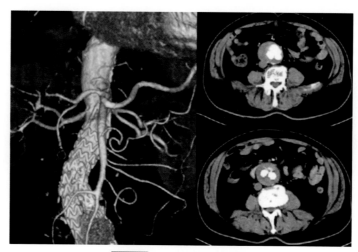

图5-6-5 CT血管造影及重建

注：显示动脉瘤1～2点方向造影剂外溢。

诊断与转归

（1）临床诊断：腹主动脉瘤支架置入术后，ⅢB型内漏可能。

（2）随诊：患者完善入院后相关检查后提示，冠脉三支病变，手术风险极大，与患者及家属充分交代病情后，患者家属与医师共同决定暂不行手术治疗，嘱出院后密切检测病情变化，控制血压稳定，定期门诊复诊。

📑 **病例点睛**

（1）EVAR术后Ⅲ型内漏是指支架撕裂或者相互覆盖的膜片间的缝隙处出现内漏。

（2）EVAR术后内漏可能没有明显的临床症状，当漏出较为严重时可能出现与修复术前相同的临床表现（腰、背痛），甚至因内漏后瘤腔内压力过大出现瘤体破裂的风险。

（3）腹主动脉瘤修复术后Ⅲ型内漏的超声表现：血流从两个内支架的连接部或破裂处流向瘤腔，CDUS可以显示部分较为高速的漏口位置，CEUS可以追溯血流信号来源的部位，根据其与支架、周边血管之间的关系，判断内漏的分型，有助于医师发现CTA及CDUS难以发现的隐匿性内漏。

（4）既往的指南中指出，CTA是诊断EVAR术后内漏的金标准，可以较为准确地显示漏口位置及范围，但对于一些较小、隐匿漏口的显示有局限。

（方　嵩　撰写　杨　筱　审校）

📑 **参考文献**

[1] SMITH T, QUENCER K B. Best practice guidelines: imaging surveillance after endovascular aneurysm repair[J]. Am J Roentgenol, 2020, 214(5): 1-10.

[2] 张忆东，杨筱，张波，等．CEUS、CTA和CDUS对EVAR术后内漏检出效果的比较与评价[J]. 血管与腔内血管外科杂志，2017，3（1）：566-572.

[3] KAWADA H, GOSHIMA S, SAKURAI K, et al. Utility of noncontrast magnetic resonance angiography for aneurysm follow-up and detection of endoleaks after endovascular aortic repair[J]. Korean J Radio, 2021, 22(4): 513-524.

[4] YANG X, CHEN Y X, ZHANG B, et al. Contrast-enhanced ultrasound in detecting endoleaks with failed computed tomography angiography diagnosis after endovascular abdominal aortic aneurysm repair[J]. Chin Med J (Engl), 2015, 128(18): 2491-2497.

病例 **7**

病历摘要

患者，女性，58岁。

主诉：腹痛2月余。

症状与体征：患者2月余前劳作时突发左下腹及脐周胀痛，伴双侧腰部及右侧大腿放射痛，左侧卧位及屈曲位可减轻，脐左侧有搏动感。自觉发热，未测量体温。腹部脐中偏左压痛，主动脉旁可扪及一直径4cm肿物，肿物固定，左肾动脉听诊区可闻及血管杂音。

个人史：患者养羊；吸烟45年，饮白酒近10年，已戒烟酒2月余。

实验室检查：布氏杆菌凝集试验（＋）；血培养4次，羊布氏杆菌（＋）。

影像学表现

肠系膜下动脉水平以下腹主动脉管壁局限性外突，范围约0.58cm×0.48cm，局部形态不规则，似有中断（图5-7-1）。

该段腹主动脉周围可见不均质低回声，范围约5.9cm×4.0cm×2.7cm，包绕腹主动脉前壁及两侧壁，其内散在低-无回声区（图5-7-2）。CDFI：外突处血流信号呈红蓝相间的涡流，低-无回声区未探及明确血流信号（图5-7-3）。

腹主动脉内膜不平整，壁上多发斑块状强回声（图5-7-4）。

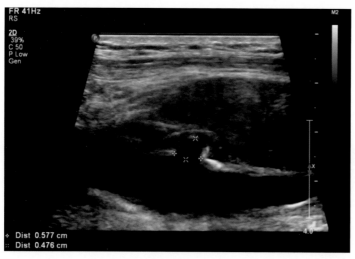

图5-7-1 肠系膜下动脉水平以下腹主动脉纵切面扫查
注：腹主动脉管壁局限性外突。

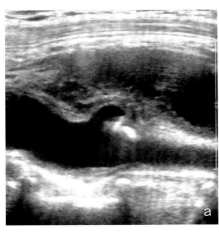
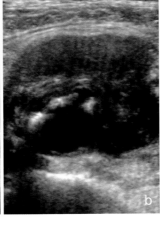

图5-7-2 肠系膜下动脉水平以下腹主动脉扫查

注：a. 纵切面显示腹主动脉周围不均质低回声，包绕腹主动脉前壁，其内散在低-无回声区；b. 横切面显示腹主动脉周围不均质低回声，包绕腹主动脉前壁及两侧壁。

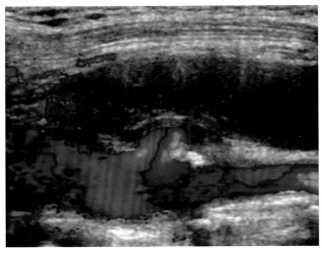

图5-7-3 肠系膜下动脉水平以下腹主动脉纵切面CDFI

注：示腹主动脉内血流流入局限性外突处，局部呈红蓝相间的涡流；低-无回声区未探及明确血流信号。

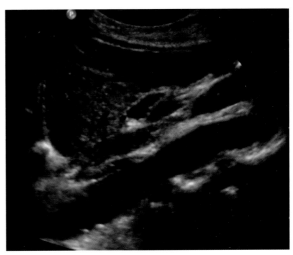

图5-7-4 腹主动脉纵切面扫查

注：示腹主动脉内膜毛糙伴多发斑块形成。

诊断思路

1. 诊断依据

假性动脉瘤灰阶超声表现为动脉旁无回声或混合回声，实性部分为附壁血栓或瘤周血肿，瘤壁由周围纤维组织构成，缺乏动脉壁的3层结构，可显示自源动脉破入瘤体内的缺口处即瘤颈。彩色多普勒显示瘤腔内血流缓慢，或呈涡流，可表现为一半红色、一半蓝色的红蓝相间图像；瘤颈处可显示收缩期血流自源动脉进入瘤体内，舒张期瘤体内血流返回入源动脉，呈"红蓝交替"现象。频谱多普勒常可于瘤颈处探及特征性的"双期双向"血流频谱，即同一心动周期可探及正向及反向的血流，正向与反向的血流分别持续于整个收缩期和舒张期。

本例患者腹主动脉超声检查除假性动脉瘤相关影像学表现外，还伴有腹主动脉粥样硬化伴多发斑块形成的声像图表现，提示其存在腹主动脉壁薄弱的病理结构基础。结合患者布氏杆菌感染的相关临床及实验室资料，考虑其腹主动脉假性动脉瘤由布氏杆菌侵袭动脉管壁所致，为感染性假性动脉瘤。

2. 鉴别诊断

（1）腹膜后肿瘤：尤需与紧贴腹主动脉的腹膜后肿瘤鉴别。肿瘤可为囊性、囊实性或实性，来源复杂，以间叶性肿瘤最多见，且常为恶性。腹膜后肿瘤可因肿瘤体积较大而使腹膜后血管出现移位、管腔变窄甚至被肿物包裹等征象，但腹主动脉管壁完整无缺口，无假性动脉瘤的瘤颈结构。此外，彩色多普勒具有较好的鉴别意义。若肿瘤为囊性，则肿瘤无回声内无血流信号，而假性动脉瘤内充满彩色血流信号。若肿瘤为囊实性或实性，需与合并血栓的假性动脉瘤鉴别，肿瘤表现为无血流或显示肿瘤的滋养血管，假性动脉瘤可显示其内或瘤颈处涡流。

（2）真性腹主动脉瘤：真性动脉瘤由局部血管扩张而形成，其诊断标准为最大外径>3.0cm，或腹主动脉最宽处外径较相邻正常段外径增大1.5倍以上。同假性动脉瘤类似，真性腹主动脉瘤在临床上亦可表现为有搏动感，听诊可闻及血管杂音。但在声像图上，真性动脉瘤表现为瘤体沿动脉长轴分布，具有完整的3层动脉管壁结构，血流进入瘤体和流出瘤体分属血管两端，而无假性动脉瘤血流共同进出口的瘤颈结构。

3. 拓展知识点

（1）病因及发病机制：布氏杆菌病又称波状热或地中海热，是世界上最常见的人兽共患病，人类通过摄入感染动物制品或接触其组织或体液而感染。布氏杆菌属中以羊布氏杆菌致人类感染最为多见，本例患者因从事羊养殖业而感染。

（2）3%的布氏杆菌病患者会出现心血管系统并发症，包括心内膜炎、心肌炎、血栓性静脉炎、感染性动脉瘤等。布氏杆菌通过感染血管内皮细胞介导血管发生炎症反应，侵袭段动脉血管管壁受破坏而形成假性动脉瘤，尤常见于合并动脉粥样硬化斑块的血管内膜受损节段。

（3）实验室检查：对于布氏杆菌病的诊断，需进行血培养和血清学检测。血液、体液或组织培养发现布氏杆菌可确诊布氏杆菌病，血清样本经标准试管凝集试验测得布氏杆菌总抗体效价≥1:160可推定诊断为布氏杆菌病。

（4）CTA：可从多个角度及平面精准测量假性动脉瘤的大小，可较好地显示假性动脉瘤的破口位置、腔内附壁血栓及其与周围组织结构的位置关系。

（5）治疗：布氏杆菌感染性假性动脉瘤虽罕见，但破裂风险大，易危及生命。治疗主要包括单纯保守治疗和手术治疗。手术治疗方法包括开放性手术治疗和腔内治疗。首选腔内治疗，具有创伤小、适用范围广、术后并发症少等优点。但所有式式的术前超声均应仔细评估动脉瘤的大小、位置、内部结构、与邻近动脉的交通情况及瘤颈的大小、位置情况。术后应进行规范的抗感染治疗及密切随访。

诊断与转归

（1）临床诊断：布氏杆菌病，腹主动脉感染性假性动脉瘤。

（2）随诊：患者行抗生素治疗4个月，治疗中症状、体征好转。治疗过程中随诊CT提示腹主动脉局部小瘤状凸出，大致同前；其周围软组织密度影较前缩小。以上提示抗感染治疗有效。

病例点睛

（1）布氏杆菌病是世界上最常见的人兽共患病，人类通过摄入感染动物制品或接触其组织或体液而感染。

（2）感染性假性动脉瘤是布氏杆菌病的一种罕见并发症，但较为危急，需要影像评估瘤体大小、位置、内部结构、与邻近动脉的交通情况及瘤颈的大小、位置情况。

（3）感染性腹主动脉假性动脉瘤的超声表现：动脉旁无回声或混合回声，瘤壁缺乏动脉壁的3层结构，可显示瘤颈。彩色多普勒显示瘤腔内血流缓慢，或呈涡流；频谱多普勒常可于瘤颈处探及特征性的"双期双向"血流频谱。可合并多发斑块。

（4）CTA有助于感染性腹主动脉假性动脉瘤的评估。

（李婉莹　撰写　张　莉　审校）

参考文献

[1] 《中华传染病杂志》编辑委员会. 布鲁菌病诊疗专家共识[J]. 中华传染病杂志，2017，35（12）：705-710.

[2] 陈冬冬，杨瑞，余建群，等. 感染性主动脉假性动脉瘤的多层螺旋CT血管成像诊断价值[J]. 实用放射学杂志，2018，34（10）：1530-1533.

[3] 张楠，毕伟，高翔. 布鲁杆菌感染性主动脉假性动脉瘤的腔内治疗临床效果分析[J]. 血管与腔内血管外科杂志，2021，7（10）：1153-1156.

病例 **8**

病历摘要

患者，女性，40岁。

主诉："多发性大动脉炎，高血压"复查。

症状与体征：腹部听诊可闻及血管杂音，左上肢血压147/62mmHg，右上肢血压169/61mmHg。

既往史：诊断多发性大动脉炎10余年，左侧锁骨下动脉重度狭窄，骨质疏松6年。

实验室检查：ESR（−），CRP（−）。

影像学表现

（1）超声检查：腹主动脉管壁弥漫性增厚，近心段可见多个斑块样强回声，较大者厚约0.29cm，血流束较窄处宽约0.35cm，该处呈花色血流，PSV 377cm/s（图5-8-1）。腹主动脉中段管腔节段性缩窄、闭塞，最细处外径约0.35cm，闭塞长度约3.9cm（图5-8-2）。腹主动脉远心段管腔增宽，宽约1.3cm，该处PSV 89cm/s，频谱呈狭窄下游改变（图5-8-3）。

肠系膜上动脉血流通畅，未见明显狭窄，流速增高，PSV 241cm/s（图5-8-4）。肠系膜下动脉增宽，内径宽约0.66cm，近心段血流反向，其旁可见侧支动脉供血，血流方向自侧支动脉汇入肠系膜下动脉-腹主动脉（图5-8-5）。

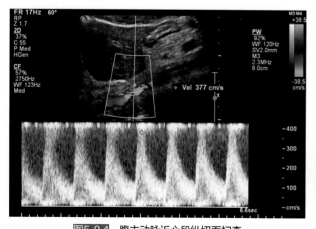

图5-8-1 腹主动脉近心段纵切面扫查

注：腹主动脉血流束变窄，流速增高，PSV 377cm/s。

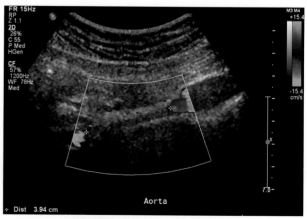

图5-8-2 腹主动脉中段纵切面扫查

注：管腔节段性缩窄、闭塞，闭塞长度约3.9cm。

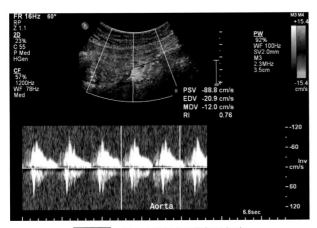

图5-8-3　腹主动脉远心段纵切面扫查

注：腹主动脉远心段管腔增宽，频谱呈狭窄下游改变。

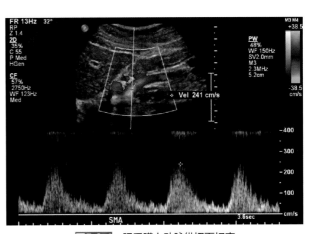

图5-8-4　肠系膜上动脉纵切面扫查

注：肠系膜上动脉流速增高，未见明显狭窄。

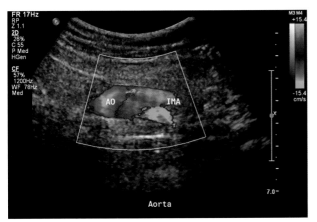

图5-8-5　腹主动脉远心段纵切面扫查

注：肠系膜下动脉管径增宽，血流反向。

（2）CT血管造影（CTA）：降主动脉管壁增厚、多发钙化斑块伴管腔缩窄（约T_{11}水平最明显），最窄处直径约6mm，腹主动脉（双肾动脉水平以下）局部管腔次全闭塞。腹腔内Riolan动脉弓开放，可见多发迂曲粗大侧支循环连接肠系膜上动脉与肠系膜下动脉（图5-8-6a）。

肠系膜下动脉以下水平腹主动脉及其分支可见显影，腹腔干及其分支、双肾动脉显影可，肠系膜上动脉稍增粗，腹壁可见多发动脉走行迂曲（图5-8-6b）。

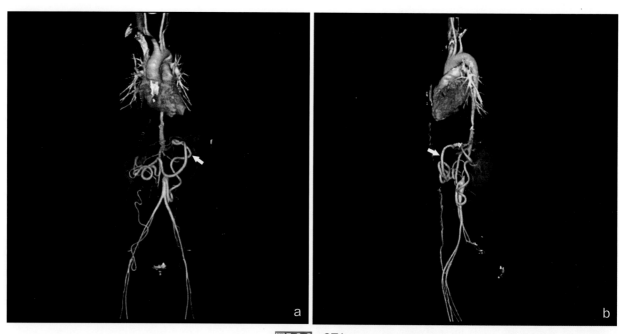

图5-8-6 CTA

注：a. 正面观，降主动脉多发钙化，腹主动脉（双肾动脉水平以下）局部管腔次全闭塞，肠系膜上动脉与肠系膜下动脉经Riolan动脉弓（箭头）沟通；b. 侧面观，腹腔内可见多发迁曲粗大侧支循环（Riolan动脉弓）连接肠系膜上动脉与肠系膜下动脉（箭头），腹壁可见多发动脉走行迁曲。

诊断思路

1. 诊断依据

本例患者有多年大动脉炎病史，病变累及腹主动脉、椎动脉、锁骨下动脉，动脉管壁增厚、管径缩窄。影像学检查提示腹主动脉中段局部管腔次全闭塞，多发侧支循环连接肠系膜上动脉与肠系膜下动脉，符合Roilan动脉弓开放表现，超声显示肠系膜上动脉流速增高，肠系膜下动脉管径增宽，血流反向，结合CTA图像可以推断出血流方向为：腹主动脉（狭窄前）→肠系膜上动脉→粗大迁曲的侧支动脉→肠系膜下动脉→腹主动脉下段（狭窄后）。考虑为大动脉炎所致肾下腹主动脉闭塞伴Riolan动脉弓形成。

2. 鉴别诊断

（1）巨细胞动脉炎（GCA）：又称Horton病、颅动脉炎和颞动脉炎，主要侵犯从主动脉弓发出的大中型动脉，以累及颞浅动脉多见。GCA与大动脉炎都会累及主动脉及其一级分支，造成血管狭窄甚至闭塞，组织学检查难以区分，在超声及其他影像学检查下动脉管壁3层结构均可增厚，亦难以与大动脉炎区分。但GCA常见于中老年患者，以发热、头痛、颌跛行（咀嚼时出现下颌疼痛或肌肉疲劳，停止咀嚼后症状缓解）、眼部受累为突出表现，本例患者暂不支持。

（2）贝赫切特病（Behçet disease，BD）：血管病变的显著特点是能累及循环系统中所有大小的血管（小、中、大），无论动脉还是静脉。动脉病变最常见的是小血管炎，但中、大血管病变也可发生。约1/3的BD患者累及主动脉时常为溃疡、动脉瘤等破坏性病变。该病常有口腔溃疡、外阴溃疡、葡萄膜炎、结节红斑等，针刺反应阳性。本例患者无上述症状，暂不考虑。

（3）动脉粥样硬化：常在50岁后发病，伴动脉硬化的其他临床表现，可引起动脉管腔狭窄、闭塞，是慢性主动脉闭塞症最常见的原因，病变主要累及管壁内中膜，超声下可见动脉管壁内中膜增厚伴斑块形成，斑块内常见钙化。本例患者暂不考虑。

3. 拓展知识点

（1）主动脉闭塞：因动脉粥样硬化、血栓形成、大动脉炎等原因导致的主动脉闭塞，病变主要侵犯肾下腹主动脉可累及主髂动脉分叉处有时可累及双侧髂动脉，可分为急性及慢性。慢性主动脉闭塞性病变通常伴有侧支循环的形成。

（2）侧支循环：正常状态下，部分血管主干在行程中发出与其平行的侧支血管。发自主干不同高度的侧支血管彼此吻合，称侧支吻合。通常侧支比较细小，但当主干动脉闭塞时，侧支增粗，血流可经扩大的侧支吻合到达闭塞以下的血管主干，使血管受阻区的血液循环得到不同程度的代偿恢复。侧支血管的建立显示了血管的适应能力和可塑性。主-髂动脉闭塞症常见的侧支循环类型有：①体支-体支，内乳动脉-股动脉旁路、肋间动脉-髂内动脉旁路、腹壁上动脉-腹壁下动脉旁路和腰动脉-髂内动脉旁路。②内脏支-体支，肠系膜下动脉与髂内、外动脉吻合。③内脏支-内脏支，腹腔干及肠系膜上、下动脉吻合（包括Riolan动脉弓）、肠系膜动脉旁路和直肠动脉旁路。

（3）Riolan动脉弓：指连接肠系膜上动脉与肠系膜下动脉的重要侧支循环动脉，多由结肠中动脉左支或副结肠中动脉结肠左动脉的副升支（左结肠动脉升支）吻合形成，可在左侧2/3横结肠系膜内或腹膜后被发现。Riolan动脉弓长而明显、恒定、单一，是移植肠段十分理想的供血血管，该弓仅1%缺如。出现Riolan动脉弓，往往是肠系膜上动脉、肠系膜下动脉、腹腔干或腹主动脉血管腔狭窄或逐渐闭塞所致，本例即因腹主动脉闭塞导致Riolan动脉弓开放。也可因结肠癌、活动期的溃疡性结肠炎引起。Riolan动脉弓形成后，其将作为内脏支-内脏支侧支循环增加肠道血供。

诊断与转归

（1）临床诊断：多发性大动脉炎，腹主动脉局部闭塞。

（2）随诊：患者行泼尼松+甲氨蝶呤以及厄贝沙坦氢氯噻嗪+硝苯地平控释片降压控制病情，病情稳定，各项免疫指标均在正常范围内，无明显不适。

病例点睛

（1）多发性大动脉炎是一种慢性非特异性炎症病变，主要累及主动脉及其一级分支，属于大血管血管炎。该病可导致血管壁全层增厚，引起受累血管狭窄或闭塞。

（2）主动脉闭塞后，侧支血管会代偿性增粗，血流可经肠系膜中的Riolan动脉弓等扩大的侧支吻合到达闭塞以下的血管主干，使血管受阻区的血液循环得到不同程度的代偿恢复。

（3）主动脉狭窄或闭塞的超声表现：大动脉炎可导致主动脉管径狭窄，管腔内血流流速增高，主动脉闭塞前段血流流速增高或不高，阻力指数（RI）增高，闭塞段血流不显示，闭塞后段频谱呈狭窄下游改变，可见侧支血管供血血管形成。

（4）主动脉闭塞症的CTA表现：主动脉脉闭塞段不显影，闭塞前段及后段间可见多发侧支血管增粗。

（方 嵩 撰写 葛志通 审校）

参考文献

[1] 邵江，刘晓龙，邱宸阳，等. 肾下腹主动脉闭塞的治疗策略[J]. 中华普通外科杂志，2018，33（11）：979-981.

[2] 何岸苇，万业达，张琳，等. 主-髂动脉闭塞侧支循环形成的CTA表现[J]. 临床放射学杂志，2008，27（7）：905-907.

[3] 李震等，汪忠镐，王雷永，等. 大动脉炎致肾动脉上腹主动脉闭塞的手术治疗[J]. 中国普外基础与临床杂志，2010，17（6）：613-614.

[4] 张金辉，刘训强，王冀锋，等. 慢性主-髂动脉闭塞症致Riolan弓形成的腔内治疗二例报告[J]. 中华介入放射学电子杂志，2016，4（3）：178-181.

[5] 王欣，李宗儒，施举红. 白塞综合征肺动脉受累合并肺栓塞一例[J]. 中华医学杂志，2020，100（6）：471-473.

[6] 温朝阳. 下肢动脉粥样硬化超声检查：规范化、效率与准确性[J]. 中华医学超声杂志（电子版），2017，14（1）：2-4.

[7] 张娜，许珂，张莉芸，等. 血管超声在巨细胞动脉炎诊断中的研究进展[J]. 中国药物与临床，2018，18（10）：1724-1726.

病例 **9**

病历摘要

患者，男性，19岁。

主诉：餐后腹部不适1年余。

既往史：2018年确诊多发性大动脉炎，主动脉弓及左侧颈动脉受累。

影像学表现

腹腔干近心段受中弓韧带压迫，呈鱼钩状狭窄，以呼气后为著（图5-9-1）。

呼气后屏气时：腹腔干狭窄处流速明显增快（图5-9-2a）；肝动脉近心段血流反向，供应脾动脉（图5-9-2b）；脾动脉频谱形态及流速尚可（图5-9-2c）。深吸气后，随着肝脏下移，腹腔干受压程度减轻（图5-9-1c）。

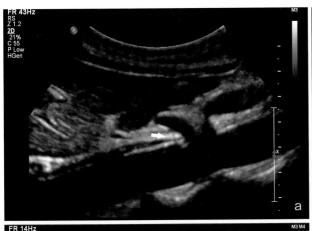

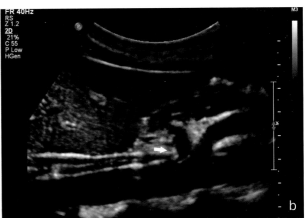

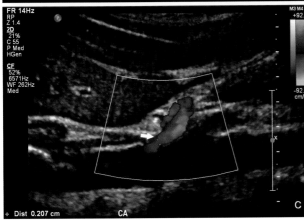

图5-9-1 腹腔干纵切面扫查

注：腹腔干近心段受中弓韧带压迫变窄（箭头）。a. 深呼气后屏气，腹腔干受压最重，呈鱼钩状狭窄，管腔接近闭塞；b. 平静呼吸时，腹腔干狭窄段内径0.11cm；c. 深吸气后，随着肝脏下移，腹腔干受压程度减轻，狭窄段内径0.21cm。CA，腹腔干。

　　深吸气后屏气时：腹腔干流速较呼气后屏气时降低（图5-9-4a）；肝动脉血流方向恢复为正向的入肝血流（图5-9-4b）；脾动脉频谱形态及流速正常（图5-9-4c）。

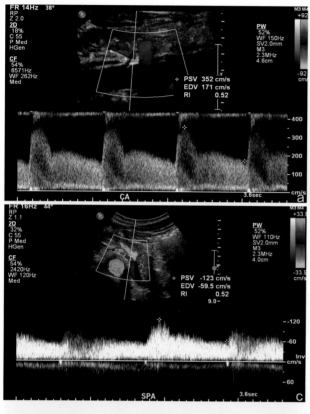

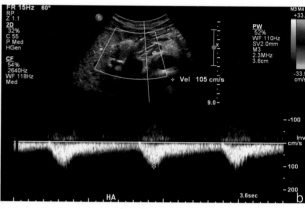

图5-9-2　深呼气后屏气时，腹腔干及分支血流动力学变化

注：a. 腹腔干狭窄处流速明显增快，该处PSV 352cm/s；b. 肝动脉近心段血流反向，供应脾动脉，肝动脉反向PSV 105cm/s；c. 由于肝动脉反向供血，脾动脉频谱形态及流速尚可，PSV 123cm/s。CA，腹腔干；HA，肝动脉；SPA，脾动脉。

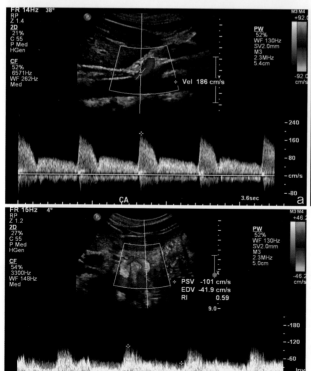

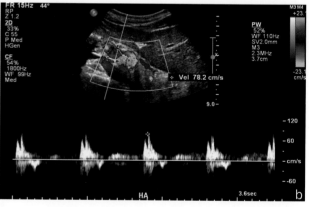

图5-9-3　深吸气后屏气时，腹腔干及分支血流动力学变化

注：a. 腹腔干流速较呼气后屏气时降低，PSV 186cm/s；b. 肝动脉血流方向恢复为正向的入肝血流，PSV 78cm/s；c. 脾动脉频谱形态及流速正常，PSV 101cm/s。CA，腹腔干；HA，肝动脉；SPA，脾动脉。

💓诊断思路

1. 诊断依据

中弓韧带压迫综合征（median arcuate ligament syndrome，MALS）超声表现为吸气时，腹腔干峰值流速明显下降，呼气时流速明显加快。禁食时，腹腔干PSV≥200cm/s提示直径狭窄率>70%。当深呼气时，由于中弓韧带压迫加重，超声上可出现肝总动脉血流反向供应脾动脉的情况，这是由于肝总动脉自肠系膜上动脉分支窃血所致，而吸气后，肝总动脉血流恢复正向，这是该病的特征性表现之一。深呼气狭窄加重时，脾动脉血流频谱可呈现收缩期加速时间延长、流速和阻力指数减低的狭窄下游频谱改变。

此外，深吸气末PSV（PSV_{insp}）与深呼气末PSV（PSV_{exp}）之间的流速变化率，即（$PSV_{exp}-PSV_{insp}$）/ $PSV_{insp}\times100\%$，以及呼吸过程中腹腔干的偏转角度也可以作为诊断指标。文献报道，以流速变化率≥120%为诊断阈值时，其诊断敏感性为87.7%，特异性为89.4%，AUC为0.920。而以偏转角度≥50°作为诊断阈值时，其诊断敏感性为100%，特异性为60%，阳性预测值为43%，阴性预测值为100%。

本例患者有餐后腹部不适的临床症状，灰阶图像显示腹腔干管壁无明显增厚和斑块形成，而是呈受压改变，且随呼吸运动呈现明显的角度偏转，同时伴有流速的明显变化和肝总动脉的血流方向改变，符合MALS的表现。

2. 鉴别诊断

MALS主要与引起腹腔干狭窄的其他病因相鉴别。

（1）血管性病变：如动脉粥样硬化、多发性大动脉炎、动脉夹层等导致的腹腔干狭窄，这是由于腹腔干管壁本身的病变造成的，伴有管壁的特征性改变，且血流动力学状态随呼吸无明显改变。①动脉粥样硬化：多见于中老年男性，常有高脂血症等基础病史，管壁上可见钙化或非钙化斑块导致管腔狭窄，常位于腹腔干开口处。②多发性大动脉炎：常见于青年女性，急性期常伴有ESR、CRP等实验室检查异常，体瘦者超声可见管壁呈节段性环形增厚。③腹腔干夹层：常由主动脉夹层延伸至腹腔干导致，超声显示撕裂的内膜片和真假腔内不同形态的血流频谱。

（2）肿瘤性病变侵犯或压迫导致的腹腔干狭窄：腹腔干周围可探及占位性病变，挤压或侵犯腹腔干，导致管腔狭窄，易于鉴别。

3. 拓展知识点

（1）发病机制：正中弓状韧带，简称中弓韧带，是连接两侧膈肌脚的弓状纤维韧带结构，构成主动脉裂孔的前缘。该韧带一般位于腹腔干上方，于L_1椎体水平跨越腹主动脉。当中弓韧带位置较低或腹腔干的发出位置较高时，可造成腹腔干受压、管腔狭窄，导致血流动力学改变，产生腹腔脏器缺血的相关临床症状，称为中弓韧带压迫综合征。

MALS多见于体型瘦长的年轻女性，体位改变或呼吸变化可使症状缓解。其发病机制尚不清楚，较为一致的观点为：①中弓韧带压迫腹腔干导致内脏缺血，同时引起肠系膜上动脉窃血。②腹腔干周围腹腔神经节的压迫引起的神经源性刺激导致疼痛。

（2）临床表现：MALS是罕见的内脏动脉血管疾病，多数患者无明显症状，部分可出现餐后腹痛、恶心、呕吐、体重减轻等，但症状无特异性，与消化道疾病难以鉴别。

（3）血管造影表现：数字减影血管造影（DSA）和CT血管造影（CTA）显示，腹腔干受压变窄，呈鱼钩状或V字形。CT横轴面上可见紧邻狭窄腹腔干根部左、右两侧的横行带状影；血管重建图像上可见腹腔干起始部受中弓韧带影覆盖压迫伴不同程度的狭窄（图5-9-4）。

当腹腔干狭窄时，部分患者腹腔干及其分支与肠系膜上动脉及其分支间会建立侧支循环，腹腔干自肠系膜上动脉窃血。DSA和CTA显示常见的侧支循环有3种类型：胰十二指肠动脉弓型、胰背动脉型和肝内型。其中以胰十二指肠动脉弓型最常见。将出现侧支循环作为间接征象对MALS的诊断具有很大价值。另外，明确有无侧支循环及其类型对于相关的腹部手术（如肝脏肿瘤介入治疗、肝移植等）具有重要的指导意义。

（4）治疗：确诊为MALS的患者经手术松解或血管重建术后临床症状可明显缓解。

诊断与转归

（1）临床诊断：患者行CTA检查，可见腹腔干起始部受压伴管腔重度狭窄，考虑中弓韧带压迫综合征可能性大（图5-9-4）。

（2）随诊：未予外科治疗。

病例点睛

（1）中弓韧带压迫综合征（MALS）是由于腹腔干受中弓韧带压迫变窄，产生腹腔脏器缺血相关临床症状的一种罕见病。

（2）MALS临床表现缺乏特异性，部分患者可出现餐后腹痛、恶心、呕吐、体重减轻等症状。

（3）MALS超声表现为腹腔干随呼吸运动呈现明显的角度偏转，同时伴有流速的明显变化：深呼气

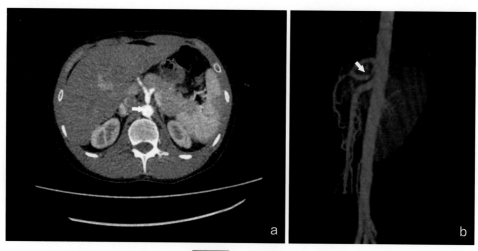

图5-9-4　CTA表现

注：a. 横轴面上可见紧邻狭窄腹腔干根部左、右两侧的横行带状影（黄箭头）；b. 血管重建图像上可见腹腔干起始部重度狭窄（白箭头）。

后屏气时，腹腔干明显受压呈鱼钩状或V字形狭窄，流速增快，可伴有肝总动脉的血流反向和脾动脉的频谱形态改变；深吸气后屏气时，腹腔干受压减轻、流速降低，肝总动脉和脾动脉血流频谱多可恢复正常。

（4）DSA和CTA可显示MALS患者腹腔干的受压改变和狭窄程度，并评估侧支循环的形成情况。

（王亚红　撰写　李建初　审校）

参考文献

[1] 何杰，牛忠锋，胡红杰. CT与数字减影血管造影诊断正中弓状韧带压迫腹腔动脉的对比研究[J]. 中国医学影像学杂志，2018，26（10）：763-766，771.

[2] 王贤明，张文君，华先平，等. 彩色多普勒超声诊断中弓韧带压迫综合征[J]. 中国医学影像技术，2017，33（2）：242-246.

[3] GRUBER H, LOIZIDES A, PEER S, et al. Ultrasound of the median arcuate ligament syndrome: a new approach to diagnosis[J]. Med Ultrason, 2012, 14(1): 5-9.

病例 **10**

病历摘要

患者，女性，12岁。

主诉：发现血压升高2个月。

症状与体征：患者自述2019年10月发现血压高，最高约200/150mmHg，无头痛、头晕等不适。

既往史：平素体健，否认高血压、冠心病、糖尿病等慢性病史。

体格检查：BP 160/86mmHg。

影像学表现

（1）肾动脉超声检查：右肾可见3支肾动脉，血流通畅（图5-10-1a、图5-10-1b），上极者管径较细，PSV 40cm/s，中部者管径最粗，PSV 89cm/s，下极者PSV 49cm/s。左肾可见2支肾动脉（图5-10-2a），其上支起始段上方近肾门处可见分支（图5-10-2b），上极分支走行迂曲，管腔略细，流速增高，PSV 232cm/s，频谱毛糙（图5-10-3）。左肾叶间动脉部分加速时间延长（>0.07s）。

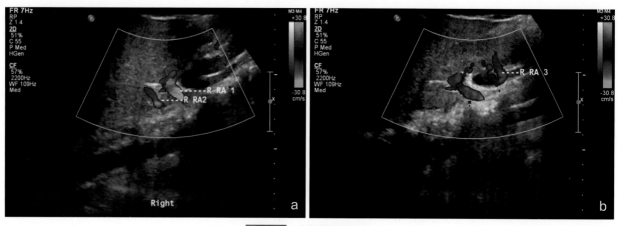

图5-10-1 右肾纵切面扫查

注：a.右肾上极（R-RA1）及中部（R-RA2）肾动脉，中部者管径较粗；b.右肾下极肾动脉。

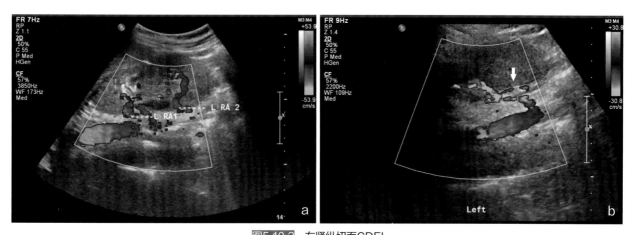

图5-10-2　左肾纵切面CDFI

注：a. 左肾两支肾动脉；b. 左侧上支肾动脉起始段上方近肾门处可见分支（箭头）。

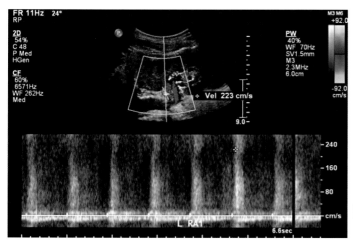

图5-10-3　左肾纵切面频谱多普勒

注：左肾上极分支流速增高，频谱毛糙。

（2）主动脉CTA：左侧双支肾动脉，上位左肾动脉分支过早，近段重度狭窄、次全闭塞可能（图5-10-4a）；右侧3支肾动脉（图5-10-4b）。

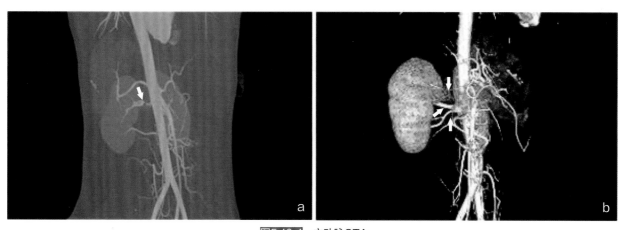

图5-10-4　主动脉CTA

注：a. 左肾上位左肾动脉近段重度狭窄、次全闭塞可能（箭头）；b. 右肾3支肾动脉（3支均用箭头标出）。

💗 诊断思路

1. 诊断依据

肾动脉狭窄超声表现为狭窄段管腔变窄，血流束变细，流速明显升高（肾动脉湍流处峰值流速≥180cm/s），阻力增大；狭窄即后段为杂色血流信号，仍可测及高速射流。狭窄动脉的肾内动脉分支血流频谱呈小慢波改变，表现为频谱形态低平、圆钝，频谱上升倾斜，流速减低，阻力降低，收缩早期加速时间≥0.07s。

本例患者青少年女性，起病隐匿，既往无殊，因高血压2个月入院，影像学提示右肾3支肾动脉，左肾2支肾动脉，左肾动脉上支过早分支近段狭窄，未见其他大血管异常，且免疫病证据不足，结合患者病史、查体及辅助检查，考虑诊断左肾动脉狭窄（肌纤维发育不良可能性大）。

2. 鉴别诊断

（1）先天性肾动脉变异导致肾动脉狭窄：常见副肾动脉和肾动脉提前分支。副肾动脉是由腹主动脉或其他非肾动脉主干发出入肾脏供血，通常较肾动脉主干纤细；肾动脉过早分支指肾动脉开口1.5cm内发出分支，通常进入肾门的分支与肾动脉主干相接近。部分患者可出现肾功能异常，继发性醛固酮增多症引起的高血压、低血钾等表现。本例患者双侧肾动脉均为先天性肾动脉变异（右肾3支肾动脉，左肾2支肾动脉），右侧3支肾动脉均未见明显狭窄，左侧肾动脉狭窄处仅为上支肾动脉过早分支近段，结合患者病史及辅助检查，暂不支持先天肾血管变异导致肾动脉狭窄诊断。

（2）肾动脉粥样硬化：患者多为50岁以上，作为全身动脉粥样硬化的一部分，肾动脉主干病变可引起高血压和肾缺血缩小，可出现蛋白尿，患者多有血脂异常、吸烟及糖尿病等危险因素。本例患者青少年女性，血脂正常，无相关病史，不支持动脉粥样硬化诊断。

（3）大动脉炎累及肾动脉：多见于年轻女性，90%发生在30岁以下，活动期可有ESR和CRP升高，多侵犯主动脉及其大的分支，造成血管狭窄和闭塞，少见扩张，大动脉炎侵犯肾动脉约有60%以上，多数病变侵犯肾动脉起始部和近心端，肾动脉多为向心性局限狭窄。本例患者常见自身抗体及炎症指标均正常，既往无血管狭窄或闭塞病史，其余大血管未见明显异常，暂不支持大动脉炎诊断。

3. 拓展知识点

（1）临床表现：纤维肌发育不良（fibromuscular dysplasia，FMD）是一种特发性、非炎症性、非动脉粥样硬化的节段性血管性疾病，可导致中小动脉狭窄、阻塞、动脉瘤形成及动脉夹层。该病最常见于肾动脉，也可累及颈动脉、冠状动脉等。多见于儿童及中青年人群，女性居多。FMD所致的肾动脉狭窄主要表现为顽固性的肾血管性高血压。

（2）影像学表现：CT血管造影、磁共振血管造影及数字减影血管造影（DSA）是FMD的主要影像学手段，血管造影表现为两种类型。①局灶性FMD：可发生在动脉的任何部位。②多灶性FMD：狭窄和扩张交替发生（所谓的"串珠征"），通常发生在动脉的中端和远端。

（3）治疗：FMD性肾动脉狭窄的外科治疗包括传统的手术治疗和微创的腔内治疗。由于此类肾动脉病变多见于肾动脉主干的中段，球囊扩张被认为是对于中段或串珠样病变的首选治疗，支架植入一般在球囊扩张失败、肾动脉出现夹层时考虑使用。

（4）病理改变：表现为中膜纤维组织增生，占纤维肌病变的80%以上；但也有少数表现为均匀性或偏心性狭窄，与内膜或外膜增生有关。

诊断与转归

（1）临床诊断：左肾动脉狭窄（肌纤维发育不良可能性大）；高血压。

（2）随诊：患者行经右下肢动脉、腹主动脉及左肾动脉造影，左肾动脉球囊扩张术，手术过程顺利，术后患者恢复良好，血压恢复正常（图5-10-5）。

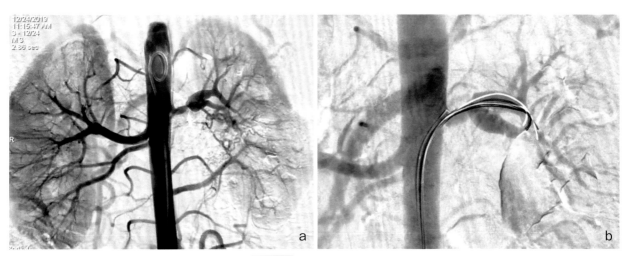

图5-10-5　术前和术后DSA

注：a. 术前DSA，导管进入左肾动脉内，造影示左肾上支动脉中段即过早分支分叉处重度狭窄（箭头标记）；b. 术后DSA，引入球囊扩张病变节段，扩张后造影示左肾动脉血流通畅，无明显残余狭窄。

病例点睛

（1）纤维肌发育不良（FMD）是一种特发性、非炎症性、非动脉粥样硬化的节段性血管性疾病。FMD最常见于肾动脉，也可累及颈动脉、冠状动脉等。FMD所致的肾动脉狭窄主要表现为顽固性的肾血管性高血压。

（2）本例患者症状为高血压，无其他不适，影像学检查结果既有先天性肾血管变异（右肾3支肾动脉；左肾2支肾动脉，其上支肾动脉过早分支），又有肾动脉狭窄，分辨其肾动脉狭窄的病因尤其重要，本例患者双肾多支肾动脉，影像学表现及左肾动脉造影均为左肾上支动脉中段重度狭窄，并非整支左肾上支动脉狭窄，结合病史及其他检查，FMD导致左肾动脉狭窄可能性大。

（3）FMD的血管造影征象为典型的"串珠征"，该征象为多灶性FMD的典型征象，超声检查对于多灶性FMD一般可以作出初步判断，多数情况下轻微及局灶性FMD难与动脉硬化和动脉炎鉴别，需要结合临床判断。

（4）治疗和预后：FMD性肾动脉狭窄的外科首选治疗为球囊扩张，多用于肾动脉中段，外科治疗控制血压的效果明显。本例患者左肾动脉造影备球囊扩张术后血压恢复正常。

（陈韵竹　撰写　杨　萌　审校）

参考文献

[1] 史振宇，符伟国，郭大乔，等. 肌纤维发育不良所致肾动脉狭窄16例的治疗[J]. 中华普通外科杂志，2012，27（10）：786-788.

[2] 吴岩，周文泉. 肾动脉变异的研究进展[J]. 医学研究生学报，2012，25（11）：1225-1228.

[3] GORNIK H L, PERSU A, ADLAM D, et al. First international consensus on the diagnosis and management of fibromuscular dysplasia[J]. Vasc Med, 2019, 24(2): 164-189.

病例 **11**

病历摘要

患者，女性，63岁。

主诉：2周前体检发现右肾无回声。

症状与病史：常规体检超声见右肾上极无回声，考虑囊肿可能。无特殊不适及体征。

既往史：高血压15年，血压最高160/110mmHg，药物控制可；冠心病3年，口服阿司匹林控制。18个月前外伤致右侧第7肋骨骨折，保守治疗后恢复。1年前因头痛行MRI检查，未见明确出血及梗死灶。50年前腹股沟淋巴结结核病史。

实验室检查：肾功能、尿红细胞、尿蛋白均（-）。

影像学表现

（1）肾血管彩色多普勒超声：右肾上极集合系统内见无回声（图5-11-1），范围约2.3cm×1.4cm，CDFI显示内充满血流信号，呈半红半蓝（图5-11-2），频谱呈搏动性低阻力频谱，PSV 62cm/s，RI 0.43（图5-11-3）。该无回声下端局部与段动脉远心段相连，相连处宽约0.2cm（图5-11-4），可探及高速低阻动静脉瘘样频谱，PSV 315cm/s，RI 0.45（图5-11-5a）。相连段动脉远心段局部管径稍宽，宽约0.4cm，内见低阻动脉频谱，PSV 94cm/s，RI 0.40（图5-11-5b）。该段动脉近心段PSV 81cm/s，RI 0.50。余肾动脉主干、叶间动脉、肾静脉主干及左侧肾血管未见明显异常。

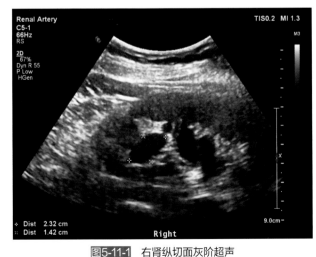

图5-11-1 右肾纵切面灰阶超声

注：示右肾上极集合系统内无回声，边界清。

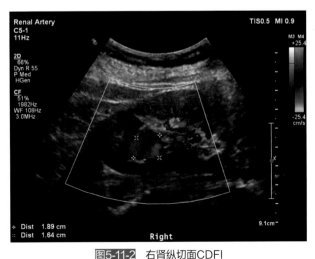

图5-11-2 右肾纵切面CDFI

注：示右肾上极无回声内充满血流信号，呈半红半蓝。

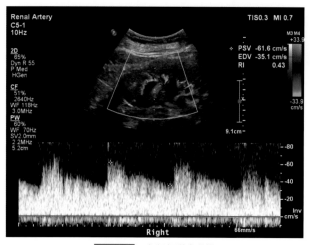

图5-11-3 右肾频谱多普勒

注：示右肾上极无回声内可探及搏动性低阻动脉样频谱，略呈毛刺样。

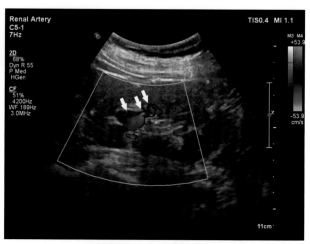

图5-11-4 右肾纵切面CDFI

注：无回声（白色箭头）下端局部与段动脉远心段（绿色箭头）相连，连通处内见纤细血流（黄色箭头）。

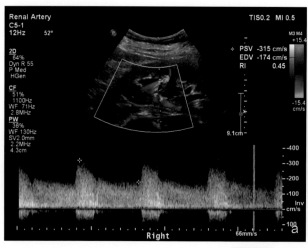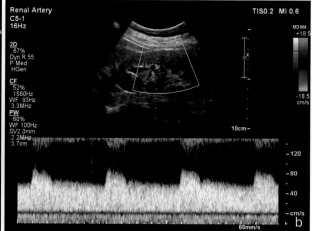

图5-11-5 右肾纵切面频谱多普勒

注：a. 右肾上极无回声与段动脉连通处可探及高速低阻动静脉瘘样频谱；b. 相连段动脉局部管径稍宽，内呈低阻动脉频谱。

（2）CTA：右肾上极类圆形混杂密度影，动脉期强化与肾动脉相近（图5-11-6），门脉期及延迟期强化与肾静脉相近，与右肾动脉分支及右肾中支肾静脉相通，右肾中支肾静脉较右肾上、下支肾静脉早显。腹主动脉及其分支多发钙化及非钙化斑块。右肾中部多发钙化。

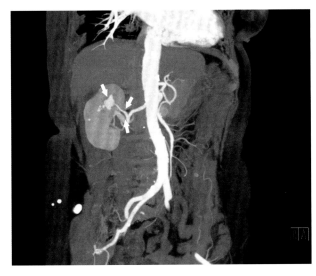

图5-11-6　腹主动脉CTA数字减影重建图像（动脉期，冠状面右前斜位）

注：右肾上极类圆形混杂密度影（白色箭头），动脉期强化与肾动脉相近，与右肾动脉分支（绿色箭头）相通；右肾静脉中支较早显影（黄色箭头）。

 诊断思路

1. 诊断依据

本例患者因体检发现肾内无回声，考虑可能为肾囊肿或肾集合系统局部扩张，为进一步检查、明确诊断来诊。超声检查见右肾上极集合系统内2.3cm×1.4cm囊状无回声，内无分隔，与肾盂、肾盏无明显相连。对病灶进行彩色多普勒超声检查，适度调节彩色标尺及增益，可见无回声内充满血流信号，考虑为血管来源。无回声内可探及低阻搏动性动脉样频谱，PSV 62cm/s，RI 0.43，进一步扫查寻找动脉样频谱来源的动脉血管。扫查见无回声下方局部通过纤细条状血流与扩张的段动脉远端相连，经反复探查，连通处的纤细血流束内最高可测得PSV 315cm/s，RI 0.45，为高速低阻频谱，频窗消失，反映该处血流收缩期和舒张期均流速较高、流量较大，符合动静脉瘘的频谱特征。瘘口上游段动脉远端局部管径稍增宽，呈动脉瘤样扩张，内见低阻动脉血流，PSV 94cm/s，RI 0.40；与该段动脉近心段PSV 81cm/s、RI 0.50相比，流速升高，阻力减低，符合动静脉瘘上游动脉收缩期及舒张期血流量均提高的特征。而下游相连静脉由于管壁薄、弹性低，在高血流速冲击下，管壁压力增大，易扩张形成静脉瘤，即最初发现的囊状无回声结构，且由于直接接受段动脉供血，形成了动脉样搏动性血流频谱。梳理沿血流方向，病变相关结构依次为：段动脉→段动脉远端轻度扩张处（小动脉瘤）→连通部位高速血流处（动静脉瘘瘘口）→右肾上极无回声（静脉瘤）→肾静脉属支。

CTA检查证实，超声所示无回声对应CT中右肾上极类圆形混杂密度影，与肾动脉分支相连，动脉期强化与肾动脉相近，考虑该处未经过组织毛细血管，与动脉直接相连通；其旁对应的肾静脉中支动脉期较早显影，提示动-静脉间异常引流，考虑存在动静脉瘘。

患者入院行右肾动脉数字减影血管造影及动静脉畸形栓塞术，术中血管造影明确诊断：右肾上极实质内动静脉瘘形成，动脉端可见3处串联动脉瘤样扩张，直径0.4cm左右，静脉端扩张明显，直径2.5cm左右，经右肾静脉回流至下腔静脉。

本例患者肾动静脉瘘形成的时间和原因不明，考虑继发性动静脉瘘可能性较大，不除外与动脉粥样硬化背景及18个月前导致右侧肋骨骨折的外伤相关，可能为原有肾小动脉瘤破裂后形成。而患者高血压、头痛症状表现与肾动静脉瘘的相关性不明确。瘘口远段肾叶间动脉血流未见明显异常，引流肾静脉血流频谱未见明显异常，考虑动静脉瘘分流量较小，对右肾血流动力学影响不大。

2. 鉴别诊断

（1）肾囊状动脉瘤：肾动脉瘤是动脉壁局部薄弱后形成的动脉管壁异常扩张，病因包括动脉粥样硬化、创伤、感染、先天性等，临床分型包括起源于肾动脉或其分支管壁局部外突形成的囊状动脉瘤、肾动脉主干梭形增宽形成的梭形动脉瘤、肾实质内动脉瘤。本例患者老年女性，多发动脉粥样硬化病史，具有肾动脉瘤形成的病理基础。超声所示无回声区与CTA中对应区域动脉期造影剂快速充盈，强化与肾动脉相近，超声于病灶内可探及动脉样频谱，不除外无回声为肾动脉瘤瘤体的可能性。如病灶为囊状动脉瘤，无回声为动脉瘤囊腔，与动脉主干相连的血流束为瘤颈部，则收缩期动脉血流通过瘤颈部进入瘤腔，舒张期由瘤腔回到动脉，瘤颈部应可见双期双相往复血流频谱，与本例连接处高速低阻血流频谱不符。

（2）肾梭形动脉瘤伴近段动脉狭窄：如病灶无回声为梭形扩张的肾动脉，其上游纤细高速血流为上游动脉狭窄处，则狭窄处阻力指数通常≥0.7，狭窄上游血流阻力亦不应减低，与本例连通处及上游动脉的低阻血流不符。CTA所示动脉期右肾静脉较早显影，单纯有肾动脉瘤亦不能解释。也提示动静脉瘘的存在。明确诊断需依靠数字减影血管造影。

（3）纤维肌发育不良（FMD）：非炎症性、非动脉粥样硬化性的系统性血管疾病，多见于女性，以平滑肌纤维和弹性组织发育异常为特征，可导致动脉狭窄、闭塞、迂曲、动脉瘤、动脉夹层，最常受累的部位为肾动脉和颈内动脉，在肾动脉中多累及肾动脉远段2/3及分支血管，典型表现为血管节段性"串珠样"改变，临床上可引发高血压。本例超声及CTA未见血管"串珠样"典型表现，无FMD相关诊断证据，且血流动力学改变与该病不符。

3. 拓展知识点

肾动静脉瘘根据病因分为原发性及继发性。原发性动静脉瘘占肾动静脉瘘的20%～30%，为先天性血管发育异常所致，表现为曲张的血管团内有多支动静脉瘘，多在中青年期因肉眼血尿被发现，这是由于其异常血管结构常位于集合系统黏膜下的固有层，易破入肾集合系统引起血尿。继发性动静脉瘘的病因包括创伤、穿刺及手术操作、肿瘤侵蚀、炎症等，其中经皮肾穿刺活检后约14%的患者会形成肾动静脉瘘，大部分会在1年内自行闭合消失。继发性动静脉瘘可无明显症状，也可能引发高血压、心力衰竭、血尿等症状，其中推测肾动静脉瘘引发高血压的机制为动静脉分流导致瘘源端肾缺血，引起肾素分泌增加。

肾动静脉瘘的诊断主要依靠肾动脉造影和彩色多普勒超声，其中原发性动静脉瘘因存在曲张血管团，超声诊断相对容易，而发生于段动脉以下分支的继发性动静脉瘘通常不易于超声检查中显示，依赖检查者针对性的仔细扫查和适当的仪器设置。

肾动静脉瘘的治疗原则是解除症状的同时尽可能保留有功能的肾单位，目前最常用的治疗方法为选择性肾动脉栓塞，如聚乙烯颗粒栓塞较小的瘘口、弹簧圈栓塞供血动脉等。

诊断与转归

（1）临床诊断：右肾动静脉瘘，右肾动脉瘤，右肾静脉瘤。

（2）治疗及随诊：患者行"右股动脉入路，右肾动脉造影，右肾动静脉畸形栓塞术，透视下右股动脉穿刺点闭合术"，造影见右肾上极实质内动静脉瘘形成，动脉端可见3处串联动脉瘤样扩张，直径0.4cm左右；静脉端扩张明显，直径2.5cm左右。先后于远端动脉瘤内释放2mm及3mm弹簧圈4枚，于近段串联动脉瘤内分别释放4mm弹簧圈若干，复查造影示右肾动脉瘤及动静脉瘘未见显影，右肾实质显影良好。患者术后恢复可，肾功能、尿常规正常。

病例点睛

（1）动静脉瘘超声特征：动脉与其旁静脉管腔直接相通，瘘口处高速低阻血流信号，动脉侧流速略高，阻力减低；静脉侧距离瘘口较近处呈低阻动脉型频谱。

（2）肾内无回声病变可能为血管来源，使用彩色多普勒超声检查血流情况，避免误诊为囊肿。

（3）对于血管畸形病变，仔细探查病变相关血管走行和血流来源，清晰显示交通或狭窄部位血流及频谱，通过血流走行和频谱形态明确病变与血管结构关系和血流动力学特征。

（董一凡　撰写　王亚红　审校）

参考文献

[1] 郭小林，叶章群，张旭，等. 肾动静脉瘘的诊断与治疗[J]. 中华泌尿外科杂志，2003，24（6）：371-373.

[2] GHONEIM T P, THORNTON R H, SOLOMON S B, et al. Selective arterial embolization for pseudoaneurysms and arteriovenous fistula of renal artery branches following partial nephrectomy[J]. J Urol, 2011, 185(6): 2061-2065.

[3] GORSI U, BANSAL A, SINGH T, et al. Endovascular management of renal arteriovenous fistula with large aneurysm masquerading as a renal cyst[J]. Urology, 2020, 146: e14-e16.

[4] 王志向，王林辉. 肾动脉瘤治疗进展[J]. 现代泌尿外科杂志，2016，21（11）：887-890.

病例 **12**

病历摘要

患者，女性，52岁。

主诉：发现下腔静脉占位1月余，行抗凝治疗无效。

症状与体征：2个月前自觉活动后胸闷憋气，体力下降，无心绞痛症状，无头晕、咳嗽、咳痰、胸痛，近日双足轻度水肿。

既往史：4年前因子宫肌瘤于外院行"子宫全切术"。

生育史及家族史：G2P2。无肿瘤、遗传病病史。

影像学表现

下腔静脉肝后段至右肾静脉水平管腔内见条状低回声（图5-12-1），上下径约13.9cm，前后径约2.6cm，左右径约2.7cm，CDFI：低回声内未探及血流信号，病变周边与下腔静脉管壁之间可见环形血流通过（图5-12-2）。其以远段下腔静脉管腔内未见异常回声，血流通畅。

肝左、肝中及肝右静脉内未见异常回声，血流通畅，肝内未见交通支形成。

右侧卵巢静脉管腔内见低回声，该低回声向上与下腔静脉管腔内占位相连，并向下延伸至右侧盆腔（图5-12-3）。

双侧肾静脉、左侧卵巢静脉、髂总静脉、髂内静脉、髂外静脉、双下肢深静脉未见异常回声，血流通畅。

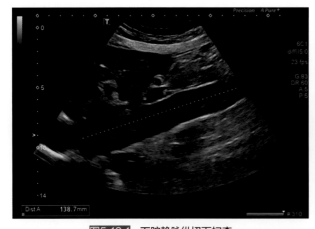

图5-12-1 下腔静脉纵切面扫查

注：下腔静脉肝后段至右肾静脉水平管腔内见条状低回声。

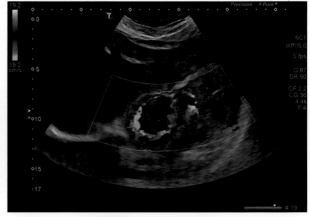

图5-12-2 上腹部横切面扫查

注：低回声占位与下腔静脉管壁之间见环形血流通过。

子宫全切术后，左侧卵巢大小3.1cm×1.7cm，右侧卵巢大小2.0cm×1.7cm。右侧盆腔可见低回声，大小约10.2cm×11.8cm×5.2cm，呈分叶状，边界清晰，内部回声不均，CDFI：内见短条状血流信号（图5-12-4）。

超声造影：低回声病变中度增强，病变内部可见多条沿病变长轴分布的条状造影剂（图5-12-5）。

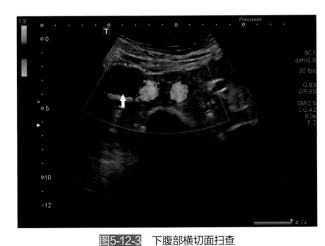

图5-12-3　下腹部横切面扫查

注：右侧卵巢静脉管腔内低回声（箭头）。

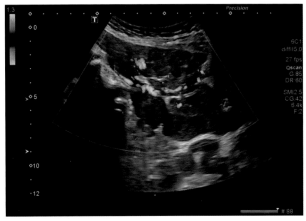

图5-12-4　下腹部纵切面扫查

注：盆腔偏右侧低回声占位，回声不均，内见多处条状血流信号。

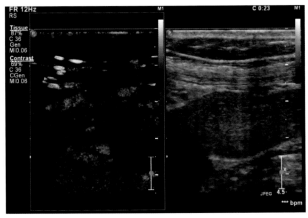

图5-12-5　超声造影

注：低回声病变中度增强，造影剂微泡呈长条状分布病变内部。

诊断思路

1. 诊断依据

（1）静脉内平滑肌瘤病（intravenous leiomyomatosis，IVL）累及下腔静脉或髂静脉时，可呈膨胀性生长，超声显示静脉管腔内见实性或囊实性条索状占位，病变可向上延伸进入右心房，部分病变可以同时累及右心房和右心室，偶见肺动脉受累。

（2）探头加压时受累静脉管腔内径不消失，病变与管壁之间无粘连，无血管壁的侵袭和受累，CDFI示静脉内占位与静脉管壁之间可见细条状血流信号。

（3）IVL下腔静脉内的病变可累及下腔静脉全程，病变走形延伸方向与静脉回流方向基本一致，且病变范围越大，其向上累及心房的可能性越大，同时患者的临床症状也相对越重。

（4）当IVL病变到达右心腔时，下腔静脉的占位常表现为一端与子宫或盆腔内占位相连，另一端与心腔内的占位相连，因此发现下腔静脉或者髂静脉内占位的同时，应留意扫查盆腔、子宫，关注有无心脏受累。

（5）下腔静脉或髂静脉内囊实性病变内有可有多个长条状的无回声区存在，无回声多与静脉管壁长轴平行，CDFI示裂隙内可探及平行于管壁长轴的彩色血流信号，呈"多轨征"或"彩虹征"表现。

（6）当IVL病变累及下腔静脉近心段肝静脉入口以上水平时，肝静脉回流受阻，肝左、肝中、肝右静脉增宽，肝内可见侧支血管形成，侧支的丰富程度与静脉回流受阻的程度成正比。

（7）盆腔探及低回声占位，边界不清，向子宫周边延伸，与周围组织分界不清，部分病灶内可探及丰富动静脉血流信号。

（8）继发表现：部分患者盆腔病变较大，压迫输尿管而出现泌尿系梗阻征象，表现为单侧或双侧肾盂分离伴输尿管的不同程度扩张。

本例患者下腔静脉占位，病变自右侧卵巢静脉延伸进入下腔静脉，超声造影显示病变中度增强，造影剂微泡在病变内部呈长条状分布，结合子宫肌瘤病史，符合下腔静脉内平滑肌瘤病超声表现。

2. 鉴别诊断

（1）下腔静脉平滑肌肉瘤：原发于下腔静脉的平滑肌肉瘤，多发生于下腔静脉中1/3段，超声可见下腔静脉内的低回声占位，病变多为局限性，下腔静脉远心段内无异常回声，探头加压可以压瘪。若病变完全阻塞下腔静脉，引发下腔静脉回流受阻，下腔静脉周边可见侧支血管开放，引流下肢的回心静脉血。此外，由于肉瘤的侵袭特性，超声扫查常可发现凸出于静脉管壁轮廓之外的病变。病变内部尤其是病变起源处可探及较丰富的杂乱血流信号，走形不规则，似烟花状，超声造影显示病变呈不均匀高增强，内部坏死区无增强。下腔静脉平滑肌肉瘤与妇科的盆腔占位之间无明确关系。本例患者的病变在静脉管腔是连续的，且均在静脉管壁轮廓内，无向外侵袭表现，超声造影显示病变内部肿瘤血管沿病变长轴分布，走形规则，与下腔静脉平滑肌瘤病表现不相符。

（2）下腔静脉血栓：超声表现为下腔静脉条状低回声，病变可为局限性或连续性，但血栓内部无滋养血管的存在，彩色多普勒超声无法探及病变内部血流信号，超声造影全程无增强。本例患者的下腔静脉有肿瘤内部血管的显示，且超声造影中度增强，据此可以与下腔静脉血栓鉴别。

（3）下腔静脉癌栓：继发于肝脏、肾、肾上腺、腹膜后、胰腺等肿瘤病变，其中以肝脏和肾脏肿瘤继发的癌栓最常见。超声可见下腔静脉节段性增粗，管腔内可见低回声占位，边缘不规则，与管壁分界不清。由于癌栓内存在肿瘤滋养血管，彩色多普勒通常可探及病变内的动脉血流信号，走形不规则，超声造影呈不均匀高增强。此外，原发肿瘤病变的显示有助于下腔静脉癌栓的诊断。本例患者无其他脏器的恶性病变，且病变为连续性，超声造影剂在病变内规则分布，据此可以与下腔静脉癌栓鉴别。

3. 拓展知识点

（1）临床表现：静脉内平滑肌瘤病（IVL）又称血管内平滑肌瘤病，是一种相对罕见、特殊类型的妇科肿瘤。1896年Birch-Hirschfeld首次报道该病。尽管IVL在组织学上被证实属于良性病变，但其具有恶性生物学行为，可以蔓延进入静脉血管内生长。目前关于IVL发病原因尚无定论，学界普遍认为IVL起源于子宫肌层或子宫血管平滑肌。IVL在世界各地散发，多见于育龄期女性，发病率约占同期子宫肌瘤手术患者的0.25%，术后复发率可高达30%。早期行手术完全切除病变是治疗和防止IVL复发的关键。

IVL发病隐匿，早期难以诊断，且临床症状不典型，患者可有腹部包块或下肢水肿等轻微不适，有的甚至无症状，常被误诊和漏诊。当出现明显不适，如心悸、气短或晕厥等症状时，病变已延伸至下腔静脉并累及右心房甚至肺动脉，严重者将造成循环衰竭或瘤栓脱落猝死等严重后果。

（2）临床分期：根据病变延伸和累及范围可以将IVL分为4期。Ⅰ期，子宫肌层及宫旁占位病变期，该期较难与子宫肌瘤或阔韧带肌瘤鉴别，最容易漏误诊；Ⅱ期，盆腔静脉血管期，该期病变已经突入盆腔静脉小血管内，但是常由于这些血管位置较深，超声难以及时发现；Ⅲ期，下腔静脉血管期，此时病变已经累及腹部血管，产生下腔静脉综合征的表现，超声可见下腔静脉内低回声条索状病变；Ⅳ期，心腔病变期，此时病变已经延伸进入心脏，超声图像可见心腔内从下腔静脉延伸而来的低回声占位。IVL的延伸途径有两条，主要包括髂静脉到下腔静脉或者卵巢静脉到下腔静脉，进而向上延伸累及心脏。

（3）CT表现：CT可以显示子宫或者盆腔内类似子宫肌瘤样的软组织密度影，病变通常呈分叶状，边界清晰，同时在静脉管腔内可见实性条状中等密度影。CT三维重建可以较为直观地显示IVL病变累及范围和延伸途径。在CT静脉成像时，受累静脉血管呈现血流信号的充盈缺损，在增强扫描时，盆腔及血管内的病变可见中等强化或者不均质的轻度强化。

（4）病理改变：病理表现为大小形态一致的梭形平滑肌细胞呈漩涡状或束状排列，肿瘤组织内含大量的血管结构。免疫组化通常表现为肿瘤细胞弥漫强阳性平滑肌标志物，包括结蛋白、SMA和肌动蛋白，以及CD31、CD34阳性。

诊断与转归

（1）临床诊断：下腔静脉内平滑肌瘤病。

（2）手术病理：静脉内平滑肌瘤病。

（3）随诊：患者于我院随访，生存良好，4年内未见复发。

病例点睛

（1）静脉内平滑肌瘤病（IVL），是一种病因不明、具有侵袭进入静脉血管内生长特性的罕见妇科肿瘤病变，早期病变局限在子宫肌层，诊断困难。

（2）IVL累及下腔静脉时又称下腔静脉内平滑肌瘤病，患者临床症状各异，缺乏特异性，阻塞下腔静脉时可有下肢水肿，累及心脏者可有晕厥，而大部分患者通常无症状。

（3）IVL超声表现：受累静脉血管内探及长条状低回声，与管壁分界清晰，不突破血管壁，在病变内部可探及沿病变长轴分布的血流信号，病变呈连续性，底部与盆腔占位相连。超声造影可显示肿瘤内部的滋养血管，有助于鉴别诊断。

（4）IVL CT表现：受累部位血管内的低密度，增强扫描呈不均匀强化。

（葛志通　撰写　王红燕　审校）

参考文献

[1] 葛志通，齐振红，王亚红，等. 血管内平滑肌瘤病子宫外超声表现[J]. 中华医学超声杂志（电子版），2018，15（10）：751-757.

[2] GE Z, WANG Y, QI Z, et al. Ultrasound appearance of intravenous leiomyomatosis: a case report[J]. Medicine (Baltimore), 2019, 98(35): e16913.

[3] GE Z, WANG Y, WANG Y, et al. Diagnostic value of contrast-enhanced ultrasound in intravenous leiomyomatosis: a single-center experiences[J]. Front Oncol, 2022, 12: 963675.

[4] WANG H, NIE P, CHEN B, et al. Contrast-enhanced CT findings of intravenous leiomyomatosis[J]. Clin Radiol, 2018, 73(5): 503.e1-503.e6.

[5] MA G, MIAO Q, LIU X, et al. Different surgical strategies of patients with intravenous leiomyomatosis[J]. Medicine (Baltimore), 2016, 95(37): e4902.

[6] LI B, CHEN X, CHU Y, et al. Intracardiac leiomyomatosis: a comprehensive analysis of 194 cases[J]. Interact Cardiovasc Thorac Surg, 2013, 17(1): 132-138.

[7] 赵大春，田庄，梁智勇，等. 静脉内平滑肌瘤病的临床病理[J]. 协和医学杂志，2012，3（1）：51-55.

[8] 孝梦甦，戴晴，徐钟慧，等. 静脉内平滑肌瘤病超声与CT特征[J]. 中国医学影像技术，2021，37（3）：338-341.

[9] YU X, ZHANG G, LANG J, et al. Factors associated with recurrence after surgical resection in women with intravenous leiomyomatosis[J]. Obstet Gynecol, 2016, 128(5): 1018-1024.

[10] ZHANG H, CHEN Z, NAN J, et al. Imaging features of uterine leiomyomatosis with the inferior vena cava and the right atrium involvement[J]. Chin Med J (Engl), 2018, 131(7): 867-868.

病例 **13**

病历摘要

患者，女性，49岁。

主诉：反复阴道出血4月余，发现心脏占位1个月。

现病史：4个月前阴道出血不止，对症治疗后缓解。1个月前再次出现反复阴道出血，外院诊断"子宫黏膜下肌瘤"，拟行手术，术前检查发现右心房占位，予转诊。

影像学表现

双房增大，右心房内见6.5cm×4.3cm中等回声（图5-13-1），与右房壁及房间隔无明显粘连。

下腔静脉增宽，下腔静脉肾静脉汇入处水平以上管腔内可见长条形低回声（图5-13-2），延续至右心房内（图5-13-3），低回声内见少许裂隙状无回声，较宽处位于近第二肝门，该处厚约2.8cm，低回声与下腔静脉管壁间可见细窄条状无回声管腔，CDFI：下腔静脉内血流纤细，充盈缺损。

肝左、肝中、肝右静脉内径分别为0.5cm、0.4cm、0.5cm；肝左静脉和肝中静脉汇入下腔静脉处受到下腔静脉内瘤体阻塞（图5-13-4）；肝中静脉近心段血流反向（图5-13-5），肝右静脉及肝中静脉间可见多条交通支（图5-13-6），引流肝中静脉及肝左静脉血流。肝右后下静脉扩张（图5-13-7）。肝内静脉回流方式分别为：肝左静脉→肝中静脉近心段（血流反向）→交通支→肝右静脉或肝右后下静脉→下腔静脉（图5-13-8）；肝中静脉远心段及属支→交通支→肝右静脉或肝右后下静脉→下腔静脉。

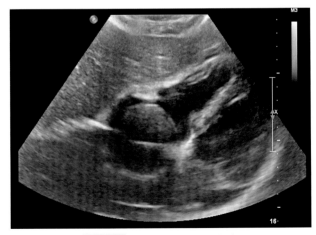

图5-13-1 剑突下四腔心切面扫查

注：示右心房内低回声。

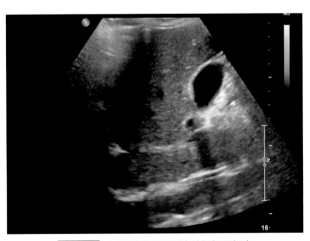

图5-13-2 下腔静脉肝后段右肋间切面扫查

注：示下腔静脉肝后段内条形低回声，内见少许裂隙样无回声。

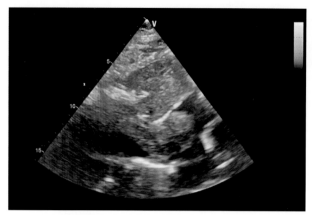

图5-13-3 剑突下切面右心房及流入道扫查

注：示下腔静脉低回声延续至右心房内。

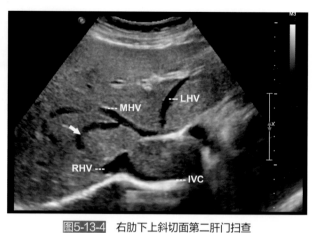

图5-13-4 右肋下上斜切面第二肝门扫查

注：第二肝门处下腔静脉管腔内低回声，肝左、肝中静脉汇入下腔静脉开口处被低回声阻塞。LHV，肝左静脉；MHV，肝中静脉；RHV，肝右静脉；IVC，下腔静脉。箭头示交通支。

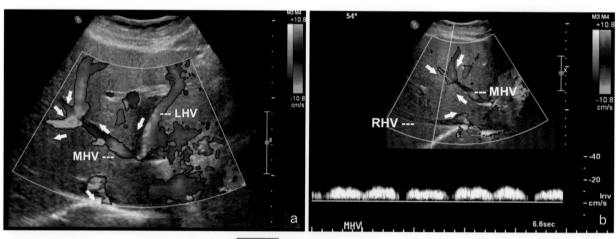

图5-13-5 第二肝门切面CDFI

注：a. 肝中静脉近心段血流反向。箭头示静脉回流方向；b. 肝中静脉近心段血流反向，远心段可探及回心血流。箭头示静脉回流方向。

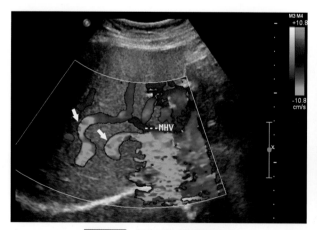

图5-13-6 肝右叶肋间切面CDFI

注：肝中、肝右静脉间数条交通支（箭头），血流方向为肝中静脉→肝右静脉。

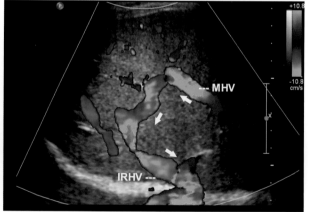

图5-13-7 肝右叶肋间切面CDFI

注：示肝中静脉与肝右后下静脉间交通支，肝右后下静脉增宽，经第三肝门汇入下腔静脉。IRHV，肝右后下静脉。箭头示静脉回流方向。

左肾静脉内条状低回声，CDFI：静脉管腔内血流纤细，充盈缺损。

子宫多发肌瘤，左侧宫旁见迂曲条状低回声。

CTV可见子宫周围多发软组织团块影，沿左侧卵巢静脉、左肾静脉、下腔静脉达左心房，增强扫描肿物轻度强化（图5-13-9）。

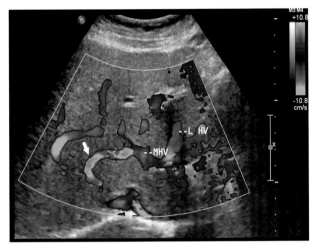

图5-13-8 第二肝门切面CDFI

注：虚线箭头示静脉回流方向。白箭头：交通支。

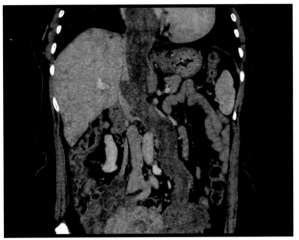

图5-13-9 下腔静脉CTV+腹部重建

注：子宫左侧软组织密度影，沿左侧卵巢静脉、左肾静脉、下腔静脉、达左心房，增强扫描肿物轻度强化。

❤ 诊断思路

1. 诊断依据

（1）静脉内平滑肌瘤病（IVL）：病变多为实性，超声表现为静脉管腔内条状低回声，边界清晰，与静脉管壁无粘连，病变与静脉管壁间可见纤细无回声管腔，所在静脉管腔内径可呈不同程度增宽。亦有部分病变呈囊实性，病灶内部可见平行于静脉走行方向的条状无回声。探头后加压后，实性病灶可能发生轻微形变，但静脉管腔不能被完全压瘪。彩色多普勒显示静脉管腔内血流信号充盈缺损，病变与管壁间可见平行于静脉走行方向的纤细血流束。部分囊实性病灶可在无回声成分内探及条状动静脉血流信号，实性病灶内部血流可能显示不佳，但超声造影均可见病灶内均匀或不均匀的缓慢强化。该病通常起自子宫或盆腔静脉，常见的延伸途径包括：髂内静脉→髂总静脉→下腔静脉→右心房；卵巢静脉→左侧经肾静脉→下腔静脉→右心房，延伸长度不一，可局限于子宫内，亦可延至右心房，甚至经三尖瓣进入右心室、肺动脉。出现右心占位时，病变活动性好，可随心脏搏动而摆动，且心腔内占位与下腔静脉内的条状低回声相延。

本例患者因右心房占位来诊，检查可见该低回声活动性好，不与心房壁相连，占位延续至下腔静脉内，进一步扫查显示下腔静脉、左肾静脉、左卵巢静脉、左侧髂静脉管腔内及左侧宫旁均可见条状实性占位，受累静脉血流充盈缺损，管腔内于占位旁见纤细血流，增强CT见静脉内软组织密度影伴轻度强化，符合IVL的表现。患者育龄期妇女、子宫肌瘤切除术的病史对该病也有提示作用。

（2）巴德-基里亚综合征（Budd-Chiari syndrome，BCS）：肝与右心房之间的肝静脉/下腔静脉阻塞，引发肝静脉回流受阻，可由血栓、肿瘤、隔膜、外压等多种原因导致。超声检查中，肝静脉回流受阻的特异性征象包括：肝静脉隔膜、肝静脉栓塞、导致肝静脉回流受阻的下腔静脉隔膜或栓塞，第二肝门处无法显示正常3支肝静脉与下腔静脉连接的结构，肝静脉闭塞呈纤维条索样闭塞，肝静脉内无彩色血流；提示性征象包括肝静脉走行扭曲、粗细不一、不规则狭窄扩张，肝内及肝周多发侧支循环形成，部分肝静脉内血流反向，其中侧支常见肝静脉间交通支、肝周交通支、靠近第二肝门处短交通支。回流受阻可造成肝静脉频谱平坦，期相性消失。由于一些尾状叶静脉及肝右后下静脉不经3支肝静脉主干直接汇入下腔静脉，因此第二肝门处肝静脉主干回流受阻可能造成第三肝门静脉增宽、尾状叶内静脉增宽、尾状叶增大等表现。肝静脉回流障碍可进一步导致门静脉高压，引起肝脾大、腹水、静脉曲张等征象。

本例平滑肌瘤病的瘤体在下腔静脉近第二肝门处宽达2.8cm，下腔静脉管壁前方的肝左静脉、肝中静脉共同汇入处被瘤体阻塞，血液无法经第二肝门回流至下腔静脉，而下腔静脉管壁右侧的肝右静脉汇入处及肝右后下静脉汇入处（第三肝门）未被瘤体完全阻塞。肝右叶可见多发垂直于肝静脉汇入的交通支，多个交通支与肝静脉可构成矩形结构，区别于正常肝内静脉走行，CDFI显示交通支内血流方向为肝中静脉→肝右静脉。肝中静脉近心段与远心段血流方向相反，仔细扫查可明确肝中静脉近心段血流反向，引流肝左静脉血流进入交通支，汇入肝右或肝右后静脉。肝右后叶血流增多，第三肝门增宽。由此，梳理出肝静脉回流途径为：肝左静脉及其属支→肝左、中静脉汇合处→肝中静脉近心段（血流反向）→交通支→肝右静脉或肝右后下静脉→下腔静脉；肝中静脉远心段及属支→交通支→肝右静脉或肝右后下静脉→下腔静脉。明确肝左、肝中静脉回流受阻，符合BCS。由于交通支代偿较好，患者就诊时肝内静脉回流尚可，肝左、肝中静脉未出现梗阻远段频谱平坦的特征，尚未出现肝淤血、门静脉高压、肝脾大、腹水等进一步征象。

2. 鉴别诊断

（1）心房黏液瘤：多为左心房内单发的病灶，少数位于右心房，与心房壁或房间隔相连，极少延伸至下腔静脉。

（2）深静脉血栓：大范围深静脉血栓通常有易栓症等易感因素，且血栓与静脉管壁位置相对较固定，尤其慢性血栓伴再通时，通常附于静脉管壁。血栓内部无滋养血管。对于彩色多普勒超声鉴别困难者，可行超声造影检查以鉴别诊断。

（3）血管平滑肌肉瘤：常位于下腔静脉，以节段性受累为主，极少延伸至心房。病灶起源于血管壁，常与静脉管壁分界不清。

（4）恶性肿瘤侵犯或瘤栓：下腔静脉近心段、肾静脉内占位可能来源于肾癌或肾上腺恶性肿瘤，患者存在原发肿瘤病灶或病史，病变形态不规则，实性成分内血流信号较丰富。超声鉴别困难时，可结合PET/CT等其他影像学检查。

3. 拓展知识点

（1）静脉内平滑肌瘤病：为罕见的脉管内疾病，组织学良性，但可呈现类似恶性的生物学行为。多见于育龄、围绝经期女性，中位年龄45岁，多数患者伴有子宫肌瘤。病变可来源于血管外平滑肌瘤，如子宫肌瘤，向脉管内延伸，"蠕虫样"穿行于肌壁间，延伸至宫旁静脉；也可起源于血管壁平滑肌，向管腔内发展。病变可局限于子宫内，也可延伸至盆腔静脉，经髂静脉或卵巢静脉，到达下腔静脉、右心房，甚至经三尖瓣入右心室。症状与病变范围相关，盆腔病灶可出现盆腔坠胀不适，或出现子宫肌瘤引发的阴道出血；生长至髂静脉、肾静脉、下腔静脉，可引发静脉回流受阻导致的下肢水肿、腹胀、腹水等；延伸至右心房乃至右心室，可引起心功能不全，导致呼吸困难、活动耐量下降、发作性晕厥，严重者可发生梗阻，导致猝死。IVL诊断需结合病史，育龄期至围绝经期女性既往有子宫肌瘤病史者，当发现子宫或者盆腔内结节、团块状的实性占位病变，并于下腔静脉或髂静脉管腔内探及条索样低回声时，应首先考虑 IVL 的可能。IVL的标准治疗方法为手术完整切除。术前完善检查，明确诊断、确定病变范围，有助于完整切除病灶，对治疗疾病、防止复发具有重要意义。此外，IVL 组织中存在雌激素受体，双侧卵巢切除或使用雌激素抑制治疗有助于减少复发。

（2）BCS：为肝与右心房间肝静脉和/或下腔静脉发生阻塞而引起肝静脉回流受阻的症候群，常见病因为血栓和先天隔膜，还可由于静脉内原发性肿瘤、静脉外肿瘤侵犯或外压导致。多见于青壮年，发病大多缓慢，临床症状无特殊性，可有腹胀、腹痛、恶心等，体格检查可见肝脾大、腹水、静脉曲张，部分患者出现肝功能损害。超声是诊断、评估BCS的首选方法，对明确诊断、判断病因和受累部位、选择治疗方案、治疗后评估具有重要意义。BCS根据病因不同，可通过内科治疗、溶栓术、球囊扩张、支架置入、外科隔膜撕裂术、下腔静脉-右心房分流术、取栓及肿瘤切除术等进行治疗。

诊断与转归

（1）临床诊断：（下腔静脉）静脉内平滑肌瘤病；（子宫）多发性子宫平滑肌瘤伴静脉内平滑肌瘤病。

（2）随诊：患者行子宫及双附件切除+胸腹联合探查静脉内平滑肌瘤切除术，术后恢复好，随访7年未复发。

病例点睛

（1）育龄期女性，子宫肌瘤病史，发现右心房占位来诊，探查可见由宫旁静脉→生殖静脉→左肾静脉→下腔静脉延续至右心房的条状低回声实性占位，与静脉管壁无粘连，高度提示静脉内平滑肌瘤病。增强CT或超声造影可进一步明确诊断。术前准确诊断，明确病变范围，完整切除病灶，对有效治疗疾病、防止复发具有重要意义。

（2）下腔静脉内平滑肌瘤病阻塞肝中、肝左静脉回流，符合BCS，可见肝静脉回流受阻、肝静脉间多发交通支形成、肝中静脉血流反向、第三肝门静脉增宽等相关征象。治疗原发病同时解除梗阻，完成BCS的治疗。

（董一凡 撰写 王亚红 审校）

参考文献

[1] 葛志通，齐振红，王亚红，等. 血管内平滑肌瘤病子宫外超声表现[J]. 中华医学超声杂志（电子版），2018，15（10）：38-44.

[2] 杨萌，姜玉新，戴晴，等. 静脉内平滑肌瘤病超声误诊分析[J]. 中国医学影像技术，2009，25（12）：2261-2263.

[3] GE Z, WANG Y, WANG Y, et al. Diagnostic value of contrast-enhanced ultrasound in intravenous leiomyomatosis: a single-center experiences[J]. Front Oncol, 2022, 12: 963675.

[4] 王蕾，李建初，齐振红，等. 布-加综合征的彩色多普勒超声征象分析[J]. 中华医学超声杂志（电子版），2011，8（6）：77-79.

[5] MINGOLI A, FELDHAUS R J, CAVALLARO A, et al. Leiomyosarcoma of the inferior vena cava: analysis and search of world literature on 141 patients and report of three new cases[J]. J Vasc Surg, 1991, 14(5): 688-699.

病例 **14**

📑 病历摘要

患者，女性，44岁。

主诉：超声检查发现附件囊肿3个月。

现病史：患者3个月前因月经量增多伴腹痛至妇科就诊，行妇科检查发现盆腔肿物，性质不明。偶有下腹部及腰部疼痛及不适感，无下肢肿胀，无下肢皮肤颜色改变。

既往史：10年前行剖宫产术，2年前开腹行子宫肌瘤、腺肌瘤及左卵巢内膜异位囊肿剥除术。

盆腔增强MRI：于右侧附件区见椭圆形等T1、等/短T2信号，内部信号分层，约7.7cm×3.5cm×4.1cm，增强扫描轻度强化，考虑"右附件区占位，巧克力囊肿?"。

🔊 影像学表现

右附件区见无回声，大小约8.4cm×5.4cm×5.3cm（图5-14-1、图5-14-2），形态尚规则，边界清晰，内壁光滑，其内充满缓慢流动的云雾状回声（图5-14-3），部分点状低回声沉积于病灶深部。进一步扫查发现，该无回声区紧邻右髂动静脉，髂外静脉局部管壁似中断并与无回声相通连（图5-14-4），CDFI：无回声内见低速涡流。

超声造影：病灶内可见造影剂自病灶上方逐步缓慢充填，对病灶进行局部加压后，可见造影剂加速充填至病灶内全部充填，造影剂来源于髂外静脉（图5-14-5）。

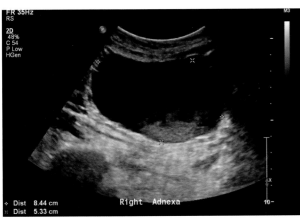

图5-14-1 右附件区纵切面扫查

注：右附件区见无回声，范围8.4cm×5.4cm×5.3cm（纵切面）。

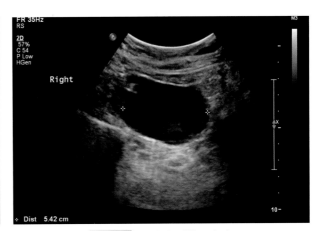

图5-14-2 右附件区横切面扫查

注：右附件区见无回声，范围8.4cm×5.4cm×5.3cm（横切面）。

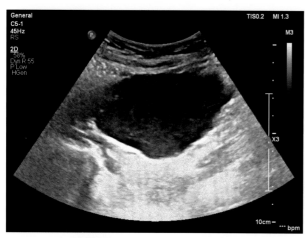

图5-14-3　右附件区纵切面动态观察

注：该无回声边界清晰，内充满缓慢流动的云雾状回声。

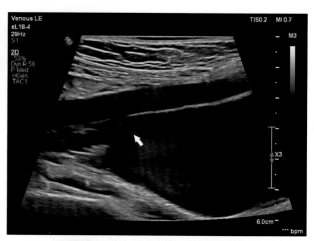

图5-14-4　观察右附件区病变与周围血管关系

注：该无回声紧邻髂动静脉，且髂外静脉局部管壁中断（箭头）。

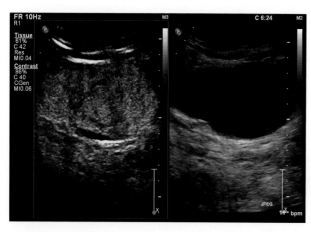

图5-14-5　右附件区病变超声造影

注：可见病灶来源于髂静脉，局部加压病灶后可实现病灶内造影剂全部充填。

💗 诊断思路

1. 诊断依据

静脉瘤指静脉管壁的局限性瘤样扩张；在二维超声上，静脉瘤多表现为囊性无回声，并可通过观察发现瘤体与所属静脉通过引流口相通，CDFI于瘤体内可见红蓝相间的涡流信号，频谱多普勒于瘤体引流口处可探及低速往复的静脉血流频谱。部分静脉瘤可伴附壁血栓形成，此时瘤体内部分呈低回声或不均质回声，CDFI于瘤体内可见充盈不全的血流信号，探头加压时瘤体不能被完全压闭。

本例患者为育龄期女性，因体检发现盆腔肿物就诊；二维超声可见右附件区无回声，内充满缓慢流动的云雾状回声。通过二维超声结合CDFI可显示静脉瘤的位置，血流情况及其与周围组织的毗邻关系，初步诊断为静脉瘤；后续经超声造影证实该病灶来源于右髂外静脉。

2. 鉴别诊断

（1）假性静脉瘤：根据静脉瘤的瘤壁结构及细胞种类分为真性静脉瘤和假性静脉瘤。真性静脉瘤是某种原因导致静脉的局部管壁外凸膨出所致，瘤壁是静脉管壁结构，有血管内皮细胞覆盖。假性静脉瘤的瘤壁无静脉壁及血管内皮细胞等结构，主要由纤维结缔组织包绕；假性静脉瘤相对少见，多认为是由于静脉管壁受损，血液通过破裂处进入周围疏松组织而形成。本例病灶周围可见静脉管壁样回声，术后病理示瘤壁为扩张的血管壁组织，考虑诊断为真性静脉瘤。

（2）卵巢子宫内膜异位囊肿：月经脱落的子宫内膜碎片可随经血逆流，并经输卵管进入盆腔，可种植在卵巢表面或盆腔其他部位；因异位的子宫内膜也受性激素的影响，并可随月经周期反复脱落出血，如病变发生在卵巢上，可使卵巢增大，并形成内含陈旧性积血的囊肿，即巧克力囊肿。在二维超声上，因卵巢巧克力囊肿的陈旧性积血与静脉瘤内的低速血流具有相似甚至相同的声像特征；尤其是卵巢巧克力囊肿等盆腔囊肿与大动脉邻近时，动脉搏动会导致囊液有规律地流动。但无论是真性静脉瘤或假性静脉瘤，探头挤压阻断来源静脉的血流时，病灶内液体流动现象消失；如因动脉搏动导致的病灶内液体流动，则挤压目标动脉可引起病灶液体流动减弱或消失。本例患者既往有子宫内膜异位囊肿病史，盆腔增强MRI亦考虑巧克力囊肿可能，临床误诊的可能性极大；但在超声扫查时，因观察到无回声内低速涡流及病变与髂血管的相对关系，故诊断时考虑到髂静脉瘤的可能性，为后续诊治提供思路。

（3）动静脉瘘：动脉与静脉间不经过毛细血管网形成的短路通道，多见于四肢。既往文献中，髂静脉瘤多继发于创伤性动静脉瘘，其病理生理学机制尚不明确。动静脉瘘可引起引流静脉的瘤样扩张或膨大，此时应注意与单纯的静脉瘤进行鉴别。在鉴别诊断时，除需结合患者病史及临床症状外，通过彩色多普勒观察到血液的湍流状态，频谱多普勒发现静脉内动脉样频谱多提示动静脉瘘形成，可作为快速、简便的筛查方法。

3. 拓展知识点

（1）解剖基础：双侧髂总静脉于第5腰椎体中下部平面右侧汇合成下腔静脉，右侧髂总静脉几乎呈直线与下腔静脉连续，左侧髂总静脉则自盆腔横行向右、经腰骶椎前侧汇入下腔静脉。左侧髂总静脉在前方受右侧髂总动脉的骑跨，后方受腰骶部生理性前凸的推挤，容易造成髂静脉受压。原发性髂静脉瘤相对罕见，掌握髂静脉的解剖位置及毗邻关系对此类疾病诊断至关重要。

（2）临床特征：髂静脉瘤的临床表现不典型，常见症状有下肢肿胀或疼痛、腹部肿块、背痛、腹痛及腹股沟区疼痛等。部分髂静脉瘤可无明显症状，在检查时偶然发现；本例患者因月经量增多伴腹痛就诊，于妇科检查时发现盆腔肿块，临床表现无明显特异性。此外，髂静脉瘤瘤腔内的静脉淤血可能导致静脉血栓形成，并可能引起肺栓塞等症状。髂静脉瘤破裂可能导致休克，瘤体破裂可能发生在腹膜后或腹腔内；在腹膜后出血和腹腔出血的鉴别诊断中，应考虑髂静脉瘤破裂可能。

（3）治疗方法：对原发性髂静脉瘤的治疗尚无统一标准，治疗方案的选择取决于瘤体形态、瘤口大小、有无血栓形成及能否抗凝治疗等多种因素。为防止血栓栓塞或瘤体破裂等并发症的发生，即使患者无明显临床症状，仍需密切随访观察，必要时可考虑抗凝治疗或手术治疗。目前手术治疗以开放手术为主，主要包括瘤体切除+血管修补等步骤，其中瘤体切除+侧壁连续缝合术为最常用的术式。

诊断与转归

（1）临床诊断：右髂外静脉瘤。

（2）治疗与转归：患者于血管外科行"经右股静脉入路、右髂静脉造影+下腔静脉造影"，造影可见右髂外静脉偏心性、囊状静脉瘤形成，瘤腔内血流淤滞，瘤壁本身未见静脉属支汇入（图5-14-6）。经多学科评估后，行全麻下"右髂外静脉静脉瘤切除，右髂外静脉修补、重建术"，术后患者定期复查，随访过程中未提示明显异常。

图5-14-6　右附件区病变静脉造影

注：可见右髂外静脉偏心性、囊状静脉瘤形成。

病例点睛

（1）静脉瘤指静脉管壁的局限性瘤样扩张，在二维超声上，静脉瘤多表现为囊性无回声，部分静脉瘤可伴有附壁血栓形成。如果发生在女性盆腔，很容易被习惯性思维诱导误诊为卵巢囊性包块，有血栓形成时更易误诊为卵巢子宫内膜异位囊肿，这个病例提示在遇到任何熟知的病例时，都要全方位仔细探查，三思而后定。

（2）彩超在明确血管疾病诊断方面极有价值，但由于静脉瘤内流速往往很慢，如果机器调节不当，如彩色血流速度刻度值设定过高就不能客观显示低速血流，必要时行超声造影对于低流速血管性疾病的明确诊断是非常有裨益的。

（3）CTV、MRV及下肢静脉造影均有助于诊断静脉瘤，必要时可通过多模态影像学技术评估静脉瘤部位、瘤体形态、瘤口大小及有无血栓形成等，从而指导后续诊治。

（赵佳琳　撰写　李建初　蔡　胜　审校）

参考文献

[1] 蔡占桂. 巨大右侧髂外静脉瘤误诊为卵巢囊肿一例报告[J]. 青海医药杂志，2006，36（6）：44.

[2] GHIDIRIM G, MIŞIN I, GAGAUZ I, et al. Iliac venous aneurysm: a case report and review of literature[J]. Chirurgia (Bucur), 2011, 106(2): 269-272.

[3] TAKI M, MIURA T, KOBAYASHI T, et al. Primary external iliac venous aneurysm: a case report[J]. Ann Vasc Dis, 2018, 11(1): 143-147.

[4] 刘海珍，李照喜，师明莉，等. 超声诊断颈外静脉假性静脉瘤1例[J]. 中国医学影像技术，2018，34（5）：728.

[5] 许恒，王兵，安乾，等. 损伤性股动静脉瘘合并巨大髂静脉瘤一例[J]. 中华血管外科杂志，2018，3（4）：246-248.

[6] ZARRINTAN S, TADAYON N, KALANTAR-MOTAMEDI SMR. Iliac vein aneurysms: a comprehensive review[J]. J Cardiovasc Thorac Res, 2019, 11(1): 1-7.

[7] YAMAMOTO Y, KUDO T, ICHINOSE T, et al. Bilateral external iliac venous aneurysms in a long-distance runner[J]. Ann Vasc Surg, 2019, 56: 355.e1-355.e6.

[8] MEGHPARA M K, SEBASTIAN A, TONG Y, et al. Iliac vein aneurysms associated with May-Thurner anatomy[J]. J Vasc Surg Cases Innov Tech, 2022, 8(3): 433-437.

[9] 汤波，卢辉俊，马兵兵，等. 巨大髂静脉瘤合并血栓形成一例[J]. 临床外科杂志，2022，30（2）：199-200.

[10] 余薇，梁高，谢明国，等. 右髂总动脉假性动脉瘤合并右髂静脉动静脉瘘1例[J]. 中国医学影像学杂志，2022，30（3）：285-286.

病例 **15**

病历摘要

患者，女性，52岁。

主诉：左下肢胀痛2个月。

症状与体征：8个月前发现左侧股静脉血栓形成，左小腿肌间静脉扩张，规律抗凝治疗至今。近2个月左侧下肢肿胀、疼痛。

既往史及个人史：宫颈癌ⅢC1放化疗后巩固化疗中。碘过敏。

影像学检查：1年前盆腔增强MRI提示宫颈占位，考虑宫颈癌，盆腔左侧多发淋巴结增大，部分融合，邻近左髂外静脉受侵可能。6个月前盆腔增强MRI提示宫颈癌放疗后改变，原宫颈占位较前明显减小，原盆腔左侧多发增大淋巴结较前明显减小。

影像学表现

左髂总静脉管腔变瘪，汇入下腔静脉段内径约0.2cm（图5-15-1），该段血流通畅，血流速度增加，频谱形态未见明显异常（图5-15-2）。

左髂外静脉频谱呈较为平直的单向波，受呼吸和心脏搏动影响小，最大流速61cm/s，左髂内静脉血流反向（图5-15-3）。

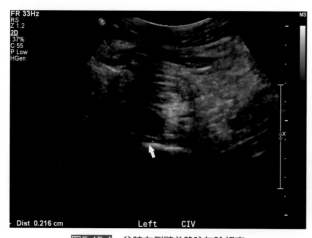

图5-15-1 盆腔左侧髂总静脉灰阶超声

注：左髂总静脉管腔变瘪，汇入下腔静脉段内径约0.2cm（箭头）。Left CIV，左髂总静脉。

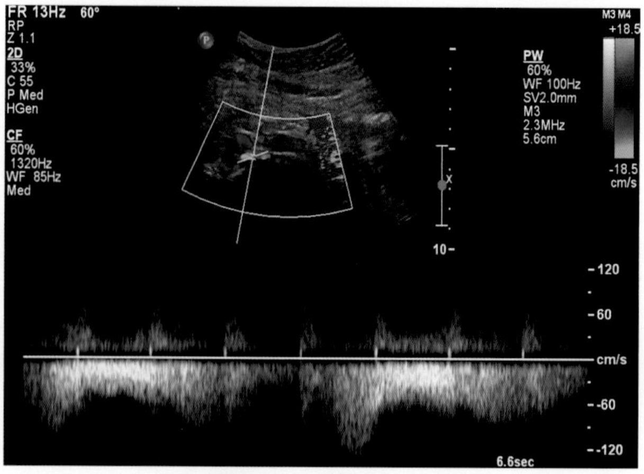

图5-15-2 盆腔髂静脉CDFI

注：左髂总静脉血流通畅，血流速度增加，频谱形态可。

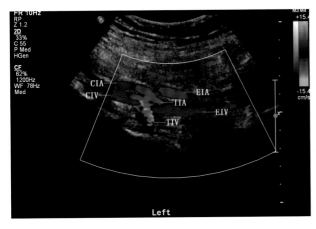

图5-15-3　盆腔左侧髂血管纵切面扫查

注：彩色多普勒超声显示左侧髂内静脉血流反向引流。CIA，髂总动脉；CIV，髂总静脉；EIA，髂外动脉；EIV，髂外静脉；IIA，髂内动脉；IIV，髂内静脉。

双下肢深静脉管腔内未见异常回声。左股总静脉及股浅静脉管壁增厚，管腔内可见血流充盈。右髂总静脉、右髂内静脉及双侧髂外静脉内未见异常回声，血流通畅，充盈好。右髂外静脉最大流速32cm/s，右髂内静脉血流正向。

💓 诊断思路

1. 诊断依据

髂静脉压迫综合征的二维超声常表现，受压髂静脉区域位于右侧髂总动脉与腰骶椎之间，狭窄段静脉前后径减小，左右径增宽，受压远端呈"狭窄后扩张"。彩色多普勒及频谱多普勒超声常可探及狭窄后段血流紊乱，狭窄处静脉血流速度增高，严重狭窄或闭塞时彩色血流信号缺失。闭塞后侧支循环形成，通过盆腔内丰富吻合支逐渐扩张。局部严重狭窄或闭塞也常导致静脉频谱呼吸相的缺失、对Valsalva试验缺乏反应或Valsalva试验时观察到异常的血流信号。

本例患者左下肢肿胀、疼痛，超声检查提示下肢深静脉未见血栓形成，于右髂总动脉与脊柱之间见左髂总静脉局部受压管腔变瘪，受压处静脉血流速度增加。左髂内静脉反向引流，髂外静脉远端频谱呈较为平直的单向波，受呼吸和心脏搏动影响小。超声特征符合髂静脉压迫综合征表现。结合患者体格检查及临床表现，临床诊断为髂静脉压迫综合征。

2. 鉴别诊断

（1）继发于其他原因的髂静脉压迫：除最常见的解剖因素之外，髂静脉压迫还可继发于妊娠、子宫肌瘤、盆腹腔肿物、动脉瘤、腹膜后纤维化等。患者可有原发病的相关症状、实验室检查及影像学检查的相应表现。本例超声及盆腔增强MRI均提示原发病灶（宫颈占位）及盆腔淋巴结较小，左髂静脉未见受侵表现，故不考虑继发于其他原因的髂静脉压迫。

（2）髂静脉血栓或瘤栓：血栓的危险因素包括活动性恶性肿瘤、制动、近期手术或创伤、高龄、心力衰竭和呼吸衰竭、急性心肌梗死或缺血性脑卒中、急性感染、已有血栓形成倾向的血液疾病（抗凝血酶缺乏症等）等，临床同样表现为肢体肿胀、疼痛、静脉功能不全等症状，实验室检查提示D-二聚体升高。髂静脉瘤栓的患者常有肿瘤病史及肿瘤原发病相关症状，实验室检查提示肿瘤标志物升高。血栓或瘤栓者超声检查可于管腔内见低回声或不均质回声，探头加压后管腔不能被压瘪，血栓者彩色多普勒超声未探及血流充盈，静脉频谱消失，远心段静脉频谱期相性消失。瘤栓者常可探及其内血流。部分髂静脉压迫综合征患者也可合并髂静脉血栓。本例灰阶超声未见髂静脉管腔内异常回声，彩色多普勒超声显示血流充盈尚可，可探及静脉频谱，与髂静脉血栓的表现不符。

（3）原发性下肢静脉功能不全：由于静脉瓣膜功能不全或静脉壁退行性变而导致的以下肢静脉高压、回流不畅为主要表现的原发性疾病，与髂静脉压迫综合征的体征及临床表现相似，主要区别为病因不同，下肢静脉超声检查可见静脉持续反流，髂静脉影像学检查无受压相关表现。本例髂静脉可见明显受压，与该病表现不符。

3. 拓展知识点

（1）临床表现：髂静脉压迫综合征（iliac vein compression syndrome，IVCS），又称May-Thurner综合征或Cockett综合征，是指髂-腔静脉区域的静脉受到压迫引起的静脉流出道阻塞，而表现出一系列以下肢和盆腔静脉回流障碍为主要表现的临床综合征。由于部分具有髂静脉压迫解剖结构的患者缺乏症状，且无须治疗，因此尚不明确其患病率。

大多数病例的压迫症状发生于左侧，少数报道发生于右侧。主要与髂血管解剖学特点相关。右髂总静脉近乎垂直上升与下腔静脉延续，而左髂总静脉自盆腔向右斜行，经腰骶椎前侧，右髂总动脉后方，与下腔静脉成直角汇合。因此左髂总静脉受到右髂总动脉骑跨及腰椎压迫而导致其回流受阻，引起一系列以左下肢和盆腔淤血为主要表现的临床症状。部分患者左髂静脉受压严重，会导致左向右分流，表现出双侧下肢及盆腔淤血的症状。除解剖因素之外，文献报道女性（尤其产后、多胎产或使用口服避孕药的女性）、脊柱侧凸、脱水、高凝性疾病、累积辐射暴露量等也是IVCS的危险因素。髂静脉受压的其他原因还包括盆腔肿物（如肿瘤、脓肿、蜂窝织炎或血肿）、子宫肌瘤、妊娠、主-髂动脉瘤、腹膜后纤维化等。

IVCS常见的临床表现包括急性肢体疼痛和肿胀，后期因下肢静脉压增高，出现静脉性跛行、静脉曲张、皮肤色素沉着、局部软组织感染、慢性溃疡等静脉功能不全的症状及体征。

（2）诊断方法：结合患者体格检查、临床表现，高度怀疑IVCS可进行超声、CT静脉造影及MR静脉造影等无创静脉影像学检查，确诊可进行髂静脉造影或血管内超声等准确率较高的有创静脉成像检查。

超声检查能够对血管管径、血流速度及血管内压力梯度等血流动力学指标进行有效的测量，对血管腔外情况进行观察，脉冲多普勒较彩色多普勒更为敏感，可以帮助定量获取狭窄处血流信息。但超声探查髂静脉受患者体型肥胖、腹腔胀气、髂静脉位置较深在等因素的影响，文献报道超声诊断髂外静脉受压的敏感性为79%，诊断髂总静脉受压的敏感性为47%。

经导管静脉造影能够显示髂静脉狭窄的程度，测量双侧髂静脉之间的压力梯度，并显示盆腔静脉侧支循环形成的情况，是较为公认的IVCS诊断的金标准。血管内超声对静脉狭窄的敏感性和特异性超过98%，是当前诊断IVCS的静脉成像标准，也是有价值的辅助治疗手段。

（3）治疗：对于不合并下肢深静脉及髂静脉血栓的患者，无症状或轻度症状时通常采取保守治疗，伴有较为严重的静脉功能不全症状时可通过血管成形术和支架置入术减轻狭窄。对于合并血栓的患者则依据病情首先给予相应的抗凝或溶栓治疗。

诊断与转归

（1）临床诊断：髂静脉压迫综合征。

（2）随诊：由于患者对碘剂过敏，未行造影检查，既往MRI曾提示宫颈癌伴盆腔多发肿大淋巴结，左髂外静脉受侵表现，考虑支架置入具有一定风险，故予持续规律抗凝及静脉活性药物治疗。

病例点睛

（1）髂静脉压迫综合征，又称May-Thurner综合征或Cockett综合征，指髂-腔静脉区域的静脉受到外部压迫引起静脉流出道阻塞，而表现出一系列以下肢和盆腔淤血为主要表现的临床综合征。

（2）基于左髂静脉特殊的解剖结构，多数病例的压迫症状发生于左侧。其他因素如盆腔肿物、妊娠、主-髂动脉瘤、腹膜后纤维化等亦可导致髂静脉受压而表现出相应体征及症状。

（3）髂静脉压迫综合征的超声常表现为受压静脉狭窄段静脉前后径减小，彩色多普勒及频谱多普勒超声常可探及狭窄处静脉血流速度增高，狭窄后段血流紊乱，严重狭窄或闭塞时彩色血流信号缺失。

（4）髂静脉压迫综合征诊断和治疗的方法取决于是否合并静脉血栓，临床上需结合患者体格检查、临床表现，对疑诊患者进行超声、CT静脉造影及MR静脉造影等无创静脉影像学检查。通过静脉造影、血管内超声等有创静脉成像检查确诊。

（王　欣　撰写　李　娜　审校）

参考文献

[1] 巩海文，王克华，高锋利. 髂静脉压迫综合征的影像学诊断进展[J]. 中国血管外科杂志（电子版），2020，12（4）：368-370.

[2] 秦晓荣，唐继尧，张先东. 彩色多普勒超声诊断Cockett综合征的价值探讨[J]. 医学影像学杂志，2016，26（12）：2296-2298.

[3] RADAIDEH Q, PATEL N M, SHAMMAS N W. Iliac vein compression: epidemiology, diagnosis and treatment[J]. Vasc Health Risk Manag, 2019, 15: 115-122.

[4] LIU J, LIU P, XIA K, et al. Iliac vein compression syndrome (IVCS): an under-recognized risk factor for left-sided deep venous thrombosis (DVT) in old hip fracture patients[J]. Med Sci Monit, 2017, 23: 2078-2082.

[5] FRETZ V, BINKERT C A. Compression of the inferior vena cava by the right iliac artery: a rare variant of May-Thurner syndrome[J]. Cardiovasc Intervent Radiol, 2010, 33(5): 1060-1063.

[6] ABBOUD G, MIDULLA M, LIONS C, et al. "Right-sided" May-Thurner syndrome[J]. Cardiovasc Intervent Radiol, 2010, 33(5): 1056-1059.

[7] MAY R, THURNER J. The cause of the predominantly sinistral occurrence of thrombosis of the pelvic veins[J]. Angiology, 1957, 8(5): 419-427.

[8] COCKETT F B, THOMAS M L, NEGUS D. Iliac vein compression-Its relation to iliofemoral thrombosis and the post-thrombotic syndrome[J]. Br Med J, 1967, 2(5543): 14-19.

[9] BIRN J, VEDANTHAM S. May-Thurner syndrome and other obstructive iliac vein lesions: meaning, myth, and mystery[J]. Vasc Med, 2015, 20(1): 74-83.

[10] MOUSA A Y, BROCE M, YACOUB M, et al. Validation of venous duplex ultrasound imaging in determining iliac vein stenosis after standard treatment of active chronic venous ulcers[J]. J Vasc Surg Venous Lymphat Disord, 2016, 4(3): 307-312.

[11] MCLAFFERTY R B. The role of intravascular ultrasound in venous thromboembolism[J]. Semin Intervent Radiol, 2012, 29(1): 10-15.

[12] DERUBERTIS B G, LEW W, JABORI S, et al. Importance of intravascular ultrasound imaging during percutaneous treatment of May-Thurner syndrome[J]. J Vasc Surg, 2012, 56(2): 580-581.

[13] ZANDER K D, STAAT B, GALAN H. May-Thurner syndrome resulting in acute iliofemoral deep vein thrombosis in the postpartum period[J]. Obstet Gynecol, 2008, 111(2): 565-569.

[14] STEINBERG J B, JACOCKS M A. May-Thurner syndrome: a previously unreported variant[J]. Ann Vasc Surg, 1993, 7(6): 577-581.

[15] KIBBE M R, UJIKI M, GOODWIN A L, et al. Iliac vein compression in an asymptomatic patient population[J]. J Vasc Surg, 2004, 39(5): 937-943.

病例 **16**

病历摘要

患者，女性，36岁。

主诉：体检发现右侧盆腔动静瘘6年。

现病史：患者6年前行孕期超声检查，偶然发现右侧髂动静瘘（具体不详）。患者自述无腹盆部外伤史或手术史，无腹痛等自觉不适，未规律复查。3年前超声复查示盆腔囊性包块范围约8.1cm×3.3cm×3.3cm，考虑血管来源。现为行进一步诊疗来我院。

既往史：既往体健。

影像学表现

右侧盆腔可见两个类圆形无回声，大小分别为6.0cm×5.3cm×5.9cm（前外侧）、3.1cm×4.5cm×3.1cm（后内侧），形态规则，边界清，两者间可见短管状无回声相通（图5-16-1），宽约0.3cm，长约0.6cm，CDFI：两无回声内充满旋涡状血流信号，血流方向为后内侧者流向前内侧者（图5-16-2），两者相通处可探及高速低阻动脉频谱，PSV 232cm/s，RI 0.30（图5-16-3）。

后内侧包块内可探及涡流血流信号，可探及动脉频谱。仔细探查周边，其内侧可见供血动脉，为右髂内动脉分支，频谱呈毛刺状，PSV 138cm/s，RI 0.53（图5-16-4）。

前外侧包块内见涡流血流信号，近瘘口处探及流速增快、毛糙的动脉血流频谱，余处大多为毛糙、

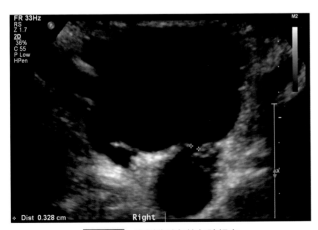

图5-16-1 右侧盆腔包块灰阶超声

注：右侧盆腔见两处无回声，两者间可见短管状无回声相通。

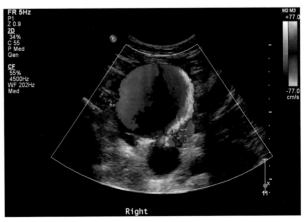

图5-16-2 右侧盆腔包块CDFI

注：两者间通道处可见高速射流血流信号，血流方向自后内侧包块向前内侧包块。

流速增快的静脉频谱。该包块与右髂内静脉相通，右髂内静脉管径较对侧稍增宽，PSV 150cm/s，频谱呈毛刺样（图5-16-5）。

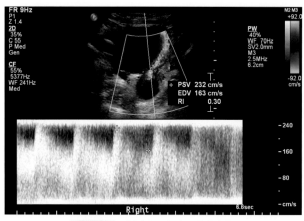

图5-16-3　右侧盆腔包块频谱多普勒

注：两者间通道处可测得高速低阻动静脉瘘样血流频谱。

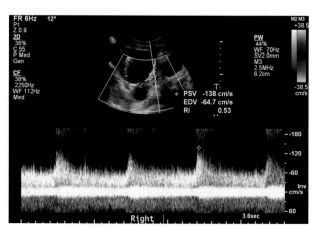

图5-16-4　包块旁供血动脉频谱多普勒

注：后内侧包块旁可见供血动脉，为右髂内动脉分支，频谱呈低阻、毛刺状。

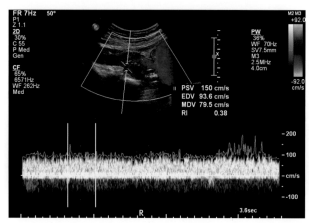

图5-16-5　右髂内静脉频谱多普勒

注：右髂内静脉流速增快，频谱呈毛刺样。

右髂总动脉PSV 146cm/s，右髂内动脉PSV 162cm/s；左髂总动脉PSV 98cm/s，左髂内动脉PSV 105cm/s。右髂内静脉PSV 150cm/s，频谱呈毛刺样；左髂总静脉PSV 37cm/s。

诊断思路

1. 诊断依据

本例患者盆腔内见边界清晰的无回声，内充满漩涡状血流信号，首先考虑血管来源的病变，包括动静脉瘘、真假性动脉瘤及静脉瘤。本例患者盆腔有两处无回声，两者之间以一短管状无回声相通，该处可测得动静脉瘘样频谱，因此首先考虑存在动静脉瘘，血流自后内侧瘤体流至前外侧瘤体。之后需明确两包块各自的性质、供血动脉及引流静脉。后内侧瘤体位于瘘口近心端，与髂内动脉的分支相通，内为动脉频谱，考虑为动脉瘤；交通处管径细小，符合动脉管壁的特点（如为静脉管壁，则受血流冲击，应会明显扩张）；前外侧瘤体位于瘘口远心端，内可测得动脉及静脉频谱，且与髂内静脉相通，考虑为静脉瘤。供血的髂内动脉分支流速增快，阻力减低；引流的髂内静脉管径稍宽，流速增快，频谱毛糙；均为动静脉瘘的诊断提供依据。

因此，本例考虑为特殊的髂内动静脉瘘合并动脉瘤及静脉瘤病例，以髂内动脉分支为供血动脉，以髂内静脉为引流静脉。

2. 鉴别诊断

（1）盆腔动静脉畸形：本例患者年轻女性，无诱因起病，存在盆腔动静脉瘘、动脉瘤及静脉瘤，也不能除外为先天性动静脉畸形所致。盆腔动静脉畸形相对罕见，多为胚胎时期毛细血管发育障碍所致，形成畸形血管丛，动脉与静脉系统通过血管丛发生短路分流；可见多发迂曲扩张小血管，多伴多发的动静脉瘘，可见供血动脉及引流静脉可增宽或呈瘤样扩张。文献报道，盆腔动静脉畸形多由髂内动静脉参与瘘的形成。本例未见多发动静脉瘘，且未见明确扩张迂曲血管团，因此术前超声诊断动静脉畸形证据尚不足。

（2）单纯动脉瘤：为动脉的局限性扩张，表现为边界清晰的无回声，内含漩涡状血流信号，可测得紊乱的动脉频谱。本例表现部分支持动脉瘤的诊断，但单纯动脉瘤无法解释动静脉瘘频谱及髂内静脉流速的增高，因此，单一的动脉瘤考虑诊断不全。

（3）单纯静脉瘤：为静脉的局限性扩张，表现为边界清晰的无回声，内含漩涡状血流信号，可测得紊乱的静脉频谱，本例病灶以动脉血流信号为主，不支持。

（4）假性动脉瘤：多有外伤或手术史，表现为动脉旁的囊性肿块，动脉管壁连续性中断，可在瘤颈处测得双期双向的动脉频谱。本例患者无相关病史，且无特征性血流频谱，不支持。

3. 拓展知识点

（1）盆腔动静脉瘘的诊断难点：①受肠气影响，瘘口显示常不满意。②病灶位置深，难以探查瘘口与动静脉的关系。③鉴别诊断较余部位更多，需与多种血管来源病变、盆腔其他囊性病变鉴别。

（2）盆腔动静脉瘘的诊断要点：①明确瘘口情况，确定瘘口的位置、大小和数量，可为治疗方式的选择提供指导。②探查髂血管以寻找诊断的间接证据，盆腔动静脉瘘多来源于髂动静脉，同侧髂动脉如有管径增宽、流速增高、阻力减低，往往提示与供血动脉相关；同侧髂静脉如有管径增宽、流速增高、频谱呈动脉样或毛刺样改变，往往提示与引流静脉相关。

（3）盆腔动静脉瘘的特点：较其他部位动静脉瘘而言，盆腔动静脉瘘更容易伴发体积较大的静脉瘤形成。主要原因为：与四肢或颅内动静脉瘘相比，盆腔内组织疏松，瘤体缺少周边组织束缚，且位置多较深，症状及体征不明显，多检查时才能发现。

（4）盆腔动静脉瘘的治疗：包括介入栓塞或开腹手术治疗，介入栓塞包括弹簧栓栓塞或注射明胶海绵栓塞等，需根据具体情况选择不同的手术方式。对于多瘘口或瘤体较大的病例，手术难度明显增加，有可能需多次分期手术完成治疗。

诊断与转归

（1）临床诊断：患者行DSA检查，诊断髂内动静脉瘘伴动脉瘤及静脉瘤形成，由髂内动脉多个分支供血，血液经髂内静脉回流入下腔静脉。

（2）随诊：患者于DSA引导下，导丝、导管配合选入右侧髂内动脉瘤主要供血分支动脉，以弹簧圈予以栓塞，后再次造影，瘤体显影不明显。术后随诊未见明显复发。

病例点睛

（1）本例为罕见的盆腔动静脉瘘合并动脉瘤及静脉瘤病例，动静脉瘘的诊断并不难，但由于瘘口两侧动脉瘤及静脉瘤的形成，导致供血动脉和引流静脉的判断困难。对病例的全面诊断对于治疗具有指导意义。

（2）动静脉瘘常见于四肢及颅内，盆腔动静脉瘘相对少见，特点为多起源于髂动静脉或其分支，容易伴发体积较大的静脉瘤；诊断难点为盆腔肠气重影响探查，位置深难以显示动静脉关系，需与多种血管来源病变、盆腔其他囊性病变鉴别。

（3）动静脉瘘的完整诊断包括确定瘘口的位置、大小和数量，确定供血动脉和引流静脉，初学者容易仅发现动静脉瘘即终止探查，此时诊断并不完整，需多加练习以作出完整的诊断。

（张　莉　撰写　王亚红　审校）

参考文献

[1] KARAOLANIS G I, KOUTSIAS S G. Post-traumatic pelvic arteriovenous fistula: endovascular approach[J]. Eur J Vasc Endovasc Surg, 2021, 61(2): 218.

[2] KISHINO M, NISHIDA K, KIMURA K, et al. Paravesical space arteriovenous malformation as a specific subgroup of pelvic vascular anomaly: a case series and review of literature[J]. Jpn J Radiol, 2020, 38(5): 434-439.

[3] PAPADAKOS N, WALES L, HAYES K, et, al. Post-traumatic pelvic pseudoaneurysm and arterio-venous fistula: combined endovascular and surgical approach[J]. Eur J Vasc Endovasc Surg, 2008, 36(2): 164-166.

病例 17

📝 **病历摘要**

患者，女性，35岁。

主诉：腹胀2周。

症状与体征：中度脾大，脾功能亢进。

既往史：诊断骨髓增殖型肿瘤1月余。

🔊 **影像学表现**

（1）直接征象：门脉系统结构紊乱，门静脉主干显示不清，沿门静脉主干及其分支周围呈现蜂窝状、网格状、多条盘旋迂曲形态不一的管状结构，最大内径约0.7cm（图5-17-1），肠系膜上静脉走形迂曲。

CDFI显示上述无回声区内探及蜂窝状红蓝相间血流信号（图5-17-2），脉冲多普勒在病变区可探及门静脉样低速、连续、单向血流频谱（正向或负向）（图5-17-3）。

（2）间接征象：门静脉高压的继发改变；脾大、脾静脉及肠系膜上静脉增宽；胃底静脉曲张（左肝深面，胰腺上方探及迂曲扩张的胃冠状静脉）；胆囊静脉海绵样变；胆囊壁水肿增厚；肝动脉增宽。

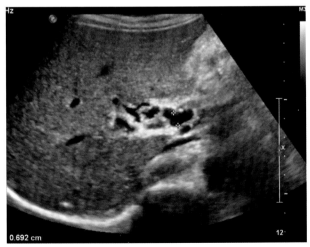

图5-17-1　第一肝门切面

注：门静脉主干及周围呈现多条盘旋迂曲形态不一的管状结构。

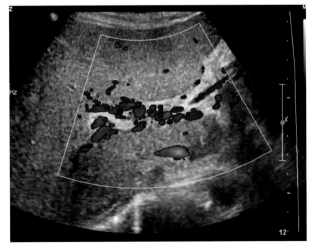

图5-17-2　第一肝门切面CDFI

注：显示无回声区内探及蜂窝状红蓝相间血流信号。

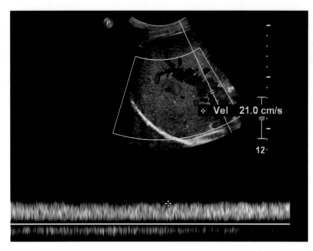

图5-17-3　第一肝门切面脉冲多普勒

注：在病变区可探及门静脉样低速、连续、单向血流频谱。

💗 诊断思路

1. 诊断依据

门静脉海绵样变（cavernous transformation of portal vein，CTPV）是由于各种原因导致门静脉血流受阻、血流淤滞或血流量增加，正常门静脉压力增高，为减轻压力，门静脉管腔周围建立侧支循环、再通，出现细小迂曲血管。出现栓塞至发生门静脉海绵样变时间最短不足1个月，大约3周。

本例患者确诊骨髓增殖性肿瘤1月余，血小板或红细胞大量增多会导致血液黏稠，血栓是其常见并发症。

继发性CTPV主要为原发病表现。本例患者表现为中度脾大、脾功能亢进，原发病及CTPV均可有相关表现，诊断依赖于影像学表现。

2. 鉴别诊断

（1）胆管癌：CTPV伴胆总管扩张时，易出现"假胆管癌征"，需与胆管癌鉴别。胆管癌可见病灶位于胆管腔内，呈局限性结节状或条状低回声肿块影，局部与胆管壁分界不清，伴有梗阻部分以上肝内、外胆管扩张，通常扩张程度较重，而CTPV伴胆总管扩张时在扩张胆管周围可见迂曲、扩张的静脉丛，范围较广，肝内、外胆管扩张程度较轻。

（2）原发性硬化性胆管炎：一种以肝内和肝外胆道系统广泛炎症和纤维化为特点的慢性胆汁淤积综合征。超声可见胆管壁明显增厚，可>5mm，回声明显增强，胆管管腔内径狭窄，甚至闭塞，呈僵硬的强回声带。彩色多普勒超声易鉴别扩张门静脉及胆管。

（3）门静脉癌栓伴有滋养血管形成：门静脉癌栓滋养血管常起自肝固有动脉，与门静脉主干伴行并逐渐伸入门静脉癌栓内；而CTPV主要表现为胆管周围静脉丛和胆囊周围静脉丛，向上延伸至肝内。

3. 拓展知识点

（1）病理机制：CTPV多由门静脉栓塞引起，引起门静脉栓塞的常见原因如下。①门静脉癌栓，多来自肝、胆、胰和胃肠等恶性肿瘤的转移癌。②门静脉血栓，主要来自肝硬化消化道出血、消化系统感染性疾病、门静脉炎、胆囊或胆道慢性炎症、脾切除或门静脉分流术后。③门静脉外压迫致门静脉血流受阻。④肠系膜静脉和肝静脉间的静脉丛异常增生。⑤各种原因引起的血液高凝状态及血液黏滞，如红细胞增多症、C蛋白缺乏、长期口服避孕药等。⑥儿童患者可能与门静脉发育异常、脐部感染有关。⑦少数病例原因不明。

阻塞范围较局限，仅为主干阻塞时，侧支静脉可以跨过阻塞部位与肝内开放的门静脉分支相通，在肝门部（胆囊床旁）和肝十二指肠韧带内形成侧支血管网使门静脉血流灌注保持正常。阻塞范围较广时，尽管门静脉海绵样变的侧支静脉参与了门静脉循环，但侧支静脉代偿不足，仍可导致门静脉高压。

门静脉特点不同于一般静脉，其始末两段均为毛细血管，一端始于胃肠、脾、胰的毛细血管网，一端终于肝小叶的窦状隙，当血流速度减慢时易形成血栓，且易于癌栓、感染性栓子的停留。另外，门静脉及其属支均缺乏静脉瓣，一旦栓塞形成，即可迅速蔓延，栓塞一般起源于门静脉，可蔓延至脾静脉和肠系膜上静脉及门脉系统的任何部分。肝门区门静脉主干及左右分支与相应的胆管伴行，有1/4的门静脉管壁薄、弹性差并与胆管及肝动脉系统共同包被于Glisson鞘内，上述特点使肝门区门静脉易形成血栓，胆道系统炎症也易累及门静脉，导致门静脉完全或部分阻塞。

（2）临床表现：门静脉高压未形成，原发性CTPV患者可无任何不适，继发性CTPV主要为原发病表现。

门静脉高压形成，可表现常见门静脉高压及其继发症状：①上腹部胀满、疼痛不适、恶心、呕吐。②反复呕血、黑便，发生失血性休克。③轻至中度脾大和脾功能亢进、食管静脉曲张。④患者肝功能较好，较少出现腹水、黄疸及肝性脑病。

（3）CT表现：直接CT征象为门静脉系统的异常，表现为门静脉走行区结构紊乱，正常结构部分或全部消失，沿病变门静脉走行区出现多条迂曲扩张、形态各异的侧支血管，且其内血流方向不定，强化扫描与相连的血管呈同等程度强化，病变区可有栓子残留。CTPV的间接征象可以表现为肝动脉分支增粗、肝动脉期的一过性异常灌注、肝脏形态改变及"假胆管癌征"。伴门静脉高压患者可在冠状静脉、脐旁静脉、腹膜后腔、肝胃十二指肠韧带及胃底食管连接区见到迂曲扩张呈匍形走行的侧支循环血管，严重者迂曲呈团块状，增强扫描在门静脉期有明显强化。

诊断与转归

（1）临床诊断：门静脉海绵样变。

（2）随诊：针对门静脉海绵样变的治疗主要以门静脉高压并发症的治疗为主，对既已生成的畸形血管暂无较好的治疗方式。其治疗主旨是预防和治疗消化道出血，以及降低再出血风险。涵盖多种治疗方式，姑息治疗包括药物治疗、内镜治疗、手术治疗，治愈性治疗包括肝移植术、Meso-Rex转流术。考虑患者为原发病致血液高凝状态，行β受体阻滞剂、垂体激素类治疗、抗凝剂治疗，疗程中症状体征好转。

病例点睛

（1）门静脉海绵样变是机体为保护肝正常血流量灌注的一种代偿性病变。

（2）二维超声能清晰显示门静脉的解剖结构，彩色多普勒超声能直观显示门静脉周围异常回声区内的彩色血流信号，有利于与扩张的胆管鉴别。根据检出病变的部位、性质、范围和程度，便于临床治疗方案的选择、动态观察治疗效果及追踪随访。

（蔡思曼　撰写　王红燕　审校）

参考文献

[1] 赵斌，杨金永，丁霞. 肝门静脉海绵样变CT特点[J]. 中国医学影像技术，2010，26（4）：715-717.

[2] UENO N、SASAKI A, TOMIYAMA T, et al. Color Doppler ultrasonography in the diagnosis of cavernous transformation of the portal vein[J]. J Clin Ultrasound, 1997, 25 (5): 227-233.

肌骨疾病

病例 **1**

病历摘要

患者，女性，61岁。

主诉：关节痛6个月。

症状：双手掌指关节（MCP关节）、左第5近端指间关节（PIP5关节）、双腕、双肩、双颞下颌、双踝关节、双足跖趾等多关节肿痛伴晨僵。

查体：左侧颞下颌关节肿胀（S）-疼痛（T）+，右肩关节S-T+，右MCP 2～4关节、双侧腕关节S+T+，左手MCP 2、PIP 3～4关节S-T+，右膝关节S-T+，双踝关节S-T+。双手关节略变形。

辅助检查：抗核抗体（ANA）6项（-）；抗突变型瓜氨酸波形蛋白抗体（抗MCV抗体）>1000U/ml（正常）；抗CCP抗体>200U/ml；红细胞沉降率（ESR）78mm/h；C反应蛋白（CRP）54.17mg/L；类风湿因子（RF）241U/ml。

影像学表现

5～20MHz线阵超声探头，肌骨条件下检查。

双侧腕关节：关节内滑膜明显增厚并沿骨面延伸，内可见丰富血流信号；伸肌腱增粗，其旁可见低回声包绕，局部可见无回声区分布，内可见丰富血流信号（图6-1-1、图6-1-2）；骨皮质不平整，骨面毛糙（图6-1-2）。

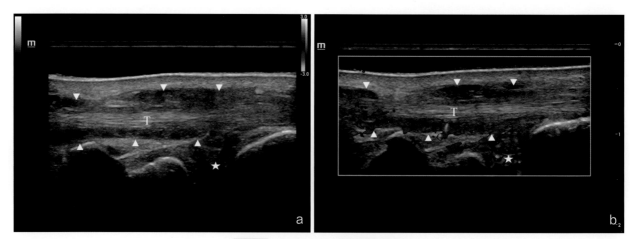

图6-1-1 右手腕关节背侧纵切面扫查

注：a. 灰阶超声；b. 彩色多普勒超声，示滑膜明显增厚（☆），尺侧腕伸肌肌腱（T）周边被低回声包绕（△），血流信号丰富。

右侧MCP2关节：关节软骨消失，关节内滑膜明显增厚，可见丰富血流信号，掌骨头骨皮质不平整、连续性中断（图6-1-3）。

左侧MCP2、4及右侧MCP3～5关节：关节软骨变薄或消失，关节内滑膜轻度增厚，可见少量血流信号，掌骨头骨面毛糙，局部可见连续性中断（图6-1-4）。

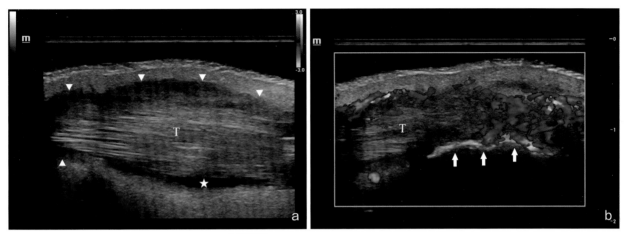

图6-1-2 右手腕关节背侧纵切面扫查

注：a. 灰阶超声；b. 彩色多普勒超声，示伸肌腱（T）明显增粗，周边被低回声包绕（△），局部可见积液（☆），骨面毛糙（白色短箭头），血流信号丰富。

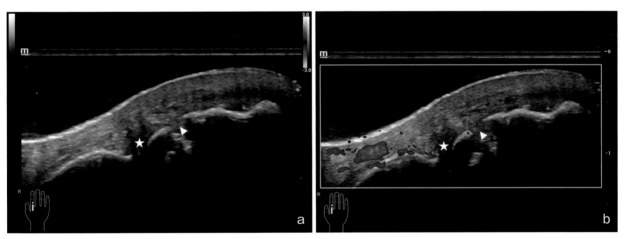

图6-1-3 右手MCP2关节纵切面扫查

注：a. 灰阶超声；b. 彩色多普勒超声，示关节软骨消失，关节内滑膜明显增厚（☆），掌骨头可见骨质破坏（△），血流信号丰富。

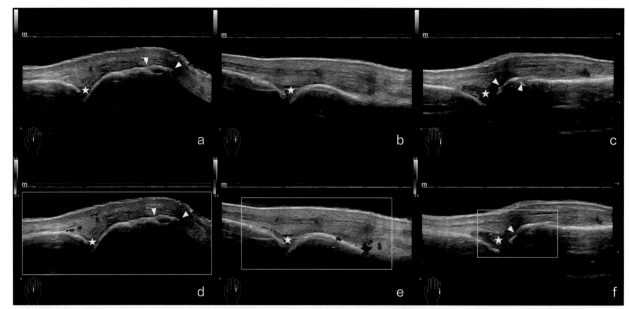

图6-1-4　右手MCP3~5关节纵切面扫查

注：a~c. 灰阶超声；e~f. 彩色多普勒超声，示关节软骨变薄或消失，滑膜略增厚（☆），掌骨头骨面毛糙，局部可见骨质破坏（△），血流信号增多。

诊断思路

1. 诊断依据

类风湿关节炎（rheumatoid arthritis，RA）超声声像图可以观测到由于滑膜血管翳增生引起的关节和肌腱水平形态、结构及血流灌注变化。①滑膜炎：关节内低回声滑膜结构增厚，血流信号增多或无明显变化。②骨侵蚀：关节内骨表面毛糙、不平整，两相互垂直切面均可观察到的骨皮质连续性中断；③软骨损伤：关节软骨锐利边缘消失，边界不清晰，软骨厚度变薄或消失。④腱鞘炎：包绕肌腱的腱鞘扩张，内充满低回声增生滑膜组织，伴积液形成，腱鞘内血流信号增多、丰富。

本例患者临床表现为双侧对称性、多发性关节肿胀、疼痛伴晨僵，以双侧小关节为著，查体可见双手关节略变形，实验室检查非特异性炎症指标（ESR、CRP）及特异性炎症指标（RF、anti-CCP）均为阳性，超声检查可见双手腕关节、MCP、PIP关节存在不同程度腱鞘炎、骨侵蚀、滑膜炎、软骨损伤等，根据2010年美国风湿病学会/欧洲抗风湿病联盟（ACR/EULAR）RA分类标准，总分10分，符合类风湿关节炎。

2. 鉴别诊断

（1）银屑病关节炎：与银屑病相关的炎症性关节病，全身关节均可受累，以指/趾远端关节受累常见，多为非对称性，中轴关节中以骶髂关节受累常见，发病前或病程中可见银屑病皮肤病变，RF阴性。超声声像图主要表现为滑膜炎，滑膜增厚、滑膜血供丰富、关节腔积液和骨质破坏，与RA鉴别困难。但研究表明，银屑病关节炎滑膜炎相对较为严重，骨侵蚀多为"Ω"形或"小管形"，而RA多呈

"U"形。此外，银屑病关节炎常伴发跟腱、趾筋膜、膑腱、肱骨外上髁等多部位附着点炎，以及由远端指间关节伸肌腱附着点炎所致的甲病变，在RA均较少见。本例患者无银屑病病史，超声检查中未发现附着点炎、甲病变等，结合临床症状及实验室检查结果可排除银屑病关节炎。

（2）痛风性关节炎：多见于中年男性，主要症状为关节炎性改变与高尿酸血症，全身各关节均可受损，并伴有关节畸形，需与RA进行鉴别。患者血清自身抗体阴性，而常为血尿酸水平增高。超声声像图除骨侵蚀、腱鞘炎等常见表现外，另有因尿酸盐沉积导致的特征性改变，如沉积在关节、滑囊、肌腱等组织中形成的混合回声或强回声团块（痛风石）、聚集在关节液及韧带内的强回声点（聚集体）、积聚在关节软骨表面的强回声线（双轨征）等。本例为老年女性，血清抗体为阳性，血尿酸水平正常，超声检查未发现痛风石、聚集体、双轨征等特异性表现，可考虑排除痛风性关节炎。

（3）骨关节炎：一种退行性关节疾病，以进行性软骨退行性改变、滑膜炎、关节周围骨赘形成和软骨下骨硬化为特征，主要发生在负重关节，尤以膝关节和髋关节好发，很少出现双侧对称性小关节受累，RF阴性。该病早期主要表现为关节肿胀或疼痛，运动或负重后加重，晚期表现为关节活动受限、关节变形，可有关节积液，但均无晨僵。部分患者可于PIP关节或远端指间关节出现特征性Bouchard结节和Heberden结节，无类风湿结节，晨僵时间短或无晨僵。因此，结合本例患者临床表现、血清学检查及超声声像图表现，可考虑排除骨关节炎。

（4）强直性脊柱炎：青年男性好发，主要侵犯骶髂关节及脊柱，部分患者可出现以膝、踝、髋关节为主的非对称性下肢大关节肿痛。该病常伴一种或多种脊柱外关节和关节周表现，包括滑膜炎、肌腱附着点炎和指/趾炎，还可伴非关节表现，包括葡萄膜炎、银屑病和炎症性肠病，HLA-B27阳性而RF阴性。

（5）其他疾病所致的关节炎：干燥综合征、系统性红斑狼疮等均可有关节受累，但多有相应临床表现和特征性自身抗体，一般无骨侵蚀。此外，不典型的RA还需与感染性关节炎、反应性关节炎和风湿热等鉴别。

3. 拓展知识点

（1）临床表现：RA常隐匿起病，表现为逐渐加重的对称性、多发性外周小关节疼痛、肿胀和僵硬（主要是晨僵），以MCP关节和PIP关节为好发，疾病控制不佳会出现进行性关节受损，导致严重关节畸形（如掌指关节半脱位、手指呈天鹅颈畸形和纽扣畸形）和功能障碍。约40%的患者出现关节外肌肉骨骼系统受累（如骨骼和肌肉）和非肌肉骨骼系统的器官受累（如皮肤、眼、肺、心脏、肾脏、血管、唾液腺、中枢神经系统、周围神经系统及骨髓）。

（2）诊断：参考2010年ACR/EULAR的RA分类标准（表6-1-1）。

表6-1-1 2010年ACR/EULAR的RA分类标准

内容	评分（分）
受累关节的数量和部位	
2~10个大关节（指肩、肘、髋、膝、踝关节）	1
1~3个小关节（指MCP关节、PIP关节、第2~5MTP关节、拇指指间关节和腕关节）	2
4~10个小关节	3
>10个关节（含至少1个小关节）	5
血清学异常（RF或抗瓜氨酸肽/蛋白抗体）	
低效价阳性（>正常值上限）	2
高效价阳性（>正常值上限3倍）	3
急性期反应物（ESR或CRP）>正常值上限	1
症状持续至少6周	1

注：≥1个关节有滑膜炎，排除其他更能解释滑膜炎的疾病，且4项总分≥6分（最高10分）可诊断为RA。此外，当患者具有RA的典型侵蚀性病变，且病史显示患者既往满足上述标准，或病程长，包括当下无疾病活动（治疗或不治疗）但回顾相关资料后发现，患者之前满足上述标准也可归为RA。

（3）活动度评估：①临床评估。目前临床多采用66或28肿胀关节计数（SJC66/28）、压痛关节计数（TJC66/28）、疼痛视觉模拟评分（VAS）、患者整体评价（PGA）、医师整体评价（EGA），以及由计算所得28关节疾病活动度评分（DAS28）、DAS28联合ESR、DAS28联合CRP、简化疾病活动度指数（SDAI）、临床疾病活动度指数（CDAI）等参数评估RA疾病活动度。②影像学评估。X线、MRI、超声是RA常用的影像检查手段。疾病早期，手、足X线平片常为阴性，或仅可见软组织肿胀、关节周围骨质减少，若病情进展将在关节周围骨质减少基础上出现关节间隙变窄和骨侵蚀（图6-1-5）。目前多采用Sharp van der Heijde半定量评分标准在骨侵蚀和关节间隙狭窄方面进行基于X线图像RA疾病进展评估。多模态超声检查可同时提供关节内组织结构及血流灌注信息，在多关节滑膜炎、腱鞘炎、关节软骨损伤、骨侵蚀等方面检出效能与MRI相当，可帮助区分活动和非活动性关节炎。目前多以Szkudlarek等提出的0~3分半定量分级标准评估灰阶及多普勒检查中的RA滑膜炎症活动性。MRI是RA影像检查金标准，与X线相比，可有效检测出病程早期骨侵蚀，并对滑膜炎、腱鞘炎、关节软骨损伤、关节间隙狭窄检出具有独特优势，当MRI提示骨髓水肿将进一步预示骨侵蚀病变（图6-1-6）。指南推荐采用RAMRIS评分标准评估RA疾病活动性。③实验室检查评估。ESR、CRP等非特异性急性期反应物有助于评估疾病活动度。

（4）治疗：一经确诊需尽早开始改善病情抗风湿药物治疗，并辅以非甾体抗炎药和糖皮质激素控制炎症，

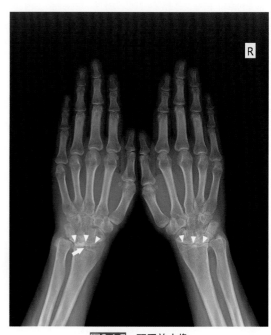

图6-1-5 双手放大像

注：女性，27岁，已确诊RA。双手及腕关节骨质密度减低，左侧桡骨远端可见骨质侵蚀（白色短箭头），双侧腕骨间、桡腕间隙（△）明显变窄。

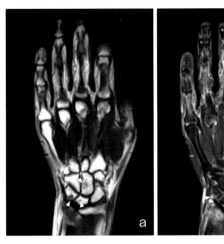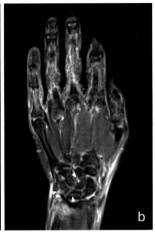

图6-1-6　女性，54岁，已确诊RA，左手MRI

注：a. T1WI，b. T2WI。左腕舟骨、月骨、头状骨多发斑片状异常信号影（△），T1WI呈低信号，T2WI呈稍高信号，边缘略模糊，提示存在骨髓水肿。

严密随访调整用药。治疗应以控制滑膜炎及预防关节损伤为原则，以达到缓解或维持低疾病活动度为最终目的。

诊断与转归

（1）临床诊断：RA可能性大。双侧腕关节、右侧MCP2关节滑膜炎伴骨质侵蚀；双侧腕关节伸肌腱腱鞘炎伴腱鞘积液；左侧MCP2、4及右侧MCP3～5关节滑膜增厚，部分伴骨质侵蚀。

（2）随诊：患者行甲氨蝶呤和泼尼松治疗3个月后复诊，诉多关节疼痛症状有所好转，复查手部关节超声示部分关节滑膜炎较前有所减轻（图6-1-7），治疗有效，符合RA诊断。

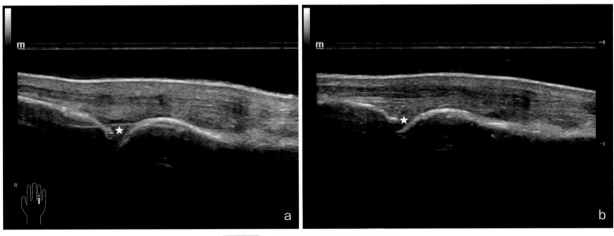

图6-1-7　右手MCP4关节纵切面扫查

注：a. 首诊；b. 3个月复诊。示滑膜（☆）增厚明显减轻，治疗有效。

病例点睛

（1）类风湿关节炎（RA）是一种慢性自身免疫性炎症性疾病，发病隐匿，主要症状为多关节疼痛、僵硬和肿胀，以双侧掌指关节（MCP关节）、近端指间关节（PIP关节）、腕关节及跖趾关节（MTP关节）为好发。

（2）早期诊断并识别活动性疾病、采取措施以快速达到并维持对炎症和基础病变的控制，达到缓解或低疾病活动度，对于改变疾病结局至关重要。

（3）X线、MRI、超声是RA活动度评估常用影像检查手段。可无创性显示肌腱、韧带、肌肉、关节、软骨及周围神经等正常结构，对腱鞘炎、关节滑膜炎、关节软骨损伤、骨侵蚀等异常病变检测方面各具优势。

（李雪兰　撰写　杨　萌　审校）

参考文献

[1] FILIPPUCCI E, CIPOLLETTA E, MASHADI M R, et al. Ultrasound imaging in rheumatoid arthritis[J]. Radiol Med, 2019, 124(11): 1087-1100.

[2] ALETAHA D, NEOGI T, SILMAN A J, et al. 2010 Rheumatoid arthritis classification criteria: an American College of Rheumatology/European League Against Rheumatism collaborative initiative[J]. Arthritis Rheum, 2010, 62(9): 2569-2581.

[3] 丁丽，李薇. 高频肌骨超声在银屑病性关节炎诊断中的应用[J]. 中国皮肤性病学杂志，2022，36（5）：603-606，610.

[4] 区瑞霞，田钦南，张梓浩，等. 肌骨超声在痛风性关节炎早期诊断的诊断价值研究[J]. 现代医用影像学，2022，31（1）：154-156.

[5] 曹向昱，刘雨曦，曹永平. 老年退行性骨关节炎治疗进展[J]. 中国临床保健杂志，2022，25（1）：25-29.

病例 **2**

病历摘要

患者，男性，63岁。

主诉：关节肿痛30余年，多发痛风石形成10年。

症状与体征：饮酒后右足第1跖趾关节（MTP1关节）红肿热痛起病，逐渐累及近端指间关节（PIP关节）、腕关节、肘关节及膝关节，单关节发作为主，发作渐频繁、疼痛程度渐加重，非甾体抗炎药治疗可缓解。起病时尿酸>1000μmol/L，病程中多次检测血尿酸偏高，曾短期应用非布司他降尿酸，未规律用药，目前尿酸维持在500~600μmol/L。10年前逐渐出现多发痛风石，伴关节活动受限，同期检查发现双肾结石，近期发现血肌酐升高。

既往史、个人史、家族史：肾结石、上消化道出血史，长期大量吸烟、饮酒史，一兄患痛风。

影像学表现

双侧PIP关节背侧（双侧PIP1/3关节、左侧PIP2关节）、MTP关节内侧（MTP1/2关节）可见不均质中强回声，为多发痛风石形成（图6-2-1、图6-2-2）；双侧MTP1关节、左侧MTP2~4关节透明软骨表面可见高回声带，为双轨征形成（图6-2-3）；左侧MTP3/4关节滑膜中度增厚，内见数处点状强回声，为聚集体形成（图6-2-4）；双侧PIP1/3关节、MTP1关节、左侧MTP2关节下方骨皮质连续性不完整，提示骨破坏（图6-2-1、图6-2-2）。

双肾体积小，双肾集合系统内可见钙质沉积，符合痛风性肾病表现（图6-2-5）。

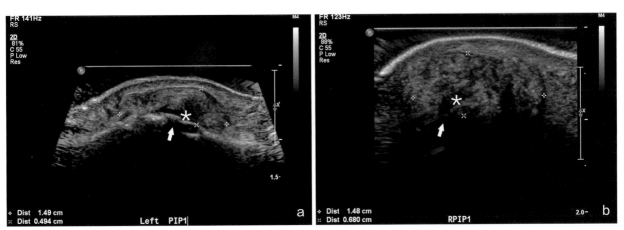

图6-2-1　PIP1及PIP3背侧纵切面扫查

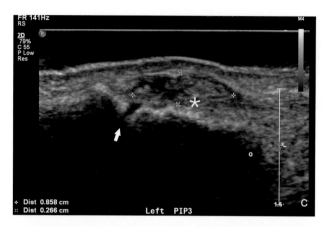

图6-2-1 PIP1及PIP3背侧纵切面扫查（续）

注：示痛风石及骨破坏。a、b. 双侧PIP1关节背侧见不均质中强回声（*），左侧范围约1.5cm×1.3cm×0.5cm，右侧范围约1.5cm×1.3cm×0.7cm，其下方掌骨骨皮质连续性不完整（箭头）；c. 左侧PIP3关节背侧不均质中强回声（*），范围约0.9cm×0.5cm×30.3cm，其下方掌骨骨皮质连续性不完整（箭头）。

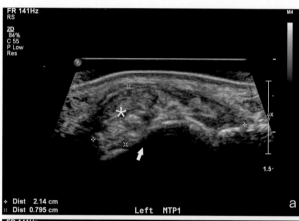

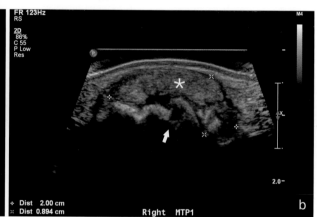

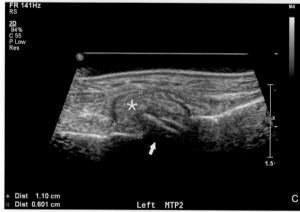

图6-2-2 MTP1及MTP2纵切面扫查

注：示痛风石及骨破坏。a、b. 双侧MTP1关节内侧见不均质中强回声（*），右侧范围约2.0cm×1.9cm×0.9cm，左侧范围约2.1cm×2.2cm×0.8cm，均内见点状强回声，边界模糊，其下方骨皮质连续性不完整（箭头）；c. 左侧MTP2关节内侧见不均质中强回声（*），范围约1.1cm×1.5cm×0.6cm，内见点状强回声，边界模糊，其下方骨皮质连续性不完整（箭头）。

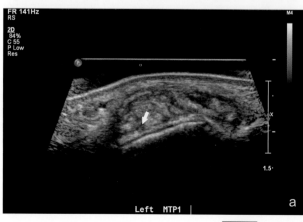

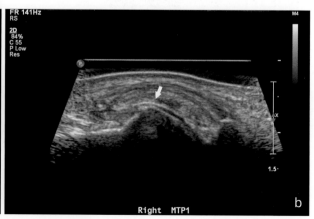

图6-2-3 MTP1及MTP2纵切面扫查

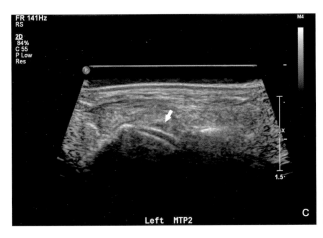

图6-2-3　MTP1及MTP2纵切面扫查（续）

注：示双轨征，双侧MTP1（a、b）及左侧MTP2（c）关节软骨表面异常的高回声带（箭头），与声波角度无关。

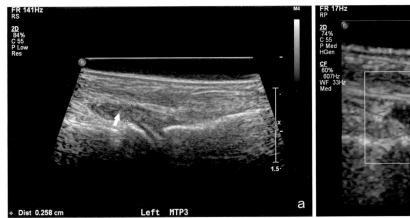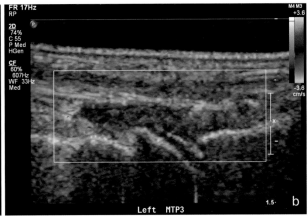

图6-2-4　MTP3纵切面扫查

注：示MTP3聚集体形成。a. 左侧MTP3关节滑膜重度增厚，较厚处约0.3cm，内可见数处点状强回声（箭头）；b. CDFI未见血流信号。

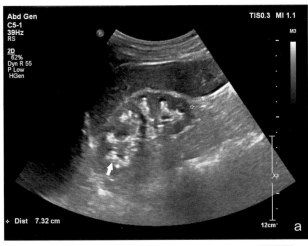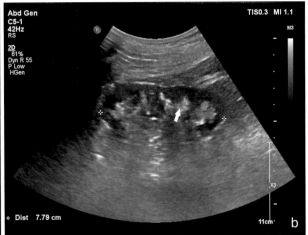

图6-2-5　肾纵切面扫查

注：示肾锥体回声增强，右肾7.3cm×3.7cm×3.9cm（a），左肾7.8cm×3.4cm×3.3cm（b），双肾锥体回声增强（箭头）。

💗 诊断思路

1. 诊断依据

痛风性关节炎的超声表现为双轨征（关节透明软骨表面异常的高回声带，与声波入射角度无关，可呈连续或间断）、痛风石（环形、不均质的高回声和/或低回声聚集物，伴或不伴后方声影，周围可有小无回声晕环绕，可位于关节内、关节外或肌腱内）、聚集体（异质性的高回声灶，即使增益最小化或声波角度改变仍然保持高反射性，有时伴后方声影，位置多样，可位于关节或肌腱内）和骨侵蚀（关节内和/或关节外骨表面连续性的中断，需经2个垂直平面证实）。部分病程较长（通常10年以上）的患者可因持续性尿酸升高/排泄减少产生肾损害，痛风性肾病的典型超声表现为肾髓质内回声增强，呈高回声。

本例患者根据2015年美国风湿病学会/欧洲抗风湿病联盟（ACR/EULAR）痛风分类标准，评分≥8分即符合痛风性关节炎分类标准，该患者痛风发作时累及第1跖趾关节（2分）、受累关节红肿、关节拒按、无法活动（3分）、存在痛风石（4分），血尿酸≥600μmol/L（4分），总分至少13分，痛风性关节炎诊断明确。患者入院时仍有右侧腕关节肿痛、PIP关节、MCP关节、膝关节肿胀，处于急性发作期。

2. 鉴别诊断

（1）类风湿关节炎（RA）：是病因不明的对称性炎症性外周多关节炎，患者通常发生MCP关节、PIP关节炎，腕关节和MTP 2~5关节也常受累。早期RA患者有时与其他炎性多关节炎较难区分，病程长、控制不佳的RA患者可见类风湿结节、天鹅颈/关节纽扣花样畸形，完善RF、ACPA、抗CCP抗体等常有助于鉴别诊断。本例患者关节炎发作时呈不对称性和非同步性，不符合RA诊断。

（2）骨关节炎：主要症状是关节疼痛、僵硬、活动受限，好发于承重关节，包括膝关节、髋关节、指间关节、第1腕掌关节、第1跖趾关节以及颈椎下段和腰椎下段的关节突关节。指间关节通常累及DIP，该区域常可观察到特征性的Heberden结节，为骨增生所致，关节肿胀为坚硬的骨性肿胀，通过X线片可进行鉴别。本例发作的关节位置及结节性质，均与骨关节炎不符。

（3）假性痛风：为焦磷酸钙沉积于结缔组织中所致，多累及膝关节、腕关节，初始发作持续更久才能缓解（痛风一般为1~2周），滑液中检测到的结晶为二水焦磷酸钙，X线下可见特征性的软骨钙化，故二者可通过滑液病理及X线片进行鉴别。

3. 拓展知识点

（1）临床表现：痛风因血尿酸水平过高导致尿酸结晶沉积关节或其他组织而引发，临床表现包括炎症性关节炎反复发作、慢性关节病、尿酸盐结晶沉积导致痛风石形成、尿酸性肾结石。多种饮食（饮酒、高脂饮食）、物理因素（脱水）、药物（噻嗪类利尿药、袢利尿药）等因素都可能促进或引起痛风发作。典型的痛风发作表现为关节剧烈红、肿、热、痛、失能。病程早期的发作间歇期通常完全无症状。痛风石性物质持续的侵蚀作用可造成骨侵蚀，进展为慢性痛风性关节病。肾结石和慢性尿酸性肾病是慢性高尿酸血症的两种主要肾脏并发症。

（2）实验室检查和影像学检查：痛风发作时从关节或滑囊中取的标本通过偏光显微镜可直接观察到尿酸钠结晶。发作期的血液检查结果可表现为非特异性炎症（ESR、CRP升高）。尿酸水平升高、正常或降低。超声检查可有力且独立地支持痛风诊断，重要的特征包括双轨征、痛风石、聚集体和骨侵蚀，双轨征对早期痛风检查有重要意义。X线片和MRI发现皮质下骨囊肿提示痛风石或骨侵蚀。

（3）诊断：2015年ACR/EULAR颁布的痛风分类标准如表6-2-1所示。

表6-2-1 2015年ACR/EULAR痛风分类标准

步骤一：纳入标准（仅符合该条患者才可进入下列步骤）：曾经至少一次发作时出现外周关节或滑液囊肿胀、疼痛或压痛

步骤二：确诊标准（如果符合可直接诊断）：有症状的关节或关节囊中检查出尿酸盐结晶，或存在痛风石者

步骤三：分类标准（如果不符合确诊标准，适用下列标准）包括3个项目、8个条目，共计23分，满足8分即可诊断

项目	分类	评分
临床特点		
症状发作时曾累及的关节或滑膜囊	踝关节或足中部（作为单关节或寡关节的一部分发作，未累及MTP1关节）	1
	累及MTP1关节	2
受累关节特征		
红肿（自诉或医师观察）	符合左栏1个特点	1
拒触、按压	符合左栏2个特点	2
行走困难或活动障碍	符合左栏3个特点	3
典型关节痛发作的时序特征		
典型发作定义：符合下述3条中的2条及以上，且与抗炎治疗无关。①疼痛达峰时间<24小时。②症状缓解时间≤14天。③2次发作间歇期症状完全消失	1次典型发作	1
	2次及以上典型发作	2
痛风石	存在	4
实验室检查		
血尿酸水平	<240μmol/L	−4
	240～<360μmol/L	0
	360～<480μmol/L	2
	480～<600μmol/L	3
	≥600μmol/L	4
关节液分析 有症状或曾有症状的关节液分析	未检查	0
	尿酸钠结晶阴性	−2
影像学特点		
有症状的关节或滑囊处尿酸钠晶体的影像学证据	超声双轨征或双能CT示尿酸晶体沉积	4
痛风相关关节破坏的影像学证据	手或足X线存在至少1处骨侵蚀	4

（4）治疗原则：痛风发作期的治疗目标是快速、安全地缓解疼痛和失能，发作后应及早启动治疗，首选全剂量抗炎药物，包括糖皮质激素、非甾体抗炎药、秋水仙碱等药物。间歇期痛风治疗目标是预防痛风复发或发展为慢性痛风石性疾病，降尿酸药物应长期规律使用，包括别嘌醇、非布司他、丙磺舒、苯溴马隆等。此外，在降尿酸的前几个月推荐继续使用低剂量抗炎药物，预防再次发作。此外，痛风常合并其他疾病，疾病状态及治疗药物可能会影响抗炎药物的疗效及安全性，选择药物时需综合考虑。

诊断与转归

（1）临床诊断：痛风。

（2）治疗及预后：①加强生活方式指导，予低嘌呤饮食，适当活动，增加饮水量，宣教长期规律应用降尿酸药物的重要性，提高依从性。②急性期用药可选用非甾体抗炎药、糖皮质激素、秋水仙碱，因患者有上消化道出血史和近期血肌酐升高，更换原使用的非甾体抗炎药为复方倍他米松肌注抗炎治疗。③降尿酸方面长期使用非布司他。住院期间经过治疗，患者关节肿痛逐渐缓解，血尿酸下降至300μmol/L左右，血肌酐由147μmol/L下降至102μmol/L。出院后随访，患者仍偶有急性发作，对症抗炎，嘱咐患者保证饮水量，长期规律服用非布司他。

病例点睛

（1）痛风是尿酸盐结晶沉积所致的关节炎症性疾病，亦可累及肾脏等其他脏器系统。

（2）痛风性关节炎临床表现：典型的痛风发作表现为关节剧烈红、肿、热、痛、失能，患者的关节或关节囊标本通过偏光镜检查可观察到尿酸盐结晶；关节处尿酸盐结晶沉积可导致痛风石形成，痛风石性物质持续侵蚀可造成骨侵蚀，进展为慢性关节炎。

（3）痛风的超声表现：痛风性关节炎4种典型征象为双轨征、痛风石、聚集体、骨侵蚀，其中双轨征是尿酸沉积在关节内的表现，具有很高的诊断特异性（敏感性78%，特异性93%～96%）；痛风性肾病的超声表现为双肾锥体回声增强。

（刘华祯　撰写　王　铭　审校）

参考文献

[1] 邓雪蓉，张卓莉. OMERACT超声痛风组发布痛风性关节炎超声下病变的国际共识[J]. 中华风湿病学杂志，2016，20（3）：216-218.

[2] NEOGI T, JANSEN T L, DALBETH N, et al. 2015 Gout classification criteria: an American College of Rheumatology/European League Against Rheumatism collaborative initiative[J]. Arthritis Rheumatol, 2015, 67(10): 2557-2568.

[3] 徐东，朱小霞，曾学军，等. 痛风诊疗规范[J]. 中华内科杂志，2020（6）：421-426.

[4] FITZGERALD J D, DALBETH N, MIKULS T, et al. 2020 American College of Rheumatology Guideline for the Management of Gout[J]. Arthritis Rheumatol, 2020 72(6): 879-895.

病例 **3**

📝 病历摘要

患者，女性，22岁。

主诉：发现右大腿肿物1年余。

症状与体征：患者1年前无明显诱因发现右大腿根部肿物，质硬。查体分别于右大腿根部和右臀部触及大小约8cm×9cm、7cm×8cm肿物，均质硬，与基底粘连，活动度差，界限欠清，二者似相连。

家族史：否认家族中有类似疾病，否认家族性精神病、肿瘤病、遗传病病史。

实验室检查：血钙2.36mmol/L（2.13～2.70mmol/L），血磷2.70mmol/L（0.81～1.45mmol/L）。

穿刺活检病理：纤维组织增生，钙盐沉积，大量多核巨细胞聚集，未见明确肿瘤性组织，必要时切除活检。

🔷 影像学表现

（1）超声检查：右侧大腿根部（图6-3-1）及右侧臀部（图6-3-2）见混合回声，范围分别约25.4cm×12.2cm×6.7cm、17.0cm×10.2cm×6.1cm，均形态欠规则，边界欠清，内以无回声为主，囊腔内透声差，充满细密点状低回声，另见中等回声分隔，较宽处约0.6cm，CDFI示周边及隔上可见点条形血流。

（2）髋关节正侧位X线检查：右髋关节周围见团块状密度增高影，周围软组织肿胀（图6-3-3）。

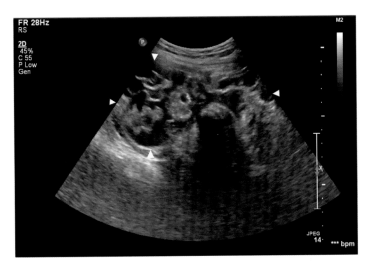

图6-3-1 右侧大腿根部混合回声肿物最大切面扫查

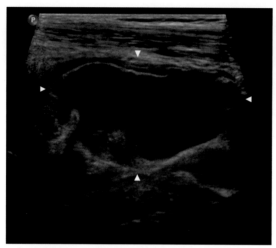

图6-3-2 右侧臀部混合回声肿物最大切面扫查

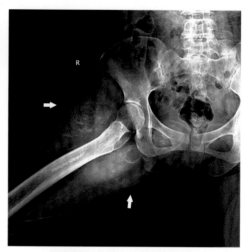

图6-3-3 髋关节正侧位X线检查

诊断思路

1. 诊断依据

肿瘤样钙盐沉着症临床表现为无痛性皮下肿块，病变影响关节活动时可出现疼痛。多数患者伴有不同程度的钙磷代谢异常，伴有高磷血症，少数患者血磷水平可正常。活动期病灶组织病理表现为病灶中央无定形钙质沉积，边缘见巨噬细胞、多核巨细胞、成纤维细胞及慢性炎症细胞浸润；静止期病灶内钙化物周边见致密纤维组织包绕。本例为青年女性，属于好发人群，患者无明显诱因起病，临床表现为右大腿根部肿物，实验室检查血磷水平升高，血钙水平正常，穿刺病理提示纤维组织增生，钙盐沉积，大量多核巨细胞聚积，符合肿瘤样钙盐沉着症临床及病理特点。

目前对于肿瘤样钙盐沉着症的超声研究较少，多为个例报道。超声检查多表现为软组织内囊性团块，内可见分隔，伴周边及内部多发大小不等钙化灶。当有较多钙化物沉积时超声可仅见形态不规则高回声团块，后伴声影。本例患者大腿根部肿物表现为混合回声包块，以无回声为主，囊腔内透声差，充满细密点状低回声，另见中等回声分隔，符合肿瘤样钙盐沉着症声像图特征。

2. 鉴别诊断

（1）骨化性肌炎：一种发生在肌肉或其他软组织中的非肿瘤性病变，病理特点为纤维组织增生。主要病因包括各种严重创伤或长期、反复的轻微损伤，好发部位为四肢的大肌群、肘部、臀部等，可导致严重的运动功能障碍。病变早期钙化沿肌肉羽状结构分布，超声检查可见软组织内不均质低回声肿块，内见单个或多个强回声团，后伴声影。病灶骨化一般自肿块边缘向中心发展，完全骨化后超声检查表现为不透声的骨性包块。本例患者无明显诱因起病，无创伤史，与骨化性肌炎患者多有创伤史不符。

（2）滑膜骨软骨瘤病：一种少见的滑膜软骨化生性疾病，以滑膜多发软骨结节为特征，关节内形成单发或多发钙化游离体。多见于膝关节，髋、腕、肩关节等次之，临床主要表现为关节活动受限、关节疼痛、关节畸形及关节肿胀等。超声检查可显示关节附近斑状高回声结节或混合回声结节，关节滑膜增厚，表面可见多发中等回声结节。本例患者发病部位为右臀部及右大腿根部，超声表现为混合回声包块，以无回声为主，内见中等回声分隔，与滑膜骨软骨瘤病超声表现特点不符。

（3）痛风性关节炎：痛风是由嘌呤代谢紊乱和血尿酸升高引起的代谢性疾病。尿酸盐结晶在关节囊、关节软骨及关节周围软组织中沉积引起关节炎症反应，好发于小关节，以第1跖趾关节最多见。痛风急性发作期临床表现为关节的红、肿、热、痛及功能受限，慢性期表现为关节畸形和功能障碍等。超声检查表现为关节积液、滑膜增厚，关节软骨表面双轨征，关节周围软组织内出现散在强回声，即暴风雪征。本例患者既往无急性痛风发作史，发病部位为大关节附近，临床特点与痛风性关节炎不符，超声检查表现为混合回声包块，与痛风性关节炎超声特征不符。

3. 拓展知识点

（1）临床表现：肿瘤样钙盐沉着症（tumoral calcinosis，TC）是一种罕见的软组织非肿瘤性病变，自1943年被首次报道，至今文献中共报道300多例，其中黑种人发病率较高。多见于青少年及儿童，好发于大关节，如髋、肩、肘关节，以关节周围软组织钙化性包块为特征，一般不侵及骨关节。其发病机制尚不清楚，可能的病因包括慢性肾衰竭、常染色体隐性遗传病、局部创伤等。钙磷代谢异常可能是该病的危险因素，多数患者伴有不同程度的高磷血症，少数患者血磷水平可正常。患者一般无明显自觉症状，偶然发现皮下肿块，影响关节活动后可产生疼痛，病变处破溃后可见内部白垩样物质流出。

（2）其他影像学表现：X线是目前主要的诊断方法，CT及MRI可提供更全面的解剖信息。X线可见关节旁软组织中大小不一的结节聚集而成的团块状钙化，病变一般不累及邻近关节或骨骼。CT可见软组织内大小不等类圆形、不规则形钙化影，周围局部软组织受压。MRI检查可见囊性病灶在T1WI呈明显不均匀低信号，T2WI呈不均匀高信号，包膜呈长T1、长T2信号。

（3）病理改变：病灶主要由纤维包膜包裹的钙化沉积物及乳糜状液体组成，大体病理特点为包膜完整的囊性肿物，壁厚薄不均，囊内多有分隔，内容物为豆渣状或白色粉末状，囊内液体呈无色淡黄色。组织病理学分为活动期和静止期，活动期病灶组织病理表现为病灶中央无定形钙质沉积，边缘见巨噬细胞、多核巨细胞、成纤维细胞及慢性炎症细胞浸润；静止期病灶内钙化物周边为致密纤维组织包绕，两者常并存于同一病灶。

（4）治疗及预后：治疗包括保守治疗和手术治疗。保守治疗指应用抗酸药物、限制钙磷摄入等，但疗效欠佳且易导致复发。手术治疗是该病首选的治疗方法，手术应将病灶的包膜、囊壁及内容物彻底清除，以减少术后复发。高磷血症是不良预后的危险因素，因此，对于存在代谢异常的患者，手术治疗后应配合纠正钙磷代谢异常。

诊断与转归

（1）临床诊断：右大腿前侧，右臀肿物。

（2）诊治过程：患者行肿物切除术，术中见肌层内肿物呈囊实性，范围约20cm×10cm×5cm，囊壁灰褐色，边界欠清，其内为多囊性，囊内有清亮黄褐色液体，部分囊内液体混浊灰白色。吸取囊液送病原学检查。切除肿物囊壁及其内容物大小约2cm×2cm×1cm，送病理检查，提示"软组织内肿瘤样钙质沉着"。

病例点睛

（1）肿瘤样钙盐沉着症（TC）是一种罕见的软组织非肿瘤性病变，好发于髋、肩、肘等大关节，多见于青少年及儿童。

（2）临床表现为关节周围软组织内包块形成，一般不侵及骨关节，影响关节活动时可出现疼痛，多数患者伴有高磷血症。

（3）超声检查多表现为软组织内囊性团块，内可见分隔，伴周边及内部多发大小不等钙化灶。当有较多钙化物沉积时超声可仅见形态不规则高回声团块，后伴声影。

（4）TC病理特点为纤维基质内有大量无定形钙沉积，伴有多核巨细胞等炎症细胞浸润。

（5）TC保守治疗疗效欠佳，首选手术治疗，手术应将病灶的包膜、囊壁及内容物彻底清除，以减少术后复发。

（李田香　撰写　杨　萌　审校）

参考文献

[1] 黄俊英, 宗方. 右肩部肿瘤样钙盐沉积症超声表现1例[J]. 中国超声医学杂志, 2008, 24（S1）: 118-119.

[2] 赵巍, 杨晨, 冯卫, 等. 老年肿瘤性钙质沉着症1例[J]. 中国老年学杂志, 2013, 33（10）: 2376-2377.

[3] 黄贤华, 谢齐, 郑汉朋, 等. 瘤样钙盐沉着症X线、CT和MRI诊断[J]. 医学影像学杂志, 2015, 25（11）: 2004-2007.

[4] 何萍, 王月香. 局限性骨化性肌炎的超声诊断现状[J]. 重庆医学, 2017, 46（15）: 2141-2143.

[5] 黄大平. 超声和X线联合诊断膝关节滑膜骨软骨瘤病的价值[J]. 实用医技杂志, 2017, 24（12）: 1300-1301.

[6] YANO H, KINJO M. Tumoral calcinosis[J]. Cleve Clin J Med, 2021, 88(4): 208-209.

[7] DENG S H, DANG W T, LIU J, et al. Differential diagnosis of acute and chronic gouty arthritis by multijoint ultrasound[J]. Ultrasound Med Biol, 2021, 47(10): 2853-2859.

[8] DEL BRAVO V, LIUZZA F, PERISANO C, et al. Gluteal tumoral calcinosis[J]. Hip Int, 2012, 22(6): 585-591.

病例 4

病历摘要

患者，男性，46岁。

主诉：发现右小腿渐进性增大包块2周。

症状与体征：右小腿前外侧烧灼样疼痛，疼痛处局部皮肤隆起，但未见红肿、破溃。触诊：右小腿外侧触及一质韧包块，范围约4cm×3cm，边界不清，压痛（+），未触及波动感。

既往史：患者半年前出现血小板进行性下降并全血细胞减少，经骨髓穿刺涂片病理诊断为母细胞性浆细胞样树突状细胞肿瘤（blastic plasmacytoid dendritic cell neoplasm，BPDCN），伴混合谱系白血病基因（MLL基因）重排，高危。PET/CT影像学评估有多发髓外受累（肝包膜、腹膜、网膜、肠系膜及直肠系膜），已行4程化疗，患者第二程诱导化疗期间因肺结核、结核性腹膜炎行四联抗结核治疗。末次巩固化疗前骨髓形态学及急性髓系白血病（acute myeloid leukemia，AML）微小残留病灶均为完全缓解。

影像学表现

灰阶超声：右小腿前外侧肌层内可见梭形低回声，范围约6.9cm×2.7cm×2.0cm，距体表0.5cm，形态欠规则，部分边界欠清，未见明确包膜，内回声不均（图6-4-1a、6-4-1b）。

CDFI：包块内见丰富的血流信号，分布紊乱（图6-4-1c），可探及高阻动脉血流频谱，阻力指数0.85。

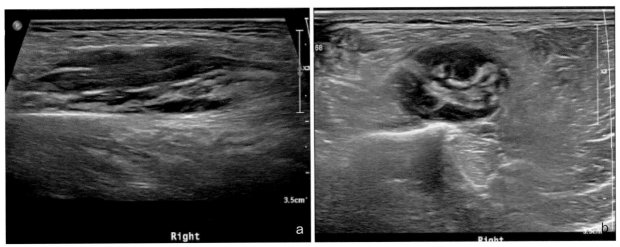

图6-4-1 右小腿肌层包块灰阶超声+CDFI

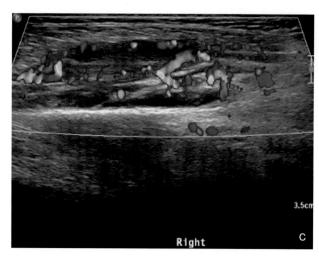

图6-4-1 右小腿肌层包块灰阶超声+CDFI（续）

注：a. 纵切面声像图，右小腿前外侧肌层内低回声占位，未见包膜；b. 横切面声像图，低回声包块内回声不均；c. CDFI示包块内及周边见丰富的血流信号，分布紊乱。

诊断思路

1. 诊断依据

BPDCN大部分病例伴有皮肤病变，部分病例确诊时病变仅局限在皮肤，表现为无症状的孤立性或多发性深紫色或红棕色斑块状、结节状或淤伤样皮肤病变，皮损面积从数毫米至10cm。BPDCN病情进展快，可很快累及淋巴结、骨髓、外周血及其他器官，其中血细胞减少以血小板减少最为显著，其他少见累及部位如肺、肝脏、肾脏及中枢神经系统等的病例也有报道，累及肌层少见。BPDCN髓外受累因受累器官不同而表现多样。

本例患者为中年男性，诊断BPDCN（伴*MLL*重排，高危）半年，骨髓、肝包膜、腹膜、网膜、肠系膜及直肠系膜受累，起病无典型皮肤受累表现，近期新发右小腿软组织包块，短时间内包块增大明显，可疑病情进展，结核性冷脓肿或血肿等病变待除外。超声显示右小腿前外侧肌层内实性占位，边界模糊，无包膜，CDFI：包块内可见丰富、紊乱血流信号，高度怀疑为BPDCN髓外新发病灶，确诊需病理证实。应用18G组织活检针对右侧小腿肿物进行活检，病理：（右腿外侧）横纹肌组织中见异型细胞弥漫浸润，细胞体积大多中等大小，少部分偏大，胞质稀少，核型大多不规则，染色质细腻，核仁缺乏或可见小核仁，表达浆细胞样树突状细胞标志物CD123，同时阳性表达CD4、CD56，符合BPDCN（伴*MLL*重排，高危）。免疫组化结果：AE1/E3（-），CD20（-），CD3（-），CD15（局灶+），CD117（-），CD34（血管+），CD4（+），CD123（+），CD56（+），Ki-67（index 90%），MPO（-），TdT（+/-）。感染相关实验室检查：血T.SPOT-TB、G试验、GM试验（-）；穿刺组织抗酸染色（-），结核分枝杆菌培养（-）。

2. 鉴别诊断

（1）结核冷脓肿：患者处于免疫抑制状态，既往有结核病史，须排除肌层软组织结核冷脓肿的可能性。结核冷脓肿临床表现可表现为体表异常隆起，但突起表面无明显红、肿、热、痛，部分隆起处增长较快，触及波动感，可在体表形成红色丘样突起，顶部破溃，流出黄白色脓液。软组织结核由于病程、结核分枝杆菌量、毒力作用、机体反应等不同，软组织肿块声像图表现各异，按照其内部回声情况可分为实性回声型、液性透声型和混合回声型。结核早期，病理上仅有炎性渗出及单核细胞增多、吞噬活动增加，局部不形成脓肿，无明显的界限，声像图上表现为实性低回声区，此时若及时治疗，病灶可以不发展为冷脓肿而痊愈。早期结核若未得到及时治疗，则发展为干酪样变和增生并存的结核灶，声像图表现为实性低回声区，但回声不均匀，周围可见包膜。软组织结核发展到冷脓肿形成，是最常见的一种类型。局限于皮下的冷脓肿，形态规则，呈圆形或椭圆形液性无回声区，周围有包膜回声。由于结核性脓肿的脓液为含脂质成分较高的干酪组织，超声显示内有斑点状回声的浮动。本例患者目前接受抗结核治疗，肺部结核病变呈恢复趋势，血T.SPOT-TB（−），穿刺组织抗酸染色（−）、分枝杆菌培养（−），超声提示小腿肌层低回声实性占位，血流丰富，故考虑结核冷脓肿可能性小。

（2）血肿：软组织血肿可发生于全身各部位，临床主要表现为局部组织突发肿胀，压痛明显，可伴功能障碍。多数患者有外伤、剧烈运动、血管穿刺或长期服用抗凝药的病史，少数患者无明确诱因。超声检查肌层血肿，纵切时血肿为位于肌内或肌间的卵圆形或梭形病灶，横切为卵圆形。血肿病灶体积大，周围肌肉受挤压，与血肿之间有高回声边界。血肿早期为等回声，张力高，形成血凝块则表现为低回声，随着血凝块崩解、纤维蛋白渗出，无回声逐渐增多，间有不规则的低回声和高回声带，后方回声增强明显。外伤引起的腓肠肌撕裂伴发血肿，部分肌纤维断裂、不完整，血肿占据肌肉的一部分，此类患者多数为中青年，一旦发生血肿，易引发筋膜室综合征，症状出现早而重，声像图特征多为等回声或低回声，张力高。抗凝治疗中患者的自发性血肿，肌纤维完整，肌肉受挤压明显，在血肿周围形成高回声带。长期卧床的高龄患者，小腿肌肉松弛、萎缩，血肿早期症状多不明显，当症状出现时，往往血肿已形成数日，体积较大，以无回声为主，张力较低。本例患者中年男性，有BPDCN病史，新发小腿肿物，表现为小腿前外侧肌层低回声实性包块，未见包膜，呈浸润性生长，CDFI示周边及内部见丰富、紊乱血流信号，与血肿表现不符。

（3）外周神经源性肿瘤：比较少见，常见的有神经鞘瘤和神经纤维瘤，可见于颈部、四肢、腹膜后、纵隔及皮肤等部位。对颈部及四肢的神经源性肿瘤超声检查常可以观察到肿物与神经的关系，声像图表现为卵圆形低回声肿物，首尾可见与之相连接的神经干，即鼠尾征，低回声边界清晰，内部回声均匀或不均匀，约50%的肿物后方回声增强，部分神经鞘瘤可观察到靶征。本例患者小腿肿物为位于肌层的实性占位，浸润性生长，未观察到鼠尾征或靶征，与神经源性肿瘤表现不符。

3. 拓展知识点

BPDCN是一种罕见的高度侵袭性血液系统恶性增殖性疾病，起源于浆细胞样树突状细胞，约占血液系统恶性疾病的0.44%，1994年Adachi等首先报道，描述为CD4$^+$CD56$^+$皮肤淋巴瘤。2008年世界卫生组织造血与淋巴系统肿瘤分类将其划分为独立的疾病类型，命名BPDCN，归为AML及相关前体细胞恶性肿瘤。BPDCN其发病率为0.04/10万，各年龄均可发病，以老年男性（中位诊断年龄67岁）多见。BPDCN的临床表现和病程具有广泛的异质性，通常首先出现一个或几个持续性皮损，多数为深紫色或红棕色斑，亦可为斑块或结节，累及真皮，表皮层不受累；随后数周或数月后，发展为进行性全血细胞减少症，并伴有特定并发症（贫血、出血和感染性并发症），表现类似急性白血病；BPDCN瘤细胞呈母细胞形态，骨髓形态学难与AML区分，通过免疫分型及病理免疫组化可与AML鉴别。BPDCN最初对各种急性白血病诱导化疗方案都可能有较好反应，但均很快复发，总体预后极差，中位生存期1年左右，应在化疗获得缓解后尽快序贯异基因造血干细胞移植改善生存结局。

诊断与转归

（1）临床诊断：母细胞性浆细胞样树突状细胞肿瘤（伴*MLL*基因重排，高危），骨髓、肝包膜、腹膜、网膜及肠系膜受累，髓外进展（右小腿）。

（2）随诊：患者行1程诱导化疗，右小腿包块一过性减小，3周后迅速增大。1个月后左上臂新发软组织肿块，超声显示左上臂肌层内低回声占位，距体表0.5cm，范围5.9cm×1.9cm×1.8cm，形态欠规则，边界欠清，未见包膜，内回声不均（图6-4-2a、图6-4-2b），CDFI示包块内见较丰富血流信号，紊乱分布（图6-4-2c）。患者未继续治疗，出院2个月后死亡。

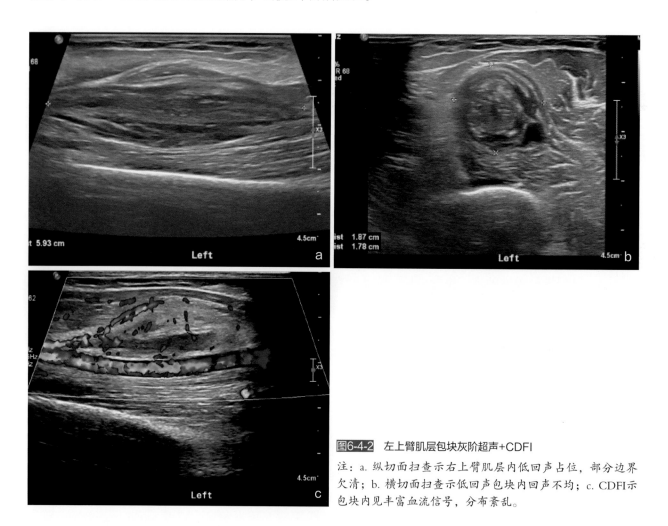

图6-4-2 左上臂肌层包块灰阶超声+CDFI

注：a. 纵切面扫查示右上臂肌层内低回声占位，部分边界欠清；b. 横切面扫查示低回声包块内回声不均；c. CDFI示包块内见丰富血流信号，分布紊乱。

病例点睛

（1）80%～90%的BPDCN患者有皮肤受累，且通常为首发症状，病灶可孤立或者多发，多表现为结节、斑块或者擦伤样皮损，通常不伴瘙痒。BPDCN的诊断主要依赖于病理学检查，皮肤病理特征性表现为表皮层豁免，主要累及真皮层。

（2）BPDCN起源于浆细胞样树突状细胞，主要表达CD4、CD56、CD123、TCL1、BDCA-2等，是一种罕见的高度侵袭性恶性血液系统肿瘤，病情进展快，预后差。

（3）*MLL*基因位于11q23。*MLL*基因重排是造血系统恶性肿瘤常见的遗传学改变，可见于急性白血病、骨髓增生异常综合征等。11q23/MLL可与多种染色体发生易位形成不同的融合基因。伴有*MLL*重排的造血系统恶性肿瘤大多具有恶性程度高、缓解率低、化疗不敏感、预后不佳的特征。本例患者诊断为BPDCN，伴*MLL*重排，在骨髓及多发髓外受累的基础上短期内新发右小腿及左上臂包块，诊断及鉴别诊断时需密切结合病史。

（张晓燕　撰写　蔡　胜　审校）

参考文献

[1] PAGANO L, VALENTINI C G, GRAMMATICO S, et al. Blastic plasmacytoid dendritic cell neoplasm: diagnostic criteria and therapeutical approaches[J]. Br J Haematol, 2016, 174(2): 188-202.

[2] PAGANO L, VALENTINI C G, PULSONI A, et al. Blastic plasmacytoid dendritic cell neoplasm with leukemic presentation: an Italian multicenter study[J]. Haematologica, 2013, 98(2): 239-246.

[3] JULIA F, PETRELLA T, BEYLOT-BARRY M, et al. Blastic plasmacytoid dendritic cell neoplasm: clinical features in 90 patients[J]. Br J Dermatol, 2013, 169(3): 579-586.

[4] DECONINCK E, PETRELLA T, GARNACHE OTTOU F. Blastic plasmacytoid dendritic cell neoplasm: clinical presentation and diagnosis[J]. Hematol Oncol Clin North Am, 2020, 34(3): 491-500.

[5] GARNACHE-OTTOU F, VIDAL C, BIICHLE S, et al. How should we diagnose and treat blastic plasmacytoid dendritic cell neoplasm patients?[J]. Blood Adv, 2019, 3(24): 4238-4251.

[6] 仇晓红, 李迎新, 单淑香, 等. 胸壁结核53例的超声影像学表现及临床分析[J]. 中国超声医学杂志, 2009, 25（5）: 458-461.

[7] 王牧, 胡玉兰, 齐秀玲. 胸壁结核B型超声的诊断价值[J]. 中国超声医学杂志, 1991, 7（1）: 35-36.

[8] 李凌, 徐庆中. 胸壁结核B超误诊原因分析[J]. 临床误诊误治, 2005, 18（2）: 136-137.

[9] TARGHETA R, BALMES P, MARTY-DOUBLE C, et al. Ultrasonically guided aspiration biopsy in osteolytic bone lesions of the chest wall[J]. Chest, 1993, 103(5): 1403-1408.

[10] 徐光, 苏里亚, 彭禹. 小腿肌间静脉丛血栓和腓肠肌血肿的超声诊断价值[J]. 中国医学影像技术, 2007, 23（5）: 741-743.

[11] 李晶, 苏庆华, 高树熹. 肢体的外周神经鞘类肿瘤的高频超声表现[J]. 中国超声医学杂志, 2002, 18（6）: 465-467.

[12] 杨帆, 吴火林, 陈贤翔. 神经鞘瘤内靶征的超声诊断价值及形成机制探讨[J]. 中国超声医学杂志, 2015, 31（9）: 824-826.

[13] 饶进, 殷莉, 林志美, 等. 母细胞性浆细胞样树突细胞肿瘤41例临床分析[J]. 临床误诊误治, 2014, 27（12）: 25-28.

病例 **5**

病历摘要

患者，女性，25岁。

主诉：确诊皮肌炎近10年，出现皮下钙化近5年。

症状与体征：患者眶周水肿、向阳疹，关节伸面可见Gottron疹，并可见皮肤破溃，加用糖皮质激素及环磷酰胺后皮疹症状缓解，自行停药后再次加重。

既往史：反复口腔溃疡病史10余年，2005年出现2次外阴溃疡，最长可持续2个月。

影像学表现

右膝活动性炎症（黑色皮疹伴破溃）声像图表现，皮下钙化出现至本次超声检查约56个月（图6-5-1）。

皮肤层连续性中断，皮肤层与脂肪层分界不清，脂肪层回声增高、厚度增加（图6-5-1a～图6-5-1c）。皮下见钙质沉积，可呈结节状或聚集片状，主要位于脂肪层，部分可位于浅表皮肤层，也可深达筋膜层。CDFI：皮肤层及交界处可见少许至丰富的血流信号（图6-5-1d～图6-5-1f）。

右肘部损伤性表现（皮肤色素脱失伴溃疡）声像图，皮下钙化出现至本次超声检查约32个月（图6-5-2）。

皮肤层及脂肪层受累（同病灶1）。与病灶1不同之处为钙化灶周边脂肪层血流丰富，皮肤层未见明确血流信号，聚集片状钙化累及皮肤层。

右腋下损伤性表现（皮肤萎缩伴色素脱失）声像图，皮下钙化出现至本次超声检查约32个月（图6-5-3）。

与病灶2不同之处是，病灶3皮肤层及脂肪层呈未受累表现，皮肤层连续性完整，与脂肪层分界尚清；脂肪层回声均、厚度正常范围。皮下钙化呈界限清晰的结节状。CDFI：钙化周边脂肪层少许血

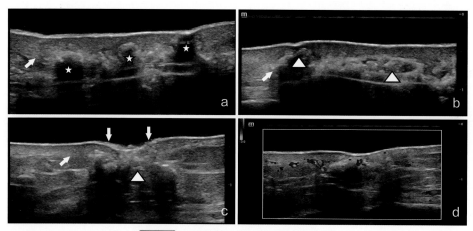

图6-5-1 右膝皮损（病灶1）处纵切面扫查

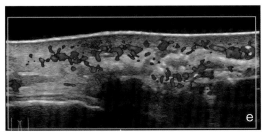
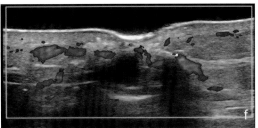
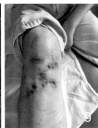

图6-5-1 右膝皮损处纵切面扫查（续）

注：a~c. 灰阶超声；d~f. CDFI；g. 患者右膝部黑色皮疹伴破溃呈活动性炎症表现。示皮损处皮肤层连续性中断（白色粗箭头）、皮肤层增厚、与脂肪层分界不清（白色细箭头），脂肪层回声增高、厚度增加；皮下钙化可呈结节状（☆）或聚集片状（△），位置主要位于脂肪层，有时可位于表浅皮肤层，也可深达筋膜层。CDFI显示皮肤层及交界处可见少许至丰富的血流信号。

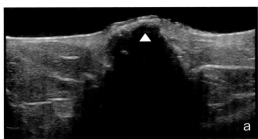
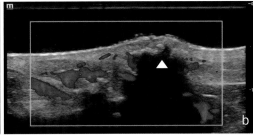
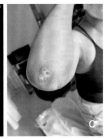

图6-5-2 右肘皮损（病灶2）处纵切面扫查

注：a. 灰阶超声；b. CDFI；c. 患者右肘部皮肤色素脱失伴溃疡呈损伤性表现。示皮肤层连续性中断、与脂肪层分界不清，脂肪层回声增高，钙化呈聚集片状累及皮肤（△）。CDFI显示钙化灶周边脂肪层见血流丰富，皮肤层未见明确血流信号。

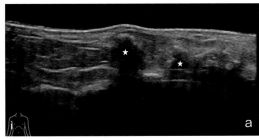
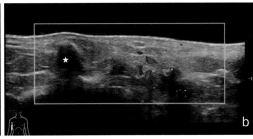
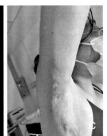

图6-5-3 右腋下皮损（病灶3）处纵切面扫查

注：a. 灰阶超声；b. CDFI；c. 右腋下皮肤萎缩伴色素脱失呈损伤性表现。病灶3与病灶2不同之处是，皮肤层及脂肪层呈未受累表现，皮肤层连续性完整，与脂肪层分界尚清；脂肪层回声均，厚度正常范围。皮下钙化呈界限清晰的结节状（☆）。CDFI显示钙化周边脂肪层少许血流，皮肤层未见明确血流信号。

流，皮肤层未见明确血流信号。

💗 诊断思路

皮肌炎（DM）一种影响皮肤和骨骼肌的炎症性肌病，是一种极为罕见的疾病，且缺乏特征性影像学表现，术前诊断较为困难。皮肤钙质沉着作为DM的一种低级别炎症和肌肉外受累表现在常规临床诊疗中较难评估。本例首次通过超声成像展示DM不同受累区域皮下钙化表现及其超声特征，对于超声医师认识此类疾病具有重要指导意义。

诊断与转归

（1）临床诊断：结合患者病史及实验室检查结果，临床诊断DM伴皮下钙化，患者肌炎抗体谱均阴性。

（2）转归：患者因右膝皮肤反馈破溃，于全麻下行右膝皮肤感染清创缝合术，沿切口切开皮肤、皮下组织，见皮下大量钙化组织，深达肌膜，将钙化灶完整切除，扩大清除创面四周溃疡灶及感染坏死组织，刀片和刮匙反复搔刮创面侧壁及切口基底至无异物及可见脓性组织残留，创面内充分止血，稀样过氧化氢、碘伏、生理盐水反复冲洗清洁切除组织。随访患者肘部及腋下钙化较为稳定，右膝部皮疹好转不明显，钙化增加，部分破溃，迁延不愈。

病例点睛

皮肌炎（dermatomyositis，DM）是一种影响皮肤和骨骼肌的炎症性肌病，极为罕见病，发病率为9.68/100万。皮肤钙质沉着症是指钙沉积在皮肤和皮下组织（包括肌肉、筋膜和肌腱等深层结构）；钙化可分为4种主要类型：营养不良性、转移性、特发性和医源性。钙质沉着症通常表现为皮肤内的硬丘疹、斑块或结节，尽管钙质沉着症可根据受累程度（即真皮层或深层皮下结构）表现出不同的临床表型，但与自身免疫性结缔组织病相关的营养不良钙化是皮肤钙质沉着症最常见的表现。皮肤钙质沉着是DM的一个微弱临床表现，但会导致患者明显身体损伤和生活质量下降，同时治疗也存在挑战，治疗方法虽然多样化但仅有少部分患者可以获益。此外，作为一种低级别炎症和肌肉外受累表现，DM伴皮下钙化在常规临床诊疗中较难评估，常被低估，因此寻找一种可靠、有效的DM伴皮下钙化的影像学评估工具，成为临床的迫切需要。

皮损范围和严重指数（CDASI）是一种DM相关特异性评估工具，旨在捕捉皮肤疾病严重程度。CDSI使用3种活动性评分（红疹、鳞屑、溃疡）和两种损伤性评分（皮肤异色病、钙质沉着）对15个不同解剖位置DM皮损累及程度进行视觉评估，是目前临床最常用的评估方法，但过程较为烦琐，同时受到观察者主观的影响。目前有关DM的影像学研究多局限于个案报道，缺少大宗病例影像学发现。DM常用的影像学检查手段包括X线平片，但仅对皮下钙化敏感，MRI有助于发现皮肤及皮下脂肪层潜在改变，但耗时，同时有造影剂过敏的风险，超声检查可观察到肌炎中肌肉改变，以及筋膜层增厚，但对于DM皮下受累改变研究尚少。对于此类罕见病我院超声科首次应用超声成像进行观察，发现了DM活动炎症损伤性表现可能存在不同的声像图表现，DM活动性炎症病灶具有潜在的独特的皮肤炎症超声特征（图6-5-1），DM皮下钙化的形态和分布可能与DM疾病炎症活动度有关，为后续DM罕见病临床诊疗开展提供了监测手段。

（王　铭　撰写　杨　萌　审校）

参考文献

[1] 王书海，吴丽颖，凌明德，等. 肠型白塞病3例临床分析并文献复习[J]. 蚌埠医学院学报，2015（8）：1070-1072.

[2] MA L, WANG M, LI W, et al. Pilot case-control study to explore the value of intestinal ultrasound in the differentiation of two common diseases involving the ileocecal region: intestinal Behçet's disease and Crohn's disease[J]. Quant Imaging Med Surg, 2021, 11(7): 3200-3208.

[3] 中国医疗保健国际交流促进会皮肤科分会，国家皮肤与免疫疾病临床医学研究中心. 成人皮肌炎诊疗中国专家共识（2022年）[J]. 中华皮肤科杂志，2022，55（11）：939-948.

病例 6

病历摘要

患者，男性，27岁。

主诉：发现皮肤肿物3年。

症状与体征：3年前出现皮肤肿物，增长缓慢，运动后增大，伴有疼痛。

查体：可疑右小腿皮下结节，不明确。

影像学表现

右侧小腿患者所指肿物处，用力及运动时可见数处肌肉样组织突破筋膜，进入皮下软组织层，较大者1.5cm×0.5cm×0.5cm，静息时可还纳，CDFI：可见少许条状血流信号（图6-6-1）。

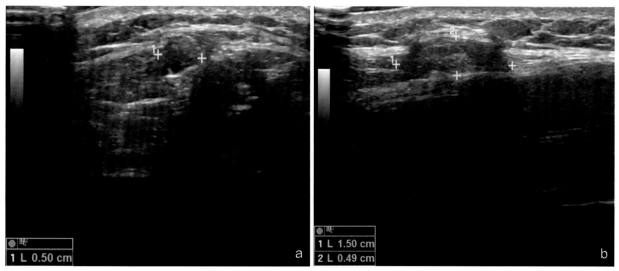

图6-6-1 右侧小腿肿物处灰阶超声+CDFI

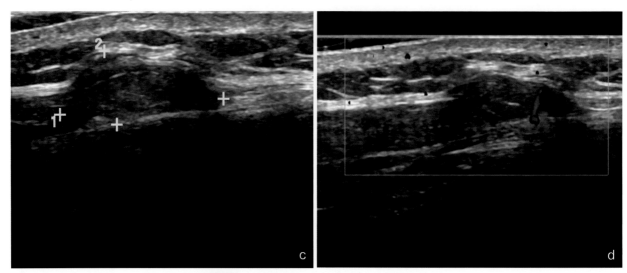

图6-6-1 右侧小腿肿物处灰阶超声+CDFI（续）

注：a. 横切面运动后见肌肉样组织突破筋膜，进入皮下软组织层；b. 纵切面运动后见肌肉样组织突破筋膜，进入皮下软组织层；c. 纵切面放大可见肌肉样组织突破筋膜，进入皮下软组织层；d. 肌肉样组织内可见少许条状血流信号。

💗 诊断思路

1. 诊断依据

肌疝为部分正常肌肉组织通过先天性或后天性肌膜及筋膜缺损或薄弱处向外膨出，常在某种体位肌肉收缩时出现，改变体位使肌肉松弛或局部加压时，疝出的包块可缩小或消失。

本例患者在静息状态时，超声检查右侧小腿的皮下结节并不明显，触诊也为阴性。检查过程中嘱患者运动30分钟后复查，可见右小腿外侧有一结节突出于体表，触诊阳性，超声可见肌肉样组织突破筋膜，进入皮下软组织层；患者休息后该肿物可还纳。

2. 鉴别诊断

（1）肌肉内血肿：血肿时肌筋膜连续性完整，且肌肉纹理仍然清晰连续，超声探及肌肉筋膜层间不规则暗区，随时间推移内可见机化吸收形成条索样结构，CDFI显示血流信号丰富，若见脉冲频谱，则应考虑是否存在小动脉破裂。

（2）肌肉断裂：未完全断裂时超声表现为肌肉组织局部连续性中断，周边肌肉组织肿胀，肌肉内可发现不规则状包块回声；完全断裂时超声图像显示肌肉连续性完全中断，断端边缘回缩形成肿块样组织，回声毛糙，可伴发血肿出现空腔。

（3）纤维瘤：多位于皮内，呈椭圆形或分叶状低至等回声包块，包块可活动，边界清楚，内部回声均匀，后壁回声稍增强，探头加压及放松包块无可复性，CDFI示其内未见血流信号。

（4）脂肪瘤：为位于皮下脂肪层的中高回声包块，质软，回声尚均匀，其内有纤维条索样中高回声，CDFI示其内未见血流信号。

（5）腘窝囊肿：由膝关节滑膜袋状疝出，或腓肠肌-半膜肌滑液囊异常扩张所形成，包块质硬，超声表现为腘窝处大小不等的圆形或椭圆形无回声包块，少数形态不规则，囊肿边缘清晰光滑，其内透声好，合并出血或感染者可有多发点状强回声。膝关节屈伸时包块大小多无明显改变，囊肿破裂或行穿刺后，液性暗区随之消失，CDFI示其内未探及血流信号。

3. 拓展知识点

（1）正常情况下，肌肉筋膜存在生理性缺损或薄弱区，如小腿神经终末支及穿支血管穿过筋膜处的薄弱部位，当剧烈运动或强体力劳动时肌肉压力增高，肌肉便由此疝出。

（2）胫骨前肌位于小腿前外侧，在运动中易受损伤，局部肌筋膜先天发育异常或外伤、长期慢性劳损等均可导致胫骨前肌筋膜缺损或变薄；踝关节长期、反复的背屈及内翻运动容易出现胫骨前肌局部代谢增强，代谢产物蓄积，组织间液渗出增加，肌肉肿胀导致局部肌肉压力增高，促使肌肉由肌筋膜的薄弱或缺损部位突出而形成肌疝，因此胫骨前肌的肌疝较多见，常发生在小腿前外侧。肌疝还可见于上臂和大腿内侧。

（3）肌疝的大小不定，可逐渐增大。多数患者伴有轻度疼痛，可在压迫或肌肉收缩时自行回缩，偶有发生嵌顿时，才造成突然剧痛及肿块不能还纳。另外，如肌疝发生在神经裂孔处，可有神经受压的部分症状。

（4）超声表现：正常筋膜呈连续性强回声，出现疝口时可显示筋膜回声连续性中断，皮下弹性包块内为纹理回声一致的肌纤维样回声，经筋膜中断处的低回声空隙与局部肌肉相连。急性期肌疝由于疝出的肌肉纤维脂肪隔聚集而表现为强回声，慢性期肌疝疝出的肌肉与正常肌肉组织相比回声偏低，可能是由于重复的低度损伤导致组织非均质性改变和萎缩。

（5）当疝出的肌肉组织受到筋膜疝环嵌压出现充血、肿胀、渗出等无菌性炎症反应时局部出现明显疼痛，受压时间过长可能出现疝内肌肉缺血，但一般不会出现肌肉坏死。

（6）超声可动态观察肌肉的疝出和复位过程，探头加压或嘱患者由站立位转为坐卧位时，瘤样肿块明显缩小甚至消失，中断的强回声筋膜空隙变小，去除压力后或嘱患者站立位时，中断的强回声筋膜空隙又增大，包块隆出，呈现出明显的可复性。

诊断与转归

（1）临床诊断：肌疝。
（2）随诊：患者未行外科治疗，此后每半年定期行超声检查，肌疝大小并无明显改变。

病例点睛

（1）肌疝为部分正常肌肉组织通过先天性或后天性肌膜及筋膜缺损或薄弱处向外膨出，常在某种体位肌肉收缩时出现，改变体位使肌肉松弛或局部加压时，疝出的包块可缩小或消失。

（2）肌疝的超声表现：筋膜回声连续性中断，皮下弹性包块内为纹理回声一致的肌纤维样回声，经筋膜中断处的低回声空隙与局部肌肉相连。

（3）临床触诊难以准确了解疝口大小及疝内容物情况，应用高频线阵探头行超声检查，可以清晰显示皮下及肌肉组织的结构、肌筋膜的回声及连续性等情况。可以探查疝出组织的范围、来源、局部筋膜的缺损程度，以及动态观察肌疝在肌肉收缩、松弛过程中疝出和复位的过程，为临床诊断提供可靠依据。

（周梦园　撰写　朱庆莉　审校）

参考文献

[1] 李田静，卢瑞刚，郭瑞君. 高频超声对肢体肌疝的诊断价值[J]. 武警医学，2016，27（11）：1103-1105.

病例 **7**

病历摘要

患者，女性，71岁。

主诉：行走不稳近5年。

症状与体征：走路时左下肢无力，无明显疼痛及麻木，近1年跌倒2次，崴脚。双下肢肌力5级，步态异常。身高1.53m，体重44kg，BMI 18.92kg/m²，小腿围28.3cm（左）、30cm（右）。握力：右手22.1kg，左手22.4kg。步速0.98m/s。

既往史：蛛网膜下腔出血史8年，未遗留明显功能障碍，腰椎管狭窄病史2年。

生物电阻抗分析法（bioelectrical impedance analysis，BIA）人体成分分析：总骨骼肌质量15.5kg，四肢骨骼肌质量10.83kg，骨骼肌质量指数（skeletal muscle mass index，SMI，即骨骼肌质量/身高的平方），4.6kg/m²。

影像学表现

股直肌回声增强，边界欠清（图6-7-1a、图6-7-1b）。相同性别、年龄的健康人的股直肌边界清晰（图6-7-2a、图6-7-2b）。

股直肌厚度变薄（图6-7-3）。

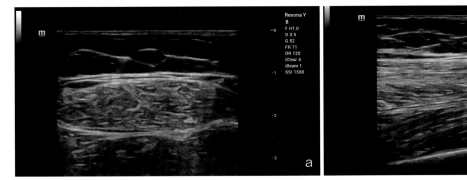

图6-7-1 肌少症患者股直肌灰阶超声

注：股直肌回声增强，边界欠清；a. 横切面；b. 纵切面。

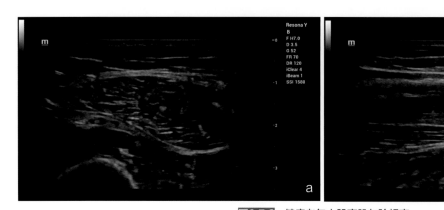

图6-7-2　健康老年人股直肌灰阶超声

注：股直肌边界清晰；a. 横切面；b. 纵切面。

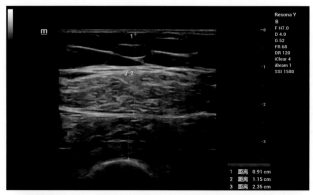

图6-7-3　肌少症患者大腿中上1/3处股直肌横切面灰阶超声

注：皮下脂肪厚度0.91cm，股直肌厚度1.15cm，股四头肌厚度2.35cm。

诊断思路

1. 诊断依据

肌少症主要表现为肌肉质量减少、肌力减弱及肌肉功能减退。超声通过测量肌肉厚度评估肌肉质量，同时通过分析回声强度定性评估肌肉性质变化，如肌少症常出现肌肉中脂肪浸润增多，导致肌肉回声增强。

本例患者为老年女性，有肢体无力，人体成分分析SMI<5.7kg/m^2，超声表现为肌肉厚度减小，回声强度增强，符合肌少症的表现。

2. 鉴别诊断

（1）原发性和继发性肌少症：原发性肌少症指无其他具体的致病因素，主要与年龄相关。继发性肌少症指除老化以外具有其他明显的致病因素，如恶性肿瘤、器官衰竭等全身性疾病、久坐不动、疾病需要制动等身体活动减少，以及厌食症、吸收不良等能量摄入不足。

（2）虚弱：一种涉及累积性的机体多系统或多功能下降的老年综合征。二者临床表现有一定的重叠，但肌少症是一种疾病，是导致虚弱的一个因素。虚弱是一种老年综合征，是一个更广泛的概念。

3. 拓展知识点

（1）临床表现：肌少症是与年龄相关的骨骼肌量减少，同时伴有肌力减低和/或肌肉功能减退。肌少症缺乏特异性临床表现，常见的表现为虚弱、容易跌倒、行走困难、步态缓慢、四肢纤细和无力等。肌少症增加跌倒、骨折、心脏病、呼吸系统疾病、认知障碍、运动障碍等多种疾病及死亡的风险，早期识别及早干预具有重要意义。

（2）根据亚洲肌少症工作组2019年的共识，肌少症的诊断包括肌量减少、肌力减少和肌肉功能减退三方面。评估存在肌力减少或肌肉功能减退诊断为可疑肌少症，若同时存在肌肉质量下降则诊断为肌少症，三者同时存在则诊断为严重肌少症。

肌肉质量的评估方法：包括双能X线吸收法（dual-energy X-ray absorptiometry，DXA）人体成分分析、BIA人体成分分析、CT、MRI、超声等。DXA与BIA测量肌肉质量准确性高，在临床中广泛应用，但DXA具有辐射、便携性差、具有设备特异性，结果易受患者水合状态影响的缺点，BIA便携，但是具有设备特异性、人群特异性，结果受患者水合状态影响大的缺点。CT和MRI是肌肉质量评估的影像学金标准，但由于辐射、成本高、便携性差、耗时长等原因更多地应用于临床研究。超声便携、方便、成本低，能够实时评估肌肉质量，包括肌肉厚度、横截面积、体积等，适合于床旁、大规模筛查及长期随访等各种临床场景，有望成为评估肌少症的重要方法，但其诊断标准及规范化的流程需要进一步研究确定。肌肉质量减少的诊断标准：DXA测量SMI<7.0kg/m^2（男性）/5.4kg/m^2（女性）；BIA测量SMI<7.0kg/m^2（男性）/5.7kg/m^2（女性）。

肌力减低的诊断标准：握力<28kg（男性）/18kg（女性）。

肌肉功能减退的诊断标准：为6米步行测试<1.0m/s、简易体能状况量表（short physical performance battery，SPPB）评分≤9分、5次椅子坐立试验≥12秒。

（3）治疗：主要治疗手段为生活方式干预，包括运动与营养支持。

诊断与转归

（1）临床诊断：肌少症。

（2）随诊：患者进行营养支持与运动指导治疗，规律随访中。

病例点睛

（1）肌少症是与年龄相关的骨骼肌量减少，同时伴有肌力减低和/或肌肉功能减退。

（2）肌肉质量的评估方法包括双能X线吸收法（DXA）人体成分分析、BIA人体成分分析、CT、MRI、超声等。

（3）肌少症增加跌倒、骨折、心脏病、呼吸系统疾病、认知障碍、运动障碍等多种疾病及死亡的风险，早期识别及早干预具有重要的意义。

（4）肌少症主要的治疗手段：运动与营养支持。

（赵瑞娜　撰写　杨　萌　审校）

参考文献

[1]　CHEN L K, WOO J, ASSANTACHAI P, et al. Asian Working Group for Sarcopenia: 2019 Consensus Update on Sarcopenia Diagnosis and Treatment[J]. J Am Med Dir Assoc, 2020, 21(3): 300-307.e2.

病例 **8**

病历摘要

患者，女性，58岁。

主诉：头皮、臀部、下肢红斑鳞屑伴关节肿胀10年。

症状与体征：头皮、耳廓、臀沟、下肢可见片状红斑鳞屑。右手第2~4指，左手拇指、3/4关节肿胀、疼痛、活动受限，部分关节畸形。左足跟肿胀压痛。

X线：双手及腕关节骨质疏松、骨质增生，骨侵蚀。颈椎曲度变直，多发骨赘形成。胸腰段椎体骨质疏松、骨质增生。HLA-B27（-）；抗CCP抗体（-）；ESR（-），RF（-）。

既往史：否认家族史，否认结核、肝炎病史。

影像学表现

右手第2~4远端指间关节可见骨质破坏及增生。第2远端指间关节滑膜明显增厚，CDFI：示关节滑膜及周边软组织内见稍丰富血流信号（图6-8-1）。第3远端指间关节伸肌腱及关节周围软组织增厚，CDFI：示稍丰富血流信号（图6-8-2）。

左侧近端髌腱增厚，回声尚均，能量多普勒示肌腱体部及附着点部位丰富血流信号（图6-8-3）。

左侧远端跟腱增厚，回声不均，附着点部位可见跟骨骨质侵蚀及骨赘形成。能量多普勒示附着点部位及滑囊处丰富血流信号（图6-8-4）。

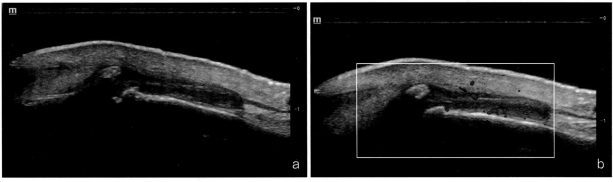

图6-8-1 右手第2远端指间关节灰阶超声+CDFI

注：a. 滑膜明显增厚，炎症累及伸肌腱，关节骨皮质毛糙，局部连续性中断，可见骨质增生，关节形态异常；b. 增厚滑膜内见稍丰富血流信号。

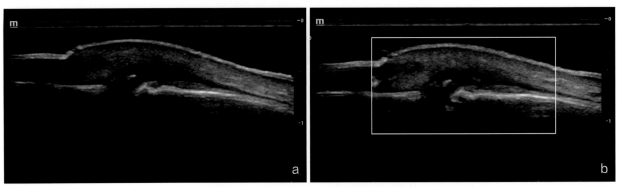

图6-8-2 右手第3远端指间关节灰阶超声+CDFI

注：a.可见骨质侵蚀，伸肌腱增厚，回声减低，关节周围软组织增厚；b.伸肌腱及关节周围软组织内见稍丰富血流信号。

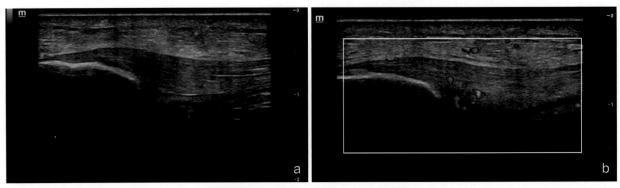

图6-8-3 左侧近端髌腱灰阶超声+能量多普勒

注：a.髌腱增厚，肌腱回声尚均匀，附着点处髌骨股骨皮质光整；b.能量多普勒示左侧近端髌腱肌腱体部及附着点部位丰富血流信号。

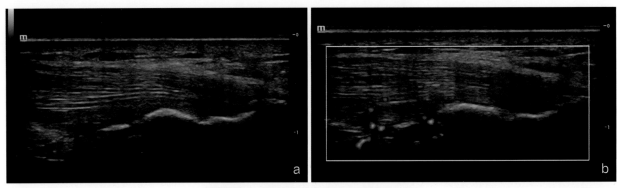

图6-8-4 左侧远端跟腱灰阶超声+能量多普勒

注：a.跟腱增粗，回声减低、不均，附着点骨质侵蚀伴骨赘形成；b.能量多普勒示左侧远端跟腱附着点部位及滑囊处探及丰富血流信号。

💟 诊断思路

1. 诊断依据

银屑病关节炎（psoriatic arthritis，PsA）外周关节炎的超声表现为滑膜增厚、骨侵蚀及骨赘形成等，能量多普勒可探及阳性血流信号。附着点炎是PsA的特征性表现，超声表现为附着点部位肌腱增厚、肌腱内低回声区及阳性多普勒血流信号；附着点部位钙化/骨赘形成、骨质侵蚀。

本例患者为中年女性，存在关节炎症状，具有银屑病皮损，肌肉骨骼系统表现为远端指间关节炎、附着点炎及指炎，RF阴性，符合CASPAR标准，诊断为PsA。

2. 鉴别诊断

（1）类风湿关节炎（rheumatoid arthritis，RA）：二者均可表现为小关节炎，但PsA可侵犯远端指间关节，常有银屑病皮损和指/趾甲改变、指/趾炎及附着点炎，RF常为阴性。X线检查骨侵蚀表现类似RA，病情较重的患者在远端指间关节可出现特征性的"笔帽样"畸形。RA关节受累以近端指间关节和掌指关节、腕关节常见，RF常为阳性。X线检查以关节侵蚀性改变为主。需注意，PsA在起病时常表现为非对称性寡关节炎，但随着病情进展可转变成对称性多关节炎。若患者同时存在银屑病皮损、对称性关节炎和高效价RF和/或抗CCP抗体阳性，则需要考虑PsA与RA合并存在。

（2）强直性脊柱炎（ankylosing spondylitis，AS）：二者均属于脊柱关节炎。PsA亦常累及中轴脊柱关节，但病变多为非对称性，可为跳跃式病变，骶髂关节炎与新骨形成相对少见。且常发生在年龄大的男性，症状较轻，有银屑病皮损、指/趾炎和指/趾甲改变。AS患者脊柱、骶髂关节病变常呈对称性，发病年龄较小，无银屑病皮损、指/趾炎和指/趾甲改变少见。

3. 拓展知识点

（1）临床表现：PsA是与银屑病相关的慢性炎症性骨骼肌肉疾病，发生于20%～30%的银屑病患者，我国PsA患病率为0.01%～0.1%。PsA以关节及其周围软组织疼痛、肿胀、僵硬和活动受限为主要表现，临床异质性大，肌肉骨骼系统可表现为外周关节炎、中轴关节炎、附着点炎和指炎。非肌肉骨骼系统表现包括银屑病皮损、指甲改变、炎症性肠病、眼部病变等。

（2）目前临床广泛应用的PsA诊断和分类标准是2006年银屑病关节炎研究小组制定的CASPAR标准，内容如下。

银屑病的证据：①现发银屑病（2分）。②银屑病既往史（1分）。③银屑病家族史（1分）。

银屑病指甲改变，包括甲剥离、顶针样改变、过度角化等（1分）。

类风湿因子阴性（1分）。

现发指/趾炎或指/趾炎既往史（1分）。

手足X线关节周围新骨形成（1分）。有炎性骨骼肌肉症状且CASPAR评分≥3分者可诊断为PsA。

（3）影像学表现：X线检查可用于评估和监测PsA患者的结构性关节损伤（骨侵蚀、钙化、骨赘和新骨形成等），但无法检测疾病早期的软组织病变。超声及MRI可用于检测早期炎症病变（外周关节炎、附着点炎等）并可监测结构损伤，其中超声是检测外周附着点炎的首选推荐。

附着点是肌腱、韧带、关节囊和筋膜嵌入骨骼的部位。附着点炎是PsA的特征性损伤和早期表现，可作为对于区分PsA和其他形式关节炎（如RA、AS和骨关节炎）的指标，并能够反映PsA疾病严重程度。附着点炎的超声表现包括：炎症病变，附着点部位肌腱增厚、肌腱内低回声区及阳性多普勒血流信号；结构损伤，附着点部位钙化/骨赘形成、骨质侵蚀。

指/趾炎表现为指/趾的弥漫性肿胀，伴或不伴疼痛。超声多表现为软组织水肿、伸肌腱周围炎、屈肌腱鞘炎、相邻关节滑膜炎。指甲改变的超声表现为：甲床增厚≥2.5mm，血流信号增多；甲板正常3层结构破坏，两层强回声锐缘增厚或弯曲，中间线状低回声局部或完全消失。

（4）治疗：PsA治疗策略应个体化，并定期评估病情，根据需要调整治疗。治疗目标为实现疾病的临床缓解或最小/低疾病活动度。优化功能状态、改善生活质量，尽可能预防结构性损伤。避免或尽量减少未经治疗的活动性疾病和治疗引起的并发症。治疗手段包括一般支持治疗、药物治疗（非甾体抗炎药、糖皮质激素、传统及生物改善病情抗风湿药）、手术治疗及疫苗接种等。

诊断与转归

（1）临床诊断：银屑病关节炎。

（2）随诊：生物改善病情抗风湿药治疗及规律随访中，皮疹明显好转，关节肿痛改善，足跟仍有疼痛。

病例点睛

（1）银屑病关节炎（PsA）是一种与银屑病相关的慢性炎症性疾病，早期诊断和治疗可以预防PsA疾病进展，改善预后。

（2）PsA临床表现复杂，可表现为外周关节炎、中轴关节炎、附着点炎、指/趾炎、银屑病皮损、指甲改变等。

（3）附着点炎是PsA的特征性损伤和早期表现，超声表现包括附着点部位肌腱增厚、肌腱内低回声区及阳性多普勒血流信号，以及附着点部位钙化/骨赘形成、骨质侵蚀。

（4）PsA的治疗包括个体化治疗、多学科协作、早期干预及达标治疗。

（张 睿 撰写 杨 萌 审校）

参考文献

[1] 苏茵，王彩虹，高晋芳，等. 银屑病关节炎诊疗规范[J]. 中华内科杂志，2022，61（8）：883-892.

[2] 《中国关节病型银屑病诊疗共识》编写委员会专家组. 中国关节病型银屑病诊疗共识（2020）[J]. 中华皮肤科杂志，2020，53（8）：585-595.

[3] 崔然，戴生明. 银屑病关节炎的诊治[J]. 临床内科杂志，2021，38（5）：301-304.

[4] KAELEY G S. Review of the use of ultrasound for the diagnosis and monitoring of enthesitis in psoriatic arthritis[J]. Curr Rheumatol Rep, 2011, 13(4): 338-345.

[5] GUTIERREZ M, FILIPPUCCI E, DE ANGELIS R, et al. A sonographic spectrum of psoriatic arthritis: "the five targets"[J]. Clin Rheumatol, 2010, 29(2): 133-142.

[6] FITZGERALD O, OGDIE A, CHANDRAN V, et al. Psoriatic arthritis[J]. Nat Rev Dis Primers, 2021, 7(1): 59.

第七章

多系统受累疾病

📝 病历摘要

患者，女性，33岁。

主诉：右侧肢体麻木、无力6个月，头痛2个月。

症状与体征：运动系统，四肢肌张力稍高，右侧肢体肌力3~4级，左侧肢体肌力4级。感觉系统：右上肢及右下肢痛温觉减退，四肢深感觉正常。共济运动：双侧指鼻试验（－）、轮替试验右手（＋）、左手（－），跟-膝-胫试验正常完成，Romberg征（＋）。脑膜刺激征：颈抵抗（＋），Kernig征（－），Brudzinski征（－）。

既往史：无特殊。

家族史：否认家族中有类似疾病史，否认家族性精神病、肿瘤、遗传病病史。

🔊 影像学表现

腹部超声：胰腺内弥漫分布多个大小不等的无回声，较大者2.0cm×1.5cm，壁光、透声好（图7-1-1）。胰头部见高回声，大小约2.3cm×3.1cm×2.3cm，边界尚清，CDFI：周边可见部分环绕血流信号，内可见条状血流信号（图7-1-2）。胰头处另见低回声，大小约2.6cm×2.1cm，边界尚清，CDFI：周边内部可见条状血流信号（图7-1-3）。

左肾中下部实质内可见高回声，大小约2.7cm×2.2cm×2.2cm，边界清，内回声不均，可见多个无回声，较大者直径约1.0cm，CDFI：周边内部可见较丰富血流信号（图7-1-4）。

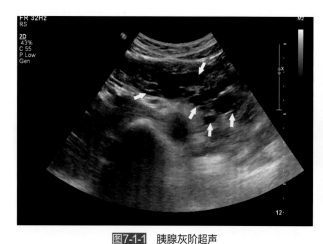

图7-1-1 胰腺灰阶超声

注：内弥漫分布多个大小不等的无回声（箭头）。

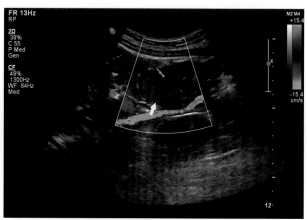

图7-1-2 胰头部高回声（箭头）CDFI

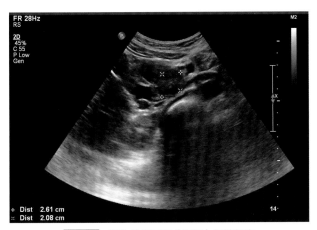

图7-1-3　胰头处低回声（标记）灰阶超声

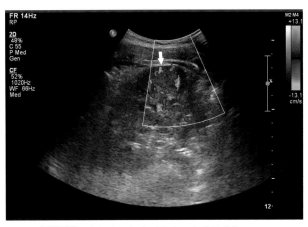

图7-1-4　左肾中下部实质内高回声（箭头）CDFI

诊断思路

1. 诊断依据

本例患者主因右侧肢体麻木、无力6个月，头痛2个月入院。腹部超声提示患者同时存在胰腺、肾脏多脏器的占位及多发囊肿；头部MRI示小脑占位，血管母细胞瘤可能性大。因此考虑von Hippel-Lindau（VHL）病不除外。

VHL病是一种常染色体显性遗传性肿瘤综合征，临床特征为全身多脏器的肿瘤或囊肿。诊断方面，有明确家族史，外加中枢神经系统的血管母细胞瘤、嗜铬细胞瘤或肾肿瘤中的一种可以明确诊断。对于散发病例，必须有两种以上的肿瘤才可以诊断。基因检测也可作为辅助诊断手段。

本例患者33岁，否认家族中有类似疾病史，但小脑占位性病变明确，且合并胰头部实性占位、胰腺多发囊肿、左肾囊实性占位及双肾多发囊肿，综上诊断VHL病不除外。

2. 鉴别诊断

（1）肾肿物：肾实质肿瘤在成人多数是肾细胞癌（透明细胞癌为主），儿童多为肾母细胞瘤。血管平滑肌脂肪瘤（错构瘤）是较常见的良性肿瘤。①肾细胞癌：声像图表现主要取决于肿瘤大小及侵及范围，有明显的占位特点，造成肾外形的改变，可表现为局部隆起、肿大、包膜不规则，亦可引起正常肾实质及中央区（肾盂、肾盏）明显压迹和浸润；肿物多呈圆形或椭圆形，边界可清晰或不清晰；回声可为等回声型（86%）、低回声型（10%）和极少数高回声型，较大肿物常内部回声不均，提示肿瘤内部液化坏死和出血；血流信号常增多（抱球状或点、线散在分布的高速血流），可出现局部血流分布紊乱。②肾母细胞瘤：肿瘤体积常较大，可超过肾脏本身；内部回声取决于肿瘤血供多少、出血坏死及液化程度；可侵犯肾静脉、下腔静脉或局部淋巴结；CDFI示瘤体内可见丰富血流信号。③肾血管平滑肌脂肪瘤：由不同比例血管、脂肪和平滑肌构成。呈圆形结节或肿物，边界清楚，无声晕，多数为密集均匀的高回声。瘤体较大的错构瘤回声衰减显著，后方可伴模糊声影。CT平扫有助于诊断，并与肾细胞癌鉴别。

（2）胰腺肿物：①胰腺癌常有后方回声衰减，浸润性生长，内部血流信号少。②胰腺囊腺瘤（癌）后方回声常增强，浸润性生长少见，内部血流信号丰富。③胰岛素瘤，多数边界清晰、圆形、均匀低回声，少数为强回声或高回声，内部血流信号丰富。

（3）神经系统肿物：①髓母细胞瘤，一种儿童颅后窝恶性胶质瘤。好发于小脑下蚓部，主要发生于14岁以下的儿童，少数见于20岁以上者。肿瘤高度恶性，生长快，病程短，自发病至就诊平均4个月，主要表现为颅内压增高症状、小脑症状和脊髓转移症状。MRI表现不特异，为长T1和长T2，一般信号强度均匀。②第四脑室室管膜瘤，起源于第四脑室的室管膜，因极易堵塞脑脊液通路，早期可出现头痛、呕吐、颈项强直等颅内压增高的症状，脑干、脑神经及小脑症状轻。病程较髓母细胞瘤长。MRI表现为紧邻脑室长T1和长T2信号的占位，常出现囊变和钙化，有明显强化。

3. 拓展知识点

（1）疾病概述：VHL病是一种家族性肿瘤疾病，由位于3号染色体短臂上的肿瘤抑制基因VHL的种系突变所致，发病率约0.03‰。大部分患者有阳性家族史，约20%的病例来自新生突变。该病特征性表现为累及多器官系统的良性或恶性肿瘤，如中枢神经系统、肾、肾上腺、胰腺和生殖器官等。尽管近年来临床诊断和疾病筛查方面取得了进展，但VHL病患者的预期寿命仍然低于40~52岁。

（2）临床表现：与受累器官系统及病变性质相关。①中枢神经系统血管母细胞瘤：是VHL病最常见表现之一，病变部位可见于小脑、脑干、脊髓、马尾或幕上等，表现为感觉或运动障碍、头痛、呕吐、共济失调等。②肾细胞癌和肾囊肿：典型肾细胞癌表现为肉眼血尿、疼痛、腹部肿块。多发性肾囊肿通常与肾细胞癌一起被发现，单纯性肾囊肿通常无症状，而复杂的囊肿可能会发展为实性肾细胞癌肿块。③嗜铬细胞瘤：因瘤体分泌过量的去甲肾上腺素，可引起阵发性或持续性高血压、心悸、心动过速、头痛、出汗、面色苍白和恶心等症状。④胰腺可存在多种病变，如胰腺神经内分泌肿瘤和囊肿。前者大多无功能，但其恶性转化或转移导致预后不良；囊肿和囊腺瘤可通过替代胰腺实质引起外分泌或内分泌不足。

（3）诊断：VHL病常用的诊断方法包括影像学检查、眼底检查及基因检查。腹部肿瘤主要依靠影像学方法进行诊断，超声与CT常作为首选检查方法。对于可疑VHL病患者，应详细询问家族史，并对患者及其家族成员进行基因检测以证实诊断。

（4）治疗：除采取局部病灶切除外，靶向治疗也发挥重要作用，其治疗核心为抑制原发肿瘤的生长和血管生成，药物种类主要包括单克隆抗体、酪氨酸激酶抑制剂、生物反应调节剂等。

（5）筛查与监测：基因检测与临床监测不仅有助于疾病的筛查，而且对于监测疾病进展和实施治疗方案起着至关重要的作用。多学科合作、及时筛查和预防性治疗病变是成功治疗VHL病患者的关键。

（6）预防和遗传咨询：宜为高危妊娠（父母患有已知的VHL病或突变）提供产前诊断和植入前遗传学诊断，并转诊给遗传学专科医师。

诊断与转归

（1）临床诊断：枕骨大孔区占位性病变，考虑为小脑毛细血管性血管母细胞瘤；脑积水；胰腺多发囊肿，胰头占位；双肾囊肿，左肾占位性病变，VHL病不除外；肺部感染，颅内感染。

（2）随诊：患者行枕骨大孔区小脑蚓部血管母细胞瘤切除术，经手术后病理证实小脑占位为毛细血管性血管母细胞瘤，后期因合并多种并发症预后不良。

📑 病例点睛

（1）超声是VHL病腹部疾病筛查和随诊的重要手段。当超声发现肾脏、肾上腺、胰腺等部位的多发肿瘤时，超声医师应仔细询问患者家族史和神经系统疾病史，考虑VHL病可能性；当临床提示存在VHL病时，超声能够发现并诊断腹部肿瘤，同时适用于长期随访观察肿瘤变化。

（2）超声检查也有一定局限性，肿物较大可能造成超声定位不准确，病灶多发时容易出现漏诊，占位表现不典型时易误诊。因此，对于可疑VHL病患者，建议患者结合其他影像学检查，必要时建议患者及其家族成员进行基因检测。

（3）VHL病一旦发现，应制订终身定期筛查计划，进行全面的临床检查和追踪随访，早发现，早治疗。

（潘傲楠　撰写　赵瑞娜　审校）

📑 参考文献

[1] GLÄSKER S, VERGAUWEN E, KOCH C A, et al. Von Hippel-Lindau disease: current challenges and future prospects[J]. Onco Targets Ther, 2020, 13: 5669-5690.

[2] VARSHNEY N, KEBEDE A A, Owusu-Dapaah H, et al. A review of Von Hippel-Lindau syndrome[J]. J Kidney Cancer VHL, 2017, 4(3): 20-29.

[3] PALUI R, KAMALANATHAN S, Sahoo J, et al. Adrenal adenoma in von Hippel-Lindau syndrome: a case report with review of literature[J]. J Cancer Res Ther, 2019, 15(Supplement): S163-S166.

[4] BEN-SKOWRONEK I, KOZACZUK S. Von Hippel-Lindau syndrome[J]. Horm Res Paediatr, 2015, 84(3): 145-152.

病例 **2**

病历摘要

患者，男性，15岁。

主诉：脊柱侧凸12年，反复腹泻2年。

现病史：3岁起出现脊柱侧凸，支具治疗及手术治疗后进行性加重；13岁发现甲状腺结节；2年前起排便次数增加，5~6次/日，为成形黄色软便。

既往史、个人史、家族史：母亲8岁起甲状腺功能亢进、反复甲状腺结节，行5次切除术（8岁、16岁、23岁、24岁、39岁，末次甲状腺全切术），病理提示甲状腺滤泡状腺瘤；34岁发现子宫肌瘤、子宫内膜增厚（诊刮提示非恶性病变）；35岁起反复面部红斑丘疹。外祖母甲状腺明显肿大，未行治疗。既往史、个人史无特殊。

体格检查：头围69cm（参考范围54~58cm）。

实验室检查：全外显子基因测序示*PTEN*基因c.388C>T，p.Arg130X（杂合，母源，致病性明确）。

影像学检查：脊柱CT提示T_8~T_9椎体分节不全、L_5~S_3椎体隐裂；头MRI提示颅内海绵状血管瘤可能。

内镜检查：回肠末段多发息肉样隆起，多发淋巴滤泡增生，病理提示末段回肠炎。

影像学表现

（1）甲状腺超声：双侧甲状腺腺体内见多个中等回声及低回声结节，均形态规则、边界欠清（图7-2-1），CDFI示周边内部见条状血流信号，较大者位于右叶下极，1.9cm×1.4cm×1.1cm，为中等回声；分级为TI-RADS 3~4类。甲状腺腺体回声欠均，CDFI示腺体内血流信号未见明显异常。

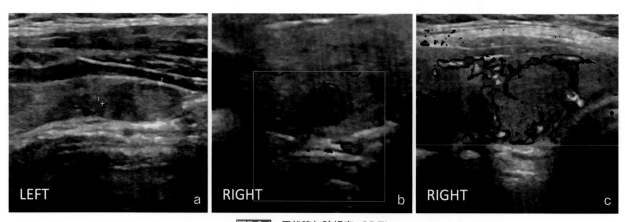

图7-2-1 甲状腺灰阶超声+CDFI

注：双侧甲状腺腺体回声欠均，内见多个中等回声及低回声结节。

（2）肝胆胰脾双肾和睾丸超声：均未见明显异常（图7-2-2）。

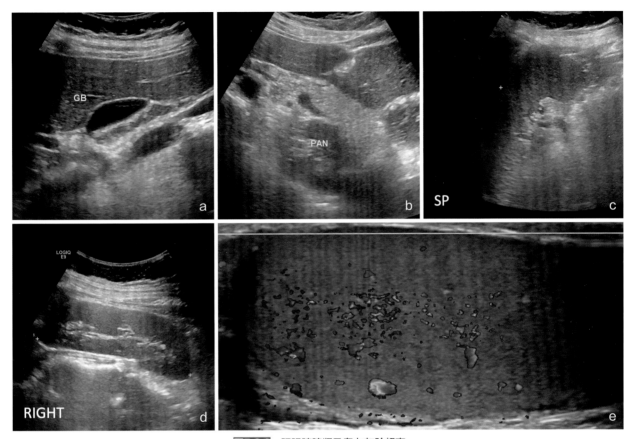

图7-2-2　肝胆胰脾肾及睾丸灰阶超声

注：肝胆胰脾肾及睾丸（a～e）超声扫查均未见明显异常。

（3）肠道超声：末段回肠肠壁稍增厚，较厚处约0.4cm，回声减低，分层结构尚清（图7-2-3a、图7-2-3b），CDFI示其内见少许点状血流信号（图7-2-3c）。

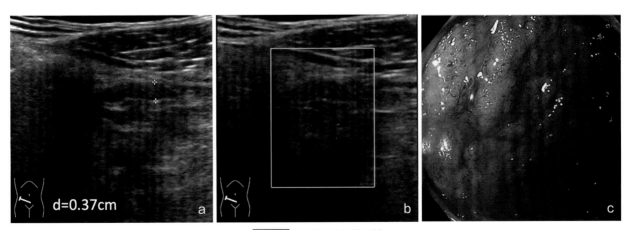

图7-2-3　肠道超声及结肠镜

注：肠道超声（a、b）示末段回肠肠壁稍增厚，较厚处约0.4cm，回声减低，分层结构尚清，CDFI示其内见少许点状血流信号；结肠镜（c）示回肠末段多发息肉样隆起，多发淋巴滤泡增生。

💟 诊断思路

1. 诊断依据

本例患者以头大、脊柱侧凸、甲状腺多发结节、肠道多发息肉、颅内海绵状血管瘤为主要表现，全外显子基因测序提示*PTEN*基因c.388C>T，p.Arg130X致病性突变明确。参照Pilarski研究组在2013年发表的修订版PTEN错构瘤诊断标准，患者具有*PTEN*基因致病性突变，符合1条主要诊断标准（头大）、2条次要诊断标准（甲状腺结构异常，血管结构异常），可诊断为*PTEN*错构瘤综合征。*PTEN*错构瘤综合征亦可解释患者骨骼发育畸形、肠道多发息肉、椎体缺损。

此外，患者母亲亦携带致病基因，有*PTEN*基因致病表现，如甲状腺结构异常、皮肤红斑，但尚未达到现行临床诊断标准。

2. 鉴别诊断

本例患者临床诊断明确，超声声像图无特殊讨论。

PTEN错构瘤综合征超声检查主要用于评估相关系统增生性病变，尤其是恶性病变。患者甲状腺超声表现为提示甲状腺弥漫性病变、甲状腺多发实性结节（TI-RADS 3～4类），符合PTEN错构瘤综合征表现。多发甲状腺结节在随访中无明显变化，且患儿甲功及抗体正常，暂无恶性病变及桥本甲状腺炎证据，随诊观察，尚未取得病理结果。目前肝胆胰脾及双肾未见占位，无错构瘤及恶性肿瘤表现。双侧睾丸正常，无睾丸脂肪瘤病。

3. 拓展知识点

（1）PTEN错构瘤综合征的定义、临床表现及诊断：PTEN错构瘤综合征（PTEN hamartoma tumor syndrome，PHTS）指一系列由于胚系磷酸酶和张力蛋白同源物（phosphatase and tensin homolog，PTEN）基因突变引起的综合征；是一种常染色体显性遗传病，10%～44%患者为新生突变，成人外显率为100%。*PTEN*为典型的抑癌基因，在PI3K/AKT/mTOR 生长促进信号级联中发挥抑癌作用。*PTEN*突变导致组织生长抑制障碍，表现为组织过度生长，导致肿瘤易感性上升（如乳腺癌、甲状腺癌、肾细胞癌、子宫内膜癌、结直肠癌、黑色素瘤），以及神经发育异常（如巨头畸形、长颅、孤独症谱系障碍、发育迟缓）。

PTEN错构瘤综合征表型异质性大，表型谱包括以下疾病。

1）Cowden综合征：最常见的PTEN错构瘤综合征。多在成人起病，以多发良性错构瘤性病变为主要特征，如皮肤角质硬化、皮肤脂肪瘤、结肠错构瘤性息肉、肝胰脾错构瘤、甲状腺腺瘤、乳腺乳头状瘤、子宫肌瘤、睾丸脂肪瘤病。

2）Bannayan-Riley-Ruvalcaba综合征：较罕见，在儿童期即有表现。主要临床特征包括巨头畸形、阴茎色素斑、肠错构瘤性息肉、脂肪瘤、血管畸形、智力障碍、桥本甲状腺炎、关节过度活动等。

此外，PTEN基因突变也与以下疾病有关。

1）成人Lhermitte-Duclos病：主要特征为小脑发育异常神经节细胞瘤，是一种罕见的良性、生长缓慢的错构瘤，通常在患者二三十岁时诊断。

2）孤独症谱系障碍伴大头畸形：可能为PTEN错构瘤综合征的儿童期表现。

3）VATER综合征：一组先天畸形综合征，包括脊椎缺陷、肛门闭锁、心脏缺陷、气管食管瘘、肾异常和肢体异常。

（2）PTEN错构瘤综合征的诊断和临床管理：诊断主要依赖临床表现，头围增大常为突出表现。Pilarski研究组基于文献系统评价提出了PTEN错构瘤综合征修订版诊断标准，目前已经被美国国家综合癌症网络（National Comprehensive Cancer Network，NCCN）采用。该标准将不同表现根据特异性程度分为主要诊断标准和次要诊断标准，并将患者及其家系的PTEN突变纳入考虑（表7-2-1）。

表7-2-1 PTEN错构瘤综合征诊断标准

主要标准	次要标准
巨头畸形（≥97百分位）	孤独症谱系障碍
成人Lhermitte-Duclos病	结肠癌
胃肠错构瘤性息肉（≥3处，包括神经节瘤，但不包括增生性息肉）	精神发育迟滞（IQ≤75）
乳腺癌	脂肪瘤（≥3处）
子宫内膜癌（上皮性）	食管糖原棘皮症
甲状腺癌（滤泡性）	肾细胞癌
阴茎色素斑	睾丸脂肪瘤病
多发黏膜病变（以下任意一条）： 　多发性三叉神经瘤（≥3处，至少一处活检证实） 　掌状角化病（≥3处，掌跖角化灶或丘疹） 　黏膜神经瘤（≥3处） 　口腔乳头瘤（≥3处，尤其是舌和牙龈） 　须经活检证明或经皮肤科医师诊断	甲状腺癌（乳头状）
	甲状腺形态学病变（如腺瘤、多发结节性甲状腺肿）
	血管畸形（包括多发颅内静脉发育异常）

诊断PTEN错构瘤综合征，需要满足上述3个主要标准（其中一条为巨头畸形、成人Lhermitte-Duclos病或胃肠错构瘤性息肉）或2个主要标准和3个次要标准。对于具有家族史的患者，需要满足上述2个主要标准，或1个主要标准和2个次要标准，或满足3个次要标准，即可诊断。

由于部分疾病表现在成人中才出现，因此诊断儿童*PTEN*错构瘤综合征时，诊断标准需调整以提高敏感性和特异性。患儿表现为巨头畸形及以下任意一条：孤独症谱系障碍、皮肤表现、血管异常和消化道错构瘤性息肉，即可进一步进行*PTEN*基因检测，并考虑该诊断。

近期，mTOR抑制剂西罗莫司在PTEN错构瘤综合征治疗中值得期待。目前在成年PHTS患者中已进行Ⅱ期临床试验，儿科患者亦已有个案经验。西罗莫司可改善PTEN错构瘤综合征的胃肠道表现、小脑功能、神经认知及皮肤表现，副作用耐受良好。但大规模证据仍然不足。PTEN错构瘤综合征影响多个器官系统，参照相关疾病对症诊治。

恶性肿瘤检测是PTEN错构瘤综合征临床管理重点。建议患者从18岁开始或比家族中最早诊断相关癌的年龄提前5年开始，每年进行1次全面体格检查。此外，NCCN建议患者进行如下肿瘤管理：

1）黑色素瘤：每年1次皮肤检查。

2）甲状腺癌：从7岁开始，每年1次甲状腺超声检查。

3）乳腺癌（女性）：从25岁开始，每半年或1年进行乳腺筛检；从30岁开始或家族中最早诊断乳腺癌的年龄提前5~10年，进行乳腺癌影像学筛查；可与患者讨论预防性乳腺切除术。

4）子宫内膜癌（女性）：患者宣教，在有妇科症状时及时就诊；从35岁开始，每年1次经阴道超声检查和随机子宫内膜活检；可与患者讨论预防性子宫切除术。

5）结直肠癌：从35岁开始，每5年1次结肠镜检查，如有息肉需增加频率。

6）肾细胞癌：从40岁开始，每年1次肾脏超声检查。

7）颅内肿瘤：有神经精神症状患者，进行脑MRI检查。

鼓励遗传咨询。PTEN错构瘤综合征后代再发概率为50%，先证者家系成员可筛查该点基因突变，受累家系成员应行胎儿产前诊断。

（3）超声检查在PTEN错构瘤综合征中的作用：在PTEN错构瘤综合征患者中，超声检查主要用于评估器官系统受累，以及监测恶性肿瘤病变。尤其是，PTEN错构瘤综合征患者需要进行长期密切的肿瘤检测，考虑到长期检测中辐射剂量安全性，超声在相应肿瘤监测中起到重要作用。参照NCCN推荐的肿瘤管理，超声扫查应注意筛查以下疾病甲状腺癌、乳腺癌、子宫内膜癌和肾细胞癌。

诊断与转归

（1）临床诊断：PTEN错构瘤综合征。

（2）随诊：患者于各专科进行相关疾病治疗。经文献复习、多学科会诊、充分知情同意，在密切监测下，患者采用西罗莫司治疗。目前尚未见恶性肿瘤可疑表现。

病例点睛

（1）PTEN错构瘤综合征是一组*PTEN*基因突变引起的常染色体显性遗传病，突出表现为巨头畸形、错构瘤性良性肿瘤生长、恶性肿瘤发病率明显升高和神经发育异常。

（2）超声在PTEN错构瘤综合征的恶性肿瘤监测中具有重要作用。PTEN错构瘤综合征患者在年轻时即开始密切肿瘤监测，为其临床管理的重点。临床诊断明确时，超声医师需格外关注年轻患者甲状腺癌、乳腺癌、子宫内膜癌和肾细胞癌的筛检和评估。

（王昭珏　撰写　吕　珂　审校）

参考文献

[1] PILARSKI R, BURT R, KOHLMAN W, et al. Cowden syndrome and the PTEN hamartoma tumor syndrome: systematic review and revised diagnostic criteria[J]. J Natl Cancer Inst, 2013, 105(21): 1607-1616.

[2] BALTHAZAR P, KLONTZAS M E, HENG LXX, et al. Cowden syndrome[J]. Radiographics, 2022, 42(2): E44-E45.

[3] DRAGOO D D, TAHER A, WONG V K, et al. PTEN Hamartoma Tumor Syndrome/Cowden Syndrome: Genomics, Oncogenesis, and Imaging Review for Associated Lesions and Malignancy[J]. Cancers (Basel), 2021, 13(13): 3120.

[4] NGEOW J, LIU C, ZHOU K, et al. Detecting Germline PTEN Mutations Among At-Risk Patients With Cancer: An Age- and Sex-Specific Cost-Effectiveness Analysis[J]. J Clin Oncol, 2015, 33(23): 2537-2544.

[5] KALYVAS V, GKEKAS C, PAPADOPOULOS D, et al. Intratesticular Angiolipoma: A Rare Case of Adipose Tissue Presence in the Testis[J]. Case Rep Urol, 2019, 2019: 7606530.

[6] National Comprehensive Cancer Network (NCCN). Clinical Practice Guidelines in Oncology-Genetic/Familial High-Risk Assessment: Breast, Ovarian, and Pancreatic Version 1.2023[EB/OL]. Fort Washington: NCCN, https://www.nccn.org/professionals/physician_gls (Accessed on Nov 20, 2022).

[7] KOMIYA T, BLUMENTHAL G M, DECHOWDHURY R, et al. A Pilot Study of Sirolimus in Subjects with Cowden Syndrome or Other Syndromes Characterized by Germline Mutations in PTEN[J]. Oncologist, 2019, 24(12): 1510-e1265.

[8] SRIVASTAVA S, JO B, ZHANG B, et al. A randomized controlled trial of everolimus for neurocognitive symptoms in PTEN hamartoma tumor syndrome[J]. Hum Mol Genet, 2022, 31(20): 3393-3404.

[9] TAN M H, MESTER J, PETERSON C, et al. A clinical scoring system for selection of patients for PTEN mutation testing is proposed on the basis of a prospective study of 3042 probands[J]. Am J Hum Genet, 2011, 88(1): 42-56.

病例 **3**

病历摘要

患者，女性，53岁。

主诉：淋巴结渐进性肿大19年，腰部不适10余年，加重6年。

现病史：19年前开始出现右腋下及右侧颈部淋巴结肿大，于当地医院行部分切除术，自述病理为淋巴结反应性增生。10年前自觉腰部不适。6年以来病情逐渐进展，逐渐出现双侧颌下、双侧耳下、双侧颈后部、双侧锁骨上窝广泛淋巴结肿大，左侧眼眶软组织明显肿胀，伴听力下降、视力下降，未就医。2年前患者于当地医院行CT提示颈部、纵隔、右腋下淋巴结肿大，行淋巴结活检，病理诊断为"淋巴结淋巴组织反应性增生，免疫组化：IgG散在+、IgG4散在+、κ散在+、λ散在+"。同年于当地医院血液内科住院，行骨髓穿刺等检查，临床诊断为"慢性淋巴细胞增殖性疾病"，以COP方案（环磷酰胺+硫酸长春新碱+泼尼松）行4程化疗，患者对化疗无法耐受，放弃治疗。当时超声提示：双肾增大（左13.0cm×5.0cm，右12.5cm×6.6cm），双肾实质回声增强，双侧肾盂积水（左侧宽约1.4cm，右侧宽约1.2cm）；双侧肾盂出口处及双侧输尿管起始部低回声实性充填（左侧范围约7.1cm×1.7cm，右侧范围约7.3cm×2.1cm）。

体格检查：消瘦，眼眶肿胀、局部皮肤红肿，颌下、耳后、颈后部、锁骨上窝及腋下多发淋巴结肿大；听力下降、视力下降。

影像学表现

临床申请泌尿系超声检查，因而先行该部位检查：双肾体积增大，集合系统以及输尿管近心段弥漫性增厚、部分区域呈结节状（图7-3-1、图7-3-2）。

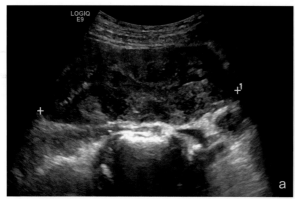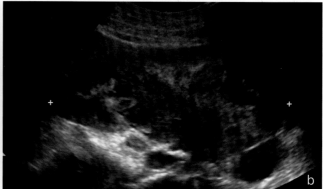

图7-3-1 右肾超声

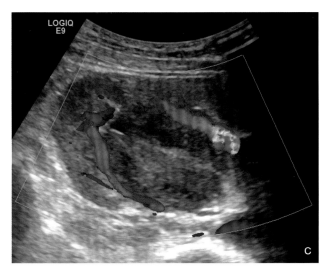

图7-3-1 右肾超声（续）

注：a、b. 右肾长轴切面显示肾弥漫性增大，集合系统弥漫性增厚；c. CDFI图像可见血流信号环绕分布于集合系统低回声周边。

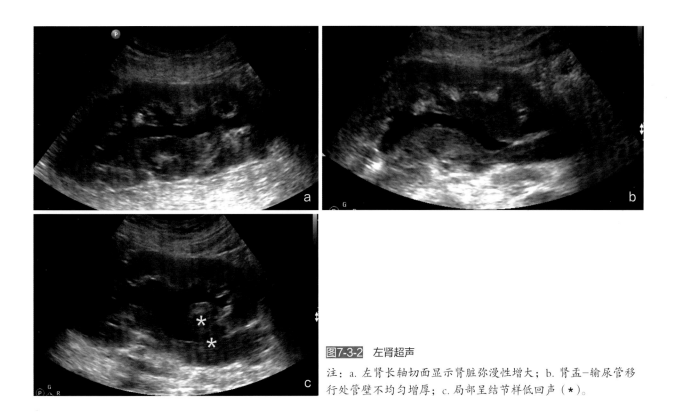

图7-3-2 左肾超声

注：a. 左肾长轴切面显示肾脏弥漫性增大；b. 肾盂-输尿管移行处管壁不均匀增厚；c. 局部呈结节样低回声（*）。

超声医师结合患者眼眶肿胀、淋巴结肿大的主诉，加做以下检查。

颌下腺、腮腺超声：二者均腺体回声不均，内部见小片状低回声，腺体内血流信号增多（图7-3-3）。

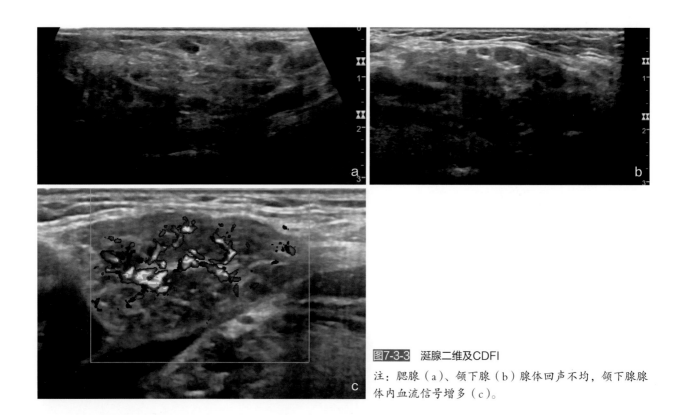

图7-3-3 涎腺二维及CDFI

注：腮腺（a）、颌下腺（b）腺体回声不均，颌下腺腺体内血流信号增多（c）。

颈部及腋下淋巴结超声：颈部及腋下多发淋巴结皮质增厚，CDFI可见条状血流信号自淋巴结门进入，走行呈树枝状（图7-3-4）。

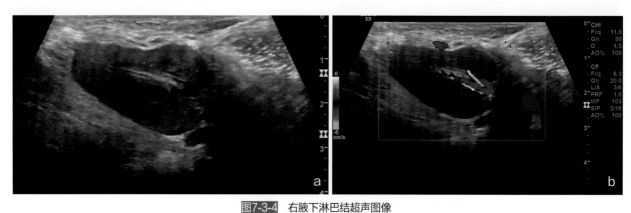

图7-3-4 右腋下淋巴结超声图像

注：a.淋巴结皮质增厚；b.CDFI可见条状血流自淋巴门进入。

腹部超声：腹腔内可见多发淋巴结肿大（图7-3-5）；胰腺、胆总管、腹主动脉形态均未见明显异常（图7-3-6）。

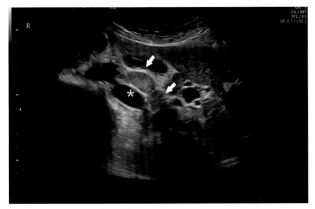

图7-3-5　上腹部横切面扫查

注：于下腔静脉（*）、腹主动脉前方见多个肿大淋巴结（箭头）。

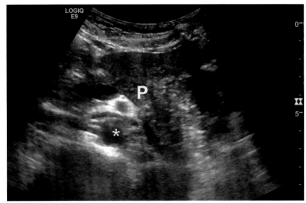

图7-3-6　胰腺水平横切面扫查

注：胰腺回声、形态未见明显异常（P，胰腺；*，腹主动脉）。

诊断思路

1. 诊断依据

本例患者有多系统受累的临床表现，主要包括：眼眶软组织肿胀；涎腺弥漫性病变；头颈部、腋下及腹腔多发淋巴结肿大；双侧肾脏肿大伴集合系统增厚，考虑为IgG4相关性疾病（immunoglobulin G4-related disease，IgG4-RD）可能。该病以血清IgG4水平升高、IgG4阳性浆细胞浸润组织器官为特征，可累及眼眶、涎腺、肾脏、淋巴结等，造成器官肿大，患者体征与之相符。外周血化验结果：IgG升高，50.64g/L（参考范围7.00～17.00g/L）。血清IgG亚类测定结果：IgG升高，119 000mg/L（参考范围4900～11 400mg/L）；IgG4升高，45 200mg/L（参考范围80～1400mg/L）；IgG2和IgG3均在正常范围内。患者曾经取淋巴结活检提示"淋巴结反应性增生"，本次就诊后于我院进行淋巴结切片重新免疫组化染色，结果显示：淋巴结滤泡间区域扩大，可见较多免疫母细胞样细胞及浆细胞，IgG4阳性浆细胞>100/HPF（高倍视野），IgG4阳性浆细胞/浆细胞比值>50%。因此，该患者患IgG4-RD诊断明确。本病累及肾脏时表现多样，可出现肾实质或肾窦内结节性改变，也可表现为肾盂增厚、管壁表面光滑。本例患者超声可见双肾集合系统管壁增厚，部分区域呈结节状，与上述特征相符。

2. 鉴别诊断

（1）淋巴瘤：临床表现多样，可以出现浅表淋巴结肿大或其他部位肿物，也可以因纵隔或腹腔淋巴结肿大引起的压迫症状，如呼吸困难、泌尿系梗阻、食欲减退等就诊，还可以因发热、盗汗、体重下降等就诊，诊断主要依靠淋巴结活检病理诊断。本例患者病程长达近20年，其间并未规范治疗，这与淋巴瘤病程特点不符。

（2）腹膜后纤维化：可以是特发性或继发性，其中特发性腹膜后纤维化的原因有相当一部分是IgG4-RD。该病也可以造成输尿管梗阻及肾积水；但其主要表现为腹主动脉远段和髂动脉周边低回声包绕，而本例患者并无该表现，基本可以排除这一诊断。

（3）肾盂癌：本例声像图与肾盂癌有相似之处，低回声、占位感、集合系统轻度积水分离等，但肾盂癌以单侧多见，临床多有血尿等症状，声像图可见肾实质回声正常，而本例双侧发生，患者无血尿，肾实质回声也存在异常，均与该病不符。

3. 拓展知识点

（1）临床特征：IgG4-RD是一类近年来逐渐被认识的慢性炎症性自身免疫性疾病。以中老年男性居多，占总患者的73%～87%，平均年龄65岁。本病可同时或相继导致多个器官肿大（如胰腺、眼眶、涎腺、甲状腺、肝胆系统、肾脏、淋巴结）。2004年，Yamamoto等首次报道了该病的眼眶受累病例，以双侧眼眶无痛性肿胀为眼部常见症状，组织特点为大量IgG4阳性浆细胞浸润，并可累及眼眶多种结构组织，以泪腺为主。

IgG4-RD累及肾脏时称为IgG4相关性肾病，疾病表现多样，病变部位可以在肾皮质、髓质，也可以出现在肾窦。肾组织学检查通常表现为小管-间质性肾炎，可为弥漫性改变，或类似于肾细胞癌或肾盂癌的结节性病变，累及集合系统时可造成肾积水。

（2）CT表现：IgG4相关性肾病的CT表现包括以下内容。双侧肾脏多发低密度病变；双侧肾脏弥漫性多发斑片状受累；肾实质环状病变；肾盂增厚，管腔内表面光滑。

（3）诊断：该病以血清IgG4水平升高、IgG4阳性浆细胞浸润组织器官为特征，诊断的金标准是病理活检。

诊断与转归

（1）临床诊断：根据患者体征和病史，疑诊IgG4相关性疾病并进行相关实验室检查、病理检查，IgG4-RD诊断明确。

（2）转归：患者回到当地医院继续治疗，主要应用糖皮质激素，症状、体征均有好转。具体治疗情况和各项指标不详。

病例点睛

本例患者淋巴结肿大数年，伴有眼眶肿胀、肾区不适等症状，外院误诊为淋巴瘤。本院检查通过患者外周血IgG4升高、淋巴结切片病理重新免疫组化染色揭示患者为IgG4-RD。

IgG4-RD累及肾主要为肾小管间质性肾炎，累及部位主要为肾实质，而本例为肾集合系统受累，比较少见。其声像图表现具有一定的特征性，包括双侧受累、集合系统管壁弥漫性增厚、肾轻度积水等。超声检查对于肾脏弥漫性病变往往难以进行定性诊断，需要密切结合临床信息。超声医师在接诊患者时适当询问病史、查阅病历和各项化验检查结果能够对超声诊断有所帮助。某些内科疾病具有典型的靶器官受累体征（如本例患者眼眶肿胀的特征性改变），超声医师应当勤于学习、善于观察，培养诊断思路；能够根据初步拟诊对患者进行多系统超声扫查，如本例患者全身重点部位淋巴结扫查、涎腺扫查和腹膜后扫查，这些均能提供有价值的诊断信息。

（刘倩倩　撰写　刘真真　审校）

参考文献

[1] KOTHA S, TRITTO G, WONG T, et al. IgG4-related disease: long-term natural history and management of a relapsing multisystem disease entity[J]. BMJ Case Rep, 2017, 2017: bcr 2017219897.

[2] INOUE D, YOSHIDA K, YONEDA N, et al. IgG4-related disease: dataset of 235 consecutive patients[J]. Medicine (Baltimore), 2015, 94(15): e680.

[3] ZHANG H, REN X, ZHANG W, et al. IgG4-related kidney disease from the renal pelvis that mimicked urothelial carcinoma: a case report[J]. BMC Urol, 2015, 15: 44.

[4] YAMAMOTO M, OHARA M, SUZUKI C, et al. Elevated IgG4 concentrations in serum of patients with Mikulicz's disease[J]. Scand J Rheumatol, 2004, 33(6): 432-433.

第八章

罕见病

病例 1

病历摘要

患者，女性，18岁。

主诉：无月经来潮，发现盆腔包块1年。

症状与体征：患者无月经来潮。查体：身高171cm，体重54kg，血压120/77mmHg，乳房未发育，腋毛稀少，外阴为女性型，阴蒂不大，盆腔偏左侧可及巨大实性肿物。

既往史、家族史：无特殊。

实验室检查：染色体核型（46，XY）。性激素6项：FSH 82.37U/L↑，LH 47.41U/L↑，E2（Ⅱ）42pg/ml，P 0.91ng/ml，T 0.80ng/ml，PRL 16.0ng/ml。肿瘤标志物：CA125 35.7U/ml↑。

影像学表现

子宫大小3.7cm×2.6cm×2.1cm（图8-1-1），内膜厚约0.2cm（图8-1-2），肌层回声均。

双侧卵巢未显示。

左附件区见低回声，大小约12.4cm×9.4cm×7.3cm，形态尚规则，边界尚清，内见数个短线状强回声，部分后伴声影（图8-1-3）。CDFI：内见较丰富血流信号（图8-1-4）。右附件区髂血管前方另见低回声，大小约3.5cm×2.9cm×2.5cm，形态尚规则，边界清，内见数个短线状强回声（图8-1-5），CDFI：周边内部点条状血流信号（图8-1-6）。

盆腔见游离液性暗区，深约2.7cm。

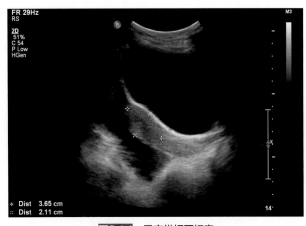

图8-1-1　子宫纵切面扫查

注：子宫体积偏小，肌层回声均。

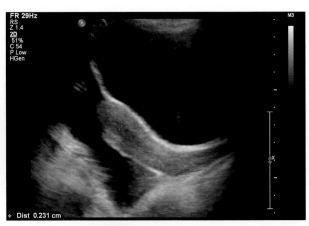

图8-1-2　子宫内膜切面扫查

注：子宫内膜厚约0.2cm。

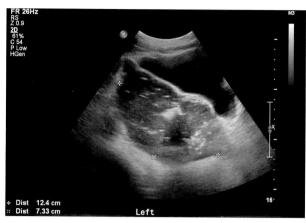

图8-1-3 左附件区扫查

注：左附件区低回声，大小约12.4cm×9.4cm×7.3cm，形态尚规则，边界尚清，内见多个短线状强回声。

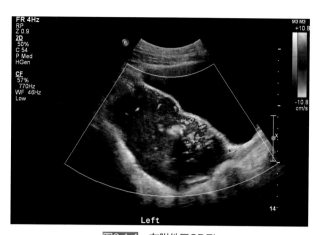

图8-1-4 左附件区CDFI

注：内见较丰富血流信号。

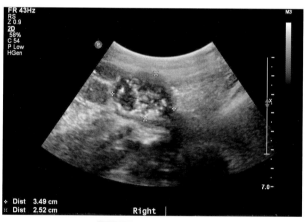

图8-1-5 右附件区扫查

注：髂血管前方低回声，大小约3.5cm×2.9cm×2.5cm，形态尚规则，边界清，内见多个短线状强回声。

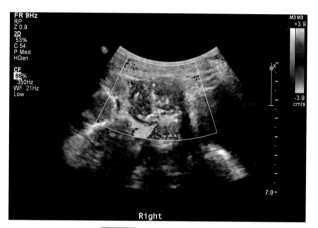

图8-1-6 右附件区CDFI

注：周边内部点条状血流信号。

诊断思路

1. 诊断依据

本例患者社会性别女性，因原发性闭经就诊，查体第二性征未发育，考虑为卵巢无法分泌正常水平的雌激素所致闭经的可能性大，应进一步鉴别下丘脑-垂体性闭经及卵巢性闭经。患者FSH、LH水平升高，考虑下丘脑-垂体-性腺轴存在正常的负反馈调节，因此，雌激素分泌不足可能是由于卵巢发育不良或参与甾体激素合成过程的相关酶缺乏引起。

经染色体核型分析，本例患者核型为46, XY，而临床表现为女性外阴，超声检查未发现双侧性腺，有幼稚型子宫（子宫体积小，宫体与宫颈之比约为1∶1）和阴道，应首先考虑的诊断为46, XY-单纯性腺发育不全（Swyer综合征）。该病病因：胚胎时期睾丸发育异常，性腺呈条索状；由于抗米勒管激素（anti-Müllerian hormone，AMH）分泌不足，中肾旁管不退化，继续发育为不成熟的输卵管、子宫及阴道上段；同时由于无睾酮代谢产物二氢睾酮的作用，外生殖器发育成女性外阴；青春期患者无第二性征发育。本例患者与以上特征基本相符。

46, XY-单纯性腺发育不全者易合并卵巢生殖细胞肿瘤，其中性腺母细胞瘤最常见，无性细胞瘤次之。性腺母细胞瘤多为实性包块，内含生殖细胞成分和性索细胞成分，约80%的病例可出现钙化，典型表现为形成圆形或卵圆形的钙化小体。无性细胞瘤的超声表现为形态较规则、边界较清晰、内部为不均匀的稍低回声，并可见树枝状稍高回声分隔，将肿瘤组织分隔成小叶状低回声区。肿瘤内血流主要分布于树枝状稍高回声处，血流频谱呈高速低阻型。肿瘤含滋养细胞成分时可出现hCG升高。本例患者CA125升高，双侧附件区的低回声包块内部可见短线状强回声分隔，可见较丰富的血流信号，同时存在盆腔积液；考虑双附件区占位，恶性可能性大，具体肿瘤类型有待病理诊断。

2. 鉴别诊断

（1）在患者染色体核型证实为46, XY的前提下，单纯性腺发育不全应与以下性发育异常疾病鉴别。

雄激素不敏感综合征：又称雄激素抵抗综合征，由于雄激素受体基因突变，胚胎对睾丸间质细胞分泌的雄激素不敏感，中肾管发育受阻、退化，不能正常发育为男性输精管、附睾等结构；尿生殖窦不能发育为男性阴茎、阴囊结构。在AMH作用下，中肾旁管退化。该病可分为完全性和部分性。完全性雄激素不敏感综合征患者睾丸可位于腹腔、腹股沟管或阴唇内，无子宫和输卵管，阴道为盲端，女性外阴，乳房发育正常。部分性雄激素不敏感综合征可有不同程度的男性化表现。本例患者超声检查发现存在子宫及阴道，未发现睾丸结构，无男性化表现，考虑该病可能性不大。

5α-还原酶缺乏：5α-还原酶缺乏时睾酮转化为二氢睾酮途径受阻，此时外生殖器发育为女性外阴，阴道为盲端。睾丸和中肾管可正常发育，中肾旁管退化，前列腺不发育。本例患者超声检查未见睾丸、输精管、附睾、射精管及精囊结构，青春期睾酮水平不高，考虑该病可能性不大。

17α-羟化酶缺乏：46, XY核型患者17α-羟化酶缺乏时17α羟化作用障碍，睾酮、脱氢表酮和雄烯二酮合成过程受阻，中肾管、中肾旁管退化，外生殖器发育为女性外阴和阴道盲端；无子宫和输卵管。可在盆腔、腹股沟管或大阴唇内找到发育不全的睾丸。由于17α-羟化酶缺乏时肾上腺合成皮质醇明显减少，促肾上腺皮质激素分泌增多，盐皮质激素途径活性增强，常导致患者高血压、低血钾表现。本例患者临床表现与该病表现不符。

睾丸退化综合征：由于胚胎期睾丸退化，胎儿内、外生殖器向男性的分化和发育过程停止。由于睾丸退化前一段时期可分泌睾酮和AMH，中肾旁管可不同程度退化，外生殖器有不同程度的性别模糊，如阴唇融合，阴蒂增大，尿道口在阴蒂根部或头部等。患者盆腔无子宫，有时可见发育不良的性腺。本例患者无外阴男性化表现，超声检查可见子宫、阴道结构，考虑该病可能性不大。

（2）未行染色体核型分析时，该病还应与以下疾病进行鉴别。

46, XX-单纯性腺发育不全：染色体核型为46, XX。胚胎时期原始性腺未能分化为卵巢，超声检查可发现两侧条索状的性腺和发育不良的输卵管、子宫，患者女性外阴。该病与46, XY-单纯性腺发育不全主要依靠染色体核型分析进行鉴别。

特纳综合征：染色体核型异常包括45, XO、45, XO嵌合型、X短臂和长臂缺失、47, XXX等，特纳综合征患者主要表现为卵巢不发育伴体格发育异常，即身材矮小、面容呆板、眼距宽、颈蹼、盾状胸、子宫发育不良、原发性闭经和第二性征不发育等。该病可通过染色体核型分析及有无特征性体格发育异常等与单纯性腺发育不全进行鉴别。

（3）无法确定双侧性腺发育情况时，该病还应与中肾旁管发育不良相关疾病进行鉴别。

始基子宫：由于双侧中肾旁管融合后不久即停止发育，患者子宫极小，仅长1～3cm，呈条索状肌性结构回声，难辨宫体、宫颈结构，无宫腔线和子宫内膜；通常可见卵巢结构。

幼稚子宫：病因为双侧中肾旁管融合形成子宫后停止发育。患者子宫细小，宫体与宫颈之比为2：3或1：1，可显示宫腔线和内膜回声；可见正常卵巢结构。

MRKH综合征（中肾旁管发育不良）：病因为双侧中肾旁管发育不良或双侧中肾旁管尾段发育不良，患者无阴道或仅为阴道浅凹，常合并始基子宫，或无子宫，有时合并泌尿道畸形。MRKH综合征患者卵巢、外阴及第二性征发育正常。

阴道闭锁：阴道闭锁Ⅰ型为尿生殖窦未参与阴道下段形成所致，表现为阴道下段闭锁，宫颈、子宫体均正常。阴道闭锁Ⅱ型（阴道完全闭锁）即前述的中肾旁管发育不良（MRKH综合征）。

3. 拓展知识点

（1）胚胎性别分化：人类性分化主要受睾丸决定因子和雄激素影响。胚胎中原始性腺于第6周开始分化，存在Y染色体时，Y染色体性别决定区（sex determining region on the Y chromosome，*SRY*基因）诱导睾丸形成。无Y染色体时，约第12周后胚胎原始性腺中的原始生殖细胞分化为初级卵母细胞，原始性腺向卵巢分化。

胚胎第8周时，睾丸支持细胞分泌的AMH使中肾旁管退化，同时促进睾丸间质细胞分泌睾酮并作用于中肾管，使其分化为输精管、附睾、射精管及精囊。无AMH时，胚胎的中肾管退化，中肾旁管发育，双侧中肾旁管上段形成两侧输卵管，下段融合，最终形成子宫和阴道上2/3部分。尿生殖窦形成阴道下1/3部分。

睾酮在5α-还原酶的作用下转变为二氢睾酮，二氢睾酮促使生殖结节分化为阴茎，阴唇-阴囊隆突发育为阴囊。若无二氢睾酮作用，生殖结节逐步缓慢增大，形成阴蒂，同时泌尿生殖褶形成小阴唇，阴唇-阴囊隆突发育成大阴唇。

（2）甾体激素的生物合成过程：人体甾体激素的合成原料为胆固醇，合成过程需要多种细胞色素P450超基因家族酶的参与。在细胞色素P450侧链裂解酶的作用下，胆固醇转化为孕烯醇酮，此为性激素合成的限速步骤。孕烯醇酮经4和5两条途径合成雄烯二酮。雄烯二酮和睾酮能进入卵巢颗粒细胞，在P450芳香化酶催化下形成雌酮、雌二醇（图8-1-7）。

（3）无性细胞瘤的病理表现：肿瘤大体表现为圆形或椭圆形实性肿物，切面淡棕色，触之如橡皮样。镜下肿瘤细胞呈圆形或多角形，核大，胞质丰富，呈片状或条索状排列，有少量纤维组织分隔。

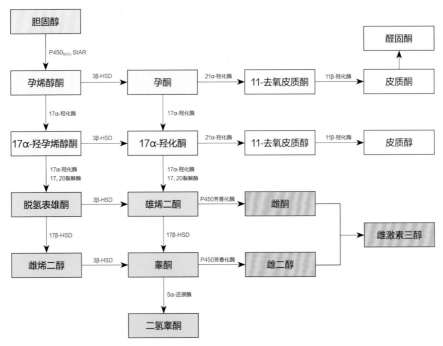

图8-1-7 甾体激素生物合成过程示意

注：P450scc，细胞色素P450侧链裂解酶；StAR，胆固醇碳链酶；HSD，羟类固醇脱氢酶。

诊断与转归

（1）临床诊断：46, XY-单纯性腺发育不全，双附件区无性细胞瘤。

（2）随诊：完善术前相关检查后，患者于我院行开腹探查+双侧性腺切除+骨盆漏斗韧带高位结扎术。手术顺利，术后恢复良好，病理提示左附件区生殖细胞肿瘤，符合无性细胞瘤伴坏死；右附件区符合无性细胞瘤。目前规律随访中，未见肿瘤复发征象，计划后续行雌孕激素序贯治疗。

病例点睛

（1）单纯性腺发育不全表现为条索状性腺，输卵管、子宫发育不良，女性外阴。46, XY-单纯性腺发育不全者常并发性腺生殖细胞肿瘤，以性腺母细胞瘤和无性细胞瘤最常见。

（2）单纯性腺发育不全患者常因原发性闭经、第二性征不发育就诊，性激素检查提示FSH、LH升高，雌激素、雄激素分泌均不足。

（3）由于超声检查不易对性腺发育不良/条索状性腺作出明确诊断，当发现患者子宫发育不良时，除怀疑性发育异常疾病外，还应考虑中肾旁管发育不良相关疾病。熟悉原始性腺、内外生殖器官的发育过程及甾体激素的合成途径有助于对这类疾病作出鉴别诊断。

（杨亚梅　撰写　戴　晴　审校）

参考文献

[1] 沈铿，马丁. 妇产科学[M]. 北京：人民卫生出版社，2015.

[2] 王文娟，高玉彤. 性腺母细胞瘤合并无性细胞瘤1例[J]. 临床与实验病理学杂志，2010，26（5）：638-639.

[3] MILLER W L, AUCHUS R J. The molecular biology, biochemistry, and physiology of human steroidogenesis and its disorders[J]. Endocr Rev, 2011, 32(1): 81-151.

病例 2

病历摘要

患者，女性，16岁。

主诉：无月经来潮，发现外阴异常2年。

症状与体征：患者出生时为女性外阴，按女孩抚养。2年前发现阴蒂长大，1年前出现变声、声音低沉、唇毛加重、身高增长速度较前增加，因无乳房发育、无自主月经来潮、外阴异常就诊。患者本人染色体检查显示为46, XY。患者及其父母的基因检测结果如下：*SRD5A2*复合杂合变异；其母*SRD5A2*基因疑似致病，其父*SRD5A2*基因意义不明突变；常染色体隐性遗传，疾病表型为类固醇5α-还原酶2缺乏症。查体可见面部小胡须，乳腺Ⅰ级，阴毛呈倒三角形，左侧性腺位于大阴唇内，右侧可推及至大阴唇内，阴蒂长约5cm，尿道、阴道开一口。

既往史、个人史、家族史：患者为母亲第一胎第一产，孕期无特殊，否认口服激素类药物。一妹，12岁，超声未见子宫及卵巢回声，考虑性发育异常。

影像学表现

右侧腹股沟区可见低回声，3.4cm×2.9cm×1.5cm，形态规则，回声均，包膜光滑，距体表约0.5cm，CDFI：内可见规则条状血流信号，不除外隐睾（图8-2-1）。

左侧外阴部阴唇软组织内可见低回声，3.3cm×2.4cm×1.7cm，形态规则，包膜光滑，回声均，CDFI：内可见规则条状血流信号。其周边可见少许无回声区，上方似与腹股沟管相连，距体表约

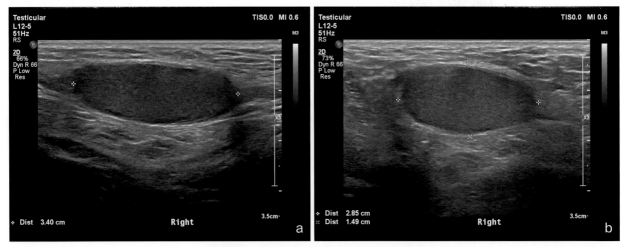

图8-2-1　右侧腹股沟区低回声灰阶超声+CDFI

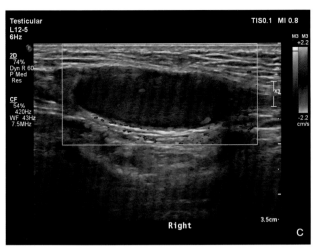

图8-2-1 右侧腹股沟区低回声灰阶超声+CDFI（续）

注：横切面及纵切面扫查，内可见规则条状血流信号，不除外隐睾。

0.3cm，不除外隐睾（图8-2-2）。

膀胱后方可见条带状低回声，3.4cm×1.8cm×1.0cm，中央可疑线状内膜样回声，不除外假阴道或尿生殖窦残留（图8-2-3）。

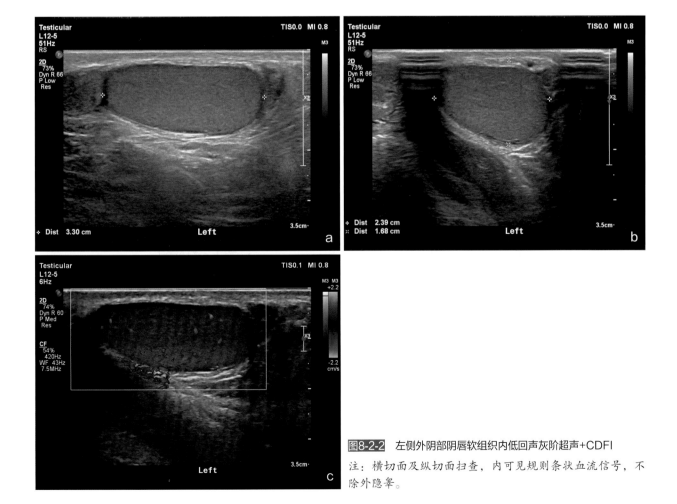

图8-2-2 左侧外阴部阴唇软组织内低回声灰阶超声+CDFI

注：横切面及纵切面扫查，内可见规则条状血流信号，不除外隐睾。

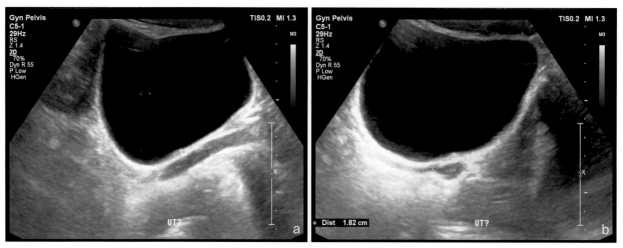

图8-2-3 膀胱后方条带状低回声灰阶超声

诊断思路

1. 诊断依据

本例患者临床症状、体征及影像学提示为性腺发育异常。患者染色体核型为46, XY，基因检测结果显示为SRD5A2复合杂合变异。其母SRD5A2基因疑似致病，其父SRD5A2基因意义不明突变，故诊断为类固醇5α-还原酶2缺乏症较为明确。

类固醇5α-还原酶2缺乏症是一种常染色体隐性遗传的先天性代谢性缺陷病，由SRD5A2基因的失活突变所致。患者染色体核型为46, XY，具有双侧睾丸并可正常合成睾酮，但由于胚胎形成期睾酮向双氢睾酮转化减少，导致男性化障碍。

2. 鉴别诊断

（1）17β-羟基类固醇脱氢酶3缺乏症：一种遗传性睾酮生物合成缺陷疾病，大部分患者出生时为女性外生殖道表现，少部分难以辨认性别。睾丸通常位于腹股沟管内，中肾管形成附睾、输精管、精囊、射精管，阴道存在盲端。婴儿出生时常被认定为女性，青春期时发生显著的男性化，包括声音低沉、多毛、肌肉发育。患者血清睾酮浓度常处于男性的正常低值范围，而血清雄烯二酮（酶学阻滞发生前睾酮的前体）浓度可升高至数倍。HSD17B3基因多个位点的突变均可导致17β-羟基类固醇脱氢酶3缺乏。本例患者幼年时按女性抚养，青春期时出现男性化表现，可通过基因检测与17β-羟基类固醇脱氢酶3缺乏症鉴别。

（2）部分型雄激素不敏感综合征：雄激素受体基因功能丧失性突变，会导致睾丸有功能且睾酮形成正常的46, XY核型个体发生雄激素不敏感综合征。部分型雄激素不敏感综合征中女性表型伴轻度男性化的患者出生时阴唇、阴蒂明显，但阴道短且为盲端，青春期时存在乳房发育与体毛且外生殖器出现部分男性化。外生殖器可表现为阴唇阴囊皱襞部分融合和/或阴蒂肥大。睾丸可能位于腹腔、腹股沟管或大阴唇内，但中肾管衍生结构（附睾、输精管、精囊、射精管和前列腺）可因出生前的雄激素效应而不完全发育。本患者青春期乳房未发育的特点可进行两种疾病的鉴别。雄激素受体和SRD5A2的基因分析可确诊。

3. 拓展知识点

（1）发病机制：类固醇5α-还原酶2缺乏症是由于雄激素生物合成缺陷而引起，患者染色体核型为46，XY，具有双侧分化正常的睾丸，可正常合成睾酮，但由于缺乏类固醇5α-还原酶2，在胚胎形成期睾酮向双氢睾酮转化减少，导致患者出现男性化障碍。

（2）临床表现：由于*SRD5A2*基因突变种类繁多，引起的酶缺乏程度各异，患者可出现不同的临床表型。一般患儿出生时存在阴囊对裂、尿生殖窦、具有盲端的阴道和一个形似阴蒂的具有尿道下裂的阴茎，但患者男性化不足的程度个体差异极大，轻者可呈近乎完全的男性型伴单纯的小阴茎和不同程度尿道下裂，而重者呈完全女性型伴阴蒂肥大或正常女性生殖器外观。按女性抚养长大的患者在青春期时亦出现显著的男性化表现。患者的睾丸位于腹股沟管、大阴唇或阴囊内，存在正常分化的附睾、输精管、精囊和开口于阴道盲端内的射精管。成人患者的血清睾酮和雌二醇水平与正常男性接近，基线水平的血清睾酮与双氢睾酮比值升高，血清黄体生成素正常或轻度升高。

（3）诊断：确诊需对*SRD5A2*进行DNA测序。

（4）治疗：方案选择主要取决于确诊时患者的表型和性别认定。约60%受累新生儿在出生时被认定为男性，按男性抚养或改变性别角色为男性的治疗应由经验丰富的外科医师对尿道下裂和隐睾症实施矫正手术，具体手术时机取决于尿道下裂的程度和阴茎的大小。部分尝试补充雄激素，但该疗法的远期安全性仍未可知。大多数患者的精子计数很低，通过宫腔内人工授精的方法也许有机会实现生育。

按女孩抚养且较迟才确诊的患者则面临更复杂的情况，需经过全面的心理评估确认患者对其女性性别身份的认同。对于性别认同为女性的患者常用的治疗方式包括青春期前行性腺切除术，可避免或尽量减轻男性化同时预防睾丸肿瘤。

诊断与转归

（1）临床诊断：性发育异常 5α-还原酶2缺乏症。

（2）治疗及预后：经详细评估，患者社会性别认同为女性，行会阴异位性腺切除术及保留血管神经的阴蒂成形术，后续加用雌二醇补充激素治疗，患者身体及心理恢复良好。

病例点睛

（1）类固醇5α-还原酶2缺乏症是一种常染色体隐性遗传病，患者染色体核型为46，XY，胚胎形成期睾酮向双氢睾酮转化减少，存在男性化障碍。

（2）患儿出生时外生殖器男性化不足的程度个体差异很大，睾丸可位于腹股沟管、大阴唇或阴囊内，内部的泌尿生殖道为男性型。

（3）类固醇5α-还原酶2缺乏症的超声检查通常可显示患者双侧睾丸位置，子宫双附件不可见。

（刘华祯　撰写　戴　晴　审校）

参考文献

[1] IMPERATO-MCGINLEY J, GUERRERO L, GAUTIER T, et al. Steroid 5alpha-reductase deficiency in man: an inherited form of male pseudohermaphroditism[J]. Science, 1974, 186(4170): 1213-1215.

[2] PRAVEEN E P, DESAI A K, KHURANA M L, et al. Gender identity of children and young adults with 5alpha-reductase deficiency[J]. J Pediatr Endocrinol Metab, 2008, 21(2): 173-179.

[3] KOLESINSKA Z, AHMED S F, NIEDZIELA M, et al. Changes over time in sex assignment for disorders of sex development[J]. Pediatrics, 2014, 134(3): e710-e715.

[4] 李玛丽，车凤玉，邱世超，等. 一例SRD5A2基因新变异致5α-还原酶2型缺乏症患儿的临床及遗传学分析[J]. 中华医学遗传学杂志，2021，38（12）：1233-1236.

病例 **3**

病历摘要

患者A，女性，15岁，主诉"关节周围皮肤黄色瘤15年，血脂升高8年"。患者自出生即出现皮肤多发黄色瘤。入院查体见指间、肘部和膝关节处皮肤有多个黄色瘤改变，血TC和LDL-C显著增高，TC 13.4mmol/L，LDL-C 12.13mmol/L。现服用阿托伐他汀20mg qn。

患者B，男性，7岁，系患者A之弟，主诉"出现左膝关节前黄色瘤2年余"。近2年左膝前黄色瘤逐渐增加。入院查体见左膝关节伸侧两个黄色瘤，较大者直径约2cm，无触痛，活动不受限。血TC和LDL-C显著增高，TC 14.59mmol/L，LDL-C 12.46mmol/L。

家族史：父母非近亲结婚，父母、祖父、外祖父、外祖母均患高脂血症。父亲发现高脂血症5年，母亲发现高脂血症10年，祖父约50岁可疑因脑梗死去世，外祖父约60岁因心肌梗死去世。

影像学表现

患者A：锁骨下动脉超声检查示右侧锁骨下动脉起始段内膜毛糙（图8-3-1），厚约0.09cm，近心段PSV 108cm/s，远心段PSV 85cm/s；余颈部及双下肢血管未见明显异常；跟腱超声可见左侧跟腱厚约1.2cm，右侧跟腱厚约1.2cm（图8-3-2），均可见跟腱下端呈梭形膨大，双侧跟腱末梢均可见回声减低区，回声不均，结构稍紊乱，左侧范围约2.5cm×0.8cm，右侧范围约3.5cm×1.2cm。检查提示双侧跟腱末端增厚伴回声减低区，考虑高胆固醇血症相关改变。

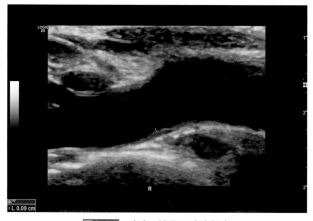

图8-3-1 患者A锁骨下动脉超声
注：示右侧锁骨下动脉起始段内膜毛糙。

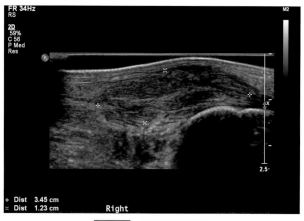

图8-3-2 患者A跟腱超声
注：示右侧跟腱增厚，跟腱下端呈梭形膨大，跟腱末梢可见回声减低区，回声不均，结构稍紊乱。

患者B：锁骨下动脉超声检查示右侧锁骨下动脉起始段低回声斑块（图8-3-3），厚约0.15cm，长约0.61cm，近心段PSV 134cm/s，远心段PSV 86cm/s；椎动脉超声检查示右侧椎动脉RI值为0.73，稍高（图8-3-4）；余颈部及双下肢血管未见明显异常；跟腱超声可见左侧跟腱厚约1.1cm，右侧跟腱厚约1.1cm，均可见跟腱下端呈梭形膨大，左侧跟腱浅侧见不均质低回声（图8-3-5），范围约2.3cm×1.4cm×0.3cm。检查提示双侧跟腱增厚伴左侧跟腱浅侧低回声，考虑高胆固醇血症相关改变。

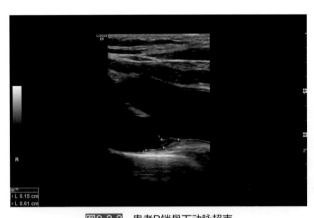

图8-3-3　患者B锁骨下动脉超声

注：示右侧锁骨下动脉起始段低回声斑块。

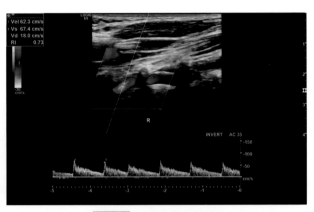

图8-3-4　患者B椎动脉超声

注：示右侧椎动脉RI值为0.73，阻力指数稍高。

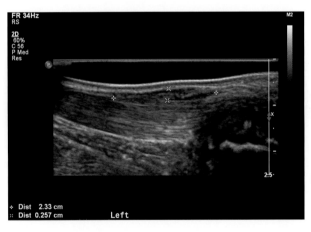

图8-3-5　患者B跟腱超声

注：示左侧跟腱增厚，跟腱下端呈梭形膨大，浅侧见不均质低回声。

诊断思路

1. 诊断依据

（1）临床表现：姐弟皮肤均多发黄色瘤。

（2）家族史：父母、祖父、外祖父、外祖母均患高脂血症，且一级亲属存在皮肤多发黄色瘤。

（3）血脂检查：姐弟血TC和LDL-C均显著增高，姐姐TC 13.4mmol/L、LDL-C 12.13mmol/L，弟弟TC 14.59mmol/L、LDL-C 12.46mmol/L。

（4）影像学检查：超声检查示姐姐右侧锁骨下动脉起始段内膜毛糙，弟弟右侧锁骨下动脉起始段见低回声斑块，且右侧椎动脉阻力指数增高。

（5）根据荷兰临床脂质网络标准（Dutch Lipid Clinic Network Criteria，DLCN）（表8-3-1），患儿血LDL-C>8.5mmol/L（计8分），存在多发皮肤黄色瘤（计6分），一级亲属存在皮肤多发黄色瘤（计2分），总分>8分，已可诊断为家族性高胆固醇血症（familial hypercholesterolaemia，FH）。

（6）FH纯合子（homozygote familial hypercholesterolemia，HoFH）临床诊断标准：未治疗情况下LDL-C >13mmol/L 或治疗后 LDL-C>8mmol/L及以下情况之一。10岁之前出现皮肤或肌腱黄色瘤；父母LDL-C 水平升高符合杂合子FH。故姐弟俩可拟诊为HoFH。

（7）基因诊断：通过基因检测发现两个等位基因存在有低密度脂蛋白受体（low density lipoprotein receptor，*LDLR*）基因、前蛋白转化酶枯草溶菌素9（proprotein convertase subtilin/kexin type 9，*PCSK9*）基因、载脂蛋白B基因（apolipoprotein B，*APOB*）和LDL受体衔接蛋白1（LDL receptor adaptor protein 1，*LDLRAP1*）基因位点的突变即可明确HoFH的诊断，但截至发文前患者仍未进行该项检测。

表8-3-1 荷兰临床脂质网络标准

项目	分值
家族史	
一级亲属有早发冠心病史（男性<55岁，女性<60岁）	1
一级亲属中血 LDL-C水平超过人群 95%CI（经年龄和性别校正）	1
一级亲属有腱黄色瘤和/或脂性角膜弓	2
<18岁血 LDL-C水平>95%CI（经年龄和性别校正）	2
临床病史	
早发冠心病（男性<55 岁，女性<60岁）	2
早发脑血管病或外周血管病（男性<55 岁，女性<60 岁）	1
体格检查	
腱黄色瘤	6
脂性角膜弓（<45岁）	4
血 LDL-C水平	
>8.5mmol/L	8
6.5～8.4mmol/L	5
5.0～6.4mmol/L	3
4.0～4.9mmol/L	1
分子遗传学试验（DNA 分析）	
在 *LDLR*、*Apo B*或*PCSK9*基因发现致病突变	8

注：分值>8分为确诊FH，6～8分为FH可能性大，3～5分为可能的FH。

2. 鉴别诊断

（1）植物固醇血症：一种常染色体隐性遗传病，与肠道对胆固醇和植物固醇的吸收过多有关。也可于儿童期出现肌腱等部位多发结节性黄色瘤，伴高胆固醇血症和动脉粥样硬化性并发症；还可出现甲状腺功能障碍、溶血性贫血、异常出血等并发症。行甲功、血常规、Coombs试验等化验，与FH鉴别。本例患儿实验室检查结果均不支持该诊断。

（2）幼年黄色肉芽肿：是真皮树突状细胞表型组织细胞良性增生性疾病，属于非朗格汉斯细胞组织细胞增生症。通常在儿童早期（2岁以内）发病，表现为孤立性的淡红色或淡黄色皮肤丘疹或结节，最常见于头部、颈部及上躯干。病程通常呈良性，可在几年内自行消退。除皮肤外，少数患者可出现全身性病变，可发生于肝、肺、脾、淋巴结、骨和胃肠道等部位。本例患儿起病年龄与该病不符，存在LDL-C明显升高，超声检查提示颈部动脉斑块形成及跟腱增厚，故考虑该诊断可能性不大。

（3）其他原因所致高胆固醇血症：与家族性高胆固醇血症共同特征为LDL-C的升高，但无伴广泛的黄色瘤及早发、进展迅速的动脉粥样硬化性心血管疾病的特点，故可根据发病年龄、多发黄色瘤临床表现等与之鉴别。

（4）其他血管病变：如大动脉炎、动脉周围炎、血管壁间血肿等，超声检查虽可见不同程度的动脉管壁增厚表现，但无脂质沉积样斑块形成，结合患者幼年发病的病史、皮肤多发黄色瘤及LDL-C明显升高等临床表现以及家族史便可排除。

3. 拓展知识点

（1）FH是一种常染色体显性遗传病，发病呈家族聚集性，由于基因突变损害LDL受体介导的LDL颗粒分解代谢，导致血液LDL-C水平明显升高。目前发现FH患者通常具有以下4种之一的基因功能性突变：*LDLR*、*APOB*、*PCSK9*或*LDLRAPI*，其中90%为*LDLR*基因突变，其他少见致病基因还包括*STAP1*、*LIPA*、*PNPLA5*等。

（2）FH杂合子（heterozygote familial hypercholesterolemia，HeFH）的患病率为0.20%～0.48%，HoFH较罕见，患病率为（1～3）/100万。HoFH相较于HeFH临床表现更严重、血胆固醇更高。

（3）FH主要临床表现是血LDL-C水平明显增高、早发动脉粥样硬化性心血管疾病（arteriosclerotic cardiovascular disease，ASCVD）、皮肤/腱黄色瘤、脂性角膜弓等。黄色瘤是器官内的局部脂质沉积，FH的黄色瘤可以分为疹样黄色瘤、块状黄色瘤、睑黄色瘤和腱黄色瘤，而脂性角膜弓是角膜周边部基质内的脂质沉积。由于FH患者从出生就处于高血清LDL-C水平暴露状态，所以ASCVD风险明显增高。HoFH患者全身动脉粥样硬化发生早，进展快，可在儿童及青年期发生心绞痛或心肌梗死，并于20～30岁死亡；未经治疗的HeFH患者早发冠心病风险亦显著高于正常人，颈动脉内中膜增厚及冠状动脉钙化也十分常见。

（4）遗传咨询与产前诊断：应该对患有黄色瘤和/或临床诊断为纯合子阳的患者进行*LDLR*、*APOB*、*PCSK9*和*LDLRAPI*基因突变的检测，对于已明确基因突变的家系可进行家庭成员LDL-C水平筛查和生殖指导。

（5）治疗：目的为降低LDL-C水平以减少FH患者ASCVD风险。治疗手段包括健康生活方式、药物、脂蛋白血浆清除、肝移植和其他手术治疗。

诊断与转归

临床诊断：家族性高胆固醇血症（HoFH可能性大）。

基因诊断：通过基因检测发现两个等位基因存在有*LDLR*、*APOB*、*PCSK9*或*LDLRAPI*基因位点的突变即可明确HoFH的诊断，但截至发文前患者仍未进行该项检测。

病例点睛

（1）FH是一种常染色体显性遗传病，发病呈家族聚集性，HoFH较罕见，但相较于HeFH临床表现更严重、血胆固醇更高。通过基因检测发现两个等位基因存在有*LDLR*、*APOB*、*PCSK9*或*LDLRAPI* 基因位点的突变即可明确HoFH的诊断。

（2）主要临床表现是血LDL-C水平明显增高、早发ASCVD、皮肤/腱黄色瘤、脂性角膜弓等。若不加以干预，纯合子FH通常于20岁左右发生ASCVD，30岁左右死亡。因此对于纯合子FH要尽早开始降低LDL-C的治疗。治疗手段包括健康生活方式、药物、脂蛋白血浆清除、肝移植和其他手术治疗。

（3）在肌腱处，因胆固醇沉积，常在超声上表现为跟腱增厚、回声不均、结构紊乱；在动脉，因内膜增生、脂质沉积、纤维斑块形成并向腔内突起或围绕在血管分支的开口处，继而导致管腔狭窄，而在超声上则有动脉内膜毛糙、内中膜增厚、管壁上多发异常回声，血流流速增高等异常表现。

（张 敏 撰写 杨 筱 审校）

参考文献

[1] SJOUKE B, HOVINGH G K, KASTELEIN J J, et al. Homozygous autosomal dominant hypercholesterolaemia: prevalence，diagnosis，and current and future treatment perspectives[J]. Curr Opin Lipidol, 2015, 26(3): 200-209.

[2] CUCHEL M, BRUCKERT E, GINSBERG H N，et al. Homozygous familial hypercholesterolaemia: new insights and guidance for clinicians to improve detection and clinical management. A position paper from the Consensus Panel on Familial Hypercholesterolaemia of the European Atherosclerosis Society[J]. Eur Heart J, 2014, 35(32): 2146-2157.

[3] SAADATAGAH S, JOSE M, DIKILITAS O，et al. Genetic basis of hypercholesterolemia in adults[J]. NPJ Genom Med, 2021, 6(1): 28.

[4] NORDESTGAARD B G, CHAPMAN M J, HUMPHRIES S E，et al. Familial hypercholesterolaemia is underdiagnosed and undertreated in the general population: guidance for clinicians to prevent coronary heart disease: consensus statement of the European Atherosclerosis Society[J]. Eur Heart J, 2013, 34(45): 3478-3490a.

[5] 中华医学会心血管病学分会动脉粥样硬化及冠心病学组，中华心血管杂志编辑委员会. 家族性高胆固醇血症筛查与诊治中国专家共识[J]. 中华心血管病杂志，2018，46（2）：99-103.

[6] TONSTAD S, JOAKIMSEN O, STENSLAND-BUGGE E，et al. Risk factors related to carotid intima-media thickness and plaque in children with familial hypercholesterolemia and control subjects[J]. Arterioscler Thromb Vasc Biol, 1996, 16(8): 984-991.

病例 **4**

病历摘要

患者，男性，30岁。

主诉：发作性腹痛、呕吐3年余。

症状与体征：患者自3年前无明显诱因出现反复发作性腹痛，为中上腹饱胀感及烧灼样疼痛，并向脐下及左背部放射，伴恶心、呕吐、轻度腰痛，无血便、黑便、发热等。自述予抑酸、抗生素治疗3～7天腹痛可缓解。发作间期无不适，进食、排便正常。

既往史：曾患黄疸型肝炎、血小板减少、脾大、十二指肠溃疡。

实验室检查：入院后患者再发腹痛。血常规示白细胞增多（12.67×10⁹/L），中性粒细胞比例升高（82.6%），血红蛋白及血小板正常；血生化检查示TBil升高（23.2μmol/L），DBil升高（6.6μmol/L），LDH升高（456U/L）；尿常规示尿胆原、尿胆红素阳性；便常规可见红白细胞，OB试验阳性；CRP升高（45.0mg/L）。予左氧氟沙星0.5g静脉滴注后3天症状缓解，腹痛缓解后复查上述指标均恢复正常。溶血相关检查结果示：血浆游离血红蛋白升高、尿含铁血黄素试验阳性，酸溶血试验、蔗糖溶血试验为弱阳性，Coombs试验阴性。

影像学表现

（1）腹盆增强CT：腹痛时患者行腹盆增强CT及小肠重建示第3组小肠两个节段肠壁增厚（最厚处6.4mm）、分层强化，肠腔略增宽。肠系膜血管影增多，系膜水肿、渗出，肠系膜根部脂肪密度增高伴多发肿大淋巴结（图8-4-1）。

（2）肠道超声：腹痛时超声检查示左下腹第3组小肠肠壁增厚、回声减低，分层结构消失，伴肠腔扩张（图8-4-2）。腹痛缓解后7天复查肠道超声，示左下腹小肠肠壁增厚程度较前明显减轻，肠腔未见扩张（图8-4-3）。血管检查示肠系膜血管未见明确血栓。

（3）小肠镜：空肠上段距幽门60cm处局部可见环腔病变，黏膜肿胀呈蓝紫色，表面溃疡形成，较多渗出物，可见自发出血，黏膜质脆，病变与周围黏膜界限清晰；继续进镜约20cm空肠上段可见局部黏膜充血，表面浅溃疡，范围1～2cm（图8-4-4）。

（4）活检病理：示空肠上段环腔、空肠上段炎性渗出物、肉芽组织及小肠黏膜显重度活动性炎，病变考虑局部严重急性损伤，不除外缺血、感染、药物损伤等。

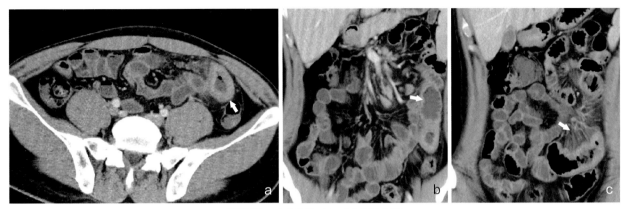

图8-4-1 腹痛发作时CT小肠重建图像

注：a. 门脉期；b. 横断面；c. 冠状面，显示第3组小肠增厚的肠壁、扩张的肠腔及肠系膜增多的血管影（箭头）。

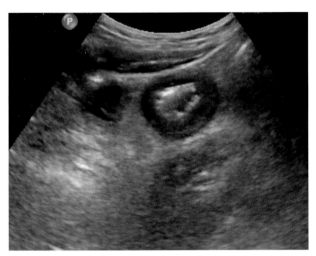

图8-4-2 腹痛发作时肠道超声图像（横切面、短轴）

注：显示第3组小肠肠壁增厚、回声减低、分层结构消失。

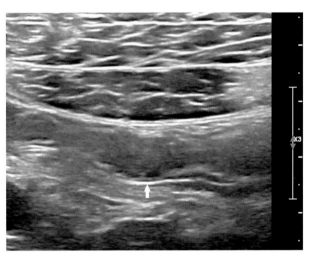

图8-4-3 腹痛缓解时肠道超声图像（纵切面、长轴）

注：显示第3组小肠肠壁稍增厚，程度较前减轻（箭头）。

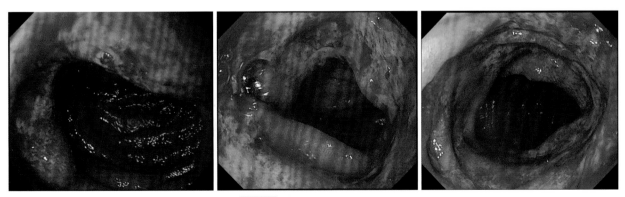

图8-4-4 腹痛发作时小肠镜检查

注：距幽门60cm处，可见黏膜充血肿胀，表面糜烂，较多渗出物。

❤️ 诊断思路

1. 诊断依据

本例患者因发作性腹痛就诊，通过详细梳理病史发现：患者腹痛呈发作性，发作期出现胆红素升高（以间接胆红素升高为主）、尿胆原阳性、血LDH升高，高度可疑溶血。溶血相关检查结果示血浆游离血红蛋白升高、尿含铁血黄素试验阳性，证实有溶血；进一步检查显示酸溶血试验、糖水试验阳性，Coombs试验阴性。阵发性睡眠性血红蛋白尿症（paroxysmal nocturnal hemoglobinuria，PNH）的病变机制是补体介导的血管内溶血，酸溶血试验（Ham试验）、蔗糖溶血试验为诊断PNH的确诊试验。Coombs试验又称抗人球蛋白试验，是检测红细胞不完全抗体的一种经典方法。本例患者的Coombs试验为阴性，表明溶血并非球蛋白所介导。综上诊断为PNH。

PNH常伴有血栓形成，本例患者通过CT及超声检查除外肠系膜上动脉、肠系膜上静脉主干的血栓。超声检查发现腹痛发作时，左下腹可见局部小肠肠壁增厚、回声减低、肠腔扩张，有轻度肠梗阻征象；腹痛缓解时，左下腹小肠肠壁增厚明显减轻，且肠管扩张消失，蠕动如常。PNH溶血急性加重期，可出现补体介导的溶血及一系列生化反应激活导致的血栓形成，造成肠道缺血、腹痛发作；在患者溶血缓解期，缺血情况有所改善，腹痛症状消失。

2. 鉴别诊断

（1）克罗恩病（Crohn disease, CD）：CD结肠及小肠均可受累，回盲部受累最为常见，为节段性、透壁炎症病变，典型者黏膜有铺路石征象。超声表现为肠壁增厚，分层结构消失，血流丰富，弹性和蠕动消失，肠系膜回声增强和肠系膜淋巴结肿大。本例患者临床症状为发作性腹痛，病变局限于小肠而无回盲部受累，CT小肠造影、超声及小肠镜表现均不符合克罗恩病典型铺路石样及跳跃性改变。

（2）感染性肠炎：分为细菌性、病毒性、寄生虫性，可出现发热、腹痛、腹泻、恶心、呕吐等临床症状。超声也表现为肠壁的增厚和回声改变。但感染性肠炎多有不洁饮食病史，临床表现多有发热、腹泻、白细胞增多，粪便培养结果阳性。本例并无上述感染性肠炎证据。

3. 拓展知识点

PNH是一种罕见的获得性造血干细胞克隆性血液疾病，以慢性血管内溶血、罕见部位血栓和与骨髓衰竭相关的细胞减少为特征。其致病机制是X连锁的*PIG-A*（磷脂酰肌醇多糖A类）基因的获得性体细胞突变，引起补体调节蛋白CD55和CD59的表达减少或缺失，导致补体介导的溶血，以及一系列生化反应激活导致的血栓形成。PNH的金标准检测是红细胞CD55和CD59的表达缺失或减少。

回顾文献发现，腹痛是PNH的常见症状之一。早在1973年即有过PNH发生腹痛的病例报道，经X线钡剂造影证实为肠缺血所致。既往报道PNH合并肠缺血病例多为X线造影或CT增强检查发现。发作性腹痛的症状及溶血性贫血表现为腹痛提供了罕见病的诊断思路，本例腹痛发作期的肠道超声可显示小肠缺血的表现，通过对比发作期和缓解期的超声征象变化，可以为诊断提供更多信息。

诊断与转归

（1）临床诊断：阵发性睡眠性血红蛋白尿症（合并肠缺血可能性大）。

（2）随诊：患者腹痛发作时考虑为PNH溶血急性加重期，出现肠道缺血。服用地塞米松缓解溶血症状，并加抗感染及抗凝治疗。治疗后患者腹痛完全缓解，查血指标恢复正常。肠道超声检查示肠壁稍增厚，分层结构尚清，蠕动正常（图8-4-5）。

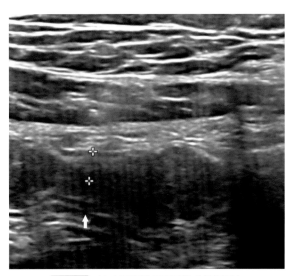

图8-4-5 治疗后肠道超声图像（纵切面）

注：第3组小肠肠壁稍增厚，分层结构尚清。

病例点睛

（1）阵发性睡眠性血红蛋白尿症（PNH）是造血干细胞基因突变导致的获得性克隆性造血系统疾病，机制是血管内溶血，常合并血栓形成。

（2）本例患者以发作性腹痛就诊，首先考虑缺血性肠病，经CT和超声除外肠系膜血管主干的血栓，因此，肠缺血可能为肠系膜或肠壁的小血管功能障碍合并微血栓形成所致。

（3）PNH患者肠道超声表现：缺血性改变（肠壁增厚、回声减低、肠腔扩张），通过对比发作期和缓解期的超声征象可以为诊断提供更多信息。

（周梦园 撰写 朱庆莉 审校）

参考文献

[1] BRANDO B, GATTI A, PREIJERS F. Flow cytometric diagnosis of paroxysmal nocturnal hemoglobinuria: pearls and pitfalls-a critical review article[J]. EJIFCC, 2019, 30(4): 355-370.

[2] PARKER C, OMINE M, RICHARDS S, et al. Diagnosis and management of paroxysmal nocturnal hemoglobinuria[J]. Blood, 2005, 106(12): 3699-3709.

[3] BRODSKY R A. Paroxysmal nocturnal hemoglobinuria[J]. Blood, 2014, 124(18): 2804-2811.

[4] SCHREZENMEIER H, MUUS P, SOCIÉ G, et al. Baseline characteristics and disease burden in patients in the International Paroxysmal Nocturnal Hemoglobinuria Registry[J]. Haematologica, 2014, 99(5): 922-929.

[5] LEE B C. Paroxysmal nocturnal haemoglobinuria presenting as an acute abdominal emergency[J]. Br J Radiol, 1973, 46(546): 467-469.

[6] HERTZ I H, KELLER R J. Paroxysmal nocturnal hemoglobinuria: small bowel findings[J]. AJR Am J Roentgenol, 1981, 136(1): 204-205.

[7] GAYER G, ZANDMAN-GODDARD G, RAANANI P, et al. Widespread abdominal venous thrombosis in paroxysmal nocturnal hemoglobinuria diagnosed on CT[J]. Abdom Imaging, 2001, 26(4): 414-419.

病例 **5**

病历摘要

患者，女性，34岁。

主诉：发现右侧腹腔占位10余天，内脏完全反位。

现病史：外院体检CT平扫发现右侧腹腔占位约5.8cm，无其他不适。

既往史：既往无手术及外伤史。

影像学表现

（1）灰阶超声：肝肾间隙见中等回声，大小约5.4cm×5.5cm×5.5cm，呈类圆形，形态规则，边界清晰，内部回声均匀（图8-5-1）；CDFI：其内可见动静脉走行，呈门型分布，供血动脉来源于腹主动脉分支，引流静脉似汇入下腔静脉（图8-5-2～图8-5-4）。肝脏、胰腺形态失常。脾窝区未见脾实质回声。

（2）增强CT：内脏完全反位。脾脏呈球形，位于右上腹，动脉期呈明显不均匀的花斑样强化（图8-5-5a），门脉期持续强化（图8-5-6b），延迟期稍减退。

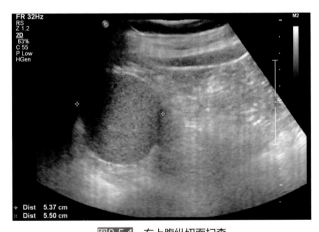

图8-5-1 右上腹纵切面扫查

注：肝肾间隙见形态规则、内部回声均匀的中等回声。

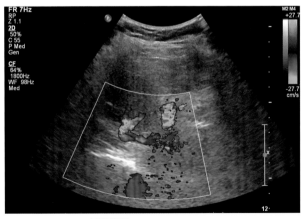

图8-5-2 右上腹纵切面扫查

注：中等回声内可见门型分布的动静脉血流。

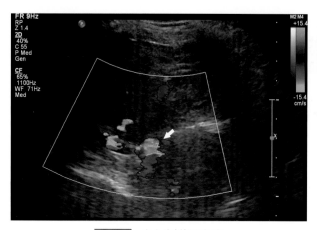
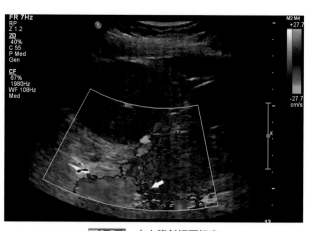

图8-5-3　右上腹斜切面扫查

注：供血动脉来源于腹主动脉（箭头）。

图8-5-4　右上腹斜切面扫查

注：引流静脉似汇入下腔静脉（箭头）。

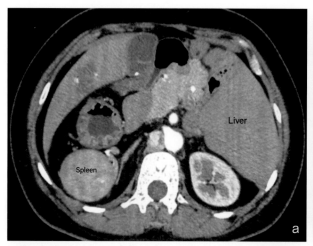
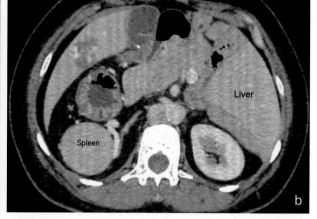

图8-5-5　腹部增强CT

注：a.动脉期球形脾呈花斑样强化；b.门脉期球形脾持续强化。

💟 诊断思路

1. 诊断依据

正常解剖结构以外的脾组织可统称为异位脾。超声表现：异位脾可位于腹腔、盆腔甚至胰腺、肝等实质器官内，声像图表现为形态规则、边界清晰、有包膜、实质回声均匀的肿块结构，CDFI示中央部有脾门结构，内有动静脉血管出入。

本例患者内脏完全反位，脾窝区未见脾实质回声，提示有异位脾可能，同时右上腹发现与脾实质回声相同的肿块，并具有脾的血流分布特点，符合异位脾的超声表现，结合增强CT可以明确诊断。

2. 鉴别诊断

（1）嗜铬细胞瘤：伴有持续性或阵发性高血压，头痛、心悸、多汗、皮肤苍白等临床表现，超声上可见一侧肾上腺区圆或椭圆形低回声肿块，较小者回声均匀，较大者常因陈旧出血、坏死而回声不均甚至囊性变，少数肿瘤内部或边缘可见点状或者弧形钙化。增强CT呈明显强化，内低密度区无强化。

（2）淋巴瘤：超声常表现为多发的极低回声肿块，内可观察到条索状或网格状回声，由于肿瘤细胞主要侵犯淋巴结实质而淋巴门结构基本保持正常，因此淋巴瘤CDFI表现以门型为主，超声造影可出现暴风雪样表现，即弥漫性分布的均匀增强。

（3）Castleman病：又称血管滤泡型淋巴组织增生症或巨淋巴结增生症，超声可显示为圆形、椭圆形或分叶状低回声肿块，多无淋巴结样形态，淋巴门消失，内部回声多不均匀，可有线样高回声分隔，部分病灶内可见钙化灶，边界清晰且有包膜；CDFI示血供丰富，以周围型血流为主，多数周边可见环形或半环形血流信号，内部可见穿支血管或杂乱血管。增强CT表现为动脉期明显均匀或不均匀强化，门脉期及延迟期持续强化，强化方式与大血管一致，部分病灶内侧可见迂曲强化血管影。MRI表现为T1WI呈低信号，T2WI呈高信号，边缘光整，强化表现类似于增强CT。

3. 拓展知识点

（1）异位脾：正常解剖结构以外的脾组织统称为异位脾。

分类：异位脾包括副脾、脾组织植入及游走脾，前两种常见，而游走脾发生率极低，临床罕见。①副脾：指正常脾以外、与主脾结构相似、有一定功能的脾组织，多位于脾门附近。②脾组织植入：即获得性脾组织，多由脾创伤或手术引起脾组织脱落，随后周围结构提供血供而形成，可发生在腹腔任何部位，以小肠浆膜、大网膜、壁层腹膜、肠系膜及盆腔多见，尤其左中上腹腔，与脾正常解剖位置及其种植途径有关，而发生于肝、膈肌或其他远隔器官较罕见。③游走脾：指由于固定脾的韧带发育异常和脾门血管蒂过长，以致脾活动度过大，离开正常解剖部位。脾位于下腹部或盆腔时，若发生急性完全性脾蒂扭转，极易与急性肠扭转、卵巢囊肿蒂扭转及急性阑尾穿孔等引起的急性弥漫性腹膜炎相混淆，应注意加以鉴别。有学者认为诊断游走脾后需行脾固定术或脾切除术。

临床表现：异位脾通常无特征性临床表现，常在体检或其他疾病检查时偶然发现，大多数患者无症状，少数因脾种植位置特殊或脾种植生长过大而出现相应的临床症状，如腹部包块、腹痛、腹胀、肠梗阻等。

CT表现：病灶多呈结节状、团块状，平扫时与正常脾密度一致，增强扫描，当病灶≤3cm时表现为动脉期明显强化，门脉期持续强化，延迟期稍减退的强化方式，与正常脾组织动脉期花斑样强化不符；当病灶>3cm时，由于红髓和白髓血流速度不一致，动脉期呈明显不均匀的花斑样强化，门脉期持续强化，延迟期稍减退，与正常脾组织强化方式一致。

MRI平扫：病灶信号均匀，T1WI低信号，T2WI高信号，DWI高信号伴ADC图信号减低，与脾脏信号相似，当脾种植结节内存在含铁血黄素时，T1WI及T2WI呈低信号，增强与CT强化方式相似。当种植脾存在脂肪变性时，T1WI正相位呈高信号，反相位信号减低。

（2）内脏反位：一种少见的先天性畸形，原因尚无定论，多认为与遗传有关，染色体结构的畸变可能为内脏反位的基本原因。包括全内脏反位和部分内脏反位两种类型。①全内脏反位：左右完全颠倒，即所谓的"镜面人"，是一种极为少见的人体内脏解剖变异，系指心、肺、横膈、肝、脾、胃、肠等全部内脏的位置呈180°反位，似正常人的镜面像，而循环、呼吸、消化功能均正常；全内脏反位器官功能往往正常，平时通常无任何症状，多半在无意中或体检时发现。②部分内脏反位：多伴有其他复杂畸形，常需进一步检查。

诊断与转归

临床诊断：异位脾。

病例点睛

（1）异位脾一般无特征性临床表现，常偶然发现，少数因脾种植位置特殊或生长过大而出现相应的临床症状，如腹部包块、腹痛、腹胀、肠梗阻等。

（2）超声表现：脾区未见脾回声，腹腔其他部位甚至盆腔可探及脾和脾门血管，声像图表现为形态规则，边界清晰，有包膜，实质回声均匀的肿块结构，CDFI示中央部有动静脉血管出入。

（3）CT表现：病灶多呈结节状、团块状，平扫时与正常脾密度一致，增强扫描，当病灶<3cm时表现为动脉期明显强化，门脉期持续强化；当病灶>3cm时，动脉期呈明显不均匀的花斑样强化，门脉期持续强化，延迟期稍减退，与正常脾组织强化方式一致。

（范炎炎　撰写　王亚红　审校）

参考文献

[1] 郑星，阮志兵，段庆红，等. 腹腔异位脾种植的影像学特征及误诊分析[J]. 影像诊断与介入放射学，2021，30（2）：117-123.

[2] 马倩，叶小龙，郑建明. 腹腔异位脾的临床及病理特征分析：13例报告[J]. 解放军医学杂志，2020，45（3）：319-322.

附录　病例列表

第六章　肌骨疾病 ………………………………………… **383**